In die „Sammlung von Monographien aus dem Gesamtgebiete der Neurologie und Psychiatrie" sollen Arbeiten aufgenommen werden, die Einzelgegenstände aus dem Gesamtgebiete der Neurologie und Psychiatrie in monographischer Weise behandeln. Jede Arbeit bildet ein in sich abgeschlossenes Ganzes.

Angebote und Manuskriptsendungen werden an einen der Herausgeber, Geheimrat Professor Dr. O. Bumke, München, oder Professor Dr. O. Foerster, Breslau, oder Professor Dr. E. Rüdin, München, oder Professor Dr. H. Spatz, Berlin, erbeten.

MONOGRAPHIEN AUS DEM GESAMTGEBIETE DER NEUROLOGIE UND PSYCHIATRIE
HERAUSGEGEBEN VON
O. BUMKE · O. FOERSTER · E. RÜDIN · H. SPATZ
HEFT 66

STUDIEN ÜBER VERERBUNG UND ENTSTEHUNG GEISTIGER STÖRUNGEN

HERAUSGEGEBEN VON ERNST RÜDIN-MÜNCHEN

VI.

ZUR KLINIK, VERERBUNG, ENTSTEHUNG UND RASSENHYGIENE DER ANGEBORENEN CEREBRALEN KINDERLÄHMUNG (LITTLESCHEN KRANKHEIT)

ZWILLINGSBIOLOGISCHE UNTERSUCHUNGEN
BEI ANGEBORENER SPASTISCHER HEMI-, PARA- UND DIPLEGIE
(NEUROLOGISCHE ZWILLINGSSTUDIEN III. MITTEILUNG)

VON

DR. MED. **KARL THUMS**

KAISER WILHELM-INSTITUT FÜR GENEALOGIE UND DEMOGRAPHIE
DER DEUTSCHEN FORSCHUNGSANSTALT FÜR PSYCHIATRIE IN MÜNCHEN

MIT 28 ABBILDUNGEN

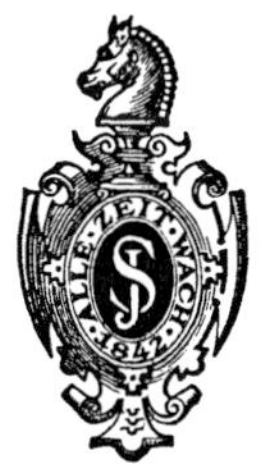

SPRINGER-VERLAG BERLIN HEIDELBERG GMBH
1939

ALLE RECHTE, INSBESONDERE DAS DER ÜBERSETZUNG
IN FREMDE SPRACHEN, VORBEHALTEN.
COPYRIGHT 1939 BY SPRINGER-VERLAG BERLIN HEIDELBERG
URSPRÜNGLICH ERSCHIENEN BEI JULIUS SPRINGER IN BERLIN 1939

ISBN 978-3-662-23032-9 ISBN 978-3-662-24995-6 (eBook)
DOI 10.1007/978-3-662-24995-6

Vorwort.

Die vorliegende Arbeit ist nur ein kleiner Ausschnitt aus umfangreichen Untersuchungen über die Erbpathologie organischer Nervenkrankheiten. Herr Prof. RÜDIN veranlaßte im Winter 1933/34 den Beginn einer ausgedehnten Sammlung neurologischer Fälle aus dem ganzen damaligen Reichsgebiet. Entsprechend der Eigenart des RÜDINschen Institutes verfügt dieses ja von vornherein nicht über ein eigenes klinisches oder poliklinisches Material, vielmehr muß gewöhnlich das Material anderer Anstalten, Kliniken und Institute in Anspruch genommen werden. Die Art der Organisation und des Betriebes einer zentralen Forschungsstätte für Erbforschung bei Geistes- und Nervenkrankheiten eröffnet aber auch andere Bearbeitungsmöglichkeiten, als sie einer einzelnen Klinik oder einer auf ein kleines, räumlich engbegrenztes Einzugsgebiet beschränkten Anstalt gegeben sein könnten.

Viele der am RÜDINschen Institut in Angriff genommenen Untersuchungen würden jedoch von vornherein zum Scheitern verurteilt sein, wenn nicht der Chef des Institutes selbst die treibende Kraft jeder einzelnen Arbeit wäre, stets bemüht, Schwierigkeiten und Hindernisse aller Art auf jede mögliche Weise zu beseitigen. Dies gilt in vollem Maße auch für die vorliegende Veröffentlichung, wie für die neurologischen Gesamtuntersuchungen, von denen sie, wie schon gesagt, nur einen kleinen Ausschnitt darstellt. Es ist daher meine erste Pflicht, vor allem Herrn Prof. RÜDIN meinen tiefstgefühlten Dank dafür auszusprechen, daß er mich mit diesen Untersuchungen betraut und darüber hinaus niemals Mühe und Zeit gescheut hat, mir mit Rat und Tat bei der Durchführung und Vollendung dieser Arbeit hilfsbereit zur Seite zu stehen. Auch den meisten der engeren Mitarbeiter Prof. RÜDINs bin ich für zahllose Anregungen und Hilfeleistungen zu großem Danke verpflichtet, so Herrn Prof. Dr. LUXENBURGER, Herrn Dr. SCHULZ und Frl. Dr. JUDA. Herr Prof. Dr. SCHOLZ, Direktor des Hirnpathologischen Institutes der Forschungsanstalt, hatte die Freundlichkeit, die unumgänglich notwendigen anatomischen Ausführungen der vorliegenden Arbeit durchzusehen, wofür ich auch an dieser Stelle meinen Dank aussprechen möchte. Auch mancher anderer Beratung muß ich dankbar gedenken und habe nicht verfehlt, sie an den entsprechenden Stellen zu erwähnen.

Die Untersuchungen hätten nicht durchgeführt werden können, wäre ihnen nicht eine weitgehende finanzielle Unterstützung durch die Kaiser Wilhelm-Gesellschaft zur Förderung der Wissenschaften, durch die Deutsche Forschungsgemeinschaft (Notgemeinschaft der Deutschen Wissenschaft) und durch das Reichs- und Preußische Ministerium des Inneren zuteil geworden; denn die Ausdehnung der Untersuchungen über das ganze Altreichsgebiet, zum Teil sogar darüber hinaus in das Ausland, hatte nicht nur einen kostspieligen, nach Zehntausenden zählenden Briefwechsel, sondern vor allem weite Reisen durch das ganze Altreich und ins Ausland zur Folge, die ohne Sonderzuschüsse aus den Mitteln des Institutes nicht hätten bestritten werden können. Es ist mir eine angenehme Pflicht, den genannten Stellen aufrichtig zu danken.

München, im Januar 1939.

Dr. KARL THUMS.

Inhaltsverzeichnis.

I. Einleitung.

Die Erbbiologie hat in mühevoller Kleinarbeit Baustein an Baustein gereiht, bis es ihr nach Jahrzehnten möglich war, ihre Erkenntnisse und Ergebnisse praktischen Fragen nutzbar zu machen. Verschiedene Meilensteine, wie etwa die Entdeckung der nach ihm benannten Erbregeln durch MENDEL, ihre Wiederentdeckung durch TSCHERMAK, CORRENS und DE VRIES, die Erkennung der Bedeutung von Zwillingsuntersuchungen als erbbiologische Methode durch GALTON, der erstmalige Nachweis der MENDELschen Regeln an normalen Merkmalen beim Menschen durch FISCHER, die grundlegenden Untersuchungen MORGANS an Drosophila, die Ersinnung und Anwendung der empirischen Erbprognoseforschung durch RÜDIN kennzeichnen Abschnitte ihres dornenvollen Weges. Eine kaum übersehbare Flut von Einzelarbeiten, besonders nach dem Krieg in raschem Steigen begriffen, brachte eine Fülle neuer Ergebnisse und stellte die junge Wissenschaft auf eine immer breiter werdende Basis. So erst wurde es möglich, daß eine ihrer rassenpolitischen Verantwortung bewußte Regierung sich die Ergebnisse der Erbbiologie zunutze machen konnte und daraus die notwendigen Folgerungen zog: daß eine so junge Wissenschaft wie die Erbbiologie so bald gestaltend auf das Leben der Rasse Einfluß nehmen konnte, daß die Ergebnisse theoretischer Forschung unerwartet rasch wichtige praktische Auswirkungen nach sich zogen, bedeutete nicht nur eine sinnvolle Krönung ihrer emsigen Bemühungen, sondern war auch ein erneuter Beweis dafür, daß reine, nicht zweckgebundene wissenschaftliche Forschung eines Tages über ihre stille, scheinbar nur der wissenschaftlichen Theorie gewidmete Arbeit hinauswachsen und für das praktische Leben von größter Bedeutung werden kann.

So wurde die Erbbiologie plötzlich in den Brennpunkt des allgemeinen Interesses gerückt und diese Wandlung brachte ihr neue Verpflichtungen. Durch langsames, schrittweises Vortasten nach allen Seiten war es ihr gelungen, sich in den letzten Jahren ein wissenschaftliches Arbeitsgebiet zu erobern, das, längst hinausgewachsen über die Erforschung normaler Merkmale und Anlagen des Menschen, so gut wie die gesamte Pathologie umfaßte. Keine Teildisziplin der klinischen Medizin blieb von der Erbforschung unberührt; diese unerhörte Verbreiterung ihrer Front mußte aber und muß auch heute noch zur Besinnung Anlaß geben, an welchen Stellen nun der Angriff einzusetzen hätte, welche Fragen und Probleme besonders vordringlich wären und zunächst einer Lösung zugeführt werden sollten. Die Entscheidung darüber kann nur getroffen werden in Verbindung mit jener Verpflichtung, von der oben die Rede war: die Erfordernisse des praktischen Lebens, die Forderungen einer planmäßigen und zielbewußten Erbgesundheitspflege und Rassenpolitik müssen der Erbforschung der Gegenwart Richtlinien geben können, an welchen Stellen der menschlichen Erbpathologie sie zunächst anzupacken hat.

Derartige, auf die Notwendigkeiten einer praktischen Rassenhygiene gerichtete Gedankengänge waren ausschlaggebend, als wir auf Veranlassung von Herrn Prof. RÜDIN und unter seiner ständigen Leitung, Beratung und Förderung vor rund 4 Jahren daran gingen, die Methoden der Erbforschung auf Probleme der Neurologie anzuwenden. Denn gerade dieses Fach war, vielleicht infolge seiner eigentümlichen Grenzstellung zwischen den großen klinischen Disziplinen der inneren Medizin und der Psychiatrie verhältnismäßig wenig durch den erbbiologischen Pflug beackert worden, obwohl gerade die Neurologie eine Fundgrube wichtigster erbbiologischer Ergebnisse zu werden versprach. Noch vor wenigen Jahren konnte KEHRER (2) mit Recht behaupten, daß „trotz der rastlosen und zähen Arbeit, die in den genealogischen Forschungsstätten der Psychiatrie auf die Erforschung der Erblichkeit verwendet wird, die Neurologen mit wenigen rühmlichen Ausnahmen sich beinahe geflissentlich von letzterer fernhalten".

Freilich haben in den letzten Jahren zahlreiche Autoren auch auf dem Gebiete der Neurologie mit intensiven Forschungen eingesetzt und sind zu bemerkenswerten Ergebnissen gekommen; doch war es naheliegend, die jahrzehntelangen Erfahrungen des RÜDINschen Institutes auf dem Gebiete der psychiatrischen Erbforschung nun auch für die Neurologie nutzbar zu machen und die methodischen, technischen und materiellen Möglichkeiten, die ein großes zentrales Forschungsinstitut bietet, der neurologischen Erbforschung zu erschließen, die zwar durch zahlreiche Einzelarbeiten bereits ein gewisses Maß von Ergebnissen und Erkenntnissen angesammelt hatte, der es aber an großen systematischen Untersuchungen mit Hilfe der gebräuchlichsten und wirkungsvollsten Methoden der menschlichen Erbforschung bisher noch mangelte. Wohl kannte man seit langem eine Reihe meist sehr seltener organischer Nervenkrankheiten, von denen es feststand, daß die Erblichkeit bei ihnen eine entscheidende Rolle spielt; doch waren ihre Erbverhältnisse und vor allem die Erbprognose der Blutsverwandten solcher Nervenkranker in der überwiegenden Mehrzahl der Entitäten so unklar und dunkel, daß keine dieser Erkrankungen im Gesetz zur Verhütung erbkranken Nachwuchses namentlich angeführt werden konnte und daß erst in die zweite Auflage des GÜTT-RÜDIN-RUTTKEschen Kommentars fünf sog. heredodegenerative Nervenkrankheiten und konstitutionelle Muskelanomalien Aufnahme fanden (Syringomyelie, hereditäre Ataxie, neurale progressive Muskelatrophie, hereditäre spastische Spinalparalyse, progressive Muskeldystrophie). Gerade bei diesen Krankheiten aber handelt es sich um verhältnismäßig seltene Leiden, denen zwar die praktische Rassenhygiene Beachtung schenken muß, die aber im Vergleiche zu den meisten der übrigen im Sterilisationsgesetz aufgeführten Erbkrankheiten ausgesprochene Raritäten darstellen und die vor allem auch gegenüber vielen anderen organischen Nervenkrankheiten zahlenmäßig nur einen kleinen Bruchteil des in Frage kommenden Gebietes ausmachen.

Als wir daher mit der systematischen Bearbeitung der Neurologie mit den Methoden des RÜDINschen Institutes begannen, war es von vornherein unsere Absicht, vor allem jene Nervenkrankheiten herauszugreifen, die zahlenmäßig eine gewisse Rolle spielten und die daher unter Umständen von größerer rassenhygienischer Bedeutung sein konnten als manche, zwar voraussichtlich erbliche, aber von praktischen Gesichtspunkten aus bedeutungsärmere Leiden. Da wir jedoch über die Häufigkeitsverhältnisse organischer Nervenkrankheiten nur verhältnismäßig schlecht unterrichtet sind und von den meisten dieser Leiden nur wissen, daß sie „selten", „sehr selten", „nicht allzu selten" u. dgl. sind (in den großen Lehr- und Handbüchern der Neurologie, sowie in den einschlägigen Einzelarbeiten finden sich fast nirgends exaktere Häufigkeitsangaben), war es zunächst unsere Aufgabe, auf Grund des einlaufenden Materials selbst zu entscheiden, welche der organischen Nervenkrankheiten zu den häufigeren und damit von praktischen Gesichtspunkten aus zu den vordringlicheren gehörten und an welche dieser Maßstab nicht anzulegen war.

Auf welche Weise wir unser Material sammelten und wie wir daraus zu auslesefreien, repräsentativen Zwillingsserien gelangten, wird später, im Rahmen der Methodik unserer vorliegenden Untersuchungen ausführlich dargelegt werden. Vorläufig sei nur mitgeteilt, daß sich in dem von zahlreichen Kliniken, Krankenhäusern und Anstalten auf unsere Bitte hin einlaufenden neurologischen Material, das wir insgesamt auf die Zwillingseigenschaft prüften, gleich von Anfang an zwei Krankheitsnamen als die häufigsten herausstellten, von denen der eine, die *multiple Sklerose,* eine klinisch und anatomisch gut umgrenzte Krankheitseinheit bezeichnet, während der andere, die *cerebrale Kinderlähmung,* eine klinisch, anatomisch, ätiologisch und pathogenetisch heterogene Gruppe darstellt.

Wir schritten nun zunächst an die Bearbeitung der Zwillingsfälle unseres multiple Sklerosematerials, da uns vor allem mit Rücksicht auf die ausgedehnten Familienuntersuchungen von CURTIUS (2), die zu weittragenden Schlüssen hinsichtlich der Erbbedingtheit der multiplen Sklerose geführt hatten, die Bearbeitung dieser Krankheit mit der Zwillingsmethode als besonders wichtig erscheinen mußte. Über die Ergebnisse unserer diesbezüglichen Untersuchungen haben wir bereits mehrfach berichtet (THUMS [2, 3, 7]).

Als nächste Gruppe neurologischer Zwillingsfälle nahmen wir nun die cerebrale Kinderlähmung und alle jene Diagnosen vor, die zu diesem Begriff in klinischen, anatomischen oder sonstigen Beziehungen standen. Die Bearbeitung dieser Krankheitsgruppe erschien uns nicht nur wegen der in unserem Material festgestellten Häufigkeit als besonders wichtig, sondern auch deshalb, weil die cerebrale Kinderlähmung mit entscheidenden praktischen Fragen der erbgesundheitlichen Beurteilung von Schwachsinn und Epilepsie zusammenhängt, Fragen, die gerade heute, in den ersten Jahren nach Inkrafttreten des Gesetzes zur Verhütung erbkranken Nachwuchses, von höchst aktueller Bedeutung sind und auf die Handhabung des Sterilisierungsgesetzes maßgeblichen Einfluß ausüben können. Die Bedeutung der cerebralen Kinderlähmung für Schwachsinn und Epilepsie wurde bisher fast ausschließlich in Arbeiten behandelt, die vom Schwachsinn und von der Epilepsie selbst ihren Ausgang nahmen; es spielte dabei die cerebrale Kinderlähmung fast stets die Rolle einer mehr oder minder häufigen Begleiterscheinung, der mehr oder weniger Bedeutung beigemessen wurde. Niemals aber ist es bisher unseres Wissens versucht worden, die Frage der erbgesundheitlichen Bedeutung der cerebralen Kinderlähmung für Schwachsinn und Epilepsie von der cerebralen Kinderlähmung selbst aus aufzurollen. Daß auch eine solche Betrachtung von größtem Vorteil sein und bedeutungsvolle Ergebnisse zeitigen kann, die weit über das Erblichkeitsproblem der cerebralen Kinderlähmung selbst hinausreichen und unter anderem auch auf rassenhygienische Fragen bei Schwachsinn und Epilepsie ein neues Licht zu werfen imstande sind, dies darzutun, war der Zweck dieser Arbeit, deren Durchführung und Ergebnisse wir im folgenden vorlegen.

II. Die Ursachenforschung bei der cerebralen Kinderlähmung.

Die menschliche Erbforschung der letzten Jahre hat neben der kaum überschaubaren Menge von Einzelergebnissen theoretischer und praktischer Art vor allem eine wesentliche und allgemein gültige Erkenntnis gezeitigt: daß die Fragestellung „erbbedingt" oder „umweltbedingt" in ihrer extremen Formulierung unzutreffend ist, daß es kaum ein Merkmal, insbesonders kein pathologisches Merkmal und am allerwenigsten eine Krankheit gibt, die *nur* erblichen Faktoren ihre Entstehung verdankt oder die *nur* durch exogene Noxen verursacht wird. Vielmehr wirken bei der phänotypischen Ausprägung eines Merkmals oder eines pathologischen Zustandes, bei der Entstehung und im Verlauf von Krankheiten stets Erbanlagen und Umwelteinflüsse zusammen. Allerdings kommt den Erbanlagen und der Umwelt nur selten, wie LENZ mit Recht betont, für das Zustandekommen einer Krankheit das gleiche Gewicht zu; dieses ist vielmehr zu allermeist recht verschieden, was dazu geführt hat, zwischen Erbkrankheiten und Umweltkrankheiten streng zu unterscheiden. Es wäre aber verfehlt, durch eine solche Unterscheidung die gesamte Pathologie des Menschen willkürlich zu zerreißen. Von praktischen Gesichtspunkten aus mag sich die extreme Gegenüberstellung von reinen Erbkrankheiten und reinen Umweltkrankheiten als notwendig erweisen, doch darf darüber niemals das sinnvolle System der Pathologie vergessen werden, das derartige scharfe Grenzziehungen nicht kennt. LUXENBURGER (14) hat dieses System mit einer Variationsreihe verglichen, in der die sog. reinen Erbkrankheiten und die reinen Umweltkrankheiten nur extreme Varianten derselben Reihe darstellen, deren Mitte durch jene Krankheiten gekennzeichnet ist, bei denen sich Erbanlagen und Umwelt die Waage halten. Am Umweltpol dieser Variationsreihe stehen beispielsweise jene Infektionskrankheiten, für deren Auftreten es der geringsten erbbedingten Anfälligkeit der befallenen Individuen bedarf, während der andere Pol die Erbkrankheiten mit der höchsten Manifestationswahrscheinlichkeit (100%) in sich vereinigt. Diesem Schema der Lehre von den Krankheiten hat LUXENBURGER auch eine graphische Darstellung gegeben (Abb. 1), die besonders einprägsam und deutlich die Vorstellung zum Ausdruck bringt, daß Erbleiden und Nicht-Erbleiden sich nicht alternativ gegenüberstehen, sondern durch fluktuierende Variation miteinander verbunden sind.

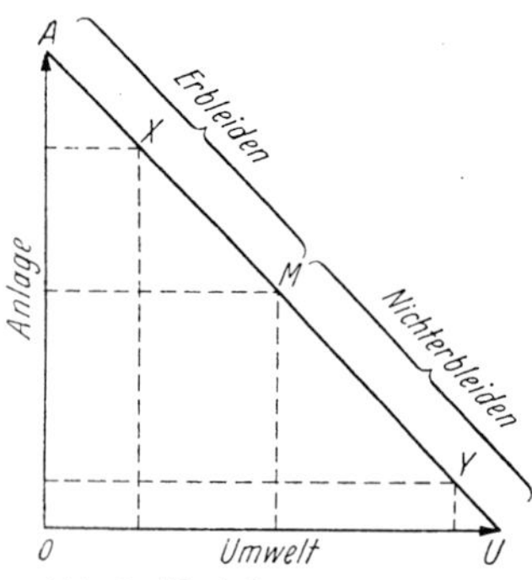

Abb. 1. (Nach LUXENBURGER, „Eugenische Prophylaxe" in BLEULER, Lehrbuch der Psychiatrie, 6. Aufl., Berlin 1937, S. 133.)

Zur Erläuterung dieser graphischen Darstellung (Abb. 1) schreibt LUXENBURGER: „Auf der Geraden AU ist Raum für sämtliche denkbare Leiden. Bei A (dem Anlagepol) käme ein Leiden zu liegen, das rein anlagebedingt ist, dessen Umweltkoordinate also gleich 0 wäre, bei U (dem Umweltpol) ein entsprechendes, rein umweltbedingtes Leiden. Diese Punkte sind ideale Notwendigkeiten, sie werden realiter in der Pathologie nach unserem Wissen nicht in Anspruch genommen. Auf der Mitte der Geraden AU liegt ein Punkt M. Er wird durch eine Anlagen- und eine Umweltkoordinate von gleicher Größe bestimmt. In ihm wäre also der Ort für jene Leiden zu suchen, bei denen Anlage und Umwelt ursächlich von gleich großer Bedeutung sind. Zwischen A und M besitzt jeder denkbare Punkt, also z. B. Punkt X, eine größere Anlagen- und eine kleinere Umweltkoordinate, zwischen U und M, beispielsweise in Punkt Y, herrschen die entgegengesetzten Verhältnisse. Das will sagen: auf die Strecke AM kommen die Erbleiden, auf die Strecke MU die Nicht-Erbleiden zu liegen."

Von diesen Gesichtspunkten aus ist es zu verstehen, wenn wir im folgenden von der Erb- oder Anlagebedingtheit und von der Umweltbedingtheit der in Rede stehenden Krankheiten sprechen; wir sind uns also wohl bewußt, daß am Zustandekommen eines krankhaften Vorganges fast stets beide Kräfte beteiligt sind, wenn auch meist in verschiedenem Grade.

Als wir darangingen, die Frage der Erb- oder Umweltbedingtheit der sog. cerebralen Kinderlähmung mit Hilfe jener erbbiologischen Methode zu studieren, die am raschesten und am sichersten zur Entscheidung „erb- oder umweltbedingt" zu führen verspricht, nämlich mit der Untersuchung einer lückenlosen Zwillingsreihe, da war es zunächst notwendig, die Literatur in dieser Richtung zu sichten. Wir fanden keine einzige erbbiologische Arbeit, die sich mit dem Gesamtkomplex der cerebralen Kinderlähmung beschäftigt hätte, wohl aber fanden sich in der Literatur kasuistische Zwillingsmitteilungen vor allem über die sog. LITTLEsche Krankheit, darunter auch einzelne Arbeiten, die man als Plurikasuistik bezeichnen konnte, es fanden sich weiterhin recht vereinzelte Familienuntersuchungen bei gewissen Unterformen der cerebralen Kinderlähmung und schließlich Sippenuntersuchungen bei einer Reihe von sehr seltenen angeborenen organischen Nervenkrankheiten, die von manchen Autoren zur cerebralen Kinderlähmung gerechnet, von anderen aber als klinisch, anatomisch und genetisch selbständige Krankheitseinheiten abgetrennt werden; wir wollen ihrer aber dennoch, nicht nur um der Vollständigkeit willen, sondern auch um Mißverständnisse von vornherein auszuschließen, Erwähnung tun.

So stand am Beginn unserer Arbeit die gleiche Frage, die sich so gut wie in jeder Arbeit über das gleiche Thema wiederfindet, die Frage: Was ist die cerebrale Kinderlähmung, was sind ihre klinischen und anatomischen Kennzeichen, welche Unterformen können unterschieden werden? Erst eine Klarstellung dieser Fragen erlaubt eine Bearbeitung nach erbbiologischen Gesichtspunkten.

1. Wandlungen in der Auffassung vom Wesen der cerebralen Kinderlähmung.

Vor fast einem halben Jahrhundert hat SIGMUND FREUD, der nachmalige Begründer der Psychoanalyse, in mehreren ausführlichen Darstellungen (2, 3, 4), zuletzt in einer umfangreichen Monographie (5) eine klinische, anatomische und pathogenetische Zusammenfassung alles dessen gegeben, was über die cerebrale Kinderlähmung oder, wie sie FREUD damals bezeichnete, „die infantile Cerebrallähmung" bekannt war. So unwahrscheinlich es klingt, so kann doch festgestellt werden, daß die zahlreichen Arbeiten, die in den vier Jahrzehnten seither erschienen sind, letzten Endes nicht sehr weit über die damaligen

Auffassungen, Fragestellungen und Problemlagen hinausgeführt haben. Gewiß sind aus dem Sammeltopf, den damals wie heute der anatomisch, klinisch, ätiologisch und pathogenetisch völlig uneinheitliche Begriff der cerebralen Kinderlähmung darstellte, einige wenige klinisch, anatomisch und genetisch scharf abgegrenzte Entitäten herausgeholt worden, wie etwa die diffuse Sklerose, die Pelizaeus-Merzbachersche Krankheit u. a. m., auf die wir später besonders eingehen wollen. Diese neuen Krankheitseinheiten sind aber hinsichtlich ihrer Häufigkeit und ihrer praktischen Bedeutung weit im Hintertreffen gegenüber der Hauptmasse der verschiedenen klinischen Syndrome und anatomischen Bilder, die man auch heute noch zur cerebralen Kinderlähmung rechnet. Dabei liegen die Hauptfortschritte seit der Freudschen Monographie auf anatomischem Gebiete; die Klinik hat nur wenig neue Ergebnisse beigebracht und die genetische Forschung steckt hinsichtlich der Anwendung erbbiologischer Methoden auf die cerebrale Kinderlähmung noch in den Anfängen. Ja nicht einmal der schon zur Zeit Freuds ausgebrochene Streit hinsichtlich der Nomenklatur konnte bisher einer befriedigenden Lösung zugeführt werden. Der jüngst erschienene Beitrag im Handbuch der Neurologie von Wohlwill (8) beweist dies. Noch deutlicher kommt es auch in den letzten Auflagen des klassischen Lehrbuches der Nervenkrankheiten von Oppenheim zum Ausdruck, worin die cerebrale Kinderlähmung und die Littlesche Krankheit in zwei ganz verschiedenen Kapiteln, völlig unabhängig und getrennt voneinander, behandelt wurden, obwohl schon Freud der heute allgemein üblichen Ansicht nahegestanden war, daß kein prinzipieller Unterschied zwischen der Littleschen Krankheit und der angeborenen cerebralen Kinderlähmung bestünde. Zum Verständnis der begründeten Notwendigkeit, einen Versuch zu machen, mit erbbiologischen Methoden den ätiologischen Fragen der cerebralen Kinderlähmung näherzukommen, ist es unvermeidlich, einen Blick auf die historische Entwicklung der Anschauungen vom Wesen der cerebralen Kinderlähmung zu werfen.

Freud gab in seiner vorerwähnten Monographie (5) einen umfassenden Überblick über die Geschichte und Literatur der infantilen Cerebrallähmung, wobei er zunächst des berühmten Gemäldes des spanischen Malers Ribera (1588 ? bis 1652 ?) „Der Klumpfuß“ (a. d. J. 1652) gedachte, das eine kindliche Halbseitenlähmung, und zwar Bein-, Arm- und Facialislähmung zeigt und wahrscheinlich auch eine Sprachlähmung andeuten will (Holländer, H. Kehrer, Mayer). Freud folgte der *Einteilung* der infantilen Cerebrallähmung nach klinischen Gesichtspunkten in die hemiplegischen und diplegischen Formen, da damals wie heute Name und Begriff der infantilen Cerebrallähmung bzw. cerebralen Kinderlähmung nur einem *klinisch* fundierten Krankheitsbild entsprachen, das sich weder mit einer pathologisch-anatomischen noch mit einer ätiologischen Einheit deckte. Abgesehen von einigen älteren Autoren, wie Rostan, Esquirol, Pinel u. a., ist als die erste einschlägige Arbeit die im Jahre 1827 veröffentlichte Abhandlung von Cazauvielh: «Recherches sur l'agénésie cérébrale et la paralysie congéniale» anzusehen, der bereits zu der Fragestellung kam: Entwicklungshemmung oder pathologischer Prozeß ?, wobei es dieser Autor für wahrscheinlich hielt, daß die einfache Entwicklungshemmung nur dem Fetalleben zukäme, während pathologische Prozesse, die zur Verkleinerung einer Hemisphäre mit Gewebsveränderungen führten, wie er es in drei von ihm obduzierten Fällen fand, sowohl im Fetalleben wie nach der Geburt auftreten könnten. Über die Ursachen dieser beiden Formen von Agenesie, in denen CAZAUVIELH das anatomische Substrat der hemiplegischen Cerebrallähmung zu sehen vermeinte, konnte er noch nichts Positives aussagen. Nach CAZAUVIELH sprachen sich DUGÉS, CRUVEILHIER und LALLEMAND für die Verursachung der hemiplegischen cerebralen Kinderlähmung durch verschiedene pathologische Prozesse aus, wobei ersterer auf Encephalitis und Flüssigkeitsansammlung im äußeren oder inneren Arachnoidealsack, letzterer gleichfalls auf frühzeitige Encephalitiden hinwies. Hingegen wollte BRESCHET in allen Fällen cerebraler Kinderlähmung einfache Entwicklungshemmungen als die wesentlichste Ursache der entsprechenden Gehirnatrophien sehen und verwarf ihre Zurückführung auf pathologische Prozesse.

Als nächsten wichtigen Schritt in der Entwicklung des Problems der cerebralen Kinderlähmung sah FREUD die grundlegenden Beobachtungen TÜRCKs über die sekundären Veränderungen des Rückenmarkes nach Großhirnerkrankungen und die Beobachtungen TURNERs, daß nach der frühzeitigen partiellen Gehirnatrophie sekundäre Atrophie im Hirnschenkel, in der Brücke und in den Pyramiden regelmäßig vorzukommen schien, wobei er unter anderem eine Atrophie der gekreuzten Kleinhirnhemisphäre bei kongenitaler Großhirnerkrankung beschrieb.

Schon früher hatte die kindliche Gehirnatrophie Bearbeiter gefunden, so HENOCH, der schon 1842 in seiner Dissertation die damaligen Auffassungen würdigte, wobei er sich auf Arbeiten von ANDRAL, CAZAUVIEILH, SIMS, LALLEMAND, CRUVEILHIER, BURDACH, OLLIVIER, OTTO, REIL, TIEDEMANN, ROMBERG u. a. bezog.

1868 bearbeitete COTARD, ein Schüler CHARCOTs, zusammenfassend die Frage der pathologischen Veränderungen bei kindlicher Gehirnatrophie; seine Ergebnisse blieben durch Jahrzehnte maßgebend, so daß die betreffende Arbeit 1891 im Neudruck erscheinen und von FREUD 1897 als noch nicht überholt bezeichnet werden konnte: er stellte nicht mehr die vorgefundene Atrophie einer Hemisphäre, sondern den dabei in der Regel nachweisbaren Krankheitsherd in den Vordergrund. Er fand bei der «atrophie partielle du cerveau» ,,primitive" (1. Plaques jaunes, 2. Cysten und Zellinfiltration, 3. Substanzverluste mit Resorption des erkrankt gewesenen Nervengewebes) und ,,sekundäre" Veränderungen (der «sclérose diffuse lobaire»). Atrophie ohne Gewebsveränderung kannte COTARD nicht. FREUD stellte dazu fest, daß die Befunde COTARDs zum größten Teil an bejahrten Personen erhoben worden waren, daß demnach die gefundenen Läsionen den letzten Veränderungen des seit Kindheit bestehenden Krankheitsherdes oder Krankheitsprozesses entsprachen. COTARD führte als ursprüngliche Läsionen und deren Veranlassungen folgende Prozesse an: Erweichung, Apoplexie, Meningealhämorrhagie, traumatische Encephalitis und primäre Lappensklerose.

FREUD schilderte nun, wie nach diesen grundlegenden Untersuchungen COTARDs das Interesse an der pathologischen Anatomie der cerebralen Kinderlähmung insofern eine Wandlung erfuhr, als in den folgenden Arbeiten nicht so sehr die bei der Sektion vorgefundene Veränderung, als vor allem die Natur der ursprünglichen Läsion, mit welcher die Krankheit im Fetalleben oder in der frühen Kindheit eingesetzt hatte, im Vordergrund der Problemstellung stand. Die von COTARD hervorgehobenen Substanzverluste mit Resorption des erkrankt gewesenen Gehirngewebes wurden in der Folgezeit von vielen Autoren studiert;

Heschl bezeichnete sie als Porencephalie, Kundrat und Audry untersuchten größere Serien solcher Veränderungen, ohne dadurch der Natur der primären Läsion näherzukommen. Um dieselbe Zeit hatte bereits Little auf die Bedeutung geburtstraumatischer Vorgänge für die Entstehung angeborener Lähmungen hingewiesen, allerdings vorwiegend der diplegischen Lähmungen, weshalb wir auf die grundlegenden Littleschen Arbeiten erst bei der Besprechung dieser klinischen Form näher eingehen wollen; doch kam diese Ätiologie bereits nach damaliger Anschauung auch für die hemiplegischen Formen in Betracht. Littles Beobachtungen über die Bedeutung des Geburtstraumas für die Entstehung der cerebralen Kinderlähmung wurden durch Arbeiten ergänzt, die gleichfalls das Augenmerk auf traumatische Vorgänge (Schlag oder Fall) lenkten; als dann noch sichere Fälle von Embolie einer großen Hirnarterie infolge von Herzerkrankung (Heubner, Abercrombie) dazukamen, war es mit der nosologischen Einheit der cerebralen Kinderlähmung für immer vorbei; es ergab sich die klare Folgerung, wie Freud schrieb, „*daß das klinische Bild der cerebralen Kinderlähmung auf mannigfache pathologische Prozesse im Gehirn zu beziehen sei, also ganz verschiedenen Krankheiten einen ähnlichen symptomatischen Ausdruck verleihe*“. Marie bekannte sich am klarsten und eindeutigsten zu dieser neuen Auffassung vom Wesen der cerebralen Kinderlähmung, indem er sie als ein klinisches Syndrom bezeichnete, das weder für eine einzige Krankheit noch für einen bestimmten umschriebenen pathologischen Prozeß charakteristisch sei, das vielmehr als die „Funktion von drei prinzipiellen Faktoren“ aufzufassen sei: 1. dem jugendlichen Alter des Patienten, 2. der Beteiligung der Hirnrinde, 3. einem Zeitraum, der für die vollständige Entwicklung der Symptome genügte.

Daß Heine und Benedikt in ihren Monographien der hemiplegischen cerebralen Kinderlähmung ihr Augenmerk schenkten, sei nur nebenbei erwähnt, da sie keine wesentlichen neuen Gesichtspunkte brachten. Hingegen wurde das klinische Bild der cerebralen Kinderlähmung 1868 durch die nach Jackson benannte halbseitige Epilepsie wesentlich erweitert, da diese bei der Hemiplegia spastica infantilis besonders häufig angetroffen wurde, eine Beobachtung, die insbesondere durch die Arbeiten von Bourneville, Bourneville und Bricon, Bourneville, d'Olier und Brissaud, Bourneville und Regnard und Guillamier gefördert wurden; der letztgenannte Autor bezeichnete sogar das Krankheitsbild als „Epilepsie hémiplégique infantile“. Durch die Aufdeckung der Beziehung zwischen halbseitiger Lähmung und choreatischen und athetotischen Bewegungsstörungen wurde ein wichtiger Schritt hinsichtlich der Klinik und Anatomie der cerebralen Kinderlähmung nach vorwärts getan, der an Namen wie Weir Mitchell, Reimond, Hammond, Charcot, Bernhardt, Oulmont, Gowers, Kahler und Pick, Greidenberg, Gautard u. v. a. geknüpft ist. War mit der Einbeziehung der posthemiplegischen Bewegungsstörungen das Bild der hemiplegischen cerebralen Kinderlähmung vollständig geworden, so mußte es um so mehr wundernehmen, als 1884 ein so berühmter und erfahrener Kliniker wie Strümpell (1) noch einmal den mißglückten Versuch unternahm, der hemiplegischen cerebralen Kinderlähmung eine klinische und anatomische Einheit zugrunde zu legen, indem er einen neuen klinischen und anatomischen einheitlichen Krankheitsbegriff, nämlich die Poliencephalitis acuta umriß und der Ansicht zuneigte, daß diese mit der Poliomyelitis ihrem

Wesen nach identisch sei und auf einer verschiedenen Lokalisation des gleichen, vielleicht infektiösen Agens, beruhen könnte, wenn es auch im Auge behalten werden müßte, daß hemiplegische Lähmungen bei Kindern auch aus anderen Ursachen entstehen könnten. STRÜMPELL erklärte damals: „Der Name ‚cerebrale Kinderlähmung' hat gar keinen Wert, wenn man ihn für alle bei Kindern akut auftretenden Hemiplegien gebrauchen will, ebenso wie man doch jetzt verständigerweise nicht jede spinale Lähmung eines Kindes als spinale Kinderlähmung bezeichnet." STRÜMPELL fand aber nur wenig Zustimmung, so vor allem bei RANKE, der sich folgendermaßen äußerte: „STRÜMPELL hat in der Tat hier das wohlcharakterisierte, für die meisten Fälle typische und prägnante Bild einer Erkrankung des frühen kindlichen Alters gezeichnet, wie es uns Neueren in seiner ganzen klinischen Erscheinungsform entschieden noch nicht geläufig war, obgleich wir Kinderärzte diese Krankheit, die keineswegs eine sehr seltene ist, alle der Hauptsache nach schon kannten. Dabei ist es STRÜMPELLs Verdienst, auf die mögliche Verwandtschaft mit der spinalen Kinderlähmung hingewiesen und mit großer Wahrscheinlichkeit die motorischen Bezirke der Gehirnrinde als Sitz der Erkrankung bezeichnet zu haben." Auf Grund eigener Beobachtungen glaubte RANKE, die neue STRÜMPELLsche Auffassung durchaus stützen zu können. Zahlreiche Autoren aber wandten sich dagegen; ihre Einwände wurden von FREUD in folgende Worte zusammengefaßt: „Die Schwächen der STRÜMPELLschen Anschauung waren indessen zu augenscheinlich, als daß der Widerspruch von fachmännischer Seite lange hätte ausbleiben können. Das klinische Bild der Poliencephalitis acuta war einfach das der so lange gekannten cerebralen Kinderlähmung, wie es so oft und noch zuletzt von GAUDARD 1884 gezeichnet worden, nur hatte STRÜMPELL es hie und da schärfer, in einigen Punkten, z. B. was das Initialstadium betrifft, auch allzu eng bestimmt. Um diesem klinischen Bilde eine pathologisch-anatomische Einheit unterzulegen, hatte STRÜMPELL fast die ganze bekannte Ätiologie der Krankheit — denn er bestritt ja den Einfluß der Infektionskrankheiten — und den größeren Teil der bekannt gewordenen Sektionsbefunde — darunter die gewiß nicht unwichtige lobäre Sklerose — abseits liegen lassen. Wenn er dann zugab, daß cerebrale Hemiplegien auch aus anderen Ursachen hervorgehen können, so hatte er doch kein Kennzeichen angegeben, diese anderen Formen von seiner Poliencephalitis zu unterscheiden. Endlich hatte er ohne Nachweis behauptet, daß die porencephalischen (erworbenen) Defekte, die er als anatomische Grundlage seiner Poliencephalitis gelten ließ, auf einen entzündlichen Vorgang — Encephalitis — zu beziehen seien, während diese gerade in Frage stand, und die Annahme einer primären Gefäßstörung (Embolie, Hämorrhagie, Venenthrombose, Meningealhämorrhagie) bislang mehr Wahrscheinlichkeit für sich gehabt hatte." So hatte diese STRÜMPELLsche Arbeit weniger durch ihre Ergebnisse, als vielmehr durch die durch sie ausgelöste Diskussion und das durch sie bedingte Interesse für die Zustände cerebraler Lähmungen im Kindesalter Bedeutung gewonnen. Freilich hatte sie auch einen wahren Kern enthalten: daß es seltene Fälle der HEINE-MEDINschen Krankheit mit cerebraler Lokalisation gibt, ist heute wohl nicht mehr zweifelhaft. In der Folgezeit erfuhr das klinische und anatomische Bild der cerebralen Kinderlähmung durch eine Flut von Arbeiten eine wesentliche Bereicherung; als wichtigste dieser Arbeiten bis zur FREUDschen Monographie seien folgende genannt: BERNHARDT, WALLENBERG, MARIE, GOLDSCHEIDER,

MÖBIUS, REDLICH, BEYER, LAHMY, LOVETT, OSLER, SACHS und PETERSON, GIBOTTEAU, FREUD, FREUD und RIE, ROSENBERG, KÖNIG, ERLENMEYER u. v. a.

FREUD selbst war einer der letzten, der in seiner Monographie (5) die klinische Trennung der cerebralen Kinderlähmung in die hemiplegischen und die diplegischen Formen durchgeführt hat, aber auch er nur mehr, wie er ausdrücklich betonte, aus praktischen Motiven, nicht etwa um dadurch wesensverschiedene klinische oder anatomische Vorgänge voneinander unterscheiden zu wollen.

Unter den diplegischen Formen der cerebralen Kinderlähmung stand seit der Mitte des vorigen Jahrhunderts vor allem eine bestimmte Gruppe im Vordergrund des Interesses: die LITTLEsche Krankheit; sie nahm eine verhältnismäßig selbständige Stellung im System der cerebralen Kinderlähmung ein — wie weit dies berechtigt war bzw. heute noch ist, wollen wir im folgenden dartun. Erstmalig versuchte FREUD eine Zusammenfassung aller diplegischen Typen der cerebralen Kinderlähmung zur klinischen Einheit der „cerebralen infantilen Diplegien“, die mit den hemiplegischen Formen den Inhalt des klinischen Krankheitsbildes „Infantile Cerebrallähmung“ bilden sollten. FREUD reihte in dieser Zusammenfassung aber auch Typen unter das Bild der cerebralen Kinderlähmung, die später als klinisch, anatomisch und in manchen Fällen sogar erbbiologisch definierte Einheiten aus dem auch heute noch mit heterogenen Elementen angefüllten Sammeltopf der cerebralen Kinderlähmung herausgeholt wurden und von denen man es heute kaum mehr weiß, daß sie einst zu dieser Gruppe gezählt wurden. FREUD unterschied vier klinische Haupttypen der cerebralen Diplegien: 1. Die allgemeine cerebrale Starre (LITTLEsche Krankheit), 2. die paraplegische Starre (sog. spastische Spinalparalyse), 3. die bilaterale Hemiplegie und 4. die allgemeine Chorea und bilaterale Athetose. Jeder dieser Typen hat, wie FREUD in einem sorgfältigen Literaturbericht ausführte, seine eigene Geschichte, auf die wir im folgenden kurz eingehen wollen, soweit es sich nicht um die erwähnten, inzwischen als selbständige Einheiten herausgestellten Typen handelt, die wir in einem eigenen Abschnitt besprechen werden. Die FREUDsche Zusammenfassung der cerebralen infantilen Diplegien und ihre Unterteilung fand, was nicht unerwähnt bleiben darf, den Beifall maßgebender Autoren, wie RAYMOND und MARIE.

Bereits um die Mitte des vorigen Jahrhunderts erregte das klinische Syndrom der allgemeinen spastischen Starre das Interesse vieler Autoren; der englische Arzt LITTLE war es, der nicht nur eine klassische, in vielen Punkten auch heute noch nicht überholte klinische Beschreibung des Krankheitsbildes lieferte, sondern der vor allem durch die Hervorhebung des Geburtstraumas als des wichtigsten ätiologischen Momentes bei der Entstehung der allgemeinen spastischen Starre jenen Begriff der LITTLEschen Krankheit schuf, der ursprünglich durch das Zusammentreffen des klinischen Bildes der angeborenen allgemeinen oder diplegischen spastischen Starre mit einem nachweisbaren Geburtstrauma charakterisiert war. In der Folgezeit hielt man sich keineswegs streng an diese Definition und es wurden in zahlreichen Arbeiten und vor allem in der klinischen Praxis sowohl hemiplegische angeborene Cerebrallähmungen als LITTLEsche Krankheit benannt, wenn sie mit einem Geburtstrauma in Zusammenhang gebracht werden konnten, als sich auch vor allem der Gebrauch einbürgerte, angeborene, ja sogar frühkindlich erworbene Diplegien auch ohne nachweisbares Geburtstrauma als LITTLEsche Krankheit zu bezeichnen. Das führte letzten

Endes dazu, daß sich allmählich der Begriff der LITTLEschen Krankheit mit dem Begriff der cerebralen Kinderlähmung weitgehend deckte, zumindest mit allen Formen angeborener spastischer Diplegie. Wir haben an unserem eigenen Material eine Zusammenstellung vorgenommen, welche klinischen Formen unseres Zwillingsmaterials als LITTLEsche Krankheit bezeichnet wurden und mußten feststellen, wie später an Hand dieser Zusammenstellung dargelegt wird, daß sich im heutigen klinischen Sprachgebrauch der Begriff der LITTLEschen Krankheit kaum durch irgendwelche Kriterien von dem der cerebralen Kinderlähmung unterscheidet.

FREUD konnte in der Literatur vor LITTLE gelegentliche Erwähnungen doppelseitiger Lähmungen, die dem späteren Begriff der allgemeinen oder diplegischen spastischen Starre entsprachen, auffinden, so vor allem in einer Arbeit von DELPECH. LITTLE hat in drei Arbeiten das klinische Bild der allgemeinen Starre ausführlich beschrieben, mit zahlreichen selbst beobachteten Fällen belegt und sich insbesondere mit dem entscheidenden Einfluß geburtstraumatischer Vorgänge auf die Entstehung dieses Krankheitsbildes ausführlich beschäftigt. Hatte er in seiner ersten Arbeit 1853 den Einfluß der mechanischen Momente betont, so stellte er in seiner großen Arbeit 1862 die Asphyxia neonatorum in den Vordergrund. Das klinische Bild, das LITTLE beschrieb, war das der allgemeinen spastischen Starre; um so auffälliger war es, wie FREUD hervorhob, daß trotz dieser eindeutigen Beschreibung gerade in der anglo-amerikanischen Literatur schon damals kein Unterschied zwischen allgemeiner Starre und doppelseitiger Cerebrallähmung gemacht wurde, ja daß das Problem, ob diese beiden Formen zu vereinigen oder voneinander zu sondern wären, überhaupt nicht berührt wurde. Aber auch die deutsch-französischen Autoren machten sich schon damals einer Verkennung des LITTLEschen Standpunktes schuldig, in dem sie, wie FREUD schreibt, „die Fäden, die in LITTLEs Darstellung von der Starre zur Lähmung führen, ganz übersahen. Sie wundern sich z. B. darüber, daß LITTLE als der einzige ‚halbseitige Starre' beschrieben habe, die seitdem nicht wieder aufgefunden wurde. LITTLEs ‚Hemiplegic spasmoparalysis' ist aber einfach eine spastische Hemiplegie. Während diese Autoren sich mit der Differentialdiagnose der allgemeinen Starre von der ‚cerebralen Kinderlähmung' abmühen, berufen sie sich bei der Erörterung von ersteren z. B. auf Sektionsbefunde, die der letzteren zugehören." Wenn auch die Schilderung LITTLEs der allgemeinen spastischen Starre galt, so führte sie doch bereits dadurch darüber hinaus, daß er es als seine Beobachtung mitteilte, daß ganz allgemein die Arme weniger betroffen wären als die Beine, daß sie sich früher erholten als diese, daß die Eltern gelegentlich berichteten, die Arme wären anfangs starr und unbrauchbar gewesen, während sie sich bei der Untersuchung als frei erwiesen hätten. Dadurch war der fließende Übergang zum Typ der paraplegischen Starre gegeben. LITTLE schrieb aber auch: „In manchen Fällen erinnert das Krankheitsbild deutlich an eine schwere Chorea. Ich glaube, daß viele Fälle, die von den Autoren als kongenitale Chorea bezeichnet werden, den hier von mir beschriebenen Leiden angehören." Dadurch wies LITTLE selbst den Übergang zu den choreatischen Formen der cerebralen Kinderlähmung.

LITTLE konnte nun bei der überwiegenden Mehrzahl seiner Beobachtungen Abnormitäten des Geburtsaktes nachweisen, die er für das angeborene

Krankheitsbild verantwortlich machte: „Abnorme Geburtslagen, schwierige Entbindung infolge von Unnachgiebigkeit der mütterlichen Wege, instrumentelle Eingriffe bei der Geburt, Wendungen, Steißlage, Frühgeburt und Vorfall der Nabelschnur.“ Aber auch Erstickungsgefahr unmittelbar nach dem Geburtsakt spielte in einigen Fällen eine Rolle, so daß, abgesehen von der Einwirkung mechanischer Gewalt auf den Kopf des Fetus, im Vordergrund der ätiologischen Betrachtungen die Asphyxia neonatorum als der gemeinsame Nenner aller dieser Vorgänge stand. Freud hob allerdings mit Recht hervor, daß es schon aus den Littleschen Arbeiten hervorginge, daß derartige ätiologische Momente wohl für die überwiegende Mehrzahl der Fälle, aber nicht für alle in Frage kämen. „Das Verhältnis zwischen Asphyxia neonatorum und allgemeiner Starre ist demnach nach keiner Richtung ein ausschließliches. Die Asphyxie erzeugt nicht immer eine allgemeine Starre, sondern bleibt in der Mehrzahl der Fälle unschädlich; die allgemeine Starre ist nicht jedesmal von Asphyxie abzuleiten, sondern man darf andere, vielleicht intrauterine Ursachen vermuten, welche das Krankheitsbild für sich allein oder vielleicht unter Mithilfe der bei der Geburt einwirkenden Schädlichkeiten erzeugen können. Was die nach der Geburt wirkenden Krankheitsursachen betrifft, so berichtet Little, daß er nur in einem einzigen Falle eine allgemeine Starre auf extrauterine Erkrankung zurückführen konnte.“

Konnten wir bei der Besprechung der Geschichte und Literatur der hemiplegischen Cerebrallähmung bis zur Freudschen Monographie seiner Darstellung weitgehend folgen, so wäre dies bei der Schilderung der allgemeinen und diplegischen Starre verfehlt; Freud ging nämlich bei der genaueren Besprechung seiner oben erwähnten vier Typen ausführlich auch auf die Geschichte jener Formen ein, die heute, wie schon erwähnt, nicht mehr zur cerebralen Kinderlähmung gezählt werden, so etwa die spastische Spinalparalyse u. a. m., die wir später in einem eigenen Abschnitt behandeln wollen. Was uns in diesem Zusammenhang hinsichtlich der allgemeinen Starre und spastischen Diplegie interessiert, haben wir oben bei der Besprechung der Littleschen Krankheit und der historischen Entwicklung ihres Begriffes ausgeführt. Bis zur Monographie Freuds ist in dieser Beziehung nichts Erwähnenswertes gearbeitet worden, so daß wir nun im folgenden auf die Problemstellungen eingehen können, die die Monographie Freuds aus dem Jahre 1897 brachte, die, wie wir schon früher betonten, in vielen Punkten noch keineswegs als überholt bezeichnet werden kann. Dies war auch der Grund weshalb wir bei der Besprechung der Literatur und der Geschichte der cerebralen Kinderlähmung zwei Epochen unterscheiden mußten, von denen die erste bis zur zusammenfassenden Darstellung Freuds, die zweite von dieser bis zu unseren heutigen von den Freudschen Darlegungen nur wenig verschiedenen Auffassungen reicht.

Wenn wir die Ansichten Freuds vom Wesen, von der Ätiologie und vom Begriff der cerebralen Kinderlähmung erläutern wollen, so ergibt sich vieles bereits aus dem Vorhergesagten. Aber Freud war der erste, der in besonders eindeutiger und prägnanter Weise die Meinung vertrat, daß es sich bei der cerebralen Kinderlähmung ausschließlich um ein klinisch fundiertes Krankheitsbild handelte, das sich weder mit einer pathologisch-anatomischen noch mit einer ätiologischen Einheit deckte. Freud schrieb wörtlich: „Man muß ein nosographisches System, in welchem pathologische Entitäten von so verschiedenem

Wert und Herkunft wie gleichberechtigt nebeneinander stehen, für ein sehr unvollkommenes erklären, und kann den Autoren einen Vorwurf daraus machen, daß sie nicht mehr bestrebt sind, diese Mängel den Ärzten klar zu Bewußtsein zu bringen, um ihnen dadurch eine Reihe von unausgesetzten Mißverständnissen und Denkfehlern zu ersparen. Für die Mängel selbst ist nur der gegenwärtige Zustand unseres Wissens verantwortlich. Die ungleichmäßige und die ruckweise erfolgende Entwicklung unserer Kenntnisse nötigt uns, auf dem einen Gebiete uns mit der Beschreibung von Symptomen zu begnügen, während wir auf anderen bereits mehrere gesicherte anatomisch-klinische Krankheitsbilder zu höheren ätiologischen Einheiten zusammenzufassen vermögen. Eine bloß logische Arbeit, die etwa in Sichtung der Krankheitsbilder, Vereinigung der scheinbar so mannigfaltigen anatomischen Befunde zu wenigen Kategorien u. dgl. bestünde, würde am Sachverhalt derzeit nichts Wesentliches ändern. Das Ideal, das wir für unser nosographisches System anstreben, scheint die Anordnung der klinischen Tatsachen in einer mehrdimensionalen Hierarchie zu sein, deren oberste Glieder durch sehr allgemeine ätiologische Momente bedingt werden. Wir können aber heute noch nicht einmal ermessen, wie weit wir von solchem Ziel entfernt sind." — „Es ist darum wahrscheinlich, daß der Terminus ‚infantile Cerebrallähmung' auch klinisch nur den Wert einer *vorläufigen* Einheit beanspruchen darf und daß es bald gelingen wird, diese aufzulösen und durch eine gewisse Anzahl von besser kohärenten, anatomisch und vielleicht auch ätiologisch gut determinierten Krankheitsbildern zu ersetzen."

Wenn wir diese Ausführungen mit dem Stand der Fragen der cerebralen Kinderlähmung in unserer heutigen Zeit vergleichen, so ist festzustellen, daß wir wohl in einigen Einzelfragen wesentlich weiter gekommen sind, daß es gelungen ist, gewisse Sondereinheiten klinisch, anatomisch und in gewissen Fällen sogar erbbiologisch abzugrenzen, daß aber eine überwiegend große Kerngruppe der cerebralen Kinderlähmung sensu strictiori bestehen geblieben ist, über die heute keine wesentlich andere Anschauung herrscht, als sie vor 40 Jahren von FREUD gekennzeichnet wurde. Nehmen wir z. B. die derzeit modernste zusammenfassende Darstellung der cerebralen Kinderlähmung im Handbuch der Neurologie von WOHLWILL (8). Dieser setzt sich seitenlang mit jenen Schwierigkeiten auseinander, die sich aus dem klinisch-anatomisch und erbbiologisch uneinheitlichen Begriff der cerebralen Kinderlähmung ergeben und kommt an Hand dieser Auseinandersetzung, wie schon vor ihm viele andere Autoren (IBRAHIM, STERZ, SCHOB u. v. a.), zur Ablehnung des Begriffes und der Bezeichnung der cerebralen Kinderlähmung. WOHLWILL fordert zunächst die klare Abgrenzung der gut charakterisierten Einheiten von dem keineswegs fest umrissenen Begriff der cerebralen Kinderlähmung, also die heute sowieso bereits allgemein übliche eindeutige Sonderstellung gut determinierter Krankheitsbilder, wie etwa der amaurotischen Idiotie, der tuberösen Sklerose, der SCHILDERschen Krankheit usw., die früher zur cerebralen Kinderlähmung gerechnet wurden. WOHLWILL möchte aber auch für den nach dieser klaren Absonderung übrigbleibenden Rest, der nebenbei im Vergleich zur Seltenheit der aufgezählten und ähnlicher gesonderter Krankheitstypen eine zahlenmäßig nicht unbeträchtliche Gruppe umfaßt, die Bezeichnung cerebrale Kinderlähmung wegen der Unzulänglichkeit des Begriffes und des Mangels eines fest umrissenen Krankheitsbildes überhaupt aufgeben und die hierher gehörigen Fälle einfach mit rein symptomatischen Namen, wie „Spastische infantile Hemiplegie“ oder „Diplegie“ oder „Athetose“ usw. benennen. Dabei bleibe man sich seiner Meinung nach wenigstens dessen bewußt, daß man den Zustand rein symptomatisch gekennzeichnet und trotzdem mit derartigen Bezeichnungen mehr über den Fall ausgesagt hätte als mit der Etikette „Cerebrale Kinderlähmung“. Überdies könnte man durch Zusätze, die die ätiologische oder pathologisch-anatomische Grundlage betreffen, die vorliegende Affektion noch genauer präzisieren.

Wir haben uns bei diesem Stand der Dinge die Frage vorgelegt, ob es überhaupt zweckvoll und aussichtsreich wäre, eine derartige heterogene und nach so vielen Seiten schlecht begrenzbare Krankheitsgruppe nach erbbiologischen Gesichtspunkten, insbesondere aber mit der Zwillingsmethode zu bearbeiten. Die Antwort darauf konnte Ja und Nein lauten: Ja, weil sich mit Hilfe der Zwillingsmethode vielleicht feststellen lassen würde, ob sich in diesem Komplex überhaupt irgendwelche vererbbare Entitäten befänden; Nein, weil es nicht gestattet erschien, aus den Ergebnissen der Zwillingsforschung bei einer derart heterogenen Krankheitsgruppe ähnliche erbtheoretische Schlüsse zu ziehen, wie bei einer klinisch und anatomisch scharf umrissenen Krankheitseinheit. Und doch stellt die erbbiologische Erforschung der cerebralen Kinderlähmung mit der Zwillingsmethode einen Weg dar, um sich wenigstens grob über das Überwiegen oder Nichtüberwiegen erblicher Faktoren zu unterrichten. Unseres Erachtens ist die Feststellung WOHLWILLs (8), daß die Ursachenforschung in dem Komplex der cerebralen Kinderlähmung nicht nur viel zu wünschen übrig lasse, sondern nicht einmal soweit getrieben wurde, als dies mit den heute zu Gebote stehenden Mitteln möglich wäre, nur allzu berechtigt. Hier einzugreifen, und zwar mit einer Methode einzugreifen, die einigermaßen aussichtsreich erschien und bei der cerebralen Kinderlähmung noch niemals in Anwendung gebracht worden war, schwebte uns als Hauptziel der vorliegenden Untersuchungen vor Augen: wir wollten, wie dies letzten Endes schon vor einem halben Jahrhundert FREUD und RIE getan hatten, jenen Krankheitszustand untersuchen, der als cerebrale Kinderlähmung im engeren Sinne bezeichnet wird, jene zahlenmäßig nicht unbeträchtliche *Restgruppe*, die übriggeblieben ist, nachdem viele klinisch, anatomisch oder erbbiologisch definierte Krankheitseinheiten eben durch ihre Definierung herausgelöst wurden. Warum wir aber nur die angeborene cerebrale Kinderlähmung in Bearbeitung nahmen und alle jene Fälle von vornherein ausschieden, bei denen eine postnatale Noxe außer Zweifel stand, werden wir später noch eingehend erläutern und begründen.

Bevor wir auf unser eigenes Material eingehen, sei zunächst noch eine kurze Aufzählung jener Krankheitseinheiten gegeben, die früher zum Begriff der cerebralen Kinderlähmung gehörten und die im Laufe der Jahre von dieser abgetrennt wurden; durch die Besprechung dieser eigenen Einheiten geben wir am besten einen Überblick über die Entwicklung der Literatur nach FREUD bis heute, da gerade die anatomischen, klinischen oder erbbiologischen Definitionen dieser Krankheitsbilder die entscheidenden Fortschritte darstellen, während die Restgruppe, wie schon mehrfach betont, keiner wesentlich weiteren ätiologischen Klärung zugeführt wurde.

2. Selbständige Krankheiten, die früher zur cerebralen Kinderlähmung gerechnet wurden.

Schon in der Monographie FREUDs (5) wird einer Reihe von Krankheitsbildern, die zur cerebralen Kinderlähmung gerechnet wurden, eine gewisse klinische oder anatomische Selbständigkeit zuerkannt. In den vier Jahrzehnten, die seither verstrichen sind, wurden diese und darüber hinaus noch andere ursprünglich der cerebralen Kinderlähmung zugehörige Krankheitsbilder anatomisch, klinisch oder erbbiologisch definiert und ihnen eine vollkommen selbständige ätiologische, pathogenetische, klinische, anatomische oder erbbiologische Stellung eingeräumt. Heute ist uns die Selbständigkeit dieser neuen Krankheitseinheiten so selbstverständlich geworden, daß sich in den neueren einschlägigen Arbeiten kaum mehr eine Andeutung davon findet, daß die betreffende Entität noch vor kurz oder lang zum Sammelbegriff der cerebralen Kinderlähmung gezählt wurde.

a) Spastische Spinalparalyse.

Diese Systemerkrankung der Pyramidenbahnen, gekennzeichnet durch das typische Pyramidensyndrom mit spastischer Versteifung der Beine, motorischer Schwäche, gesteigerten Reflexen und pathologischen Pyramidenzeichen tritt als essentielle oder endogene familiäre spastische Spinalparalyse und als exogene Form nach den verschiedensten Schädlichkeiten (besonders bei Lues, Anämie) auf; sowohl die endogene wie die exogene Form bieten nur selten das Bild der reinen Pyramidenbahnläsion, weitaus häufiger ist das Bild einer kombinierten Systemerkrankung mit vorwiegend spastischen Erscheinungen, weshalb die endogene Form vielfach als „spastische Heredodegeneration" (JENDRASSIK) bezeichnet wurde, während für die exogene kombinierte Strangerkrankung noch andere Schädlichkeiten als die oben aufgezählten in Betracht kommen (chronischer Alkoholismus, chronische Bleivergiftung, Diabetes, chronische Nephritis, Sepsis, Carcinomatose, Pellagra, Lathyrismus, Schwangerschaft ?, Unfallfolge). Klinisch unterscheidet sich die endogene spastische Spinalparalyse von der angeborenen cerebralen Kinderlähmung vor allem dadurch, daß sie nicht angeboren ist, wenn sie auch oft frühzeitig, in 90% vor dem 18. Lebensjahr, auftritt; anatomisch ist sie durch Seitenstrangsklerose, in den Fällen kombinierter Strangerkrankung auch mit Degenerationen in den GOLLschen, seltener in den Kleinhirnseitenstrangbahnen, in der CLARKEschen Säule, in der FLECHSIGschen Bahn u. dgl. m. vergesellschaftet, definiert (neuerdings SCHAFFER und MISKOLCZY). Die erste Beschreibung familiärer Typen (1886) verdanken wir STRÜMPELL (2, 4), so daß die betreffende Erbanlage in der Literatur sogar wiederholt als STRÜMPELLsches Gen bezeichnet wurde; zahlreiche Arbeiten haben sich mit dieser Erbkrankheit beschäftigt, wir erwähnen nur CURTIUS (1), ERB, DAVIDENKOW, BREMER, FUTER, HAMMERSCHLAG, THUMS (1) u. v. a. Meist wurde ein einfach rezessiver, seltener ein dominanter Erbgang gefunden. CURTIUS (1, 4) hält die Frage für ungelöst, ob es sich dabei um verschiedene Biotypen handelt oder nicht. Jedenfalls ist das Bild der endogenen oder exogenen spastischen Spinalparalyse streng von der angeborenen cerebralen Kinderlähmung abzugrenzen und wird heute damit wohl auch kaum mehr verwechselt; noch weniger dürfte es heute üblich sein, die spastische Spinalparalyse unter den Begriff der cerebralen Kinderlähmung zu subsummieren.

Inwieweit gewisse Fälle sog. familiärer LITTLEscher Krankheit in die Gruppe der spastischen Spinalparalyse gehören, wird bei der Besprechung der Vererbungsliteratur (z. B. HANHART) über cerebrale Kinderlähmung erörtert.

b) Ataktische Heredodegeneration.

Die unter diesen Begriff gehörigen FRIEDREICHschen spinalen und MARIEschen cerebellaren Ataxien wurden schon vor FREUD und auch von diesem nicht mehr zur cerebralen Kinderlähmung gezählt und können wohl übergangen werden.

c) Familiäre diffuse Sklerose.

Die Krankheitsbilder, die zu dieser Gruppe gehören, wurden erst durch anatomische Untersuchungen als selbständige Prozesse erkannt und abgegrenzt: ein starker Schwund der zentralen Markmassen des Großhirns, zuweilen auch des Kleinhirns, später auch ein Zugrundegehen der Achsenzylinder und ein Ersatz des eingeschmolzenen Gewebes durch Gliawucherung bilden das anatomische Substrat eines klinischen Bildes, das bei den infantilen oder juvenilen Formen innerhalb des ersten Lebensjahrzehntes mit cerebralen Symptomen (Schwerhörigkeit, spastische Paresen der Beine, Tremor, choreiforme Bewegungen, Abnahme des Intellekts) beginnt und zu schwersten spastischen Tetraplegien mit pyramidalen und extrapyramidalen Erscheinungen, Sehnervenatrophie, Taubheit, Schluckstörungen, Sprachstörungen, Nystagmus und schwerster Demenz führt. Zahlreiche Autoren haben sich in den letzten Jahren um die klinische, anatomische und erbbiologische Herausarbeitung dieser Erkrankung bemüht, so vor allem SCHOLZ (2), BIELSCHOWSKY und HENNEBERG, JAKOB, CURTIUS (1), BODECHTEL und GUTMANN, VAN BOGAERT, BERTRAND und SCHOLZ, JOSEPHY (2), EISELSBERG, WICKE u. v. a. Genetisch scheint es sich um einen rezessiven Erbgang zu handeln, vielleicht liegt sogar rezessiv geschlechtsgebundene Vererbung vor; endgültige Ergebnisse wurden in erbpathologischer Hinsicht noch nicht erzielt.

d) PELIZAEUS-MERZBACHERsche Krankheit.

Diese außerordentlich seltene Erkrankung wurde von FREUD, der nur die erste Veröffentlichung von PELIZAEUS kannte, noch zu den familiären Formen der cerebralen Kinderlähmung gerechnet. Inzwischen haben die klassische Beschreibung von MERZBACHER mit genauen anatomischen Untersuchungen und die folgenden Arbeiten von SPIELMEYER, BOSTROEM, LIEBERS u. a. die eindeutige Abtrennung dieser Erkrankung von der cerebralen Kinderlähmung und ihre genaue anatomische Definition bewirkt. Klinisch mögen Zweifel bestehen, ob das Krankheitsbild der PELIZAEUS-MERZBACHERschen Erkrankung nicht als Untergruppe der diffusen Sklerose zu werten ist; anatomisch ist jedenfalls die Aufstellung als Morbus sui generis durchaus berechtigt, erbbiologisch[1] scheint in der alten PELIZAEUS-MERZBACHERschen Familie ein nicht ganz regelmäßiger

[1] Wir haben im Laufe der letzten Jahre Gelegenheit gehabt, selbst *alle* noch lebenden Kranken und zahlreiche Gesunde der alten PELIZAEUS-MERZBACHERschen und der BOSTROEMschen Sippe nachzuuntersuchen und uns auch auf Grund inzwischen neu aufgetretener Kranker ein Urteil über die Erbgänge zu bilden.

rezessiv-geschlechtsgebundener Erbgang vorzuliegen (Geschlechtsbegrenzung ist nicht auszuschließen), in der BOSTROEMschen Familie liegt ziemlich eindeutig ein rezessiv-geschlechtsgebundener Erbgang vor; bei dieser war allerdings mangels anatomischer Befunde die Einordnung in die PELIZAEUS-MERZBACHERsche Krankheit nicht ganz sicher, auch die nun kürzlich von WICKE erstmalig beigebrachten anatomisch-histologischen Befunde über die BOSTROEMsche Form erlaubten infolge großer histologischer Unterschiede nicht ihre Identifizierung mit der echten PELIZAEUS-MERZBACHERschen Krankheit; trotzdem hielt WICKE die Gleichheit beider Krankheiten für durchaus möglich, ja sogar unter Berücksichtigung des gesamten Krankheitsverlaufes für wahrscheinlich.

e) SCHILDERsche Krankheit.

Verwandt mit der diffusen Sklerose und der PELIZAEUS-MERZBACHERschen Krankheit scheint die SCHILDERsche Krankheit zu sein, „bei der die Verschiedenheit oder Zusammengehörigkeit der familiären und nichtfamiliären, der im engeren Sinne entzündlichen und der nichtentzündlichen Formen wohl als noch nicht endgültig geklärt bezeichnet werden muß" [WOHLWILL (8)]. Für unsere Fragestellung ist es dabei von Interesse, daß die SCHILDERsche Krankheit „mit ihren verschiedenen, möglicherweise sehr heterogenen Varianten einerseits diplegische und paraplegische Symptomenkomplexe bedingen kann, andererseits ganz vorzugsweise im Kindesalter entsteht" [WOHLWILL (8)].

f) Amaurotische Idiotie.

FREUD hielt die damals durch Arbeiten von SACHS, KNAPP und KOLLER, KINGDON bereits bekannt gewordene amaurotische Idiotie für eine „allerschwerste Form von infantiler Cerebrallähmung". FREUD (5) schreibt: „SACHS erhebt gelinden Einspruch dagegen, daß seine ‚Familiäre Idiotie mit Amaurose' den cerebralen Diplegien zugerechnet werden solle. Indes halten wir uns für berechtigt, dies vorläufig zu tun, bis die Stellung der familiären Form in der Gruppe der infantilen Cerebrallähmung näher erörtert worden ist". Seither ist durch eine umfangreiche Literatur [BIELSCHOWSKY, FRANCESCHETTI, ALBRECHT, BAER, HIGIER, KUFS, EPSTEIN, DOLLINGER, ICHIKAVA, JOSEPHY (1), HALLERVORDEN, SACHS, JAKOB, LIEBERS, LINDAU, LUPP, SJÖGREN, MOHR, OSTERTAG, RITTER, SCHAFFER, SPIELMEYER, VOGT u. v. a.] die amaurotische Idiotie anatomisch, klinisch, pathogenetisch und erbbiologisch so weitgehend definiert worden, daß über ihre völlig selbständige Stellung heute wohl nirgends mehr ein Zweifel herrschen kann, ja daß es wohl kaum mehr erinnerlich ist, daß sie einst zur cerebralen Kinderlähmung gezählt wurde.

g) Tuberöse Sklerose.

Schon FREUD (5) hat die von BOURNEVILLE erstmalig beschriebene tuberöse Sklerose unter dem Namen der hypertrophischen Hirnsklerose als pathologisch-anatomische Einheit herausgehoben, wenn er sie auch noch zur infantilen Cerebrallähmung rechnete. Inzwischen ist diese Erkrankung auch klinisch und erbbiologisch bearbeitet und ihre anatomische Erforschung weitergetrieben worden, so daß auch sie als Morbus sui generis heute nichts mehr mit dem Begriff der cerebralen Kinderlähmung zu tun hat. Eine sehr große Anzahl von Arbeiten ist über die tuberöse Sklerose erschienen, so daß nicht einmal die wichtigsten hier angeführt werden können. Es sei nur auf ihre jüngste Darstellung im Handbuch der Neurologie von JOSEPHY (3) verwiesen.

Mit der kurzen Besprechung dieser sieben selbständigen Krankheitseinheiten, die sich im Laufe der Zeit vom Sammelbegriff der cerebralen Kinderlähmung abgespalten haben, haben wir den wichtigsten Teil der geschichtlichen Entwicklung dieses Begriffes erörtert und können uns nunmehr den im Schrifttum niedergelegten Angaben über Anatomie, Klinik, Ätiologie, Pathogenese und Erbbiologie der „*Restgruppe*“ zuwenden, also der cerebralen Kinderlähmung im engeren Sinne, auf die sich unsere eigenen Untersuchungen bezogen.

3. Cerebrale Kinderlähmung im engeren Sinn: die „Restgruppe“.

A. Zur Begriffsbildung.

Nach Abtrennung der genannten selbständigen Krankheitseinheiten blieb eine zahlenmäßig nicht unbeträchtliche *Restgruppe* zurück, die auch heute noch ziemlich allgemein als cerebrale Kinderlähmung bezeichnet wird; sie stellt nach wie vor — wie dies vor Jahrzehnten für den umfassenden Sammelbegriff der cerebralen Kinderlähmung galt — weder eine anatomische, noch eine klinische, noch eine pathogenetische, noch eine ätiologische und damit auch keine erbbiologische Einheit dar. Sie umfaßt *anatomisch* lobäre Sklerosen, Porencephalien, Mikrogyrien u. dgl. m., *klinisch* Hemiplegien, Paraplegien, Diplegien, Koordinations- und Tonusstörungen (z. B. den atonisch-astatischen Typus der infantilen Cerebrallähmung nach FOERSTER), die echte LITTLEsche Starre, den VOGTschen Status marmoratus u. v. a., *pathogenetisch* angeborene, intrauterine, postnatale u. dgl., *ätiologisch* infektiöse, geburtstraumatische anlagebedingte und vor allem viele ätiologisch völlig ungeklärte Prozesse. Diese Restgruppe war es demnach, die wir mit der Zwillingsmethode untersuchen wollten, in der Hoffnung, uns an Hand einer Zwillingsserie wenigstens ein grobes Urteil darüber bilden zu können, ob man bei der ätiologischen Erforschung dieser Gruppe künftighin das Augenmerk mehr der Erbanlage oder mehr der Umwelt zuwenden müßte. Um diese Fragestellung noch mehr zu präzisieren und den Kreis der zu beforschenden Zustände und Prozesse noch mehr einzuengen, schieden wir von vornherein alle jene Fälle aus, die sich auf eine klare und eindeutige postnatale exogene Noxe zurückführen ließen und beschränkten uns daher nur auf jene Fälle, deren Krankheitsgeschichte das Kriterium der *angeborenen* Störung enthielt. Wir kommen darauf später bei der Schilderung unseres Materials zurück und haben diese Bemerkung hinsichtlich unserer Materialauslese an dieser Stelle nur deswegen eingeschoben, weil wir im folgenden bei der Literaturübersicht über die „Restgruppe“ aus diesem Grunde vorwiegend jene Arbeiten besprechen wollen, die das nämliche Kriterium aufweisen, also jene Zustandsbilder, die in der Literatur unter den Begriff der angeborenen cerebralen Kinderlähmung im engeren Sinne fallen. Freilich kann dies nicht mit letzter Konsequenz durchgeführt werden, denn gerade viele ätiologisch ungeklärte Fälle lassen es nicht mit völliger Sicherheit erkennen, ob sie zu den angeborenen Zustandsbildern gehören oder ob es sich nicht doch um Prozesse handelt, die erst in früher Kindheit einsetzen. Auch darauf kommen wir bei der Besprechung unseres Materials noch ausführlich zurück, da wir uns ja selbst in vielen unserer Fälle ernstlich mit dieser Frage auseinanderzusetzen hatten und alle Gesichtspunkte für und wider in Betracht ziehen mußten.

Dabei ist es durchaus nicht so, als ob die eindeutig exogen bedingten, postnatal erworbenen Fälle von cerebraler Kinderlähmung gegenüber den angeborenen im Hintergrund stünden. So beginnt beispielsweise der Abschnitt über die cerebrale Kinderlähmung in der neuesten Handbuchdarstellung von WOHLWILL (8) mit der klinischen Beschreibung eines derartigen exogenen postnatalen Prozesses. Wir selbst konnten aus unserem Material nach den genannten Gesichtspunkten über 10% der uns gemeldeten Zwillingsprobanden ausscheiden, worauf wir später noch ausführlich zurückkommen.

WOHLWILL bezeichnet in der schon mehrfach zitierten Handbuchdarstellung (8) sogar diese exogenen postnatalen Fälle als „Kerngruppe der cerebralen Kinderlähmung“ und gibt zur eindeutigen Festlegung, was er damit meint, folgende Schilderung dieses Krankheitsgeschehens:

„Ein Kind in den ersten Lebensjahren erkrankt akut unter hohem Fieber, Bewußtseinstrübung und Krämpfen. Diese stürmischen Erscheinungen klingen nach einigen Tagen, höchstens Wochen, ab. Entweder schon während dieses akuten Stadiums oder unmittelbar anschließend oder auch erst einige Zeit später tritt eine Lähmung von cerebralem Charakter auf, die, wie das bei solchen ja die Regel ist, anfangs schlaffer, später spastischer Natur ist, die dann weiterhin eine gewisse Neigung zum Zurückgehen zeigt, dann aber auf einem bestimmten Stand bleibt und sich nicht wesentlich mehr verändert. In der Verteilung der Lähmungserscheinungen, in der Art der Muskeltonusstörungen, die in der Häufigkeit gewisser Begleiterscheinungen, wie hyperkinetischer Bewegungsstörungen, von Krämpfen, Intelligenzdefekten, Wachstumsstörung usw. unterscheidet sich dieser Zustand mehr oder weniger stark von der residuären Hemiparese des Erwachsenen. Da er an sich mit dem Leben verträglich ist, so sterben die davon Betroffenen in der Regel erst nach langen Jahren an einer anderen Krankheit. Bei der Sektion findet man dann naturgemäß nur Endzustände, die über die Vorgänge im akuten Stadium keinen Aufschluß zu geben vermögen. Immerhin wird man nach der Art des Krankheitsverlaufes in erster Linie an eine infektiöse und damit mit Wahrscheinlichkeit auch an eine entzündliche Affektion des Gehirns als Grundlage dieses Prozesses denken, und so hat denn auch STRÜMPELL diese Affektion als eine Encephalitis angesprochen und sie geradezu als ein Gegenstück der spinalen Kinderlähmung, der HEINE-MEDINschen Krankheit, bezeichnet. Das geht gewiß zu weit, und wir werden noch sehen, daß selbst für diese typischen Fälle noch andere ‚Initialläsionen‘ in Betracht kommen als encephalitische Prozesse.“

Während WOHLWILL dieses klinisch charakterisierte Krankheitsbild als „Kerngruppe“ der cerebralen Kinderlähmung bezeichnet, wobei er von vornherein die Einschränkung macht, daß es sich auch dabei nur um eine klinisch mehr oder weniger einheitliche Gruppe, nicht aber um eine ätiologische, pathogenetische oder anatomische Einheit handelt, machte JAKOB (2) den Vorschlag, als Kerngruppe der cerebralen Kinderlähmung eine klinisch und anatomisch wohl charakterisierte, ätiologisch nicht einheitliche Krankheitsform zu bezeichnen, bei der sich die Symptomentrias (spastische Hemiplegie, Schwachsinn,

Epilepsie) aus der Kindheit heraus entwickelt hat. Diese JAKOBsche Kerngruppe ist anatomisch charakterisiert „durch vorwiegende, zumeist einseitige, in dem Ausbreitungsgebiet der Art. cer. media liegende Gehirndefekte mit äußeren und inneren Porusbildungen und starker Rindenverkümmerung der benachbarten Gehirngebiete“. Diese Gruppe der cerebralen Kinderlähmung zeichnet sich nach JAKOB „anatomisch dadurch aus, daß der das in der intra- oder extrauterinen Entwicklung begriffene Gehirn treffende Insult herdförmig das Großhirn mit Bevorzugung bestimmter Rindengebiete (Art. cer. media) zur totalen und partiellen Einschmelzung bringt und narbig umwandelt; die an sich normal angelegten und normal entwickelten Hemisphärenabschnitte bieten dann herdförmig begrenzte, mehr oder weniger ausgedehnte narbige Schrumpfungen, wobei die Gefäßabhängigkeit und das exogene ätiologische Moment zumeist eindeutig betont ist und bemerkenswerte sekundäre Ausstrahlungserscheinungen in die Nachbarschaft erfolgen (ausgedehnte Porusbildungen in Rinde und Mark, Schichtdegenerationen in der Rinde). Die Multiplizität der primären Herde, ihre jeweilige Lokalisation, die schon makroskopisch sichtbare Ausprägung und die Größe der Porusbildung ist wohl wichtig für das symptomatologische Gepräge des Einzelfalls, hat aber für die nosologische Klassifizierung nur eine sekundäre Bedeutung“. Schließlich kam JAKOB zu folgenden Einteilungsprinzipien: „Von der Kerngruppe der cerebralen Kinderlähmung mit Schwachsinn, Epilepsie und motorischen Lähmungserscheinungen und den entsprechenden, hauptsächlich in der C. a. lokalisierten Herdbildungen gibt es Ausstrahlungen nach der motorischen und psychischen Seite; einmal unter allmählichem Verlust des Schwachsinns und der Epilepsie nach der motorischen Seite hin (singulärer Linkshänder REDLICHs, Stotterer), dann nach der psychischen Seite hin (Schwachsinn) unter allmählichem Verlust der motorischen Lähmungserscheinungen und der epileptischen Krämpfe (paradoxale Kinderlähmung FREUDs). Unter Führung der Anatomie und Berücksichtigung der Literatur kann man zu folgender Einteilung kommen *(symptomatologische Klassifizierung):* a) Cerebrale Kinderlähmung mit *motorischen Lähmungen:* 1. nur leichte motorische Lähmung, 2. motorisch-spastische Parese mit Athetose (BIELSCHOWSKYsche cerebrale Hemiatrophie mit Degeneration des Striatum), dabei auch Epilepsie und Schwachsinn, 3. mit schwerer spastischer und motorischer Lähmung, Schwachsinn und Epilepsie (eigentliche Kerngruppe) — b) Cerebrale Kinderlähmung ohne ausgesprochene motorische Lähmungen (paradoxale Formen): 1. Epilepsie und Schwachsinn mit angedeuteten spastischen Erscheinungen, 2. Schwachsinn und Epilepsie eventuell mit Sprachstörungen, 3. Schwachsinn mit epileptiformen Erregungszuständen, 4. Fälle mit anderen Herderscheinungen (Blindheit, Taubheit, Ataxie u. dgl. mit entsprechenden Herden in anderen Rindenregionen). *Je nach dem Eintritt des Insultes und der Ätiologie* kann man folgende Klassifizierung vornehmen: a) intrauterin, b) durch das Geburtstrauma und c) extrauterin entstandene Formen. Bei letzteren kommen im wesentlichen 3 ätiologische Faktoren in Betracht: a) die Polioencephalitis STRÜMPELL (vielleicht verwandt mit dem Virus der Poliomyelitis anterior); b) verschiedene Infektionskrankheiten (Scharlach, Typhus, Lues u. dgl.); c) das Trauma.“

Nun ist aus der Gegenüberstellung der WOHLWILLschen und der JAKOBschen Kerngruppe ersichtlich, daß sich diese beiden Begriffe keineswegs decken, was übrigens WOHLWILL in dem genannten Handbuchbeitrag selbst betont. Er führt aus, daß es mit der Bezeichnung „cerebrale Kinderlähmung“ keineswegs bei dem Begriffe blieb, den er als Kerngruppe definiert hatte, sondern daß man derzeit auch Fälle dazu rechnet, bei denen der Lähmungszustand angeboren ist, weiter solche mit späterem, aber schleichendem Beginn, solche bei denen der Prozeß nicht regressiv und dann stationär, sondern von progressivem Verlauf ist. „Weiterhin stellte man para- und diplegische Motilitätsstörungen den hemiplegischen an die Seite, und auch die von einigen Forschern empfohlene Beschränkung des Begriffs ‚cerebrale Kinderlähmung‘ auf Fälle von Rinden- oder wenigstens von Großhirnerkrankung oder andererseits von Pyramidenbahnläsion setzte sich nicht durch bzw. wurde wieder fallen gelassen.“ So ist der Begriff der cerebralen Kinderlähmung von dem einer Krankheit zu dem eines Symptomenkomplexes herabgesunken; er habe, meint Wohlwil, heutzutage denselben Wert, wie die Begriffe Konvulsion, Hemiplegie oder Ikterus. „Immerhin kann ein solcher Syndrombegriff als gangbare Scheidemünze noch seine Bedeutung haben; es läßt sich über die darin zusammengefaßten Zustandsbilder allerlei Gemeinsames in physio-pathologischer und klinischer Hinsicht aussagen, genau so wie über den Ikterus wichtige Forschungen gemacht worden sind, ganz unabhängig davon, ob er auf einem Verschluß der Gallenwege, einer schweren Leberdegeneration oder einer Hämolyse beruht.“ Nun habe man aber dem Symptomenkomplex der cerebralen Kinderlähmung sogar das wichtigste Symptom, die Lähmung, genommen. Man rechnet „jetzt Fälle hierher, die keinerlei Lähmung oder Parese mehr hatten, sondern nur noch die ‚begleitenden‘ Bewegungsstörungen, wie Chorea, Athetose, cerebellare Störungen usw., schließlich auch solche ohne alle Bewegungsstörungen, ja überhaupt ohne Erscheinungen von seiten der motorischen Bahnen, wie gewisse Fälle von Epilepsie und Idiotie. Man nannte das ‚cerebrale Kinderlähmung ohne Lähmung‘ oder ‚Paradoxalkinderlähmung‘ (Freud, Jakob u. a.). Dies wurde auf eine sehr merkwürdige Weise motiviert, indem man nämlich darauf hinwies, daß man in solchen Fällen dieselben pathologisch-anatomischen Veränderungen, dieselben Höhlenbildungen, Glianarben, Rindenatrophie usw. antreffe, wie bei der ‚eigentlichen cerebralen Kinderlähmung‘, und doch war man sich ja schon längst darüber einig geworden, daß ‚cerebrale Kinderlähmung‘ *kein* pathologisch-anatomischer Begriff sei, daß der Sektionsbefund in ganz uncharakteristischen Endzuständen bestehe, die diese ‚Krankheit‘ nicht zu erkennen ermöglichen“.

Nichts könnte besser die Ungeklärtheit und Vieldeutigkeit des auch heute noch gangbaren Begriffs der cerebralen Kinderlähmung schildern als die eben zitierten Worte Wohlwills; das Unzulängliche des Begriffs, der Mangel eines festumrissenen Krankheitsbildes drücken sich darin aus. Wohlwill fragt nicht mit Unrecht: „Was bleibt aber, wenn man der cerebralen Kinderlähmung, die ja schon vorher, wie wir sahen, nur ein Symptomenkomplex war, die Lähmung nimmt? So gut wie überhaupt nichts, d. h. genau so viel, wie wenn man dem Ikterus die Gelbsucht nehmen und etwa Zustände von Hautjucken und Pulsverlangsamung als ‚Ikterus ohne Gelbsucht‘ bezeichnen wollte.“ Nur zwei Punkte seien noch allen zugerechneten Fällen gemeinsam: 1. daß es sich um Endzustände organischer Hirnaffektionen handelt und 2. daß diese letzteren in der Kindheit entstanden sind. „Die Zusammenfassung von Endzuständen verschiedenartigster Prozesse kennt keine Analogie in der Krankheitslehre. Wer würde alle Hautnarben, mögen sie von einer Schlägermensur, einer

Verbrennung, von den Pocken, einem Ulcus cruris oder einem zerfallenen Gummi herrühren, als nosologische Einheit betrachten? Das hätte nur dann einen Sinn, wenn das klinische Bild aller dieser Restzustände sehr gemeinsame Züge aufweisen würde; und gerade das ist ja bei Hirnläsionen infolge des eben betrachteten ausschlaggebenden Einflusses des *Sitzes* der Läsion nicht der Fall.“

Auf Grund dieser Überlegungen bestreitet Wohlwill die Notwendigkeit wie die Unschädlichkeit der Beibehaltung des Begriffs der cerebralen Kinderlähmung. „In Wirklichkeit weiß keiner, was damit gemeint ist, und das Arbeiten mit unbestimmten, nichtdefinierbaren Begriffen muß unter allen Umständen den Fortschritt hemmen. In praxi spiegelt die Etikettierung eines konkreten Krankheitsfalles mit einem derartigen bestimmten Krankheitsnamen eine diagnostische Leistung vor, die in Wirklichkeit nicht vorliegt.“

Wohlwill weiß daher keinen anderen Ausweg, als der Darstellung der Klinik, Symptomatologie, Anatomie und Ätiologie der cerebralen Kinderlähmung die Frage zugrunde zu legen: „Welche Besonderheiten zeigen cerebrale Lähmungen bei *Kindern* gegenüber denen der Erwachsenen?“ Er geht also den Besonderheiten der Reaktionen des *kindlichen* Gehirns und der cerebralen Motilitätsstörung des *Kindesalters* in ätiologischer, pathologisch-anatomischer, pathologisch-physiologischer und klinischer Hinsicht nach. Wir brauchen ihm in dieser Darstellung nicht zu folgen, da sich für unsere Untersuchungen, wie schon mehrfach betont, der Begriff der cerebralen Kinderlähmung nicht mehr so umfassend und damit so vielfältig und so außerordentlich heterogen darstellt: haben wir doch von vornherein die selbständigen Krankheitseinheiten von der Betrachtung in diesem Zusammenhang ausgeschlossen und haben fernerhin in unserem Material den Begriff noch weiter dadurch eingeengt, daß wir die nichtangeborenen Zustände ausgeschaltet wissen wollten. So blieb uns eine „Restgruppe“ zurück, über deren Symptomatologie und Klinik, pathologische Anatomie und Physiologie, Pathogenese und Ätiologie die Literatur auch der letzten Jahre zahlreiche Arbeiten enthält, deren wichtigste Gesichtspunkte wir im folgenden — vor Eingehen auf unser eigenes Material — noch kurz schildern wollen.

B. Pathologische Anatomie.

Wie schon mehrfach betont, ist auch das anatomische Bild der cerebralen Kinderlähmung weder ein einheitliches noch ein eindeutiges. Da der Verfasser der vorliegenden Monographie keine selbständigen Erfahrungen hinsichtlich der Anatomie der cerebralen Kinderlähmung besitzt, sind die folgenden Ausführungen in engster Anlehnung an einschlägige Arbeiten bekannterer Autoren gehalten.

Erst kürzlich hat sich Scholz (3) ausführlich zu dem in Rede stehenden Fragenkreis geäußert, indem er folgendes ausführte: „Unter dem Bilde der *stationären Krankheitszustände der cerebralen Kinderlähmung* hemi- und diplegischen Typs, der *allgemeinen Athetose*, der *pallidären Starre* mit oder ohne *Schwachsinn* oder *Idiotie* manifestiert sich das Heer der narbigen Veränderungen und Defekte, die früherworbenen Hirnschädigungen ihre Entstehung verdanken. Je nach der Lokalisation dieser Veränderungen können natürlich auch andere stationäre Herdsymptome, wie *Hörstummheit*, *Aphasie*, oder auch nur allgemeine Störungen, insbesondere *intellektuelle Defekte* und *epileptische Zustände*, das klinische Bild ausmachen. Die anatomischen Befunde sind nach Umfang und Lokalisation außerordentlich mannigfaltig. Mitunter ist die Hirnrinde über ausgedehnte Bezirke in ein narbig-gliöses Gewebe verwandelt, oder es finden sich an begrenzten Bezirken und oft symmetrisch angeordnet Ulegyrien. Ganze Hirnlappen können in Rinde und Mark eine Umwandlung in eine narbige, gliöse Masse erfahren haben (lobäre Sklerose). Außerordentlich häufig ist die Bildung großer und oft zahlreicher narbiger Cysten; öfter finden sich besonders in der Zentralgegend porencephalische Defekte, die von der Oberfläche bis in den Ventrikel reichen können und an deren Rändern besonders im Bereiche des Marklagers die übrigen, zu narbigen Bildungen führenden Gewebsreaktionen fehlen können. Enorme Ausweitungen einzelner Ventrikel oder Ventrikelteile, über denen der Hirnmantel stellenweise in eine papierdünne Membrane verwandelt werden kann, gehören nicht zu den Seltenheiten. Dazu treten sekundäre Wachstumshemmungen. Da die tiefgreifenden Defekte im Hirnmantel auch die basalen Ganglien oft in Mitleidenschaft ziehen, braucht man sich über die *Kombination pyramidaler und extrapyramidaler Symptome* im klinischen Bilde nicht zu wundern. In selteneren Fällen beschränken sich die Veränderungen auf das Gebiet der basalen Ganglien und rufen hier makroskopisch manchmal weniger eindrucksvolle Bilder hervor. Hierher gehört der meist symmetrisch im Striatum und oft auch im Thalamus zu findende, doch auch in der Rinde vorkommende *Status marmoratus (doppelseitige Athetose mit Mangel an striären Automatismen)*, der einen narbigen Zustand nach fleckförmiger unvollständiger Nekrose oder Nekrobiose darstellt, bei dem ein regeneratives Auswachsen von Markfasern in die Glianarbe stattgefunden und dem Gewebe das marmorierte Aussehen verliehen hat. All diesen Zuständen ist eine *exogene* Genese zwar meist anzusehen; welches besondere pathologische Geschehen aber bei ihrer Entstehung gespielt hat, läßt sich aus dem stationären histologischen Bild oft nicht mehr erschließen. Immerhin läßt sich auch aus den narbigen Strukturen häufig noch erkennen, welche Faktoren wirksam gewesen sind. So weisen die außerordentlich häufigen Veränderungen, welche die Kennzeichen kreislaufbedingter Ausfälle tragen, auf die große Bedeutung von Kreislaufstörungen im kindlichen und fetalen Gehirn hin. Die Wichtigkeit traumatischer, besonders auch geburtstraumatischer Einflüsse wurde schon erwähnt. Am schwierigsten ist immer die Frage nach einer ursächlichen encephalitischen Erkrankung zu beantworten. Über den Zeitpunkt der Schädigung kann das anatomische Bild unter Umständen auch in späten Jahren noch mancherlei Aufschluß geben, z. B. durch das Ausmaß der sekundären Wachstumshemmungen des Gehirns, durch die reaktionslosen porencephalischen Defekte, die auf Vorgänge im unreifen Nervengewebe hinweisen, schließlich durch das nicht seltene gleichzeitige Vorhandensein von sekundären Entwicklungsstörungen, wie Mikrogyrie, die den Zeitpunkt des Krankheitsgeschehens in die Fetalperiode zurückzuverlegen gestatten.“

In diesen Ausführungen sind die Grundzüge dessen enthalten, was die pathologische Anatomie heute zum Problem der cerebralen Kinderlähmung zu sagen hat. Einige Einzelheiten seien noch nachgetragen.

Zunächst sei festgehalten, was WOHLWILL (8) in den Vordergrund seiner anatomischen Betrachtungen über die cerebrale Kinderlähmung stellt, daß nämlich Schädigungen irgendwelcher Art, die das in der Entwicklung begriffene Gehirn treffen, andere morphologische Veränderungen zur Folge haben werden, als wir sie von ausgereiften Organen her kennen. „Werden noch nicht voll ausgebildete nervöse Strukturen zerstört, so wird zunächst die Entwicklung der Kerne und Bahnen, die aus ihrem Material entstehen sollten, in mangelhafter oder abnormer Weise erfolgen.“ Aber auch an anderen topographisch oder systematisch mit diesen Bahnen oder Zentren zusammenhängenden Gebieten kann es zu abnormen Entwicklungsvorgängen kommen. Je weiter das Gehirn zur Zeit der Schädigung von seiner Reife noch entfernt ist, um so erheblicher werden die Abweichungen von den Verhältnissen beim vollentwickelten Gehirn sein[1]. „Bei einigermaßen bedeutsamen Störungen dieser Art werden dabei — unter Umständen schon mit bloßem Auge erkennbare Anomalien in der Ausgestaltung der Hirnformen resultieren, die wir ins Gebiet der *Mißbildungen*, und zwar der ‚peristatisch‘ entstandenen zu rechnen haben.“ Von solchen Mißbildungen seien erwähnt: Mikrogyrie, Pachygyrie, Porencephalie. Auch diese rein morphologischen Begriffe bezeichnen Vielfältiges und Vieldeutiges. So unterscheidet man zwischen einer unechten Mikrogyrie, bei welcher es in sonst normal angelegten Windungen zu einer Runzelung und Verhärtung der verkleinerten Windungen kommt, die oft ganz dünn, geradezu kammartig werden und nicht in das Gebiet der Mißbildungen, sondern in das der narbigen Atrophien gehören und von Bresler Ulegyrien genannt worden sind und einer echten Mikrogyrie mit einer vermehrten Bildung kleiner Windungen (Polygyrie) mit durch Höckerchen und Leisten eigenartig gestaltetem gekerbtem Relief. Noch heterogener ist der Begriff der Porencephalie (Heschl 1859); bei ihr unterschieden manche Autoren typische Porencephalien, die nur kongenital vorkommen sollten, bei denen der Porus meist in der Gegend des Zentral- und Scheitellappens oder an deren Grenzen, oft gerade auf der Höhe der Konvexität liegt. „An den Rändern des Defektes, welcher von der Arachnoidea überbrückt wird, und in welchen die Pia hineinzieht, enden die Windungen oft in förmlich überquellenden Formen und zeigen häufig eine radiäre, auf den Porus zu konvergierende Stellung“ (Kaufmann); man spricht in diesen Fällen auch von kongenitaler primärer Porencephalie. Im Gegensatz sollte die sog. sekundäre oder erworbene Porencephalie stehen, zu welcher jene Fälle gerechnet wurden, bei denen nachweislich Teile der Rinde und des Marklagers des Groß- oder auch des Kleinhirns zerstört wurden, erweichten, während für die primäre Porencephalie „Entwicklungsanomalien“ angenommen wurden.

Mit dieser längst veralteten und überholten Auffassung, die seinerzeit zu lebhaften Diskussionen Anlaß gab (Heschl, Kundrat, v. Kahlden, Henoch, Schultze, Heubner, Kreuser, Schattenberg, Gowers, Köppen, Limbeck, Friedmann u. v. a.) hat Beyer bereits vor vielen Jahren aufgeräumt, indem er überzeugend nachwies, daß ein prinzipieller Unterschied zwischen kongenitalen und erworbenen Porencephalien nicht bestünde und daß zur Entstehung der ersteren alle die verschiedenen Modalitäten in Frage kämen, welche

[1] Die Reaktionslosigkeit des Wandgewebes im Gehirn Neugeborener hängt hingegen nach Schwartz (9) nicht mit der Unreife des Zentralnervensystems zusammen, sondern wird durch die große Unabhängigkeit der einzelnen Gebiete bedingt; die Reaktionslosigkeit der Defektwände bedeutet, daß der Zerstörungsprozeß eines Großhirnteiles sich bis zur Grenze eines funktionell anders gearteten Großhirnteiles auswirkte. Schwartz betonte, daß diese Reaktionslosigkeit in derselben Art und Weise wie bei Neugeborenen auch bei erwachsenen Menschen nachzuweisen wäre, wenn ein Zerstörungsprozeß funktionell und morphologisch ein einheitliches Gebiet des Großhirns so befällt, daß die Grenze eines morphologisch und funktionell anders gearteten Gehirngebietes erreicht wird.

bei letzteren nachgewiesen worden wären. Der heutigen Auffassung nach ist die Porencephalie als der Endausgang von vor Abschluß der Markreifung sich abspielenden Zerstörungsprozessen, gleichviel welcher Ätiologie, anzusehen, bei denen nervöses *und* gliöses Gewebe zugrunde geht (WOHLWILL, SPATZ). Es handelt sich bei diesen Porusbildungen um ursprünglich allseitig abgeschlossene Höhlen, deren Wand in späteren Stadien keine Reste des Abbauprozesses, aber oft auch keine erhebliche Narbenbildung erkennen läßt, sondern aus einer an nervösen Elementen stark verarmten, schmalen Gewebsschicht besteht, die völlig den in Tierversuchen erzeugten „Säumen" (SPATZ) entspricht — ganz im Gegensatz zu den nach Erweichungen und Entzündungen bei Erwachsenen zurückbleibenden Hohlräumen, die durch das Vorhandensein von Zerfallsprodukten, narbige Veränderungen oder eine dicke bindegewebige Kapsel ausgezeichnet sind (SPATZ). Diese von SPATZ in Tierexperimenten gefundenen Regeln konnten von manchen Autoren, wie SCHWARTZ, SIEGMUND, SCHOB nicht durchwegs bestätigt werden, die abweichende Befunde erhoben haben; demgegenüber betont WOHLWILL (8), daß die SPATZschen Regeln nur für ein in allen Teilen noch nicht markreifes Gehirn von Bedeutung sein können, daß aber gerade zur Zeit der in der Ätiologie der cerebralen Kinderlähmung so entscheidend wichtigen Geburtsläsionen schon eine sehr beträchtliche Zahl der Nervenfasern markhaltig ist, wodurch Abweichungen ohne weiteres erklärt werden können: „Wir haben bei diesen unentwickelten Gehirnen einerseits ungewöhnlich ausgedehnte und stürmische Verflüssigungsvorgänge mit Ausgang in Höhlenbildung, andererseits äußerst ausgiebige und ungewöhnlich dichte, zu Vernarbung führende Gliawucherungen vor uns, und gar nicht so selten sehen wir beides entweder dicht nebeneinander — wie bei der bekannten Sklerosierung der Windungen in der Umgebung porencephalischer Defekte (WERNICKE) oder aber aufs innigste gemischt (besonders von SIEGMUND betont), so daß massenhaft Cysten verschiedener Größen durch dichte gliöse Septen voneinander getrennt oder — anders gesehen — eine sonst kompakte Glianarbe von kleinen Hohlräumen durchbrochen erscheint, wodurch auch ein ausgesprochener Status spongiosus in Erscheinung treten kann (COTARD: „Infiltration celluleuse"). Massenhafte Abbauzellen durchsetzen meist beide Teile und geben sich oft schon dem unbewaffneten Auge durch eine ausgesprochene Gelbfärbung zu erkennen. Alle diese Bilder wechseln weitgehend, sowohl von Fall zu Fall, als auch an den verschiedenen Stellen desselben Falles. Diese Mannigfaltigkeit hängt viel weniger mit verschiedenen *Arten* der ursächlich in Betracht kommenden Schädlichkeiten als mit ihrer *Intensität*, der *Ausdehnung* ihrer zerstörenden Wirkung, dem *Zeitpunkt*, an dem sie zur Geltung kommen, und ihrem *Angriffsort* zusammen" [WOHLWILL (8)].

SCHWARTZ (9) unterschied die groben Mißgestaltungen des Großhirns in 1. Mißbildungen, die durch Fehler der Keimanlagen entstehen, also echte Bildungsfehler und 2. Mißbildungen, die im an und für sich normal angelegten Zentralnervensystem während oder nach seiner Entwicklung durch endogene oder exogene Schädlichkeiten entstehen; ihr wesentlichstes Merkmal würde durch reaktiv veränderte Struktureinheiten (Ganglienzellen, Nervenfasern, Gliazellen usw.) dargestellt. In dieser 2. Gruppe der Mißgestaltungen des Gehirns unterschied SCHWARTZ a) Höhlenbildungen, die infolge irgendwelcher Ursachen, sei es durch Traumen, durch Infektion oder durch unaufgeklärte Störungen im zentralen oder peripheren Gebiet der Großhirnhemisphären durch primäre

Auflösungsprozesse entstanden und durch reaktive Veränderungen des geschädigten Gewebes ausgezeichnet wären (Porencephalien), b) Aushöhlungen, die durch primäre Flüssigkeitsansammlungen in den Ventrikeln entstanden wären, und bei welchen der Druck der Flüssigkeit den Großhirnmantel zunächst verdrängt und in vielen Fällen nachher zerstört hätte (Hydrocephalus internus) und c) diffuse und lobäre Verödungsprozesse, bei denen im Anschluß an eine Auflockerung der Grundsubstanz des Zentralnervensystems ein ausgedehnter Untergang der Nervenzellen und Nervenfasern vor sich gegangen wäre und die mit einer Verhärtung (Sklerose) und Verkleinerung der erkrankten Gebiete endeten.

Nach der Entstehungsperiode der Störung schlug Schwartz folgende Einteilung der Mißgestaltungen des Großhirns vor: 1. Mißbildungen des Zentralnervensystems, die durch Erkrankungen nach der Geburt verursacht sind, 2. Mißbildungen, die durch Schädigungen, Störungen vor der Geburt erzeugt werden, 3. Defekte, die durch den Geburtsvorgang bei der Geburt entstehen, 4. Fehler, die bereits vor der Geburt entstanden und die durch Schädigung bei der Geburt mit neuen Veränderungen kombiniert werden und 5. Mißbildungen, deren wesentliche Eigenschaften bereits durch die typische Geburtsschädigung hervorgerufen wurden, bei denen aber später auftretende Schädigungen eine Art Kontinuität, Neubelebung, ja Progredienz der vorhandenen Veränderungen bedingen und bei denen durch diese Spätfolgen dem ursprünglichen Läsionsbild neue Züge hinzugefügt werden.

In diesem Zusammenhang sei einer kürzlich erfolgten Mitteilung Becks und Bannwarths[1] Erwähnung getan, die über kindliche Tetraplegien berichteten, die im Encephalogramm frühfetale Hemmungsmißbildungen erkennen ließen; die anatomische Untersuchung eines solchen Falles ergab eine Arhinencephalie mit komplettem Balkenmangel, fehlender Hemisphärentrennung, die Großhirnkonvexität bestand aus primitiven radiär gestellten Windungen. Der totale Balkenmangel ließ nach der Meinung von Beck und Bannwarth erkennen, daß die frühfetale Schädigung, die zu dieser schweren Hirnmißbildung geführt hatte, spätestens Ende des 4. Fetalmonats zur Auswirkung gekommen sein mußte.

Hallervorden (2) hat kürzlich seiner Meinung Ausdruck gegeben, daß alle Schädigungen, die vor, während und nach der Geburt auf das kindliche Gehirn einwirken und für Entwicklungshemmungen verantwortlich zu machen sind, eine gemeinsame Note haben: die Beziehung zum Gefäßsystem. Nach Art und Ausbreitung der Veränderungen an den Endzuständen destruierender Prozesse unterscheidet er entsprechend der Verschiedenheit der Zu- und Abflußwege des Blutes im Gehirn vier Typen: 1. Höhlen- und Narbenbildungen im Gebiet eines größeren Arterienastes, 2. Markschädigungen im Abflußgebiet der Zentralvenen, 3. Rindendefekte an der Konvexität im Bereich der meningealen Venen und des Sinus longitudinalis, 4. vasculäre miliare Ausfallsherde der Großhirnrinde im Bereich der intracerebralen Gefäßzweige.

Noch einige weitere Einzelheiten bleiben zu besprechen, so die lobäre Sklerose, mit welchem Namen Schrumpfungen und Verhärtungen der Gehirne bezeichnet werden, die einen größeren Bezirk umfassen, sich jedoch nicht unbedingt in ihrer Abgrenzung auf das Gebiet eines Lappens beschränken. „Man findet ein- oder doppelseitig Teile des Cortex verschmälert und meist auch verhärtet, die

[1] Beck u. Bannwarth: Vortrag im Ärztl. Ver. München, 7. XII. 1938.

Windungen können sogar knorpelhart sein (‚induration cartilagineuse‘ CRUVEILHIERS). Die Furchen klaffen dementsprechend“ [JOSEPHY (4)]. Bei der lobären Sklerose stehen die Einschmelzungs- und Resorptionsvorgänge im Hintergrund, das Bild ist vielmehr gekennzeichnet durch Schrumpfung und Narbenbildung durch fasergliöse Wucherungen. ,,Die Rinde ist von Narben durchsetzt, die aus dichten und dicken Gliafasern und auch aus mesenchymalen Netzen bestehen; daneben finden sich kleine meist kraterförmige Defekte, Miniaturpori. Es handelt sich also bei dieser Form der lobären Sklerose um eine flächenhafte Narbenbildung der Rinde, um eine lobäre Ulegyrie (BRESLER). Ursächlich sind derartige Rindendestruktionen wohl vor allem auf Schädigungen von der Oberfläche, also von den Meningen her zurückzuführen. Subdurale geburtstraumatische Hämatome, außerdem auch entzündliche Prozesse, kommen dabei in Frage. Lokalisatorisch kann diese Art der Sklerosierung grundsätzlich jeden Rindenabschnitt treffen; es sind jedoch bestimmte Gebiete, so die Gegend der Zentralwindungen und das Occiput, bevorzugt. Die klinischen Erscheinungen sind dementsprechend; cerebrale Kinderlähmung in der klassischen Form, auch doppelseitig, ferner Sprachstörungen, zentrale Blindheit, daneben oft Schwachsinn und Epilepsie“ [JOSEPHY (4)].

Als besondere Form wurde von der lobären Sklerose die Hemiatrophia cerebri abgetrennt (SCHOB), bei welcher makroskopisch eine ganze Hemisphäre verkleinert, aber wohlgebildet ist, während mikroskopisch keine narbigen Veränderungen und Porusbildungen gefunden werden, sondern eine Reihe andersartiger histologischer Veränderungen, auf die hier nicht näher eingegangen werden kann; klinisch fand sich auch bei diesen anatomischen Befunden vielfach das ,,klassische“ Bild der cerebralen Kinderlähmung [JOSEPHY (4), BIELSCHOWSKY u. a.].

Eine neue Deutung erhielten diese anatomischen Befunde durch SCHOLZ[1], der viele Fälle von lobärer Sklerose und von Hemiatrophie nachweisbar als das Ergebnis der Summation sich immer wiederholender Krampfschädigungen erklärte.

Von einigen Autoren wurde die Anatomie der cerebralen Kinderlähmung insoferne von einem anderen Gesichtspunkt aus studiert, als sie nicht der Anatomie des Endzustandes ihr Augenmerk widmeten, sondern die klinischen Symptome obduzierter Neugeborener mit Gehirn- und Rückenmarkslähmungen analysierten, auf Grund dieser Untersuchungen zur klinischen Diagnose intra vitam zu gelangen suchten und schließlich das spätere Schicksal solcher Fälle verfolgten, die bei der Geburt das klinische Bild von Gehirn- und Rückenmarksblutungen gezeigt hatten. So kam YLPPÖ (2, 3, 8) zu der Beobachtung, daß Frühgeburten mit den klinischen Erscheinungen von Gehirn- und Rückenmarksblutungen in den ersten Lebenstagen im späteren Alter mit besonderer Häufigkeit Symptome zeigten, die auf eine gewisse Schädigung des Zentralnervensystems deuteten, so vor allem den LITTLEschen Symptomenkomplex, aber auch zahlreiche Intelligenzdefekte ohne sonstige deutliche cerebrale Erscheinungen. Er konnte von 668 Frühgeburten das spätere Schicksal (teilweise bis zu 8 Jahren) in 598 Fällen feststellen; dabei fand er in 10 Fällen LITTLEsche Krankheit (3,1%), in 24 Fällen Idioten und sicher Imbezille (7,4%), ohne hierbei die schwierigen Grenzfälle

[1] SCHOLZ, W.: Krämpfe im Kindesalter. Ber. 46. Tagg dtsch. Ges. Kinderheilk. (Mschr. Kinderheilk.).

in Betracht zu ziehen, von denen man bei jungen Kindern nicht sagen kann, ob es sich nur um zeitliches Zurückbleiben der geistigen Entwicklung mit guter Prognose handelt. Kinder, die nur Krämpfe gehabt hatten, aber keine Intelligenzdefekte zeigten, waren in diesen YLPPÖschen Zahlen nicht eingeschlossen. Nach seiner Meinung spricht die große Anzahl von Kindern mit verschiedenen cerebralen Störungen eine eindeutige Sprache dafür, daß ein unzweifelhafter Zusammenhang zwischen Frühgeburt und Häufigkeit der cerebralen Störung existieren muß. Interessant ist eine Zusammenstellung der Häufigkeit von Gehirn- und Rückenmarksblutungen, die aus der nebenstehenden Tabelle YLPPÖs hervorgeht.

Häufigkeit der Gehirn- und Rückenmarksblutungen bei Frühgeburten nach YLPPÖ.

Geburtsgewicht g	Anzahl der Kinder mit Schädelsektion	Davon Gehirn- und Rückenmarksblutungen	
		a) Anzahl der Fälle	b) %
unter 1000	20	18	90
1001—1500	51	39	76,5
1501—2000	17	6	35,3
2001—2500	15	4	26,7

Die Tabelle zeigt deutlich, daß, je größer das Geburtsgewicht des Kindes ist, die Blutungen um so seltener vorkommen, daß also die Gehirnblutungen in engstem Konnex mit der Entwicklungsstufe des Kindes bei der Geburt stehen. Daraus folgerte YLPPÖ aber weiterhin, daß auch ein Zusammenhang zwischen den häufigen intrakraniellen und spinalen Blutungen und den häufigen cerebralen Störungen der Frühgeburten bestehen müßte.

Von seiten vieler Geburtshelfer ist häufig behauptet und die Ansicht vertreten worden, die Gefahr einer frühzeitigen Geburt für das Kind nicht zu überschätzen; insbesonders ist der Zusammenhang zwischen Geburtsinsult und cerebralen Störungen vielfach bestritten oder doch bagatellisiert worden [z. B. KÜSTNER, FINKELSTEIN, BUDIN, WALL, PEIPER[1], GOHRBANDT-KARGER[1], NAUJOKS (1), SELLHEIM[1], v. JASCHKE[1], LANDE[1], CATEL[1], CATEL-KRAUSPE[1] u. a.]. Demgegenüber sprechen die angeführten Untersuchungen YLPPÖs eine deutliche und nicht mißzuverstehende Sprache.

C. Symptomatologie und Klinik.

Werfen wir noch einen Blick auf Klinik, Symptomatologie und Verlauf der Krankheitsbilder, die heute als cerebrale Kinderlähmung bezeichnet werden, so können wir — abgesehen von einigen seltenen Typen, die ein mehr oder minder umschriebenes charakteristisches Gepräge zeigen, ohne daß es bisher gelungen wäre, sie so weit zu definieren, daß sie aus dem Komplex der cerebralen Kinderlähmung hätten herausgelöst werden können (etwa der BIELSCHOWSKYsche Typ, das FOERSTERsche atonisch-astatische Syndrom, der VOGTsche Status marmoratus) — bei der Schilderung der Klinik wiederum am besten der jüngsten Handbuchdarstellung WOHLWILLs (8) folgen, der die motorischen Störungen, die Koordinations- und Tonusstörungen, die Sprachstörungen, die sensiblen und sensorischen Störungen, die trophischen und Wachstumsstörungen, die sekundären Veränderungen des Skelets, die begleitenden epileptischen Anfälle und psychischen Störungen beschreibt. Wir legen uns bei der Besprechung der Klinik der cerebralen Kinderlähmung eine gewisse Beschränkung auf,

[1] Zit. nach NAUJOKS (1).

da die ausführliche Kasuistik, die wir später bringen, kaum eine der genannten Störungen vermissen läßt, worauf wir an Hand der betreffenden Fälle zurückkommen wollen. Übrigens sind wir bei Besprechung der älteren Literatur, insbesondere der FREUDschen Monographie (5) schon vielfach auf Klinik und Symptomatologie eingegangen, so daß wir das vorliegende Kapitel kurz gestalten können.

Bei den motorischen Störungen kann man auch heute noch, wohl nicht aus grundsätzlichen Erwägungen, sondern aus Gründen der Zweckmäßigkeit, hemiplegische und diplegische Formen unterscheiden. Die pyramidalen Störungen der hemiplegischen Form zeigen vielfach gewisse Besonderheiten, so etwa, daß echte Kontrakturen verhältnismäßig selten dabei vorzukommen pflegen (LEWANDOWSKY), daß aber andererseits zweifellos ausgesprochene Tonuserhöhungen zu beobachten sind, die zu charakteristischen Haltungen der Gliedmaßen führen. Zu den hemiplegischen Formen muß man letzten Endes auch die monoplegischen rechnen, so z. B. eine Monoplegia pedis oder eine corticale Lähmung des Abductor pollicis brevis, wie sie FOERSTER beschrieben hat. Facialis- und Hypoglossus-, Augenmuskellähmungen und Strabismus, Mitbewegungen und vor allem ausgeprägte extrapyramidale Störungen, Athetose und Chorea sind bei den infantilen Hemiplegien wenn vielleicht gerade nicht die Regel, so doch häufig anzutreffen. Im Vordergrund der Diplegien steht jenes Krankheitsbild, das LITTLE in der 2. Hälfte des vorigen Jahrhunderts ausführlich beschrieben hat und auf dessen Begriffsbestimmung wir schon bei der Besprechung der älteren Literatur eingegangen sind; es sei nur nochmals kurz daran erinnert, daß FREUD 4 klinische Haupttypen der bilateralen Kinderlähmung unterschied: 1. die allgemeine cerebrale Starre, 2. die paraplegische Starre, 3. die doppelseitige Hemiplegie, 4. die allgemeine Chorea und die bilaterale Athetose; was dagegen vom heutigen Standpunkt aus einzuwenden ist, haben wir schon früher geltend gemacht.

WOHLWILL behandelt in dem genannten Handbuchabschnitt (8) über die doppelseitigen cerebralen Kinderlähmungen auch einige spezielle Formen, so die Dystonia lenticularis (THOMALLA), die Athetose double (SCHAU, LEWANDOWSKY), den Torsionsspasmus (ZIEHEN-OPPENHEIM) und die WILSON-Pseudosklerosegruppe (WESTPHAL, STRÜMPELL), Formen, die in der vorliegenden Arbeit unberücksichtigt bleiben können.

Von den Koordinations- und Tonusstörungen ist Ataxie nicht allzu selten bei Hemi- und Diplegien zu finden, wobei Schädigungen des Kleinhirns eine Rolle spielen können (WOHLWILL). Zu den Tonusstörungen gehören auch der atonisch-astatische Typus der cerebralen Kinderlähmung FOERSTERs, auf den wir im folgenden noch zu sprechen kommen.

Sprachstörungen, Aphasien und Dysarthrien gehören häufig zum Bilde der cerebralen Kinderlähmung, selten dagegen sind sensible und sensorische Störungen. Auch über die trophischen und Wachstumsstörungen, sowie über die sekundären Skeletveränderungen sind in der neueren Literatur verhältnismäßig wenig Angaben zu finden, obgleich diese Störungen und Veränderungen nicht zu den ausgesprochenen Seltenheiten gehören.

Zu den wichtigsten Problemen der Klinik, der Erbbiologie und der Rassenhygiene aus dem Bereiche der cerebralen Kinderlähmung gehören zweifellos die Fragen nach den Beziehungen zwischen Epilepsie und Schwachsinn einerseits und der cerebralen Kinderlähmung andererseits. Wir kommen später darauf ausführlich zurück.

Hinsichtlich des Verlaufs des klinischen Krankheitsbildes der cerebralen Kinderlähmung wird in der Literatur der letzten Jahre im wesentlichen der Standpunkt vertreten, daß man gewöhnlich einen endgültigen Dauerzustand zu beobachten Gelegenheit hat; dies gilt in besonderem Maße von jener „Restgruppe", deren Studium die vorliegende Arbeit gewidmet ist, da es sich in unserem Material durchwegs um angeborene Fälle handelt. Jedoch betont WOHLWILL (8), daß abgesehen davon, daß zur cerebralen Kinderlähmung ja auch noch heute chronisch-progrediente Prozesse gerechnet werden, auch bei den sog. Dauerzuständen keine scharfen Grenzen zwischen regressiv, progressiv und stationär bestehen: „Die verschiedenen Symptome können sich auch in dieser Beziehung verschieden verhalten."

Wir haben nun zum Abschluß der Klinik der cerebralen Kinderlähmung noch besonderer Formen zu gedenken, denen man ein charakteristisches Gepräge nicht absprechen kann, die man aber bisher noch nicht so exakt definieren konnte, daß sie aus dem Sammeltopf der cerebralen Kinderlähmung hätten herausgenommen werden können. Zu diesen speziellen Formen gehört der sog. BIELSCHOWSKYsche Typus der cerebralen Kinderlähmung, den wir im anatomischen Teil schon kurz gestreift haben und der als Hemiplegie bei intakter Pyramidenbahn imponiert. Darüber gibt es eine ausgedehntere Literatur, von der wir nur BIELSCHOWSKY, WOHLWILL, SPIELMEYER, HÖSTERMANN, JAKOB, VAN BOGAERT und LEY, BISCHOFF, FINKELNBURG[1] erwähnen wollen.

Weiters gehört zu diesen besonderen Formen der Status marmoratus VOGTs, der im Rahmen des „familiären Little" gewürdigt werden soll und schließlich noch der atonisch-astatische Typus der cerebralen Kinderlähmung FOERSTERs, gekennzeichnet durch eine hochgradige und weitverbreitete Muskelschlaffheit ohne Atrophien und mit normaler elektrischer Reaktion. Daneben besteht eine schwere Schädigung der statischen Funktion. FOERSTER gab eine genaue Analyse der Motorik dieser Erkrankung; neben den atonisch-astatischen Symptomen wurden auch Spasmen, Kontrakturen, Babinski, Strabismus, Epilepsie und Schwachsinn beobachtet. WOHLWILL (8) zitiert eine Reihe einschlägiger Beobachtungen, so MARINESCO und DRAGANESCO, FREIBERG, GALLO, ANDRÉ-THOMA und JUMENTIÉX, DE CAPITI, ORRICO, BAZZICALUPO. Nach WOHLWILL fanden BATTEN und WYSS autoptisch cerebellare Veränderungen, FOERSTER eine lobäre Sklerose des Stirnhirns, die nach hinten auf die Zentralwindungen übergriff und MARINESCO und DRAGANESCO Veränderungen im Striatum, der Pyramidenbahn und der 3. und 5. Großhirnrindenschicht.

Hiemit wären die wichtigsten Gesichtspunkte der Klinik und Symptomatologie der uns interessierenden „Restgruppe" der cerebralen Kinderlähmung besprochen und wir können uns nun ausführlich der Literatur des Hauptproblems zuwenden, dem letzten Endes auch unsere zwillingsbiologische Studie vorwiegend gewidmet ist, der Frage nach der Ätiologie der cerebralen Kinderlähmung.

---

[1] FINKELNBURG: Dtsch. Z. Nervenheilk. **46**, 163 (1913).

D. Pathogenese und Ätiologie.

Wir sind bei unseren Untersuchungen von jener Gruppe cerebraler Kinderlähmung ausgegangen, bei der die Ätiologie noch im Dunkeln lag; es wurde bereits erörtert, daß dies im wesentlichen auf die Gruppe der angeborenen cerebralen Kinderlähmung zutrifft, während sich bei den in früher Kindheit erworbenen cerebralen Kinderlähmungen meist eine infektiöse oder andersartige Noxe nachweisen oder doch mit hoher Wahrscheinlichkeit vermuten läßt, weshalb diese Fälle ohne weiteres als umweltbedingt anzusehen sind. Unsere Fragestellung aber richtete sich darauf, zu entscheiden, ob unter den angeborenen cerebralen Kinderlähmungen erblich bedingte Formen eine mehr oder minder wesentliche Rolle spielten. Wenn wir die Literatur daraufhin durchsehen, so müssen wir bei der erbbiologischen Literatur der cerebralen Kinderlähmung zwischen den Arbeiten unterscheiden, die sich mit dem familiären Auftreten der cerebralen Kinderlähmung beschäftigen, und zwillingspathologischen Arbeiten. Letztere werden im Zusammenhang mit unseren eigenen Zwillingsuntersuchungen ausführlich berücksichtigt. Bevor wir jedoch auf die Besprechung der Ergebnisse der bisherigen Erbforschung bei der cerebralen Kinderlähmung eingehen wollen, müssen wir noch einen Blick auf die Literatur der exogenen Krankheitsursachen werfen. McNutt hat als erster vorgeschlagen und Wohlwill (8) ist ihm darin gefolgt, die äußeren Ursachen der cerebralen Kinderlähmung danach zu gruppieren, ob sie vor, während oder nach der Geburt zur Einwirkung gelangten.

a) Vorgeburtliche Umweltwirkungen.

Während der Gravidität können vor allem drei Schädlichkeiten auf den Fetus zur Einwirkung gelangen: Intoxikationen, Infektionen und traumatische Einwirkungen. Von Intoxikationen, die zweifellos die geringste Rolle spielen, führt Wohlwill (8) Fälle von Maresch und Neuburger einer intrauterinen Kohlenoxydvergiftung an, ferner die intrauterine Vergiftung durch Eklampsie der Mütter (Wohlwill) und akute Alkoholvergiftung der Eltern (Magni).

Hier muß einer interessanten Beobachtung Ostertags (2, 3) Erwähnung getan werden, der einen idiotischen Knaben obduzierte, wobei er eine Hemmungsmißbildung des Gehirnes fand, die er von anatomischen Gesichtspunkten in den 6. Fetalmonat hineinverlegen zu können glaubte; er konnte dann feststellen, daß zu dieser Zeit die Kindsbewegung erlahmt war und daß dieses Geschehen zeitlich mit einer schweren Pilzvergiftung der Mutter zusammentraf.

Von weit größerer Bedeutung sind die Infektionen, unter ihnen als wichtigste die Syphilis (Gierlich); zahlreiche Autoren haben sich mit der Frage der Beziehungen zwischen kongenitaler Syphilis und cerebraler Kinderlähmung beschäftigt; auch wir selbst konnten an unserem Material einschlägige Beobachtungen machen, worauf wir in der Kasuistik noch zurückkommen (EZ 9, GZ 15). Wieweit die kongenitale Lues allerdings zahlenmäßig bei der cerebralen Kinderlähmung eine Rolle spielt, ist heute noch ungeklärt; Wohlwill (8) meint als guter Kenner der einschlägigen Literatur, daß sich ,,alle Übergänge von der extremen Ansicht Althaus', der keine infantile spastische Hemiplegie ohne angeborene Syphilis gesehen zu haben behauptet, bis zu sehr skeptischen Äußerungen, wie denen Nonnes u. a. finden“. In diesem Zusammenhang interessiert eine statistische Arbeit von Babonneix, der bei 12 von 38 Fällen von cerebraler Kinderlähmung, also bei etwa 30%, kongenitale Lues fand.

Andere chronische Infektionen, deren Übertragung auf den Fetus bekannt ist, so Tuberkulose, Lepra und Malaria, spielen nach Wohlwill in der Ätiologie kindlicher cerebraler Lähmungen keine nennenswerte Rolle, desgleichen auch kaum akute Infektionskrankheiten der Mutter.

Sehr scharf wendet sich Wohlwill (8) gegen die Überwertung intrauteriner encephalitischer Prozesse, die Virchow als erster für angeborene Hirndefekte verantwortlich machte: „Mit der Annahme einer intrauterinen Encephalitis ist man vielfach unberechtigt freigebig gewesen, besonders wo es sich um die Erklärung von Entwicklungsstörungen des Hirns handelte. (Meist werden abnorme Verwachsungen als Reste fetaler Entzündung angesprochen, und zwar in unzulässiger Übertragung beim Erwachsenen zu beobachtender Vorkommnisse auf die fetalen Verhältnisse. In der Ontogenie kommen Verwachsungen vorher getrennt gewesener Teile bekanntlich normalerweise vor. Es hat daher nichts Überraschendes, wenn wir sie bei gestörter Entwicklung auch einmal in abnormer Weise auftreten sehen.) Indes fällt die teratogenetische Terminationsperiode der genannten Mißbildungen fast ausnahmslos in eine Zeit des fetalen Lebens, in der nach Untersuchungen von Wohlwill und Bock der Organismus zu typischen entzündlichen Reaktionen nicht befähigt ist.“ Seitz ist nach Mayer (s. Fußnote) der Ansicht, daß kein stichhaltiger Fall existiert, der für die Anerkennung der kongenitalen Encephalitis angeführt werden könnte.

Wenn ein so erfahrener Autor wie Wohlwill die echte angeborene Encephalitis zu den extremen Seltenheiten zählt, so sollte das wohl dazu veranlassen, mit der noch häufig anzutreffenden Vermutung, die Ursache einer cerebralen Kinderlähmung in fetaler Encephalitis zu sehen, vorsichtig zu sein. Daß dies heute tatsächlich noch vielfach üblich ist, konnten wir in vielen Krankengeschichten unseres Materials feststellen: oft, wenn auch nicht der geringste Anhaltspunkt einer Infektion der Mutter während der Schwangerschaft anamnestisch gegeben war, fanden wir in den Epikrisen die Notiz „vermutlich auf eine fetale Encephalitis zurückzuführen“. Andererseits muß die Herabsetzung der Bedeutung fetaler Encephalitiden für das Zustandekommen cerebraler Kinderlähmungen zu einer Unterstreichung der Rolle anderer exogener Einflüsse, dabei wohl vor allem der geburtstraumatischen führen, da doch, wie Scholz (3) vom anatomischen Standpunkt aus behauptet, „diesen Zuständen eine exogene Genese meist anzusehen ist“.

Schließlich bleiben noch die traumatischen Einwirkungen auf den Fetus im Mutterleibe zu besprechen, die zweifellos möglich, wenn auch im konkreten Fall schwer nachweisbar sind. Wohlwill (8) zählt traumatische Einwirkungen auf, die durch die Bauchdecken und die Uteruswand hindurch den Schädel des Feten unmittelbar treffen oder zu partieller Loslösung der Placenta, zu Blutungen und zu Ernährungsstörungen der Frucht führen können, wobei man besonders Abtreibungsversuche zu berücksichtigen hat[1]. Aber auch Allgemeinwirkungen

[1] Erst kürzlich hat sich Mayer (Münch. med. Wschr. **1938 II**, 1580) an Hand eines interessanten Falles ausführlich mit der Frage der intrauterinen Kopftraumen auseinandergesetzt; er zitierte Dietrich, Abele, Hoffmann, Gurlt, Grassl, Anton, Münchmeyer, Seitz und Wollfheim, denen wir eine reichhaltige Kasuistik über intrauterine Kopfverletzungen verdanken. Trotzdem Mayer bei seiner eigenen Beobachtung nicht zu dem

könnten zu einer Beeinflussung der Leibesfrucht führen, unter Umständen sogar psychische Traumen, wenngleich darüber sehr wenig Positives bekannt ist. Ebenso unklar ist derzeit noch die Rolle der Röntgeneinwirkung auf die Frucht im Mutterleib.

Weiter sei die Auffassung von SCHWARTZ (9) über Mißbildungen des Zentralnervensystems durch Erkrankungen vor der Geburt angeführt, der behauptet, daß diese Schädigungen im Verhältnis zu der Häufigkeit der unzweifelhaft geburtstraumatischen Erkrankungen verschwindend selten sind.

Ähnliches hat YLPPÖ (8) auch hinsichtlich der Frühgeburtenpathologie gefunden, die ja in engem Zusammenhang mit dem Gesamtkomplex der Frage des Geburtstraumas steht. Die Entwicklung und die später erscheinenden Schädigungen bei den Frühgeburten sind in erster Linie abhängig von dem Entwicklungsgrad bzw. der Reife der Frucht im Moment der Geburt, während die intrauterinen Schädigungen bei Erkrankungen der Mutter lange nicht die schwerwiegende Bedeutung für die Erhaltung des Lebens und für die Weiterentwicklung des Kindes haben, als dies vielfach angenommen wurde. Akute Infektionskrankheiten spielten in YLPPÖs Material nur eine geringe Rolle als Ursache der Frühgeburt. YLPPÖ wies mit Recht darauf hin, daß die Placenta ein besonders wirksamer Filter für die Erreger der verschiedenen Krankheiten darstellt und daß daher die z. B. von BALLANTYNE vertretene Ansicht, wonach die intrauterinen Infektionen sowohl bei der Häufigkeit der Frühgeburt wie bei ihrer Mortalität eine besonders große Rolle spielen, nicht mehr als stichhaltig zu betrachten wäre.

Inwieweit gemütliche Erregungen der Mutter während der Schwangerschaft die Entwicklung der Frucht beeinträchtigen können, ist durchaus zweifelhaft. Nur der Vollständigkeit halber führen wir hier an, daß KÖNIG nach KRAEPELIN in 23% seiner Fälle mit cerebraler Kinderlähmung derartige Gemütsbewegungen nachzuweisen glaubte, bei seinem Idiotenmaterial nur in 12,3%, SCHLESINGER bei Hilfsschülern in 18%. Mit Recht hat schon KRAEPELIN die Möglichkeit derartiger Schädigungen bezweifelt und betont, daß sich Gemütsbewegungen „wohl bei den meisten Schwangerschaften einmal nachweisen lassen".

Abschließend sei noch eine Zusammenstellung NAUJOKS' (2) über die Wege gebracht, auf denen intrauterine exogene Schädigungen der Frucht zustande kommen können:

1. durch ein Trauma, das den Leib der Mutter trifft;
2. durch unmittelbare Verletzung der Frucht in utero;
3. durch raumbeengende Prozesse (Fruchtwassermangel, Haltungsanomalie, *Zwillinge*[1] usw.);
4. durch Komplikationen von seiten des Amnions;
5. durch intrauterine Erkrankungen der Frucht (toxisch, infektiös);

Ergebnis gelangte, daß ein Zusammenhang zwischen einem mütterlichen Trauma in der Schwangerschaft und einem angeborenen Schwachsinn mit Schwerhörigkeit nicht wahrscheinlich war — obwohl er diesen Zusammenhang keineswegs ausschließen konnte —, vertrat er den Standpunkt, daß allgemein die Möglichkeit, daß ein die gravide Mutter treffendes Trauma zu intrakraniellen Blutungen bei der Leibesfrucht und damit später zu Intelligenzdefekten und Epilepsie führen könne, zugegeben werden müsse.

[1] Die erhöhte Wahrscheinlichkeit einer intrauterinen Schädigung der Früchte durch die Tatsache einer Zwillingseigenschaft an sich und der damit oft verbundenen Raumbeengungen wird von verschiedenen Autoren stark in den Vordergrund gestellt [z. B. OSTERTAG (3), GRUBER (zit. nach OSTERTAG), LÜCKE].

6. durch Strahleneinwirkung (Radium, Röntgen) auf die wachsende Frucht;

7. durch Erkrankungen der Mutter: a) lokaler Natur, z. B. Uteruserkrankungen, b) allgemeiner Natur, z. B. Schwangerschaftstoxikosen.

b) Geburtstraumatische Schädigungen.

Über keine der Fragen aus dem ätiologischen Problemkreis der cerebralen Kinderlähmung ist ein so unübersehbares Schrifttum erschienen, wie über die Frage der geburtstraumatischen Schädigungen des Zentralnervensystems. Auch aus den letzten Jahren liegen hierüber monographische Darstellungen vor, so etwa die Monographie von Naujoks (1) über die Geburtsverletzungen des Kindes, jene von E. Kehrer über die Armlähmungen bei Neugeborenen und die Monographie von Nevinny über die geburtstraumatischen Schädigungen des Zentralnervensystems. Das große Interesse, das diesen Fragen entgegengebracht wird, ist nur allzusehr verständlich, da sie ja in die Fachgebiete von Psychiatern, Neurologen, Geburtshelfern, Kinderärzten, pathologischen Anatomen, Gerichtsmedizinern, Erbbiologen und Rassenhygienikern einschlagen. Trotz der umfangreichen und eingehenden anatomischen und klinischen Untersuchungen zur Frage der Beziehungen zwischen Geburtstrauma und der Neugeborenenpathologie, Untersuchungen die an die Namen Schwartz, Dollinger und Ylppö, um nur die fruchtbarsten zu nennen, geknüpft sind, ist die Bedeutung des Geburtstraumas heute durchaus noch nicht im vollen Umfange anerkannt. So kam z. B. Wohlwill (8) in seinem Handbuchbeitrag zu folgender vorsichtiger Formulierung: „Für die Neugeborenen und Säuglingssterblichkeit spielt das Geburtstrauma sicher eine sehr erhebliche Rolle. Die Ansicht Schwartz' und seiner Mitarbeiter, nach der die Neugeborenenpathologie völlig beherrscht werde durch das Geburtstrauma, schießt allerdings nach meiner Überzeugung über das Ziel hinaus; sie wird der Mannigfaltigkeit alles pathologischen Geschehens nicht gerecht. Ebenso weit von der Wahrheit entfernt scheinen mir aber die Autoren zu bleiben, die, wie vor allem manche Geburtshelfer — erschreckt von den Feststellungen der pathologischen Anatomen — die Bedeutung dieser Befunde weitgehend zu verkleinern suchen. Die Rolle des Geburtstraumas in der Entstehung cerebraler Störungen des Kindesalters ist für den Einzelfall sehr schwer zu beurteilen, im allgemeinen aber darf sie jedenfalls nicht unterschätzt werden." Im Vordergrund der pathologischen Anatomie des Geburtstraumas stehen Blutungen, und zwar Blutungen in die weichen Häute, in die Plexus chorioidei und in die Ventrikel, Blutungen infolge Tentoriumszerreißungen und intracerebrale Blutungen, die vor allem Schwartz eingehend studiert hat.

Auf die grundlegenden Arbeiten von Schwartz (1—11) anatomischer, klinischer und experimenteller Art, die die überragende Bedeutung geburtstraumatischer Vorgänge für die Neugeborenen- und Säuglingssterblichkeit, für die gesamte Neugeborenenpathologie und insbesonders für die Erkrankungen des Zentralnervensystems der Neugeborenen dargetan haben, kommen wir bei der Besprechung unseres eigenen Materials eingehend zurück, so daß wir uns hier damit begnügen können, die wichtigsten Ergebnisse der Arbeiten von Schwartz kurz zu streifen. Die geburtstraumatischen Blutungen und Erweichungen der Gehirnsubstanz stellen mit den pialen und duralen Blutungen, mit Blutungen in der Diploe, im Periost des Schädeldaches und in der Kopfschwarte einen einheitlichen Schädigungskomplex dar, dessen spezifische Eigenart durch das

Minderdruckprinzip, d. h. durch den Einfluß der Druckdifferenzen zwischen Uterusinhalt und Atmosphäre während der Austreibungsperiode, zu erklären ist. Die Blutungen Neugeborener entstünden nach den Untersuchungen von SCHWARTZ vorwiegend im System der großen venösen Blutleiter der Dura (Sinus longitudinalis, Sinus transversus, Sinus rectus), der Vena magna Galeni und in den Wurzelgebieten dieser Sammelstellen. Die intrakraniellen Blutungen sind bei ausgetragenen Kindern in derselben Weise, an denselben Stellen und manchmal in derselben Ausdehnung nachzuweisen wie bei Frühgeburten; infolge der spezifischen Verhältnisse der Gefäßeinrichtungen Neugeborener und infolge der Einwirkung von Druckdifferenzen zwischen Uterusinhalt und Atmosphäre während der Austreibungsperiode kann im ganzen System des Sinus longitudinalis, Sinus rectus, der Vena magna Galeni auf einmal eine einheitliche komplexe Störung des Blutkreislaufes auftreten. Bei der Entstehung der intrakraniellen Läsionen dürften aber neben der Minderdruckwirkung auch die übrigen mechanischen Momente, wie Zerrung, Quetschung, Zusammenpressen des Schädels und seines Inhaltes während der Austreibungsperiode von großer Bedeutung sein. Die Folgeerscheinungen, die sich im Anschluß an die traumatische Schädigung bei der Geburt im Zentralnervensystem Neugeborener ausbilden, sind nach SCHWARTZ in zwei große Gruppen zu ordnen: 1. Auflösungsprozesse, bei denen die Substanz des geschädigten Nervengewebes vollkommen aufgelöst wird, 2. Auflockerungsprozesse, bei denen das Wabenwerk der Grundsubstanz wohl geschädigt, rarefiziert wird, aber trotz der Schädigung bestehen bleibt, und in seinen Lücken charakteristische Reaktionsformen von Zellen und Achsenzylindern umschließt. Die verschiedenartigen Auflösungs- und Auflockerungsprozesse sind bei Neugeborenen am häufigsten in der Marksubstanz des Gehirns aufzufinden.

Einen besonders wichtigen Ausschnitt aus dem Fragenkreis der Beziehungen zwischen Geburtstraumen und Neugeborenenpathologie hat YLPPÖ (1, 2) durch eingehende pathologisch-anatomische Untersuchungen über die Frage der Mortalität der Frühgeborenen studiert und ist zu dem Schlusse gekommen, daß diese in erster Linie von verschiedenen Geburtsschädigungen herrührte, während die intrauterinen Schädigungen daneben nur eine ganz untergeordnete Rolle spielten. „Die Geburt gilt für viele frühzeitig geborene Kinder als ein schweres Trauma.“ Die Folgen dieses Traumas sind mehr oder minder ausgedehnte Blutungen, die beinahe in allen Organen vorkommen können, wobei aber den intrakraniellen Blutungen eine besondere Bedeutung zukommt, da diese in auffallend vielen Fällen als unmittelbare oder mittelbare Todesursache bei den Frühgeburten zu betrachten sind. „Außerdem sind die bei den Frühgeburten im späteren Lebensalter häufig auftretenden spastischen Zustände (LITTLE) und Intelligenzstörungen in der Regel unzweifelhaft als Folgezustände der häufigen Gehirn- bzw. Rückenmarksblutungen anzusehen.“ Die intrakraniellen Blutungen sind beim Frühgeborenen nach den Untersuchungen YLPPÖs vor allem in der Schädelhöhle subarachnoidal oder intrapial lokalisiert, im Rückenmarkskanal häufig extradural. Die sog. subduralen und Blutungen aus Tentoriumrissen, die beim ausgetragenen Neugeborenen die hauptsächlichste Lokalisation und den häufigsten Ausgangspunkt der intrakraniellen Blutungen bilden, kommen bei Frühgeburten, besonders bei den kleineren, nur ganz ausnahmsweise vor. Ventrikelblutungen sind nach YLPPÖ auch bei Frühgeburten ein sehr häufiger Befund, ausgedehnte

Gehirnsubstanzblutungen dagegen eine große Seltenheit. An diese intrakraniellen Blutungen schließt sich in der Regel ein hochgradiges Piaödem an, das einen günstigen Boden für die Ansiedelung von Bakterien schafft, so daß sich daran anschließende meningitische Prozesse keine Seltenheit sind.

Ylppö hat aber auch die Klinik, die Physiologie und das spätere Schicksal Frühgeborener studiert und ist dabei zu wichtigen Ergebnissen gekommen. War er doch einer der ersten, der darauf hinwies, daß trotz zahlreicher einschlägiger Arbeiten, hauptsächlich von geburtshelferischer Seite aus, der Nachweis nicht geglückt war, daß Intelligenzdefekte und andere Cerebralstörungen bei Kindern bei Frühgeburten nicht häufiger vorkämen als bei ausgetragenen Kindern. Er betonte, daß eine der größten Schwierigkeiten einer kritischen Prüfung dieser Frage darin bestünde, daß man bei den Frühgeburten nur ausnahmsweise imstande ist, bleibende Intelligenzdefekte oder andere cerebrale Störungen vor Ende des ersten Lebensjahres festzustellen. Er zog deshalb von seinem Gesamtmaterial die nichtermittelten und die in den ersten 6 Monaten verstorbenen Kinder ab; bei Einhaltung dieser Kautelen fand er in 7,4% Frühgeborene mit nachweisbaren Intelligenzstörungen (komplette Idioten oder sicher Imbezille). „Die Intelligenzstörungen bei den Frühgeburten sind häufig auch von vielen anderen Symptomen seitens des Zentralnervensystems begleitet. Die häufigste, für die Frühgeburten geradezu pathognomonische Erscheinung ist der Littlesche Symptomenkomplex. Derselbe scheint bei Frühgeburten mindestens in 75% der Fälle mit nachweisbaren Intelligenzstörungen verbunden zu sein; nur bei einer kleinen Anzahl der Fälle scheinen die geistigen Fähigkeiten annähernd normal zu sein und nur die Spasmen an den Extremitäten allein vorzukommen.“ Im Ylppöschen Material fand sich in 3,1% Littlescher Symptomenkomplex. Ylppö sah in diesen Zahlen den eindeutigen Beweis dafür, daß geistige Störungen und Defekte von seiten des Zentralnervensystems ein außerordentlich häufiges Vorkommnis unter den Frühgeburten ist. Er vertrat die Ansicht, daß diese Zahlen sicherlich noch viel größer sein würden, wenn ein größerer Prozentsatz der Frühgeburten am Leben bliebe, denn gerade die gehirngeschädigten Kinder stürben doch in erster Linie bereits sehr früh. Diese cerebralen Affektionen kommen nach Ylppö um so häufiger vor, je kleiner das Kind bei der Geburt ist. Eine andere Gruppe von Kindern mit leichteren oder schwereren Intelligenzdefekten waren im Ylppöschen Material jene Frühgeburten, bei denen sich allmählich eine typische Epilepsie entwickelte, dabei konnte Ylppö bei 4 von 6 Epileptikern typische Jackson-Anfälle beobachten: „irgendwelche hereditäre Belastung war in keinem der Fälle nachzuweisen“, hob Ylppö ausdrücklich hervor.

Nicht unerwähnt soll bleiben, daß sich in Ylppös Material eine Anzahl mongoloider Idioten fand. Vom Mongolismus ist es bekannt, daß er sich zu einem beträchtlichen Teil aus Frühgeburten rekrutiert. Ylppö verwahrte sich dagegen, aus diesem Umstand, wie überhaupt aus der Beobachtung, daß Kinder mit verschiedenen kongenitalen Mißbildungen (kongenitale Knochenerkrankungen, kongenitale Herzfehler usw.) im unreifen Zustande geboren werden, die Folgerung gezogen würde, daß Frühgeburten ganz allgemein für kongenital minderwertig gehalten werden. Es ist nicht uninteressant, daß sich in unserem Material kein Mongolismus fand.

Abschließend zog YLPPÖ die Folgerung, daß die Häufigkeit cerebraler Abnormitäten bei Frühgeburten nicht durch Anomalien der Keimanlage erklärt werden könnte, sondern daß für die häufigen cerebralen Störungen, ganz gleich ob diese nun Little oder Idiotie mit oder ohne Spasmen sind, hauptsächlich Schädigungen intra partum oder extrauterine Schädigungen verantwortlich zu machen wären, bei denen die so häufig vorkommenden ausgedehnten Gehirn- und Rückenmarksblutungen als die Grundursache anzusehen wären. „Alles deutet aber darauf hin, daß die konstitutionelle Minderwertigkeit im strengen Sinne des Wortes (bei Frühgeburten) in nicht viel höherem Grade als bei sonstigen ausgetragenen Kindern in Frage kommt, wenn man die verschiedenen gröberen anatomischen Mißbildungen unberücksichtigt läßt. Wir haben vielmehr allen Grund anzunehmen, daß viele Frühgeburten, die im späteren Lebensalter immer schwächlich bleiben und auch sonstige Minderwertigkeiten zeigen, sich zu guten Individuen entwickelt hätten, wenn sie noch länger im Mutterleibe hätten bleiben können und nicht in unreifem Zustande geboren worden wären. Diese Ansicht wird außerordentlich gestützt gerade durch die Tatsache, daß, je unreifer und kleiner eine Frühgeburt zur Welt kommt, um so häufiger bei ihr Idiotie, LITTLEsche Krankheit, schwere Anämien, Rachitis und andere durch die wenig widerstandsfähige Konstitution bedingte krankhafte Erscheinungen vorkommen.“

Wir können also zusammenfassend feststellen, daß die exakten anatomischen, physiologischen und klinischen Untersuchungen YLPPÖs über die Beziehungen zwischen Geburtstrauma und Frühgeburt und die damit zusammenhängenden Störungen und Defekte von seiten des Zentralnervensystems keinen Hinweis auf anlagemäßige Begründung dieser Zustände gebracht haben, vielmehr mit eindeutiger Bestimmtheit die entscheidende Bedeutung geburtstraumatischer Vorgänge in den Vordergrund der ätiologisch-pathogenetischen Fragestellung gerückt haben.

Hatte YLPPÖ diesen Fragenkomplex vom Gesichtspunkt der Frühgeburtenpathologie aus aufgerollt, so ging DOLLINGER an das Material derselben Anstalt vom Gesichtspunkt der angeborenen und früherworbenen Schwachsinnszustände aus heran. Wir kommen darauf anläßlich der Besprechung der Beziehungen zwischen Schwachsinn und cerebraler Kinderlähmung von praktischen rassenhygienischen Gesichtspunkten aus zurück.

Besonders lehrreich für die Bedeutung der Stauung innerhalb des Schädelinneren sind nach SEITZ Beobachtungen am Augenhintergrund; so konnte PAUL unter 200 ophthalmologischen Untersuchungen Neugeborener bei engem Becken in 50%, bei Frühgeborenen in 40% und bei regelmäßiger Geburtsdauer und mittelgroßem Kind immer noch in 20% Blutungen in der Retina feststellen, Beobachtungen, die von STUMPF und SICHERER bestätigt werden konnten.

Schließlich sei noch eines Erklärungsversuches gedacht, der gleichfalls im Geburtstrauma die ätiologische Noxe sah, aber eine andere pathogenetische Deutung zu geben versuchte: nach LANGE[1] fand LANGENSKIÖLD[2], daß eine gewisse Ähnlichkeit der Taucherkrankheit mit der LITTLEschen Krankheit

[1] LANGE, M.: Orthopädie und Neurologie. Fortsch. Neur. 4, 491 (1932).

[2] LANGENSKIÖLD: Kann eine während der Geburt bei den Kindern entstandene Gasembolie die Ursache der angeborenen spastischen Diplegie oder LITTLEschen Krankheit sein? Acta orthop. scand. 2, 137.

bestünde: beide Leiden wären durch eine spastische Diplegie ausgezeichnet, die keine Progredienz zeigte; diese klinische Analogie sollte in anatomischen Hirnbefunden, die weitgehende Ähnlichkeit von Taucherkrankheit und LITTLEscher Krankheit aufwiesen, eine Parallele haben. So hätte BATTEN bei LITTLEscher Krankheit im Gehirn am häufigsten eine atrophische Sklerose gefunden, während BUZZARD und GREENFIELD ähnliche Befunde an Gehirnen von Affen erhoben hätten, bei denen durch Einblasen von Luft in die Carotis experimentell eine Luftembolie erzeugt worden war. Nach LANGENSKIÖLD bestünden nun ähnliche Voraussetzungen wie bei der Entstehung der Taucherkrankheit auch bei der Geburt infolge des großen Druckunterschiedes zwischen dem Uterusinnern und der Außenwelt; dabei wäre das Entstehen einer Luftembolie um so mehr möglich und verständlich, als die Luftdichtheit des Lungengewebes der Neugeborenen nicht groß ist (MARCHAND) und weil sie bei Frühgeburten noch weiter vermindert sein soll (zit. nach LANGE).

c) Nachgeburtliche Umweltwirkungen.

Die Besprechung der nach der Geburt einwirkenden Schädlichkeiten und ihrer Beziehungen zur cerebralen Kinderlähmung kann ganz kurz gehalten werden, da wir diese Gruppe sog. cerebraler Kinderlähmungen aus unseren eigenen Untersuchungen ausgeschaltet haben. WOHLWILL (8) zählt unter den in Frage kommenden Schädlichkeiten auf: Hirnvenen- und Durasinusthrombose, Hirnembolie, funktionelle Kreislaufstörungen, vor allem aber die Infektionskrankheiten des extrauterinen Lebens. Unter diesen wieder Scharlach, Masern, Grippe, Keuchhusten, Encephalitis epidemica, cerebrale Form der HEINE-MEDINschen Erkrankung, Lyssa, Diphtherie (DYNKIN), Meningitis serosa [ZAPPERT (2)] u. dgl. m.

Schließlich erwähnt WOHLWILL noch unter den in Frage kommenden Intoxikationen des extrauterinen Lebens die Kohlenoxydvergiftung und einen Fall von Äthernarkose (WEBER).

An dieser Stelle sei die Ansicht ZAPPERTs (2) festgehalten, wonach beträchtliche Gruppen der cerebralen Kinderlähmung niemals auf nachgeburtliche Umweltwirkungen bezogen werden können: so sei z. B. die paraplegische Starre *immer* angeboren.

d) Die bisherige Erblichkeitsforschung bei der cerebralen Kinderlähmung (ohne Zwillingspathologie).

Die bisherige Erblichkeitsforschung bei den verschiedenen Formen und Gruppen der cerebralen Kinderlähmung beschränkt sich, abgesehen von den später zu erwähnenden zwillingspathologischen Arbeiten, fast ausschließlich auf familienkasuistisches Material; eine einzige Arbeit beschäftigt sich mit systematischen Familienuntersuchungen.

Schon in der oft zitierten Monographie FREUDs (5) findet sich ein ausführliches Kapitel über „familiäre und hereditäre Formen" der cerebralen Kinderlähmung. Allerdings werden in diesem Kapitel vorwiegend jene Formen und Gruppen erörtert, die inzwischen als selbständige Krankheitseinheiten erkannt und aus dem Sammelbegriff der cerebralen Kinderlähmung ausgeschieden wurden. Immerhin findet sich trotzdem eine Reihe von Literaturangaben, die wir auch heute noch bei einer Besprechung familiärer oder erblicher Formen der cerebralen Kinderlähmung verwerten können.

Little beschrieb einen Fall von paraplegischer Starre, dessen älterer Bruder mit 15 Monaten eine spastische Affektion eines Beines nach 2—3tägigem fieberhaftem Unwohlsein bekam.

Naef, dessen Originalarbeit uns nicht zugänglich war, soll einen Patienten mit „komplizierter spastischer Spinalparalyse“ erwähnen, dessen Schwester „etwas schwach auf den Füßen und in der Sprache“ war; ob es sich hierbei um eine echte hereditäre spastische Spinalparalyse oder um eine cerebrale Kinderlähmung gehandelt hat, konnten wir mangels eines Einblickes in die Originalarbeit nicht entscheiden.

Freud beschrieb 2 Schwestern, von denen die ältere das Bild einer allgemeinen Chorea bot, die nach normaler Geburt in den ersten Lebenstagen mit „Fraisen“ aufgetreten waren; die jüngere Schwester zeigte eine leichte Form von allgemeiner Starre, anamnestisch konnte bei ihr eine protrahierte asphyktische Geburt erhoben werden. Beide Kinder waren schwachsinnig und hatten Strabismus convergens; ein drittes Geschwister war an Fraisen gestorben.

Außerdem erwähnte Freud 2 Patienten, deren Eltern blutsverwandt waren und die folgende Symptomentrias aufwiesen: 1. Atrophia nervi optici mit Nystagmus horicontalis und Strabismus convergens beim Fixieren, 2. Bradylalie bei eigentümlich monotoner Stimme, 3. spastische Bewegungsstörung der Extremitäten. Freud selber wußte nicht recht, in welche Gruppe er diese Affektion einreihen sollte; er hielt sie der von Pelizaeus beschriebenen Affektion, die zwei Jahrzehnte später unter dem Namen Pelizaeus-Merzbachersche Krankheit genauer analysiert und anatomisch definiert wurde, am nächsten verwandt.

Feer beschrieb 2 Brüder, die beide schwere allgemeine Starre zeigten; der ältere, normal geborene war „Halbidiot“, der jüngere, ein Zwillingskind und Frühgeburt, von „sehr getrübter“ Intelligenz. Den letzteren Fall führen wir auch in unserer Zusammenstellung über die Zwillingskasuistik des Schrifttums auf.

Ganghofer beschrieb ein Geschwisterpaar mit allgemeiner Starre, von welchem die ältere Schwester außer den spastischen Zeichen Sprachstörungen, ataktische Phänomene bei normaler Intelligenz aufwies, während der jüngere Bruder neben den Spasmen Strabismus convergens und geringe Intelligenz zeigte.

Osler soll nach Freud spastische Paraplegie bei 2 Brüdern gesehen haben.

Schultze beobachtete spastische Starre der unteren Extremitäten bei 3 Geschwistern, von denen außerdem 2 einen Strabismus aufwiesen. Bei allen soll die Geburt langsam und schwer gewesen sein. Schultze bestand auf der Zuordnung seiner Fälle zu den Littleschen Lähmungen und wollte sie durch corticale Läsionen in den medialen Abschnitten des Hirnmantels erklären.

v. Krafft-Ebing berichtete über spastische Starre der Beine bei 3 Geschwistern, ohne Geburtsschwierigkeiten und ohne sonstige Symptome. Interessant an dieser Beobachtung war die Feststellung, daß die Paraplegie bei einem der 3 Geschwister zweifellos als angeboren zu bezeichnen war, da dieser schon in frühestem Alter die Neigung zeigte, die Beine aufeinanderzuschlagen, bei dem 2. Geschwister hingegen, das mit 18 Monaten gehen lernte, verschlechterte sich der Gang erst im Alter von 3 Jahren, während bei dem letzten

Geschwister, das mit 15 Monaten gehen lernte, die zunehmende Steifigkeit der Beine erst im 5. Lebensjahre nach Masern bemerkt wurde. v. KRAFFT-EBING hielt diese Fälle nicht als zur LITTLEschen Gruppe gehörig, vielmehr dachte er an eine Hydromyelie als anatomische Grundlage, während OBERSTEINER und FREUD diese Fälle als Little betrachteten; später sind dann wieder SOUQUES u. a. für die spinale Natur dieser Fälle eingetreten.

SOUQUES selbst hat 2 Geschwister mit spastischen Paraplegien beschrieben, bei denen jedoch die spastischen Erscheinungen im Alter von 3 bzw. 5 Jahren auftraten, so daß diese Fälle keineswegs in die uns hier interessierende Gruppe der angeborenen Paraplegien gerechnet werden können. Später wurden diese Fälle von vielen Autoren ausdrücklich zur Gruppe der hereditären spastischen Spinalparalyse gezählt.

Von den Beobachtungen NEWMARKs, die im Schrifttum lebhaft diskutiert wurden, ist für unseren Zusammenhang nur eine Familie brauchbar, während die anderen Fälle zweifellos als hereditäre spastische Spinalparalysen aufzufassen sind. Bei der einen Familie, deren Fälle vielleicht doch in die Gruppe der cerebralen Kinderlähmungen hineingehören könnten, handelt es sich um eine typische und unkomplizierte Starre der Beine bei 2 Kindern von 15 und 5 Jahren, deren Geburtsakt normal und leicht verlaufen war, deren erste krankhafte Symptome aber bereits vor der Zeit der Gehentwicklung bemerkt wurden. Ein 15jähriger Vetter der beiden Kranken, Sohn der Schwester der Mutter, litt an bilateraler spastischer Hemiplegie, gleichfalls kongenitaler Natur, mit choreatischen Bewegungen; er entstammte einer sehr schwierigen Geburt.

OPPENHEIM beschrieb als besonderen Typ der cerebralen Kinderlähmung ein Krankheitsbild, das er als „infantile Pseudobulbärparalyse" bezeichnete und das er bei einer 31jährigen Mutter und ihrer 10jährigen Tochter beobachtete. In einem obduzierten Fall des gleichen Syndroms fand er Mikrogyrie und Porencephalie im Bereiche des unteren Abschnittes der Zentralwindung. Die Beobachtungen OPPENHEIMs, die zur Aufstellung des neuen Krankheitsbildes führten, wurden von zahlreichen Autoren bestätigt, so von BOUCHAUD, KÖNIG, BRAUER, GANGHOFER, COLLIER, HALBAN, ZAHN, KAUFMANN, VARIOT und ROY, DECROLY, SCHÜLLER, ARMAND-DELILLE und GIRY, PERITZ u. v. a., Literaturangaben, auf die wir nicht näher einzugehen brauchen, da in diesem Zusammenhang nur das von OPPENHEIM beschriebene familiäre Vorkommen interessiert.

Von den zahlreichen anderen familiären und hereditären Fällen, die FREUD (5) aus der Literatur zusammengetragen hat, sind die meisten für unsere Zusammenstellung nicht verwertbar, da es sich um Formen handelt, die bei dem heutigen Stand der Dinge längst aus dem Sammelbegriff der cerebralen Kinderlähmung ausgeschieden wurden, so die Fälle amaurotischer Idiotie von SACHS, KNAPP und KOLLER, KINGDON, die Fälle spastischer Spinalparalyse oder ähnlicher hereditärer Strangerkrankungen von NEWMARK, ERB, STRÜMPELL, MELOTTI und CANTALLAMESSA, KOJEVNIKOFF, MASSALONGO, ferner Fälle von PELIZAEUS, von GEE, von SEELIGMÜLLER, von TOOTH, von FRIEDMANN, von HOMÉN, BOUCHAUD, HOFFMANN, die Fälle spinaler und cerebellarer Heredoataxie u. v. a.

Auch in den letzten Jahrzehnten sind viele einschlägige Beobachtungen veröffentlicht worden, wobei allerdings zu beachten ist, daß mit der Absonderung gut definierter Krankheitseinheiten aus dem Sammelbegriff der cerebralen

Kinderlähmung im Schrifttum eine Abnahme familiärer Fälle mit dieser Diagnose festzustellen ist. Immerhin wollen wir eine Reihe der erwähnenswertesten Beobachtungen kurz referieren:

FILLIÉ berichtete über eine familiäre Form einer frühzeitigen spastischen Kinderlähmung, GÜNTHER beobachtete eine „erworbene LITTLEsche Starre“ bei 2 Schwestern.

Eine sehr interessante Beobachtung stammt von HERZ, der 2 Schwestern mit dem Befund einer angeborenen progressiven „cerebralen Diplegie“, kombiniert mit angeborenem Katarakt und Sehnervenatrophie beobachtete. Die Ätiologie blieb völlig ungeklärt; HERZ schrieb: „Sichere Schlüsse auf das Wesen und die Lokalisation des pathologischen Prozesses sind nicht möglich“; er hielt seine Fälle allerdings selbst der PELIZAEUS-MERZBACHERschen Krankheit verwandt[1].

v. MALAISÉ beschrieb 6 kranke Geschwister, die von blutsverwandten Eltern stammten; sie erkrankten im 3. Lebensjahr mit Fieber, ohne Bewußtseinstrübungen und Konvulsionen, einige Zeit später verschlechterte sich das Gehvermögen, es kam zu spastischen Erscheinungen in Beinen und Armen, in letzteren schließlich auch zu athetoiden Bewegungen. Diese ziemlich gleichartigen Verläufe zeigen bereits deutlich, daß es sich nicht um angeborene cerebrale Kinderlähmung handeln konnte; VON MALAISÉ bezeichnete die Fälle selbst wohl als familiäre infantile Cerebrallähmung, von späteren Autoren wurden sie mehr der Gruppe der OPPENHEIMschen infantilen Pseudobulbärparalyse zugerechnet.

DERCUM beschrieb 3 Brüder mit spastischer Paraparese aller 4 Gliedmaßen, im Anschluß an Masern aufgetreten; in der Verwandtschaft der Mutter soll ein analoger Erkrankungsfall vorgekommen sein.

PAULY und BONNE berichteten über 3 Brüder mit einem Symptomenkomplex, den STRÜMPELL als ein Mittelding zwischen der cerebellaren Heredoataxie und der hereditären spastischen Spinalparalyse bezeichnete; die nicht angeborene, sondern erst im Alter von 6 bzw. 12 bzw. 14 Jahren aufgetretene Störung würde man nach heutiger Nomenklatur wohl am besten als eine hereditäre kombinierte Systemerkrankung bezeichnen.

BRUNS demonstrierte 1897 2 Geschwister, Mädchen und Knabe mit cerebraler spastischer Diplegie, geringer Intelligenz und Sprachstörungen; er hielt die Erkrankungen für Folgen von Geburtstraumen.

BROWER beschrieb 4 Geschwister mit progressiver spastischer Diplegie; den Lähmungen folgten Atrophien und athetotische Bewegungen. BROWER vermutete, daß die Lähmungen im Mutterleibe entstanden wären und daß es sich um Entwicklungshemmungen im Gehirn handelte. Hereditäre Lues schloß er nicht aus.

GOOD beobachtete 3 Geschwister mit „hereditärer angeborener spastischer Gliederstarre“; eine Urgroßmutter dieser 3 Geschwister war an beiden Beinen gelähmt, eine Großmutter erkrankte nahe am Klimakterium an Lähmungserscheinungen, eine Tante aus dem gleichen Familienkreis erkrankte gleichfalls in mittlerem Alter an ähnlichen Erscheinungen. GOOD äußerte sich sowohl in diagnostischer wie in ätiologischer Hinsicht außerordentlich vorsichtig, er dachte

[1] Wir verweisen in diesem Zusammenhang auf unsere Zwillingsbeobachtung EZ 5, außerdem auf die Veröffentlichung LISCH und THUMS: „Diskordantes Vorkommen von Mikrophakie mit Schichtstar und LITTLEscher Krankheit bei einem eineiigen Zwillingspaar mit Zeichen des Status dysraphicus“, Z. menschl. Vererb.- u. Konstit.lehre 21, 220 (1937), die dieses Zwillingspaar behandelt.

am ehesten an einen ,,angeborenen doppelseitigen Defekt des Gehirns mit Degeneration der Pyramidenbahn", wollte sich jedoch ohne anatomisches Substrat nicht festlegen.

SUTHERLAND berichtete über 2 Geschwister, welche beide die Symptome der angeborenen spastischen Paraplegie und außerdem tremorartige Erscheinungen darboten; bei dem einen Kind war eine asphyktische Geburt vorangegangen.

VIZIOLI beschrieb 4 Geschwister mit Spasmen der gesamten Körpermuskulatur auf kongenital luischer Basis.

TSCHUGUNOFF beschrieb 5 Fälle (Geschwister aus 2 Familien) mit ,,Diplegia spastica familiaris" und kam auf Grund dieser Beobachtungen zu folgenden Schlüssen: ,,Die Diplegia spastica familiaris entspricht den gegenwärtigen Anschauungen über die hereditären Erkrankungen im Sinne der Homotopie, Monochronie und symmetrischer Symptomentwicklung. Von der Paralysis spastica congenita (Morbus Little) unterscheidet sich diese Form durch die Abwesenheit epileptischer Anfälle und Zwangsbewegungen und durch die symmetrische Symptomentwicklung. Neben dem Alkoholismus der Eltern ist als wichtiges ätiologisches Moment die Lues hereditaria zu bezeichnen. Das Hauptmerkmal dieser Krankheit, nicht nur im wissenschaftlichen, sondern auch im praktischen Sinne, ist ihr beständiges Fortschreiten."

Auch WOLPERT beschrieb ein progressives Krankheitsbild, das er bei 3 Brüdern beobachtete und als ,,progressive familiäre cerebrale Diplegie" bezeichnete; es handelte sich bei seinen Fällen jedoch nicht um angeborene Lähmungen, weshalb wir auf diese Beobachtung nicht näher eingehen wollen. Ähnliches gilt für die 3 Schwestern mit spastischer Paraplegie und trophischen Störungen, über die MARINESCO, MANICATIDE und JONESCO-SISESTI berichteten.

Eine gleichfalls nicht angeborene, progressive ,,cerebrale Kinderlähmung" beschrieb bei 3 Brüdern KRETSCHMER; er hielt diese Fälle den VOGT-SPIELMEYERschen Formen nahestehend, obwohl sie nicht erblindeten, sondern nur partielle Opticusatrophien zeigten. Hereditäre Lues konnte KRETSCHMER ausschließen.

Ein anatomischer Bericht von KONONOW über ,,Diplegia spastica progressiva familialis" kann übergangen werden, da es sich um die Familie handelte, die KOJEVNIKOFF klinisch beschrieben hatte und die wir schon früher von unserer Betrachtung ausgeschlossen hatten, da es sich nach der heutigen Begriffsbestimmung wohl um eine in die Gruppe der spastischen Heredodegenerationen gehörende Erkrankung gehandelt haben dürfte.

ROGER und SMADJA beobachteten 2 Schwestern mit ,,familiärem Little", ohne Störung des Intellekts, mit normalem Geburtsverlauf, kongenitaler Syphilis. Sie verallgemeinerten ihre Beobachtung wohl sehr, wenn sie behaupteten, daß nach ihrer Meinung jeder familiäre Little auf kongenitaler Syphilis beruhe.

Nicht zur angeborenen cerebralen Kinderlähmung können die Fälle von LOBSTEIN gerechnet werden, der bei 3 Geschwistern aus jüdischer Familie eine kombinierte Systemerkrankung beobachtete; er selbst stellte die Diagnose einer ,,familiären cerebralen Diplegie SACHS-FREUD". Das Erkrankungsalter seiner Fälle lag um das 13. Lebensjahr.

HIGIER beschrieb eine dreigliedrige Familie mit spastischer progressiver cerebraler Diplegie auf kongenital-luischer Basis.

Eine besonders ausführliche Beobachtung von familiärer LITTLEscher Krankheit stammt von STIEFLER. Er beschrieb Schwester und Bruder im Alter von 15 und 13 Jahren (beide Frühgeburten) mit kongenitaler spastischer Paraparese der unteren Extremitäten, mangelhaft artikulierter Sprache, Strabismus, Schwachsinn, kongenitaler Lues; weiter 3 Geschwister einer anderen Familie im Alter von 13, 15 und 23 Jahren (2 Frühgeburten und 1 verzögerte, schwere Geburt) mit angeborener spastischer Paraplegie bzw. Diplegie, Schädelanomalien, Sprachstörung, Strabismus, Imbezillität, choreatisch-athetotischer Bewegungsunruhe, kongenitaler Lues. Bei einer 3. Beobachtung STIEFLERs handelte es sich um Zwillinge, auf die wir anläßlich der Besprechung der Zwillingskasuistik ausführlich eingehen werden.

YLPPÖ berichtete über eine 36jährige gesunde Frau, deren 12 Schwangerschaften sämtliche im 6.—7. Monat infolge Gestationsikterus endeten. Die Früchte wogen 1200—1700 g. 6 Kinder starben, 1 war körperlich und geistig leidlich gut entwickelt, die übrigen waren teils Idioten, teils Imbezille mit mehr oder weniger ausgesprochenen spastischen Erscheinungen. Diese Beobachtung ist besonders lehrreich, da dieses „familiäre Auftreten" vom Autor selbst nicht mit einer angeborenen Minderwertigkeit auf degenerativer Basis, mit einer erblichen Veranlagung usw. sondern mit den bei Frühgeburten häufig auftretenden Gehirn- und Rückenmarksblutungen in Zusammenhang gebracht wurde.

PATZIG[1] beobachtete bei 3 Personen einer Sippe ein Status marmoratus-Syndrom, 11 Angehörige zeigten athetoide Bewegungen, ein weiteres Mitglied einen Alterstremor. Der Status marmoratus zeigte das typische Verhalten einer regressiven Erkrankung. Erbtheoretisch dachte PATZIG an eine Genmutation in der väterlichen Familie der Ausgangsprobandin, und zwar an ein schwaches Hauptgen, das sich bei dominantem Erbgang häufig manifestierte und eine variable Expressivität und Spezifität zeigte. Allerdings ließ PATZIG die Frage offen, inwieweit es sich in dieser Familie um eine einheitliche erbpathologische Anlage gehandelt hatte und inwieweit neben dem übrigen genotypischen Milieu andere kleine Genmutationen (Mikroallele) oder Modifikationsgene mitgewirkt hatten. Bei den schweren Krankheitsfällen schienen exogene Schädigungen eine wichtige Rolle zu spielen.

WEYGANDT (2), der hinsichtlich der Ätiologie der LITTLEschen Krankheit eine infektiöse Störung des Hirns mit entsprechender Lokalisation als die wesentliche Grundlage ansehen möchte, beschrieb einen Fall von LITTLEscher Krankheit bei einem Kinde, das bald nach Frühgeburt durch allgemeine Starre auffiel, während der ältere Bruder dieses Kindes mit 15 Monaten nach mehrtägigem Fieber an einer spastischen Störung eines Beines erkrankt war. WEYGANDT fügte hinzu, daß gerade im letzten Fall die Krankheit exogen erklärbar zu sein schien.

HOFMEIER machte in seiner Monographie über die Bedeutung der Erbanlagen für die Kinderheilkunde nach einem Hinweis auf das Fehlen genauer Sippenuntersuchungen bei LITTLEscher Krankheit die unbestimmte Angabe, daß er nach seinen „eigenen Beobachtungen in einer großen Zahl von Fällen das Vorliegen einer Minderwertigkeit des Zentralnervensystems für wahrscheinlich" hielte.

[1] PATZIG, B.: Zur Vererbung striärer Erkrankungen. Erbarzt 3, 161 (1936).

Borggreve[1] berichtete in der Diskussion zu den später eingehend gewürdigten Sippenuntersuchungen von Faber über zwei eigene Beobachtungen von familiärem Vorkommen von Littlescher Krankheit, die er in seiner landeskrüppelärztlichen Tätigkeit innerhalb 13 Jahren gemacht hatte. Beide Male handelte es sich um Geschwister, einen Jungen und ein Mädchen. Der Vater des einen Geschwisterpaares war Alkoholiker, gerade diese Kinder waren geistig verhältnismäßig wenig beeinträchtigt. In der Familie des zweiten Geschwisterpaares konnte kein auffallender Befund erhoben werden, eines dieser Kinder war geistig deutlich reduziert.

In der gleichen Diskussion erklärte Lange[2], daß 25 Jahre lang an der Münchener Orthopädischen Klinik kein familiäres Vorkommen von Little beobachtet werden konnte; erst nach dieser Zeitspanne kamen zwei Fälle von familiärem Aufttreten des Little bei Geschwistern in die Klinik; die Geburt bei beiden Geschwistern war ohne Besonderheiten, die Anamnese auf Lues negativ.

Schließlich müssen wir noch einer Familie gedenken, die die Erbgesundheitsgerichte beschäftigte und die in der Jur. Wschr. veröffentlicht wurde: die dortige Notiz lautete: „*Littlesche Krankheit — Lähmung beider Beine.* Eduard T. leidet an schwerer Littlescher Krankheit, d. h. Lähmung beider Beine. Die Erblichkeit ist erwiesen. Sein Vater litt an derselben Krankheit und vererbte sie an 4 von seinen 6 Kindern. Da Eduard T. zeugungsfähig ist, ist seine Unfruchtbarmachung gem. § 1 Abs. 2 Ziff. 8 Ges. v. 14. Juli 1933 geboten. (ErbgesObGer. Berlin v. 25. März 1935, Wg 109/35.)" Wir kommen auf diese Familie noch mehrmals zurück.

Überblicken wir das bisher veröffentlichte Schrifttum über familiäre bzw. hereditäre Beobachtungen bei cerebraler Kinderlähmung, so müssen wir vor allem feststellen, daß es sich dabei fast durchwegs um Geschwisterfälle handelt. Daß man vom erbbiologischen Standpunkt aus gerade aus Geschwisterfällen keine weittragenden Schlüsse ziehen kann, ist eine Selbstverständlichkeit, und dies um so mehr bei einer Krankheitsgruppe, wie es die cerebrale Kinderlähmung ist, worauf übrigens auch Wohlwill (8) bereits eindringlich hingewiesen hat: denn bei der cerebralen Kinderlähmung liegt doch die Möglichkeit der kongenitalen Syphilis, eines allen Geschwistern gemeinsamen Geburtstraumas bei engem Becken der Mutter oder einer gemeinsamen postnatalen Infektion so nahe, daß Geschwisterfälle in genetischer Beziehung noch weniger zu verwerten sind als bei anderen Affektionen. Wohlwill (8) schrieb: „Da überdies enges Becken als solches erblich sein kann und die Syphilis auf die 3. Generation übertragbar ist, so kann es sogar zu einer gleichartigen Erkrankung bei Angehörigen mehrerer Generationen kommen, wodurch eine Heredität vorgetäuscht werden kann. Die sicherste Methode, hier zur Klarheit zu kommen, die Zwillingsforschung, hat, so weit ich sehe, auf dieses Gebiet noch keine Anwendung gefunden."

Wir stimmen darin mit Wohlwill völlig überein und haben unsere vorliegende Arbeit auf dem Gedanken aufgebaut, den Versuch zu wagen, mit

---

[1] Borggreve: Aussprache zum Vortrag Faber: Sippschaftsuntersuchungen bei Little-Kindern. Verh. dtsch. orthop. Ges., 31. Kongr. 1936.

[2] Lange, M.: Aussprache zum Vortrag Faber: Sippschaftsuntersuchungen bei Little-Kindern. Verh. dtsch. orthop. Ges., 31. Kongr. 1936.

der Zwillingsforschung in der Klärung der Ätiologie der cerebralen Kinderlähmung weiterzukommen. Bevor wir jedoch auf die bisherigen Leistungen der Zwillingsforschung bei der cerebralen Kinderlähmung und auf unsere eigenen Untersuchungen eingehen, müssen wir noch im Zusammenhang mit der Schilderung des bisher vorliegenden „familiären und hereditären" Materials noch dreier Gesichtspunkte bzw. Arbeiten gedenken, die für die Frage der Erbbiologie der cerebralen Kinderlähmung von Bedeutung sind: es sind dies die „Sippe mit einfach-recessiver Diplegia spastica infantilis" von HANHART, die Veröffentlichungen zur Frage des „Status marmoratus VOGT", der im modernen Schrifttum vielfach als „familiäre LITTLEsche Krankheit" im engeren Sinn bezeichnet wird und schließlich die besonders wichtigen Familienuntersuchungen bei LITTLEscher Krankheit der Leipziger Orthopädischen Universitätsklinik.

HANHART hat 1936, angeregt durch eine zwillingskasuistische Arbeit NITSCHEs, aus einem Schweizer Inzuchtsgebiet (einem Bündener Dorfe von 300 Einwohnern) mit hochgradigem Ahnenverlust 7 Fälle (1 Einzelfall und 3 Geschwisterfälle) von, wie er sie bezeichnete, „Diplegia spastica infantilis (sog. LITTLEscher Krankheit)" beschrieben, die bei „fehlender LITTLE-Ätiologie" (Früh- und Schwergeburt) in 4 Geschwisterschaften einer Sippe innerhalb einer Generation aufgetreten waren. Weitere Fälle waren aus den letzten Jahrzehnten in der betreffenden Bevölkerung nicht nachweisbar. Dank besonders günstiger genealogischer Voraussetzungen gelang es HANHART, die beiden ersten gemeinsamen Ahnen der 8 Diplegikereltern aufzufinden und als mutmaßliches Idiovariantenpaar zu charakterisieren. Die Beweiskraft des aufgestellten Stammbaumes, aus dem der einfach recessive Erbgang einer Anlage zu LITTLEscher Krankheit klar hervorging, konnte HANHART durch eine die ganze ansässige Bürgerschaft umfassende Ahnenprobe unter Vergleich der bis ins 17. Jahrhundert ausgezogenen Ascendenztafeln bestätigen. Wie der Ursprung der anzunehmenden Mutation durch das gemeinsame Stammelternpaar, so wurde auch der Weg der Belastung durch die wahrscheinlichen Heterozygotenlinien persönlich und zeitlich abgegrenzt. Als erbmäßig bestimmte Grundlage der hereditären Formen von cerebraler Kinderlähmung nahm HANHART eine besondere progressive, jedenfalls nicht regressive Entwicklungsstörung und nicht eine allgemeine „Organminderwertigkeit" des Gehirns an.

Diese Mitteilung HANHARTs ist die erste ausführliche Veröffentlichung, welche den Anforderungen der modernen Erbbiologie gerecht wird. HANHART beanspruchte zwar in dieser Beziehung keine Priorität, denn er behauptete, daß vor ihm bereits zwei recessive und je eine geschlechtsgebunden-recessive bzw. dominante spastische Diplegien beschrieben worden waren, so daß man mit mindestens 3 verschiedenen Erbformen zu rechnen habe, „von denen jede noch in einzelne Biotypen zerfallen dürfte". Diese Literaturangaben HANHARTs beziehen sich auf eine Bemerkung von LENZ (4) in der 4. Auflage der „Menschlichen Erblehre", worin LENZ seiner Meinung Ausdruck gab, daß die cerebrale Kinderlähmung nicht immer durch exogene Faktoren, wie Geburtsverletzungen, erklärt werden könnte, sondern daß in gewissen Fällen erbliche Anlagen angenommen werden müßten. Nach einer persönlichen, noch nicht veröffentlichten Mitteilung von WOLFSLAST wäre eine erbliche spastische Paraplegie in einer Sippe dem recessiv-geschlechtsgebundenen Erbgang gefolgt.

Hinsichtlich recessiver Formen bezog sich Hanhart auf eine Mitteilung von Davidenkow, der in seinem Buche „Die erblichen Krankheiten des Nervensystems“ einen Fall von familiärer spastischer Paraplegie recessiven Charakters und einen ebensolchen mit dominantem Erbgang beschrieb; beide betrafen Juden und waren nicht geschlechtsgebunden. Weissenberg, der das Buch von Davidenkow, das uns im Original nicht zugänglich war, referierte, veröffentlichte in einer späteren Mitteilung die eine von Davidenkow beschriebene Familie mit vielleicht recessiver spastischer Diplegie neuerdings; es handelte sich um eine Geschwisterreihe, in welcher 2 Knaben und 2 Mädchen an „familiärer spastischer Paraplegie“ erkrankt waren, 3 andere Geschwister waren früh verstorben, 3 weitere, soweit man es dem kaum erläuterten Stammbaum entnehmen konnte, gesund. Die Großmütter dieser Kinder waren Schwestern. In dieser Geschwisterreihe fand sich auch ein gleichgeschlechtliches Zwillingspaar, von dem der eine Paarling im Stammbaum als früh verstorben bezeichnet wurde, während der andere zu den kranken Geschwistern gehörte; wir haben dieses Paar in unsere Tabelle der Zwillingskasuistik aufgenommen.

Ferner rechnete Hanhart zu den recessiven Formen cerebraler Diplegie die Familie *Newmarks*, in der 2 normal geborene Kinder schon vor dem Gehenlernen eine typische Starre der Beine zeigten; 1 Vetter litt an bilateraler spastischer Hemiplegie mit choreatischen Störungen, was Hanhart als starke intrafamiliäre Variabilität dieser Form deutete.

Als dominante Form wertete Hanhart die Beobachtung Oppenheims je einer athetotisch-spastischen Diplegie bei Mutter und Tochter, die Oppenheim als „infantile Pseudobulbärparalyse“ bezeichnet hatte, worauf wir schon früher eingegangen sind.

Mit dieser Veröffentlichung Hanharts müssen wir uns auseinandersetzen; bringt sie doch die erste ausführliche erbbiologische Analyse eines Krankheitsbildes, dem man die Zugehörigkeit zur Diplegia spastica infantilis nicht absprechen kann: 6 der 7 Diplegiker Hanharts gehörten sogar zweifellos zu jener Gruppe, die man als angeborene spastische Diplegie bezeichnen kann, da bei ihnen durchwegs der Zeitpunkt wahrnehmbarer Störungen des Gehapparates auf das Ende des 1. Lebensjahres fiel. Nur einer der Patienten („Gaudenzio“) soll noch als Zweijähriger völlig gesund gewesen und überall herumgelaufen sein; erst nach einer „Influenza“ waren die Gangstörungen aufgetreten, eine Angabe, die Hanhart nicht sehr wahrscheinlich erschien. Wir können keine Bedenken geltend machen, die Hanhartsche Sippe nicht als familiären Little zu bezeichnen. Vielmehr erscheint sie uns als der Beweis, daß im heutigen Sammelbegriff der cerebralen Kinderlähmung oder Littleschen Krankheit vereinzelte Formen stecken, die genetisch als Morbus sui generis, als Erbkrankheit, zu werten sind. Daß derartige Formen häufig sind, wie es Hanhart behauptete, wenn er davon sprach, daß „die Verbreitung der einfach recessiv erblichen Little-Krankheit ziemlich beträchtlich sein dürfte“, müssen wir allerdings bezweifeln. Ist schon die cerebrale Kinderlähmung im weitesten Sinne keine besonders häufige Krankheit, so sind die zweifellos sehr vereinzelten hereditären Formen, die in diesem Komplex stecken, besondere Seltenheiten. Wir werden an Hand unseres unausgelesenen Materials auf diese Frage näher eingehen, möchten aber hier im Zusammenhang mit der Besprechung der Familienkasuistik der cerebralen Kinderlähmung zwei Beobachtungen streifen, die wir selbst machen konnten und die nicht in den Rahmen unserer Zwillingssammlung gehören. Wir haben uns begreiflicherweise neben unseren Zwillingsuntersuchungen bei cerebraler Kinderlähmung auch besonders für die Frage des „familiären Little" interessiert und nach eifrigstem Bemühen, derartige Familien ausfindig zu machen, tatsächlich Patienten aus zwei Familien gefunden, die ärztlicherseits mehrfach als familiäre Little bezeichnet worden waren. Bei eingehendem Studium dieser Fälle stellte es sich heraus, daß es sich bei der einen Familie um eine klare hereditäre spastische Spinalparalyse[1] handelte, die weder angeboren noch stationär war, sondern einen langsam, aber deutlich progredienten Prozeß darstellte, der sich bei einem kranken Mitglied der betreffenden Familie erst mit 15 Jahren bemerkbar gemacht hatte; die andere Familie, die als „familiärer Little" sogar ein Erbgesundheitsgericht beschäftigt hatte, wobei ein krankes Mitglied dieser Familie auch tatsächlich unfruchtbar gemacht worden war (ein Fall, der auch bereits in der Literatur (Jur. Wschr.) Eingang fand, worauf wir bei der Besprechung der rassenhygienischen Bedeutung der cerebralen Kinderlähmung eingehend zu sprechen kommen), diese andere Familie zeigte bei ihren kranken Mitgliedern ein zwar möglicherweise angeborenes, aber doch nicht stationäres, sondern deutlich progredientes Leiden[2], so daß wir gerade an Hand dieser beiden „LITTLE-Familien" uns der Ansicht von CURTIUS (4) erinnern mußten, der folgender Meinung Ausdruck gab: „Es gibt zweifellos zahlreiche Übergangsfälle, nicht nur zwischen den verschiedenen Unterformen der cerebralen Kinderlähmung, sondern auch zwischen dieser und anderweitigen Erkrankungen des Pyramidensystems, z. B. der spastischen Spinalparalyse." Wir teilen durchaus diese Ansicht von CURTIUS, nur würden wir vorschlagen, die Fälle klarer Erbkrankheiten, die sich klinisch von der cerebralen Kinderlähmung nicht abtrennen lassen oder Übergangsformen zu gut definierten Erbkrankheiten darstellen, in dem Bestreben, den unklaren Komplex der cerebralen Kinderlähmung möglichst einzuengen, herauszunehmen und sie nicht zur cerebralen Kinderlähmung im engeren Sinne zu zählen, wie dies ja bereits bei der spastischen Spinalparalyse und anderen Sonderformen geschehen ist. Wir sind der Meinung, daß ebenso wie eine eindeutige anatomische Definition die Herausstellung eines klinisch ungeklärten Krankheitsbildes als Morbus sui generis zur Folge hat, dies ebenso durch die eindeutige genetische Definition bewirkt werden müßte. Wenn die Erbkrankheit einer Familie so eindeutig genetisch analysiert erscheint, wie dies bei der HANHARTschen Sippe der Fall ist, so sollte das dazu führen, eine derartige Form als Morbus sui generis zu kennzeichnen; die klinische Bezeichnung ist dann letzten Endes nur eine Nomenklaturfrage.

Soweit die Familienkasuistik. Nun wurden in jüngster Zeit zum ersten Male systematische Familienreihenuntersuchungen durchgeführt, welche über die

[1] Eine ganz ähnliche Beobachtung machte kürzlich G. BRIEBRECHER, wie wir einer persönlichen Mitteilung entnehmen.

[2] Eine geringe Progredienz eines Little in der Jugend könnte pathogenetisch durch Narbenschrumpfungen erklärt werden, ebenso das spätere Auftreten von Jackson-Anfällen (vgl. das 7. PZ-Paar unseres Materials). Eine leichte Progredienz in späteren Jahren könnte gleichfalls eine zwanglose Erklärung etwa dadurch finden, daß ein Little-Kranker durch seine Unbeweglichkeit stark an Gewicht zunimmt und dadurch noch unbeweglicher wird, so daß eine leichte Progredienz der Lähmungserscheinungen vorgetäuscht werden könnte (wir konnten einen derartigen Fall beobachten). Deutliche starke Progredienzen lassen sich aber im Rahmen einer Littleschen Krankheit kaum erklären, so daß dieses Symptom differentialdiagnostisch gegen das Vorliegen eines Little verwertet werden muß.

Vererbung der LITTLEschen Krankheit oder über die Belastung von Familien, in denen sich ein LITTLE-Patient befand, mit anderen geistigen oder körperlichen Minderwertigkeiten Aufschluß geben sollten; diese Untersuchungen wurden an den Familien von 31 LITTLE-Probanden der Leipziger Orthopädischen Universitäts-Klinik ausgeführt; eine eingehende Veröffentlichung liegt noch nicht vor, hingegen haben FABER und MÜLLER in kurzen Mitteilungen über die vorläufigen Ergebnisse berichtet. Danach spielten in dem Leipziger Material schwere Geburten, Frühgeburten und mutmaßliche Geburtstraumen nur eine geringfügige Rolle: sie machten kaum 25% des Materials aus. Aber auch ein Anhalt für die Vererbung der LITTLEschen Krankheit konnte nicht nachgewiesen werden. In keiner Sippschaft war ein 2. LITTLE-Fall zu finden[1]. Doch legten die geistige und körperliche Minderwertigkeit, die sich in $^5/_6$ der untersuchten Sippschaften nachweisen ließen, den Gedanken an einen Zusammenhang und eine gegenseitige Abhängigkeit mit, bzw. von der körperlichen Mißbildung und der Schwachsinnigkeit der Ausgangsfälle sehr nahe; auffallend war dabei der Anteil, den Lues und Alkoholismus in dem Leipziger Material einnahmen. Von den körperlichen und geistigen Minderwertigkeiten, die FABER und MÜLLER in den veröffentlichten Stammbäumen anführten, seien kurz folgende erwähnt: Lues, Puella publica, Lungentuberkulose, asoziales Verhalten, Epilepsie, Skoliose, Tabes, Sittlichkeitsverbrechen, Alkoholismus, Schwachsinn, Blutschande, Diphtherie, Klumpfuß, Wolfsrachen, Mesenterialdrüsentuberkulose u. a. m. Bevor wir nicht durch eine ausführliche Veröffentlichung der genannten Untersuchungen und durch exakte Vergleiche mit ähnlichen Untersuchungen an einer Durchschnittsbevölkerung ein einigermaßen genaues statistisches Bild erhalten, möchten wir es dahingestellt sein lassen, wie hoch die Bedeutung dieser körperlichen und geistigen Minderwertigkeiten bei der Beurteilung des Erbwertes von Familien und Sippen, in denen sich eine LITTLEsche Krankheit findet, einzuschätzen ist. Freilich wollen wir nicht übersehen, daß FABER und MÜLLER nicht die ersten sind, die auf diese Verhältnisse aufmerksam gemacht haben; CURTIUS erwähnte auf Grund eigener Beobachtungen und unter Berufung auf IBRAHIM das gehäufte Vorkommen von Nerven- und Geisteskrankheiten in den Familien von Fällen cerebraler Kinderlähmung und auch WEYGANDT (2), der für die LITTLEsche Krankheit eine infektiöse Störung des Hirns als die wesentliche Grundlage ansah, veröffentlichte den Stammbaum eines LITTLE-Kranken, in dessen Familie psychisch nervöse Abartigkeiten, Schizophrenie und Schwachsinn mannigfach vertreten waren. Der Patient selbst entstammte übrigens einer schweren Geburt, war asphyktisch gewesen und hatte bald nach der Geburt an Krämpfen gelitten.

Von zweifelhaftem Wert für unsere Fragestellung, doch immerhin erwähnenswert ist eine Beobachtung von FRETS[2], der bei Untersuchungen über die erbliche Belastung einer Durchschnittsbevölkerung cerebrale Kinderlähmung „nicht erblich“ fand (Fall V 188, Abb. 4 seiner Arbeit in Genetica).

---

[1] Dies stimmt gut mit der Feststellung LANGES überein, der in dem großen Material der Münchener Orthopädischen Klinik durch 25 Jahre keinen Fall kannte, „wo in einer Familie, auch bei großer Kinderzahl, zwei Kinder mit spastischen Erkrankungen waren“.

[2] FRETS, G. P.: Erbliche Belastung in der Durchschnittsbevölkerung. Genetica **18**, 66 (1936). Außerdem in: Bevölkerungsfragen. Ber. Internat. Kongr. Bevölkerungswissenschaft Berlin 1935.

Nun bleibt uns hinsichtlich der Erblichkeitsforschung bei der cerebralen Kinderlähmung nur noch eine Form zu besprechen, die heute von manchen Autoren als „familiärer Little im engeren Sinne“ bezeichnet wird, die aber sonst in der Literatur unter dem Namen des Status marmoratus oder der VOGTschen Krankheit geführt wird. Zweifellos bildet diese Erkrankung eine Untergruppe des LITTLEschen Komplexes und damit der cerebralen Kinderlähmung schlechthin; C. und O. VOGT identifizierten das von ihnen gezeichnete klinische Bild geradezu mit der LITTLEschen Starre und meinten, daß LITTLE bei der Heraushebung des nach ihm benannten Krankheitsbildes vorwiegend Fälle von Status marmoratus vor sich gehabt hätte. Dieser Ansicht pflichten jedoch die meisten Autoren nicht zu, vielmehr fassen sie, so z. B. FOERSTER und JAKOB den Begriff der LITTLEschen Krankheit viel weiter. Klinisch ist die VOGTsche Krankheit durch Rigidität mit Neigung zu mobilen Spasmen vorwiegend der unteren Extremitäten und doppelseitige Hyperkinesien der oberen Extremitäten vom Charakter der Athétose double gekennzeichnet. Nicht ganz einheitlich sind die anatomischen Befunde: zumeist zeigt das Striatum im Markscheidenbild eine regellose Vermehrung von Markscheiden, wodurch die Kerne ein charakteristisches marmoriertes Aussehen bekommen, das auch schon am frischen Organ zu erkennen ist.

Sind schon anatomisches Substrat und klinisches Bild nicht ganz einheitlich, so scheint die Ätiologie noch uneinheitlicher zu sein. Dies ist jedenfalls auch der Grund, weshalb der Status marmoratus noch nicht vom Sammelkomplex der cerebralen Kinderlähmung herausgelöst werden konnte. Während einerseits familiäres Vorkommen mehrmals beobachtet wurde (OPPENHEIM, PATZIG[1]) und C. VOGT, ANTON, C. und O. VOGT, SCHOLZ, BARRE und VOGT, WIEMER, REMAK und FORSTER und CURTIUS der Meinung waren, daß die Erblichkeit eine erhebliche Rolle spielte, vielleicht im Sinne eines kompliziert-recessiven Erbmodus, finden sich andererseits in verschiedenen Arbeiten Angaben, die die Annahme exogener Schädlichkeiten zumindestens nicht ausschließen lassen [Scharlach, Kopftraumen: ANTON, SCHOLZ (1) u. a.]. Nach SCHOLZ wird offenbar in diesen Fällen „eine Anlage zur Krankheit im Sinne einer verminderten Widerstandsfähigkeit auf Schädigungen verschiedener Art“ vererbt.

Ehe wir das Kapitel der Erblichkeitsforschung bei der cerebralen Kinderlähmung abschließen, um zur Zwillingspathologie überzugehen, müssen wir noch einer — wenigstens theoretischen — Möglichkeit der Vortäuschung familiärer bzw. hereditärer cerebraler Kinderlähmung durch zwei Momente gedenken:

1. Da Frühgeburten zu traumatischer Geburtsschädigung und damit zu den entsprechenden Folgeerscheinungen von seiten des Zentralnervensystems neigen, könnte die Erscheinung der familären, habituellen Frühgeburt familiäres Vorkommen von cerebraler Kinderlähmung vortäuschen. Gibt es doch, wenn auch selten, Familien, in denen mehrere Generationen hindurch alle Kinder als 7—8 Monatskinder zur Welt kommen; YLPPÖ konnte diese Anomalie in einer Familie durch 3 Generationen beobachten. Obwohl meines Wissens kein Fall in der Literatur beschrieben wurde, bei dem hinsichtlich des familiären Auftretens von cerebraler Kinderlähmung an eine derartige Vortäuschung durch

[1] PATZIG, B.: Zur Vererbung striärer Erkrankungen. Erbarzt 3, 161 (1936).

familiäre Frühgeburt gedacht werden müßte, ist diese theoretische Möglichkeit immerhin erwähnenswert.

2. Das gleiche gilt, vielleicht in noch stärkerem Maße, von der Möglichkeit einer solchen Vortäuschung durch familiär-hereditäre Beckenenge [v. JASCHKE, CURTIUS (4)].

Damit hätten wir alle wesentlichen Gesichtspunkte besprochen, die im Schrifttum hinsichtlich der Erblichkeitsforschung bei der cerebralen Kinderlähmung niedergelegt sind, mit Ausnahme der Zwillingspathologie, auf welche wir nun im folgenden zu sprechen kommen.

III. Die Zwillingspathologie der angeborenen cerebralen Kinderlähmung.

1. Allgemeine Vorbemerkungen über die Zwillingsmethode und ihre Anwendung in der Neurologie.

Die geniale Idee, Zwillinge zur Abgrenzung der Einflüsse von Erbgut und Umwelt heranzuziehen, stammt bekanntlich von FRANCIS GALTON, der bereits 1875 in seiner berühmten Arbeit „Die Geschichte der Zwillinge als Prüfstein der Kräfte von Anlage und Umwelt" die methodische Bedeutung der Zwillingsforschung klar erkannte. Mit Recht behauptet LOTZE, daß dieser Arbeit GALTONs bereits mit einem Wurf alles Wesentliche gelungen sei: „Die Zwillingsforschung seit GALTON hat das Beobachtungsmaterial vergrößert, die Begriffe geklärt und verfeinert; über die grundlegenden Ergebnisse GALTONs ist sie aber nicht weit hinausgewachsen." Jahrzehntelang blieb die GALTONsche Arbeit unbeachtet. Wenn wir von einzelnen, fast durchwegs ungenügenden Versuchen, die GALTONschen zwillingsbiologischen Erkenntnisse weiterzutreiben, absehen wollen [THORNDIKE, POLL, Zwillingsheft des Journal of Heredity vom Dezember 1919 mit Beiträgen von DANFORTH, WILDER, FAIRCHILD und WOODS, weiter JABLONSKI, BONNEVIE, FISCHER, MARCHAND, ROSENFELD, SOBOTTA, WEINBERG (2, 3), WILDER und einige andere], ging der erste, entscheidende Impuls für die moderne erbbiologische Zwillingsforschung von SIEMENS aus, der in den Jahren 1923 und 1924 durch Vorträge, Einzelarbeiten, vor allem aber durch seine Monographie „Die Zwillingspathologie" (3) den Reigen der nun in rascher Folge sich häufenden Zwillingsstudien aus dem gesamten Bereich der menschlichen Erbbiologie und Erbpathologie eröffnete. Dabei lag das wesentliche Verdienst von SIEMENS in der Erkenntnis, daß die Feststellung der Ähnlichkeit zweier gleichgeschlechtlicher Paarlinge eine vollkommen ausreichende Methode der Eiigkeitsdiagnose darstelle. Vorhergehende Untersuchungen, z. B. jene von POLL, waren nämlich an der Schwierigkeit der Eiigkeitsdiagnose gescheitert oder steckengeblieben, so daß diese Erkenntnis von SIEMENS „geradezu das Ei des Kolumbus war", wie er selber sagte, denn er „beseitigte dadurch im Handumdrehen dasjenige Hindernis, welches bisher jede großzügige erbbiologische Zwillingsforschung unmöglich gemacht hatte". Die Weiterentwicklung der Zwillingsforschung in methodischer Hinsicht wurde dann durch viele Autoren vorwärts getrieben — wir möchten in diesem Zusammenhang nur der Arbeiten von LANGE (1), LENZ (1, 2, 3) und WEITZ (1) gedenken —, sie ist aber vor allem an die Namen v. VER-

SCHUERs und LUXENBURGERs geknüpft. Die Arbeiten dieser Autoren haben im Verein mit fast unübersehbaren speziellen Zwillingsuntersuchungen aus der Zwillingsforschung „die souveräne Elitemethode der Erbpathologie" gemacht, die „sicherste und beste Methode, um die peristatisch bedingte Manifestationsschwankung festzustellen" und „eine der wenigen Forschungsmethoden der Vererbungslehre, die überhaupt einen exakten Nachweis für die Tatsachen der Vererbung zu liefern imstande ist".

Es kann nicht unsere Aufgabe sein, im Rahmen der vorliegenden Untersuchung auf die theoretischen Grundlagen der Zwillingsmethode einzugehen oder sich mit manchen Bedenken auseinanderzusetzen, die in den letzten Jahren gegen die Zwillingsmethode erhoben wurden, ohne ihre Brauchbarkeit, ihren Wert und ihre überragende Bedeutung auch nur im geringsten erschüttern zu können [ECKSTEIN (1, 2), GREIL (1), ORGLER (1, 2), LENZ (3), BOUTERWEK (1, 2, 3, 4), GOTTSCHICK (1, 2) und manche andere [1]]. In zahlreichen wissenschaftlichen und volkstümlichen Veröffentlichungen haben die allgemeinen methodischen Grundlagen der Zwillingsforschung ausführliche und umfassende Darstellungen gefunden. Nur einer wichtigen Besonderheit ist bisher unseres Erachtens in vielen Veröffentlichungen zu wenig Beachtung geschenkt worden: nämlich des Unterschiedes zwischen Zwillingskasuistik und Zwillingsserien und der darauf beruhenden verschiedenen Wertigkeit der Ergebnisse, die mit der einen oder mit der anderen Methode gewonnen wurden. Die weitaus überwiegende Mehrzahl der Zwillingsarbeiten gehört zur Zwillingskasuistik und die veröffentlichten Zwillingsserien machen in der Gesamt-Zwillingsliteratur nur einen verschwindenden Bruchteil aus. Und doch handelt es sich um eine grundsätzlich wichtige und bezüglich der Bewertung der Ergebnisse geradezu entscheidende Frage, ob eine Zwillingsuntersuchung an einem Material angestellt wurde, das auf kasuistischem und somit auf einem Wege, der zahlreichen Auslesefaktoren unterworfen ist, gewonnen wurde oder ob der Untersuchung eine auslesefreie Zwillingsserie zugrunde lag.

Wir haben uns bei der vorliegenden Untersuchung auf jede Weise bemüht, das Material auslesefrei zu halten, d. h. unsere Untersuchung an einer Zwillingsserie durchzuführen, die die Bezeichnung der „Repräsentativität" verdiente.

[1] Ein Einwand gegen die neurologische Zwillingsforschung muß jedoch kurz erwähnt werden und dies um so mehr, als dieser Einwand in der Diskussion zu einem Vortrag über das vorliegende Thema (Jvserlg Ges. dtsch. Neur. u. Psychiatr. Köln 1938, Kongreßber. im Druck) von Herrn Oberreg.-Med.-Rat Dr. A. KNAUER, Würzburg, gemacht wurde: KNAUER berichtete über 3 diskordante Syringomyelie-EZ-Paare und erörterte die Frage, warum wohl bei einer sicherlich so weitgehend erbbedingten Erkrankung wie der Syringomyelie die Zwillingsmethode zu versagen scheint; er suchte auf Grund der möglicherweise bestehenden Beziehungen der Syringomyelie und des Status dysraphicus zur EZ-Bildung nach einer Erklärung in Analogie mit gewissen Erscheinungen der SPEMANNschen künstlichen Triton-Zwillinge. Es ist nicht möglich, auf diese interessanten Fragen hier grundsätzlich einzugehen, vor allem deshalb, weil der Einwand KNAUERs unsere Zwillingsbefunde bei angeborener cerebraler Kinderlähmung nicht berührt: denn wenn es auch berechtigt sein mag, Beziehungen zwischen der EZ-Bildung und der Syringomyelie anzunehmen, da diese Erkrankung mit Spaltbildungen im Rückenmark und insbesondere der verwandte Status dysraphicus mit ausgedehnten Spaltbildungen einhergehen kann, so fehlt die Berechtigung zur Annahme derartiger Beziehungen bei dem anatomisch, klinisch, ätiologisch und pathogenetisch heterogenen Sammelbegriff der angeborenen cerebralen Kinderlähmung vollständig, die in gar keiner Hinsicht irgend etwas mit Spaltbildungen und ähnlichem zu tun hat.

Luxenburger (4, 9) hat für auslesefreie, lückenlose Zwillingsserien die Forderung aufgestellt, daß sie „repräsentativ" sein müßten: 1. In bezug auf die Häufigkeit der Zwillinge unter den Trägern des in Rede stehenden Merkmals; 2. in bezug auf die Häufigkeitsbeziehungen von Gleichgeschlechtlichen und Verschiedengeschlechtlichen, von Eineiigen und Zweieiigen innerhalb der Zwillinge; 3. in bezug auf Konkordanz und Diskordanz der Zwillingspaare in dem zur Diskussion stehenden Merkmal. „Diese 3 Bedingungen werden erfüllt durch direkte Zählung aller Zwillingsindividuen unter den Probanden eines großen Zählbezirks, d. h. allen Merkmalsträgern, soweit sie in einen zeitlich und örtlich weitbegrenzten Rahmen fallen" (Luxenburger).

Schon Siemens hat 1924 auf die Auslesegefahren[1] hingewiesen, der die Zwillingskasuistik für gewöhnlich unterliegt; so sagt er in dem Abschnitt über die Krankheiten der Nerven und des Geistes in seiner „Zwillingspathologie": „Außerdem muß man in Betracht ziehen, daß das Literaturmaterial einseitig ausgelesen ist, die Fälle, in denen beide Zwillinge erkrankten, als ‚Zwillingsirresein' publiziert, Fälle, in denen nur einer erkrankt, als uninteressant übergangen werden. Es würde deshalb von großem Interesse sein, wenn das Krankengeschichtsmaterial größerer Anstalten auf Zwillinge durchgesehen und unter Einschluß der Fälle, in welchen nur ein Zwilling erkrankt ist, veröffentlicht würde." Luxenburger (2) hat später mit Recht betont, daß die „Zwillingspathologie" von Siemens nichts weniger bedeutet hat, als das Ende der kasuistischen und den Aufruf zur statistischen Arbeitsweise in der Zwillingsforschung; er schrieb: „Die Überzeugung von der Notwendigkeit, auch die zwillingspathologischen Forschungen ähnlich wie die übrigen Untersuchungen erbbiologischer Natur an einem repräsentativen Material durchzuführen, das keine positive oder negative Auslese darstellt, sondern den wirklichen Tatbestand getreu widergibt, hat sich seit Siemens in steter Progression gefestigt und vertieft." Trotz dieser hoffnungsvollen Worte Luxenburgers aus dem Jahre 1930 sind die Veröffentlichungen von Zwillingsserien im Verhältnis zur großen Zahl zwillingskasuistischer Arbeiten spärlich geblieben und der Forderung Luxenburgers nach Repräsentativität von Serien entsprechend den oben aufgezählten Bedingungen ist wenig Beachtung geschenkt worden. Das hat seinen guten Grund in der Schwierigkeit, in der mühevollen und kostspieligen Vorarbeit und in zahlreichen anderen Hindernissen, die der Erfassung einer repräsentativen Zwillingsserie im Wege stehen; Schwierigkeiten und Hindernisse werden dabei überhaupt unüberwindbar, wenn eine Krankheit, ein pathologisches Merkmal so selten ist, das man selbst bei Erfassung aller Fälle eines großen geographischen Gebietes und eines langen, etwa Jahrzehnte umfassenden Zeitabschnittes nur eine so geringe Anzahl ermitteln kann, daß darin nur einige wenige Zwillingspaare, aber niemals eine repräsentative Serie mit einer für erbbiologische Schlüsse genügend großen Gruppe eineiiger Zwillinge enthalten sein können. Wir haben erst kürzlich bei der Beschreibung eines eineiigen Zwillingspaares mit Oppenheimscher Myatonia congenita auf diese Schwierigkeiten hingewiesen und dargetan, warum bei so seltenen Krankheiten sich die Zwillingsforschung auf einfache Zwillingskasuistik beschränken muß [Thums (8)]. Allerdings sollte es das Bestreben der Zwillingskasuistik sein, auch ihr Material möglichst auslesefrei zu gewinnen, so daß sogar einzelne Fälle repräsentativen Charakter an-

[1] Zum Teil entsprechend der sog. „Interessantheitsauslese" der Familienforschung (Just).

nehmen können. Letzten Endes kann ja auch ein einziger Fall als „repräsentativ gesammelt" bezeichnet werden, wenn er unter den gleichen, keinen Auslesefaktoren unterworfenen Bedingungen gewonnen wurde, wie eine lückenlose Serie; es ist selbstverständlich, daß auch einem derartig „einwandfrei" gewonnenen Einzelfall niemals jene Beweiskraft zugesprochen werden kann, die repräsentativen Serien zu eigen sein kann. Aber ein solcher auslesefrei gewonnener Einzelfall muß zweifellos anders gewertet werden, als die Zwillingskasuistik im alten Sinne, von der LUXENBURGER (2) schrieb: „Sie ist — um ein Wort RÜDINs aus einem anderen Zusammenhang zu gebrauchen — ausschließlich eine Monokasuistik, die bestenfalls in der Hand über die engen Schranken des Episodischen hinausstrebender Forscher zu einer plurikasuistischen Pseudostatistik wird. Mit anderen Worten: man sammelt, wie so häufig in der Medizin, ‚interessante' Fälle und stellt sie, wenn man genügend solche Einzelfälle hat, zu Gruppenbeobachtungen zusammen. Es soll nicht bestritten werden, daß auch an gut beobachteten Zwillingspaaren gewisse rein qualitative Studien wohl möglich und von hohem Erkenntniswert sind; zur Klärung quantitativer Verhältnisse, der Erbintensität einzelner Merkmale, der Polymeriefrage, zur Aufdeckung von Häufigkeitsbeziehungen reicht das kasuistische Material jedoch unmöglich aus, da es sich dabei um eine ganz eindeutige positive Qualitätsauslese im statistischen Sinne handelt. Besonders gefährlich wirkt sich dieser Fehler aus, wenn man glaubt, in solchen plurikasuistischen *Reihen* nun statistisch brauchbare *Serien* erblicken zu dürfen. Dies ist natürlich eine folgenschwere Täuschung; denn die Fehler einer gleichmäßig auf positive Auslese gerichteten Monokasuistik können durch plurikasuistische Zusammenfassungen keinen statistischen Ausgleich erfahren. Sie potenzieren sich vielmehr in bedenklicher Weise."

Zusammenfassend läßt sich dazu sagen, daß die Zwillingskasuistik durch Auslese nach Eineiigkeit, nach Konkordanz, sowohl in bezug auf die Tatsache der Erkrankung, wie auch auf wichtige Einzelheiten in Beginn, Symptomatologie, Verlauf und Ausgang notwendigerweise oft zu voreiligen erbbiologischen und klinischen Schlüssen führen kann und führte. Wir erinnern in diesem Zusammenhang daran, daß beispielsweise bei der multiplen Sklerose als erstes Zwillingspaar der Weltliteratur, nämlich jenes von LEGRAS (2), ein konkordantes erbgleiches Paar beobachtet wurde, zu dem sich CURTIUS (3) folgendermaßen äußerte: „Bei der erwartungsgemäß großen Seltenheit des Zusammentreffens von multipler Sklerose und eineiiger Zwillingsschaft behält die Mitteilung ihren großen Wert: die Tatsache, daß das erstemal wo multiple Sklerose bei einem Eineierpaarling auftritt, der Partner ebenfalls unter recht ähnlichem Verlauf und ähnlichen Symptomen erkrankt, ist in erbpathologischer Hinsicht von größtem Interesse." Bald darauf wurde aber eine repräsentative Zwillingsserie multipler Sklerosekranker untersucht und veröffentlicht [THUMS (2, 3, 7)], wobei es sich herausstellte, daß sich in einer Serie von 12 erbgleichen Paaren nicht ein einziges konkordantes fand, wodurch die Bedeutung der LEGRASschen Beobachtung natürlich eine wesentliche Einschränkung erfuhr.

LUXENBURGER (2) hat in seinem großen Referat über die psychiatrisch-neurologische Zwillingspathologie (1930) in einer interessanten Gegenüberstellung die Häufigkeit von Konkordanz und Diskordanz in der Kasuistik der Literatur und in Zwillingsserien verglichen und konnte außerordentlich eindrucksvoll zeigen, wie in der Kasuistik unter den Eineiigen eine extreme Auslese nach

Konkordanz[1] herrscht, die sich auch noch bei den Zweieiigen und bei den hinsichtlich der Eiigkeit unsicheren Paaren und somit im Gesamtmaterial geltend macht: Konkordanz und Diskordanz bei der Kasuistik stehen geradezu genau in umgekehrtem Verhältnis wie bei den Serien, wodurch die absolute Notwendigkeit serienmäßiger Untersuchungen für die Zwillingsforschung eindeutig bewiesen wurde. LUXENBURGER hat in der gleichen Arbeit (2) folgende Skala der zwillingspathologischen Methoden nach ihrem Erkenntniswert aufgestellt:

„1. Reine Kasuistik;
   a) monokasuistische Einzelfälle,
   b) plurikasuistische Reihen.
2. Sammelkasuistik nach bestimmten Gesichtspunkten (Enquêten);
3. Serien;
   a) Serien im weiteren Sinne (nicht lückenlos, beschränkt repräsentativ),
   b) Serien im engeren Sinne (lückenlos, repräsentativ)."

Diese Ordnung gibt von unten nach oben aufsteigend ein gutes Bild vom Erkenntniswert der verschiedenen zwillingspathologischen Forschungsmethoden.

In den letzten Jahren sind nun einige, nach der Methode der Gewinnung des Materials befriedigende repräsentative oder wenigstens beschränkt repräsentative (im obigen Sinne) Zwillingsserien zum Studium der Erblichkeitsverhältnisse von pathologischen Merkmalen und von Krankheiten veröffentlicht worden, so die Schizophreniezwillinge LUXENBURGERs (1, 10, 11), die manisch-depressiven Zwillingspaare des gleichen Autors (8), die tuberkulösen Zwillingspaare von DIEHL und v. VERSCHUER (1, 2), die Epilepsiezwillinge CONRADs (1, 2, 3), die rachitischen Zwillingspaare LEHMANNs, die Serie intern und neurologisch kranker Paare von GEBBING, die kriminellen Zwillingsserien von LANGE (2), STUMPFL und KRANZ (1), die multiplen Sklerosezwillinge von THUMS (2, 3, 7), die Kropfzwillinge von EUGSTER. Aus dieser Zusammenstellung, die wohl nicht vollständig ist, aber doch immerhin ein Bild über die Gebiete gibt, die zwillingspathologisch mit der Serienmethode in Arbeit genommen wurden, ist deutlich ersichtlich, daß die Neurologie dabei ziemlich schlecht wegkommt. Das hat wohl darin seine Ursache, daß ganz allgemein gesagt, die organischen Nervenkrankheiten zu den selteneren Krankheiten gehören und für ihre zwillingspathologische Bearbeitung alle jene Schwierigkeiten und Hindernisse zutreffen, von denen oben die Rede war. Wir legen nun mit unseren Untersuchungen an Zwillingspaaren, von denen die Ausgangspartner an angeborener cerebraler Kinderlähmung erkrankt waren, eine neue neurologische Zwillingsserie vor; wir haben uns bemüht, völlig exakt nach den Grundsätzen vorzugehen, die von LUXENBURGER und anderen Autoren zur Erlangung einer repräsentativen Serie aufgestellt wurden. Wir werden im folgenden darüber berichten, auf welchem Wege wir zu unserer Serie gelangten und inwieweit es uns gelungen ist, die Repräsentativität unserer Serie zu erreichen und durch Erfüllung der geforderten Kriterien zu beweisen.

---

[1] Darauf hat übrigens auch KRANZ (2) in seinem Sammelreferat über „Zwillingsforschung" (Klin. Fortbildung — Neue Dtsch. Klinik **1936**, 134) unmißverständlich hingewiesen.

2. Die bisher vorliegende Zwillingskasuistik über angeborene cerebrale Kinderlähmung.

In der für uns erreichbaren Literatur fanden wir — abgesehen von unseren eigenen diesbezüglichen Veröffentlichungen (4, 5, 7), die sich aber sämtliche auf das in dieser Monographie vorgelegte Material bzw. auf Teile dieses Materials beziehen — Mitteilungen über 25 Zwillingspaare, auf die wir im folgenden näher eingehen wollen. Dabei handelte es sich fast durchwegs um auf kasuistischem Wege gewonnenes Zwillingsmaterial, gegen welches von vornherein alle jene Bedenken geltend gemacht werden können, auf die wir früher ausführlich eingegangen sind; nur zwei diskordante ZZ-Paare von GEBBING sind auslesefrei gewonnen worden und gehören nach der LUXENBURGERschen Nomenklatur zu einer „beschränkt repräsentativen“ Serie verschiedener interner und neurologischer Erkrankungen. Allerdings stellt auch die Arbeit von SMITH eine unausgelesene Serie dar; doch kann sie für unsere Fragestellung nicht als repräsentativ bezeichnet werden, da sie als Ausgangsprobanden die Schwachsinnigen Dänemarks wohl weitgehend erfaßte, in der Veröffentlichung aber die angeborenen neurologischen Störungen nur bei den konkordanten zweieiigen und bei den eineiigen Paaren berücksichtigte; daher haben wir keine Anhaltspunkte für die Verteilung angeborener neurologischer Störungen über das gesamte von SMITH erfaßte Zwillingsmaterial, so daß diese Serie wohl vom Standpunkt des Schwachsinns, nicht aber von jenem der cerebralen Kinderlähmung aus als repräsentativ bezeichnet werden kann.

In der Arbeit von BOETERS und DITTEL über „Zwillingspathologische Ergebnisse bei LITTLEscher Krankheit“ und in der Dissertation von JACOBSOHN, auf die wir weiter unten zu sprechen kommen, findet sich die Angabe, daß eine Veröffentlichung von NAEF die Beobachtung eines Falles von LITTLEscher Krankheit enthält, der einen totgeborenen Zwillingspartner hatte. Der LITTLE-Patient war der Zweitgeborene und zeigte folgende Symptome: Mikrocephalie, Prognathie, Strabismus convergens, Nystagmus, steife Arme, konnte nicht sitzen, kleinere rechte Hand, kleineres linkes Bein, sehr lebhafte Patellar-Sehnenreflexe. Die Originalarbeit von NAEF war uns nicht zugänglich, so daß wir auf die Angaben von JACOBSOHN und BOETERS und DITTEL angewiesen waren.

Ähnliches gilt für die uns nicht zugängliche Dissertation von FEER, in welcher nach JACOBSOHN zwei Brüder beschrieben wurden, die beide schwere allgemeine Starre zeigten. Der ältere, normal geborene, war Halbidiot, der andere war ein Zwillingskind von sehr getrübter Intelligenz mit Spasmen aller vier Extremitäten; über den Zwillingspartner ist in dem Zitat JACOBSOHNs nichts enthalten.

JACOBSOHN beschrieb bei einem weiblichen gleichgeschlechtlichen Zwillingspaar konkordantes Auftreten einer LITTLEschen Krankheit; ein Bruder derselben Geschwisterreihe litt gleichfalls an LITTLEscher Krankheit. Über die Eiigkeit des Zwillingspaares fehlen leider Angaben; eine auffallende Verschiedenheit der Schädelform bei beiden Paarlingen (normaler Schädel bei dem einen, Caput quadratum beim anderen Paarling) lassen vielleicht an Zweieiigkeit denken. Geburtstraumatische Einflüsse sind bei den Zwillingspaaren JACOBSOHNs unwahrscheinlich, da das Paar einer normalen 12 Stunden dauernden Geburt entstammte; die Kinder wurden in normaler Schädellage geboren und wogen je 2500 g. JACOBSOHN dachte selbst an eine „endogene bedingte Beschaffenheit des Gehirns". Er führte wörtlich aus: „Ohne Zweifel werden doch die von LITTLE angeführten Momente der erschwerten Geburt von zahlreichen Kindern ertragen, ohne daß sie an cerebraler Diplegie erkranken. Man kann also versucht sein, kongenitale Bedingungen in Betracht zu ziehen, die den Einflüssen der Geburt erst gestatten, pathogene Kraft zu äußern, sei es, daß diese Bedingungen im Entwicklungszustand des Gehirns liegen, sei es, daß die Resistenzfähigkeit bzw. -losigkeit der Blutgefäßwandungen oder des Nervengewebes den Anforderungen der schweren Geburt nicht gewachsen ist. Geht man von dieser Annahme aus, so hat es keine Schwierigkeiten, den Fällen von LITTLEscher Krankheit nach abnormer Geburt jene anzureihen, in denen die kongenitalen Bedingungen allein selbst nach normaler Geburt das Krankheitsbild erzeugen können, da ja auch bei normaler Geburt gewisse Anforderungen unvermeidlich an das fetale Gehirn gestellt werden."

YLPPÖ (3) berichtete in seinen klinischen Studien über Frühgeborene über einen Fall, den er folgendermaßen beschrieb: „Hans K. mit etwa 1700 g geboren, Zwillingskind, gedieh körperlich leidlich, oft Augenverdrehen, sonst keine besonderen Spasmen, erst im Alter von 3 Monaten fiel beim Hochheben des Kindes auf, daß die Beine etwas rigide waren. Allmählich entwickelte sich eine typische spastische Parese beider Beine; die körperliche Entwicklung ließ nach, der Blick wurde starr; regungslos; konnte mit 1 Jahr 9 Monaten noch nicht den Kopf heben." Aus dieser Beschreibung ist hinsichtlich der Eiigkeitsdiagnose und hinsichtlich des körperlichen und geistigen Verhaltens des Partners nichts ersichtlich.

EVANS LAMING berichtete in der Roy. Soc. of med. über eine konkordante Hemiplegie bei einem eineiigen Zwillingspaar, die angeboren war oder doch bei den ersten Bewegungsversuchen der Kinder bemerkt wurde. Die Geburt des ersten Paarlings war sehr schwer (Zangengeburt) und hatte eine vorübergehende Facialislähmung zur Folge. Der zweite Paarling folgte spontan. Der Autor dachte an eine primäre Degeneration der Nervenfasern vom familiären Typ. Nach EVANS LAMING war ein ähnlicher Fall in der Literatur vor ihm nicht bekannt[1].

DAVIDENKOW veröffentlichte in seinem Buche „Die erblichen Krankheiten des Nervensystems", das uns nicht im Original zugänglich war, weshalb wir uns auf zwei Referate WEISSENBERGS beziehen, eine Geschwisterreihe, in der sich unter 4 Geschwistern mit „familiärer spastischer Paraplegie" ein Mädchen befand, das einer Zwillingsgeburt entstammte und eine frühverstorbene gleichgeschlechtliche Partnerin hatte. Wir haben diesen Fall bereits bei Besprechung der Familienkasuistik erwähnt.

ZIPPERLEN beschrieb 1926 in seiner Dissertation ein eineiiges weibliches Zwillingspaar mit konkordanter cerebraler Kinderlähmung, v. VERSCHUER (2) übernahm das gleiche Paar in seine „Vererbungsbiologische Zwillingsforschung"; 1933 veröffentlichten NITSCHE und ARMKNECHT dasselbe Paar nochmals, nachdem sie es von WEITZ hatten nachuntersuchen lassen. Es handelte sich um ein sicher eineiiges weibliches Zwillingspaar, von welchen beide Paarlinge eine offenbar angeborene spastisch-athetotische Erkrankung hatten; Paarling I zeigte

[1] Wir konnten in die Originalmitteilung keinen Einblick nehmen, sondern zitieren nach dem Referat von REY.

eine spastische Tetraplegie von vorwiegend rechtsseitig-hemiplegischem Charakter; Paarling II eine linksseitige Hemiplegie. Beide hatten athetotische Bewegungen in den Armen, bei I stärker ausgeprägt, wie überhaupt das Krankheitsbild bei I im ganzen und durch eine schwere Sprachstörung mit scheinbarer Imbezillität verstärkt war. Hingegen hatte II eine kongenitale Hüftverrenkung links, die in keinem Zusammenhang mit der spastischen Lähmung stand, da die Art der Veränderungen für eine typische angeborene Hüftverrenkung sprachen und außerdem bei einer älteren Schwester ebenfalls eine angeborene Hüftverrenkung bestand. Beide Paarlinge zeigten überdies einen Strabismus convergens. Während sich v. VERSCHUER (2) hinsichtlich der Genese der pathologischen Erscheinungen bei diesem Paar sehr vorsichtig ausdrückte und die Zwillingsschwangerschaft als ätiologisches Moment in Betracht zog (die Geburt erfolgte allerdings spontan), führte NITSCHE in einer späteren Arbeit dieses konkordante EZ-Paar unter den Beweismomenten an, die nach seiner Meinung die Annahme einer vorwiegenden Erbbedingtheit der angeborenen halb- oder doppelseitigen Gliederstarre rechtfertigten.

STIEFLER beschrieb ein gleichgeschlechtliches männliches Zwillingspaar, das er zwar nicht ausdrücklich als eineiig bezeichnete, von dem er aber folgendes sagte: „Hinsichtlich des Körperbaues besteht zwischen den beiden Brüdern außerordentliche Ähnlichkeit, so daß sie, wenn man von den Gehstörungen absieht, leicht miteinander verwechselt werden können.“ Und weiter: „Sie sind von ungefähr gleicher, dem Alter mehr oder minder entsprechender Größe, sehen sich ungemeinlich ähnlich, weisen die gleiche Schädelbildung auf: Andeutung von Turmschädel, mit Flachauge; die Zahnstellung ist bei beiden unregelmäßig, die Zähne zum Teil verkümmert.“ Auch die in der Arbeit veröffentlichte Abbildung läßt vermuten, daß es sich um EZ gehandelt hat. Klinisch boten die Paarlinge ein gleichartiges und auch dem Grad nach nur wenig verschiedenes Bild einer kongenitalen allgemeinen spastischen Gliederstarre, Sprachstörung und Schwachsinn. Die Paarlinge entstammten einer Frühgeburt im 7. Monat, die Geburt verlief ungewöhnlich schwer, beide Paarlinge waren im hohen Grade asphyktisch und litten mehrere Tage hindurch an starken Fraisen. Die Mutter der Paarlinge war leicht debil. Kongenitale Lues kam nicht in Frage. STIEFLER äußerte sich nicht weiter über ätiologische Möglichkeiten bei diesem Paare.

WILSON und WOLFSOHN beschrieben männliche eineiige Zwillinge, die einer normalen Geburt entstammten. Als die Paarlinge gehen lernten, wurde eine Störung festgestellt; die Verfasser sahen das Paar im Alter von 21 Jahren und fanden eine, wenn auch nicht hochgradige, spastische Paraplegie, jedoch auch gesteigerte Reflexe der oberen Extremitäten.

Wie schon oben erwähnt, kann vom Standpunkt der angeborenen cerebralen Kinderlähmung das Zwillingsmaterial der Arbeit von SMITH nicht als repräsentativ angesehen werden, obwohl die Serie von 122 Zwillingspaaren, die unter 6700 Schwachsinnigen gefunden wurde, auslesefrei gewonnen worden ist. Veröffentlicht aber hat SMITH nur jene Paare mit cerebraler Kinderlähmung, die sich unter seinen EZ und konkordanten ZZ fanden, so daß dabei eine Auslese zum Teil nach Konkordanz einerseits, zum Teil nach Eineiigkeit andererseits erfolgt ist. Aus dem Text der Arbeit ist an mehreren Stellen ersichtlich, daß sich auch unter den nichtveröffentlichten Paaren, die weitaus die Überzahl ausmachen,

Probanden befunden haben müssen, die an neurologischen Störungen im Sinne einer angeborenen cerebralen Kinderlähmung gelitten haben. Unter den EZ fand Smith ein konkordantes Paar (Nr. 109 der Arbeit), das eine linksseitige Hemiplegie, Schwachsinn und zeitweises Auftreten von Krämpfen zeigte. Aus dem Verlauf der Erkrankung dieses Paares ist bemerkenswert, daß der eine Paarling eine allmähliche Besserung der Lähmungserscheinungen zeigte, so daß schließlich nur mehr eine ausgesprochene Astereognosis der linken Hand übrig blieb. Intellektuell veränderte er sich nicht. Der andere Paarling zeigte eine beständige Verschlimmerung seines Leidens und starb im Alter von 22 Jahren mit einer schweren spastischen Hemiplegie mit Kontrakturen. Ein Geburtstrauma schien bei diesem Paar nicht vorzuliegen, auch konnte kein weiterer Fall von Schwachsinn in der Familie gefunden werden. Bei einem zweiten EZ-Paar (Nr. 116 der Arbeit) waren beide Partner schwachsinnig, beide litten an Krämpfen. Während der eine Paarling zahlreiche schwere Anfälle und athetoide Bewegungen der linken Hand hatte und ein schwerer Idiot war, stand der andere Paarling etwas höher und hatte keine abnormen neurologischen Erscheinungen; ein Vetter der Mutter hatte an Krämpfen gelitten. Unter den ZZ (Nr. 41 der Arbeit) litt ein Proband an Lähmung beider Beine mit Babinski und an einer linksseitigen Gesichtslähmung, während seine Partnerin keine neurologischen Symptome zeigte, sondern als hochstehende und arbeitstüchtige Schwachbegabte bezeichnet wurde. Der Proband war bei der Geburt scheintot, Zweitgeborener, in der Familie nichts Auffälliges. Außer diesen 3 Paaren, in denen wohl mit Recht von Erscheinungen cerebraler Kinderlähmung gesprochen werden konnte, enthält die Arbeit von Smith noch ein 4. Paar (Nr. 115) männlicher EZ, die als schwachbegabt oder leicht debil bezeichnet wurden, eine Sprachstörung mit fehlender Artikulation hatten und „leichte neurologische Abnormitäten" zeigten; von solchen wurde in der Veröffentlichung nur ein einseitiger Babinski bei einem Paarling mitgeteilt. Auf Grund dieser Angaben kann man den Fall wohl nicht unter die cerebrale Kinderlähmung zählen, dies um so weniger, als bei dem im mittleren Alter stehenden Paar nichts über Angeborenheit der neurologischen Symptome mitgeteilt wurde.

Smith glaubte auf Grund seiner Untersuchungen folgern zu dürfen, daß auch ein Teil des klinisch mit neurologischen Symptomen verbundenen Schwachsinns auf Vererbung beruht, und daß neurologische Symptome, Hemiplegien u. a. nicht notwendigerweise auf ein erworbenes Leiden deuten.

Guthrie und Lebowitz berichteten über 2 eineiige Zwillingspaare mit konkordanten neurologischen Erscheinungen, die zur cerebralen Kinderlähmung gerechnet werden mußten. Beim ersten Paare handelte es sich um eineiige Zwillingsschwestern, die ohne Geburtsschwierigkeiten geboren wurden, im normalen Alter nicht mit Gehversuchen begannen; vielmehr bekam der eine Paarling mit 16 Monaten den ersten epileptischen Anfall, der andere mit 19 Monaten. Bei der gelegentlich dieser Anfälle erfolgten ärztlichen Untersuchung stellte der Arzt bei beiden eine linksseitige Hemiplegie fest. Die durch die Autoren im Alter von 5 Jahren durchgeführte genaue Untersuchung ergab jedoch bei beiden Paarlingen auch rechtsseitig spastische Erscheinungen, doch stand die linksseitige konkordante Hemiplegie weitaus im Vordergrund des Krankheitsbildes.

Bei dem zweiten Paar handelte es sich ebenfalls um eineiige Zwillingsschwestern, die ohne Schwierigkeiten geboren wurden und angeblich zu normaler Zeit zahnten und zu sprechen und zu laufen begannen. Im zweiten Jahr bekamen sie in einem zeitlichen Abstand von einigen Wochen epileptische Anfälle, außerdem wurde bei beiden Paarlingen konkordant eine rechtsseitige Hemiplegie festgestellt. Die Autoren erwähnten allerdings auch bei beiden Paarlingen konkordante „acneforme" Hautveränderungen, so daß es sich bei diesem Paare vielleicht um eine tuberöse Sklerose gehandelt haben könnte.

In seiner Monographie der organischen und funktionellen Erbkrankheiten des Nervensystems erwähnte CURTIUS (4), daß er ein eineiiges Zwillingspaar mit spastischer Diplegie beobachtet hatte. Nähere Angaben fehlten.

Die ausführlichste Arbeit über LITTLEsche Krankheit bei Zwillingen stammt von NITSCHE, der 1936 fünf neue Paare veröffentlicht hat. Paar 1, ein männliches EZ-Paar, zeigte konkordant leichte Spasmen und Athetosen der Arme und Beine und eine Sprachstörung. Über Familie und Geburtsverlauf konnte nichts in Erfahrung gebracht werden. Paar 2, ein männliches EZ-Paar, wies bei einem Paarling eine starke spastische Hemiplegie links, beim anderen eine spastische Diplegie und Sprachstörung auf; Frühgeburt im 7. Monat. Paar 3, ein männliches EZ-Paar, war hinsichtlich der LITTLEschen Krankheit diskordant; Frühgeburt im 8. Monat. Der kranke Paarling hatte eine schwere spastische Diplegie mit Athetosen, Sprachstörung und Strabismus; in diesem Fall ließ sich eine exogene, extrauterine Noxe nicht mit Sicherheit ausschließen, da der kranke Paarling im Alter von $^1/_2$ Jahr im Anschluß an die Verabreichung von Pneumokokkenserum ein Serumexanthem und zweimal durch 20 Minuten Krämpfe bekam, während der gesunde Paarling auf das Serum nur ein Exanthem bekam. Von Paar 4, einem weiblichen EZ-Paar, zeigte der eine Paarling eine spastische Hemiplegie links und Sprachstörungen; der andere Paarling, der wegen Nabelschnurumschlingung scheintot zur Welt kam, blieb gesund. Paar 5, ein PZ-Paar, zeigte eine spastische Hemiplegie und Sprachstörung des weiblichen Paarlings, der als Steißlage spontan geboren worden war; der männliche Paarling kam scheintot zur Welt, blieb aber gesund. Auch in diesem Falle war eine exogene extrauterine Noxe nicht ganz von der Hand zu weisen, da die Mutter des Paares die Lähmung des weiblichen Paarlings auf eine im Alter von $^1/_2$ Jahr durchgemachte fieberhafte Erkrankung zurückführte; doch hatte der kranke Paarling bis zu dieser Erkrankung im Gegensatz zu dem gesunden nicht laufen gelernt, was wohl in erster Linie an eine angeborene Lähmung denken ließ.

NITSCHE erörterte ausführlich die Ätiologie der LITTLEschen Krankheit auf Grund dieser Befunde und widersprach der Ansicht v. VERSCHUERs, der in der Zwillingsschwangerschaft eine gewisse Disposition zur LITTLEschen Krankheit gesehen hatte; dann müßte aber die LITTLEsche Krankheit bei Zwillingsschwangerschaft relativ häufiger sein als sonst, was nach Ansicht NITSCHEs bei der geringen Zahl der bisher bekannten Zwillingsfälle nicht anzunehmen ist. NITSCHE stellte aus der Literatur die verwertbaren Zwillingsfälle zusammen, nämlich 6 konkordante EZ, 2 diskordante EZ, 1 diskordantes ZZ-Paar. Nach seiner Meinung sprach die Diskordanz bei 2 EZ-Paaren nicht gegen die Bedeutung endogener Faktoren; er schrieb: „Denn die Diskordanzhäufigkeit (bilateral-)asymmetrischer Merkmale bei EZ kann bis zu $^2/_3$ gehen und doch ist das Merkmal vorwiegend erbbedingt (v. VERSCHUER)."

Nach NITSCHE sprächen für die Annahme vorwiegender Erbbedingtheit der angeborenen halb- oder doppelseitigen Gliederstarre folgende Gründe: 1. Die berechtigten Zweifel an der Bedeutung des Geburtstraumas für die Entstehung des Leidens, 2. die häufige Kombination mit der erblichen angeborenen Hüftverrenkung, 3. das häufige Vorkommen anderer Nerven- und Geisteskrankheiten in LITTLE-Familien, 4. die Familienbeobachtungen, 5. die bekannten Zwillingsfälle. NITSCHE forderte zur endgültigen Klärung Familienuntersuchungen. Trotzdem er also im wesentlichen die erbliche Bedingtheit der LITTLEschen Krankheit für wahrscheinlich hält, äußerte er sich in der rassenhygienischen Frage der Sterilisierung dahingehend, daß, solange ausgedehnte Familienuntersuchungen fehlten und solange die Frage noch nicht entschieden wäre, welche Bedeutung der kongenitalen Lues für die Entstehung der LITTLEschen Krankheit zukäme, eine Sterilisierung nicht durchgeführt werden dürfte. NITSCHE hielt es nicht für richtig, daß eine Entscheidung hinsichtlich der Sterilisierung von dem Vorhandensein oder Fehlen einer Intelligenzstörung abhängig gemacht würde, da man als Geisteszustand der LITTLE-Kranken alle Abstufungen von hoher Intelligenz bis zur Idiotie beobachten könnte.

Diese Veröffentlichung NITSCHEs fand durch das ausführliche Referat der Arbeit durch WEBER in „Volk und Rasse“ eine weitgehende Beachtung und Verbreitung.

GEBBING beschrieb in ihrer beschränkt repräsentativen Zwillingsserie, die 1009 Zwillingspaare mit verschiedenen internen und neurologischen Erkrankungen umfaßte, zwei diskordante Paare mit cerebraler Kinderlähmung. Beim ersten Paar handelte es sich um männliche EZ, die einer leichten Geburt entstammten und beide mit 5 Monaten an Lungenentzündung erkrankten. Während nun der eine Paarling normal gesundete und auch späterhin vollkommen normal blieb, bekam der andere Paarling im Anschluß an die Lungenentzündung Krämpfe und war von dieser Zeit an rechtsseitig gelähmt. Er zeigte eine typische spastische Parese der rechten Extremitäten, stotterte und war debil. Ob hier eine angeborene cerebrale Kinderlähmung vorlag, die erst nach der Lungenentzündung bemerkt wurde, ist schwer zu entscheiden; GEBBING selbst hielt eine infektiöse Genese für möglich. Beim zweiten Paar handelte es sich um gleichgeschlechtliche weibliche ZZ; die Geburt war sehr schwer und dauerte sehr lang. Bei dem einen Paarling bestand von Geburt an eine Lähmung, und zwar im Bereiche aller 4 Extremitäten mit gesteigerten PSR und ASR, positivem Babinski, Gordon und Oppenheim bds. Außerdem leichte Abducensparese links, anhaltende Zuckungen im Gebiet des unteren und mittleren Facialisastes. Gang unsicher, taumelnd, ausfahrende Bewegungen der Beine; dauernde Hyperkinesien, die bald mehr an choreatische, bald mehr an athetotische Bewegungen erinnerten, der Arme, der Beine, der Kopf- und Gesichtsmuskulatur, erhöhter Tonus in den unteren Extremitäten. GEBBING nahm als Ursache der Gehirnschädigung, die Stammganglien und Pyramidenbahnen betroffen hatte, eine Geburtsblutung infolge der schweren Geburt an.

Eine interessante Beobachtung teilten BOETERS und DITTEL mit: sie berichteten über 2 EZ-Paare, bei denen jeweils das erstgeborene Kind an LITTLEscher Krankheit mit Mikrocephalie und Schwachsinn litt. Die zweitgeborenen Partner waren neurologisch unauffällig; dagegen war auch bei ihnen die gesamte frühkindliche Entwicklung, die Ausbildung der sprachlichen und statischen Funktionen erheblich stärker als sonst bei Zwillingen verzögert; kongenitale Lues lag nicht vor. In der näheren Familie des einen Paares konnte eine Häufung von kindlichen Entwicklungsstörungen, vor allem grobe Störungen der Sprachentwicklung[1], aufgefunden werden. Die Verfasser kamen zu dem Schluß, daß bei der LITTLEschen Krankheit möglicherweise eine anlagebedingte erbliche Kerngruppe von den übrigen vorwiegend oder rein exogenen Formen abgetrennt werden könnte und forderten eingehende Sippenuntersuchungen. Diese Arbeit von BOETERS und DITTEL war für uns der Anlaß, mit ganz besonderer Intensität bei den Partnern unserer Probanden mit cerebraler Kinderlähmung nach derartigen Störungen der frühkindlichen Entwicklung zu fahnden. Nicht unerwähnt soll in diesem Zusammenhang bleiben, worauf wir später noch kurz zu sprechen kommen, daß Störungen der frühkindlichen Entwicklung, insbesonders Verzögerungen des Laufens und Sprechens bei Frühgeburten wesentlich häufiger gefunden werden [YLPPÖ (8)], als bei normal ausgetragenen Kindern. Diese Feststellung könnte dazu führen, auch bei dem 1. EZ-Paar der Fälle von BOETERS und DITTEL nicht so sehr an eine fragliche Anlageanomalie zu denken, als die dort gefundenen Störungen der frühkindlichen Entwicklung mit der Frühgeburt dieses Paares im 7. Monat in Zusammenhang zu bringen.

HANNES[2] hat diesbezügliche Untersuchungen an einer Serie asphyktisch geborener und wiederbelebter Kinder angestellt: von diesen lernten nur 7,5% die Sprache erst jenseits des 2. Lebensjahres, 3,5% das Gehen erst jenseits des 2. Lebensjahres. HANNES fuhrte auch Vergleichsuntersuchungen durch und fand an einer Gruppe von lebensfrisch, aber mit Kunsthilfe geborenen Kindern folgende Ziffern: Erlernung der Sprache erst jenseits des 2. Lebensjahres 5,5%, des Gehens 3,8%; eine weitere Vergleichsuntersuchung an einer Gruppe lebensfrisch und nach regelrechtem Geburtsablauf ohne Kunsthilfe, also spontan geborener Kinder ergab für das Sprechenlernen jenseits des 2. Lebensjahres 8,3%, für das Gehenlernen 1,3%. Aus diesen Zahlen folgerte HANNES die geringe Bedeutung von Asphyxie und schwerer Geburt für Entwicklungshemmungen und -verzögerungen hinsichtlich des Laufens und Sprechens.

Wir wollen uns nicht mit der Frage auseinandersetzen, ob und inwieweit die Entwicklungsverzögerungen in den Fällen von BOETERS und DITTEL mit rachitischen Erscheinungen zusammenhängen könnten; ist doch bekannt, daß einerseits Unreife zu frühzeitig auftretenden oder stärkeren Graden von Rachitis neigen und andererseits ein gewisser Prozentsatz von Rachitikern gegen die gesunden Altersgenossen oft nicht unbedeutend zurückbleibt [auch psychisch, worauf besonders DOLLINGER (2,3) hingewiesen und betont hat, daß es sich dabei um eine zeitliche Verlangsamung mit absolut günstiger Prognose handelte].

Schließlich sei noch einer Demonstration von LIEBENAM auf der Jahresversammlung der Dtsch. Ges. f. Vererbungswissenschaft 1937 gedacht: konkordantes Auftreten von LITTLEscher Erkrankung bei fünfjährigen männlichen EZ.

---

[1] In diesem Zusammenhang sind die Ergebnisse der Untersuchungen SEEMANNS über die Sprachentwicklung bei Zwillingen von Interesse: von 14 EZ-Paaren war die Sprachentwicklung bei 9 Paaren konkordant verspätet, so daß SEEMANN in Ergänzung früherer Familienforschungen durch die Zwillingspathologie den Beweis liefern konnte, daß das Merkmal der verspäteten Sprachentwicklung ein idiotypisches ist.

[2] HANNES, W.: Zur Frage der Beziehungen zwischen asphyktischer und schwerer Geburt und nachhaltigen psychischen und nervösen Störungen. Z. Geburtsh. 68, 689 (1911).

Tabelle 1. Die Zwillingskasuistik des Schrifttums über angeborene

	Autor	Zeitschrift	Titel der Arbeit
1.	NAEF	Inaug.-Diss. Zürich 1885 (zit. nach BOETERS und DITTEL und JACOBSOHN)	Die spastische Spinalparalyse im Kindesalter
2.	FEER	Inaug.-Diss. Basel 1890 (zit. nach JACOBSOHN)	Über angeborene spastische Gliederstarre
3.	JACOBSOHN	Inaug.-Diss. Basel 1907	Über LITTLEsche Krankheit an Hand einer Erkrankungsgruppe bei 3 Geschwistern
4.	A. YLPPÖ	Z. Kinderheilk. **24**, 1 (1919)	Zur Physiologie, Klinik und zum Schicksal der Frühgeborenen
5.	EVANS LAMING	Proc. roy. Soc. Med., Sect. Orthopaedics **17**, Nr 10, 37 [zit. nach Referat REY: Z. orthop. Chir. **46**, 621 (1924)]	A condition of right-sided hemiplegia in each of similar twins
6.	S. N. DAVIDENKOW	Staatsverlag der Ukraine 1925 [zit. nach Referat S. WEISSENBERG: Arch. Rassenbiol. **19**, 102, 425 (1927)]	Die erblichen Krankheiten des Nervensystems (Russisch)
7.	V. ZIPPERLEN	Inaug.-Diss. Tübingen 1926	Untersuchungen an 27 ein- und 25 zweieiigen Zwillingen
8.	O. Frhr. v. VERSCHUER	Erg. inn. Med. **31**, 35 (1927)	Die vererbungsbiologische Zwillingsforschung. Ihre biologischen Grundlagen. Studien an 102 eineiigen und 45 gleichgeschlechtlichen zweieiigen Zwillings- und an 2 Drillingspaaren
9.	F. NITSCHE und PH. ARMKNECHT	Z. orthop. Chir. **58**, 518 (1933)	Orthopädische Leiden bei Zwillingen
10.	G. STIEFLER	J. Psychol. u. Neur. **37**, 362 (1928)	LITTLEsche Krankheit bei Geschwistern und bei Zwillingen
11.	S. A. K. WILSON und J. M. WOLFSOHN	Arch. of Neur. **21**, 477 (1929)	Organic nervous disease in identical twins
12.	J. CH. SMITH	Z. Neur. **125**, 678 (1930)	Das Ursachenverhältnis des Schwachsinns beleuchtet durch Untersuchungen von Zwillingen
13.	R. H. GUTHRIE und W. M. LEBOWITZ	J. nerv. Dis. **81**, 388 (1935)	Epilepsy in identical twins: a presentation of three pairs of twins
14.	F. CURTIUS	S. 149. Stuttgart: Ferdinand Enke 1935	Die organischen und funktionellen Erbkrankheiten des Nervensystems
15.	F. NITSCHE	Erbarzt **3**, 101 (1936)	LITTLEsche Krankheit bei Zwillingen
16.	M. GEBBING	Dtsch. Arch. klin. Med. **178**, 472 (1936)	Interne und neurologische Zwillingsstudien
17.	H. BOETERS und R. DITTEL	Dtsch. med. Wschr. **1936 II**, 1455	Zwillingspathologische Ergebnisse bei LITTLEscher Krankheit
18.	L. LIEBENAM	Filmdemonstr. auf der Jverslg dtsch. Ges. Vererbgsforsch. Frankf. a. M. 1937, Ber. S. 191	Vorweisungen aus der Zwillingspathologie

Summe

cerebrale Kinderlähmung, LITTLEsche Krankheit und ähnliches.

EZ		ZZ		Unsi here Eiigkeit		Zusammen		Paare mit kleingestorbenen Partnern	Zusammen
konkordant	diskordant	konkordant	diskordant	konkordant	diskordant	konkordant	diskordant		
—	—	—	—	—	—	—	—	1	1
—	—	—	—	—	1?	—	1?	—	1?
—	—	—	—	1	—	1	—	—	1
—	—	—	—	—	1?	—	1?	—	1?
1	—	—	—	—	—	1	—	—	1
—	—	—	—	—	—	—	—	1	1
1	—	—	—	—	—	1	—	—	1
1	—	—	—	—	—	1	—	—	1
1	—	—	—	—	—	1	—	—	1
1	1	—	1	—	—	1	2	—	3
2	—	—	—	—	—	2	—	—	2
1	—	—	—	—	—	1	—	—	1
2	2	—	1	—	—	2	3	—	5
—	1	—	1	—	—	—	2	—	2
—	2	—	—	—	—	—	2	—	2
1	—	—	—	—	—	1	—	—	1
11	6	—	3	1	2?	12	9 + 2?	2	23 + 2?

Nicht unerwähnt darf in diesem Zusammenhang bleiben, daß es im Lehrbuch der Nervenkrankheiten von OPPENHEIM wörtlich heißt: „Auch bei Zwillingsgeburt kommt diese Affektion (LITTLEsche Krankheit) vor", ohne daß nähere Literaturangaben darüber gemacht werden. Außerdem führte OPPENHEIM auch in dem Kapitel seines Lehrbuches über die cerebrale Kinderlähmung die Zwillingsgeburt als ätiologisches Moment an und zitierte eine Arbeit von DÖSSECKER, der das Leiden bei Drillingen beobachtet haben sollte; infolge mangelnder Literaturangaben konnten wir diese Arbeit nicht nachprüfen und haben sie daher auch nicht in unsere Tabelle der Zwillingskasuistik aufgenommen.

Bei dem von SIEMENS (3) angeführten und auch von NITSCHE und ARMKNECHT zitierten weiblichen gleichgeschlechtlichen Zwillingspaar von KOJEWNIKOFF mit diskordanter LITTLEscher Krankheit handelte es sich weder um ein Zwillingspaar noch um eine LITTLEsche Krankheit; wir haben das französische und das deutsche Originalreferat aus dem Jahr 1895 eingesehen und konnten feststellen, daß es sich in diesen Fällen um eine „Diplegia spastica familiaris progressiva" handelte, die bei 2 Schwestern, von denen die eine zur Zeit der Beobachtung 17 Jahre, die andere 9 Jahre alt war (7. und 11. Kind einer Bauernfamilie mit 11 Kindern), gleichmäßig im Alter von 7 Jahren aufgetreten war und die KOJEWNIKOFF selbst nicht als Little bezeichnete, sondern sie eher zur Gruppe der spastischen Spinalparalyse (damals noch unter dem Namen Tabes spasmodica bekannt) zählen wollte.

Auch das von SIEMENS (3) angeführte, wahrscheinlich eineiige weibliche Zwillingspaar von KOOY war, wie der Autor selbst im Titel der Arbeit mitteilte und es im Text ausführlich begründete, als eine hereditäre spastische Spinalparalyse vom STRÜMPELLschen Typus aufzufassen. Bei den Paarlingen datierte der Anfang ihrer Gehstörungen erst vom 14.—15. Lebensjahre an und KOOY schrieb selbst: „Die LITTLEsche Krankheit kann aber, streng genommen, nicht in Betracht kommen; man tut doch gut, dazu nur die angeborenen Affektionen zu rechnen. Die später auftretenden Pyramidenstrangerkrankungen sind ja eigentlich nur infantile Formen von der spastischen Spinalparalyse und ihre Trennung von denen der Erwachsenen kann nur eine künstliche sein."

In der bekannten Epilepsiearbeit von ROSSANOFF, HANDY und ROSSANOFF über ein Material von 107 Zwillingspaaren findet sich zwar ein eigener Abschnitt über die Beziehungen der Epilepsie zur LITTLEschen Krankheit, ohne jedoch zahlenmäßig über etwaige in dem Material vorhandene Zwillingsfälle Aufschluß zu geben; auch die dieser Arbeit beigegebene spärliche Kasuistik enthält keine Fälle von angeborener cerebraler Kinderlähmung.

Bei zusammenfassender Betrachtung dieser eben beschriebenen Zwillingskasuistik muß man WOHLWILL (8) zustimmen, der sich hinsichtlich der Zwillingsmethode und der cerebralen Kinderlähmung folgendermaßen äußerte: „Im übrigen braucht wohl kaum darauf hingewiesen werden, daß familiäres Vorkommen in keiner Weise zur Annahme endogener Ursachen berechtigt, bei keinem Leiden und ganz bestimmt nicht bei den uns beschäftigenden Affektionen, bei denen zwei so häufig ursächlich in Betracht kommende Momente, wie die Syphilis der Eltern und das Geburtstrauma (enges Becken!) aus sehr begreiflichen Gründen sich bei mehreren Nachkommen ein und desselben Elternpaares geltend machen können. Da überdies enges Becken als solches erblich sein kann und die Syphilis auf dritte Generation übertragbar ist, so kann es sogar zu einer gleichartigen Erkrankung bei Angehörigen mehrerer Generationen kommen, wodurch eine Heredität vorgetäuscht werden kann. *Die sicherste Methode, hier zur Klarheit zu kommen, die Zwillingsforschung, hat, soweit ich sehe, auf dieses Gebiet noch keine Anwendung gefunden, wird wohl auch später wegen der geringen Zahl der in Betracht kommenden Fälle kein dankbares Objekt für diese Methode darstellen.*"

Man könnte WOHLWILL mit dieser letzteren Vermutung recht geben, wenn man die Ergebnisse der vorher beschriebenen Zwillingskasuistik betrachtet; denn in der gesamten Weltliteratur haben sich bisher 25 Paare gefunden, die zum überwiegenden Teil den Ansprüchen einer unausgelesenen und repräsentativen Sammlung in keiner Weise genügen. Diese 25 Paare verteilen sich, wie aus der Tabelle 1 der Zwillingskasuistik des Schrifttums ersichtlich ist, auf 17 Eineiige, 3 Zweieiige, 3 Paare mit unsicherer Eiigkeit und 2 Paare mit kleingestorbenen Partnern. Diese Verteilung allein beweist schon, daß die Zusammenstellung aller bisherigen Paare des Schrifttums nur dem Begriff einer Plurikasuistik genügen, nicht aber eine repräsentative Serie ersetzen kann. Von den 17 Eineiigen waren 11 konkordant und 6 diskordant, die 3 zweieiigen Paare sämtlich diskordant. Von den 3 Paaren mit unsicherer Eiigkeit war eines konkordant und 2 fraglich diskordant. So stehen in dieser Plurikasuistik insgesamt 12 konkordante Paare 9, vielleicht 11 diskordanten Paaren gegenüber.

Es hätte keinen Sinn, an dieser Stelle die Frage zu erörtern, was für Schlüsse wir aus dieser Zwillingskasuistik des Schrifttums zu ziehen berechtigt sind[1]; denn unsere Untersuchungen an einer repräsentativen Serie haben zu Konkordanz- und Diskordanzziffern geführt, die mit den Ziffern der Kasuistik kaum in Einklang zu bringen sind. Wir wollen daher die Schlüsse, zu denen die Zwillingsforschung bei der cerebralen Kinderlähmung berechtigt, erst dann ziehen, wenn wir unser eigenes Material geschildert und unsere Ergebnisse mitgeteilt haben, ohne daß wir deswegen die Absicht hätten, die bisherigen Ergebnisse der Kasuistik zu vernachlässigen. Welcher Wert ihnen allerdings gegenüber den Ergebnissen einer repräsentativen Serienuntersuchung zuzuerkennen ist, wird an Hand unserer Untersuchungsergebnisse gezeigt werden.

3. Eigene Untersuchungen.

A. Voraussetzungen.

Daß die Ergebnisse der Zwillingskasuistik keine endgültigen sein und zu keinen bindenden Schlüssen führen konnten, haben wir in den beiden vorigen

[1] Wir wollen hier nicht auf die von BRANDER (5) aufgeworfene Frage eingehen, ob überhaupt Zwillinge „geeignete Untersuchungsobjekte sind, wenn es gilt, die Bedeutung der Erblichkeit für die Entstehung cerebraler Affektionen zu studieren, die auch eine Folge des Geburtstraumas sein können (schlechte Begabung, Epilepsie, spastische Paresen)". BRANDER glaubte auffallende Konkordanzbefunde bei EZ nicht ohne weiteres bei derartigen auf geburtstraumatische Prozesse verdächtigen Erkrankungen auf eine Erbbedingtheit beziehen zu können, „denn wegen der Einwirkung konkordant auftretender ungünstiger Momente im Anschluß an die Geburt können zum überwiegenden Teil exogen bedingte cerebrale Störungen der erwähnten Art konkordant auch bei eineiigen Zwillingen entstehen". Um so wichtiger mußte es sein, dieser Frage an einer unausgelesenen Zwillingsserie nachzugehen, um aus dem Konkordanz- bzw. Diskordanzverhältnis bei EZ und ZZ die entsprechenden Schlüsse zu ziehen und diesen Einwand BRANDERs auf seine Stichhaltigkeit zu prüfen.

Abschnitten auseinandergesetzt. Dies war auch den Autoren zwillingskasuistischer Arbeiten bewußt, weshalb mehrere von ihnen die Forderung aufstellten, die Klärung der endogenen oder exogenen Genese der cerebralen Kinderlähmung müßte auf dem Wege ausgedehnter Familien- und Sippenuntersuchungen versucht werden. Nun gibt es zweifellos Krankheiten im Bereiche der menschlichen Pathologie mit einfachen Erbgängen, bei denen umfangreiche Familienuntersuchungen und ihre statistische Auswertung zu wesentlichen Ergebnissen geführt hat; wir erinnern an die einfach dominante HUNTINGTONsche Chorea, den einfach recessiv-geschlechtsgebundenen Daltonismus, die dem gleichen Erbgang folgende Hämophilie und viele andere. Es ist aber eine Erfahrungstatsache, daß die Familienforschung bei jenen Merkmalen und Krankheiten, die keinem einfachen, sondern komplizierteren Erbgängen folgen, oft zwar zum Ausschluß der Möglichkeit des Vorliegens eines einfachen Erbgangs führen und andererseits Hinweise auf mögliche Erbverhältnisse geben kann, daß sie aber in vielen Fällen sogar hinsichtlich der einfachen Vorfrage versagt, ob ein Merkmal oder eine Krankheit erblich ist oder nicht. Die Auswertung von Ergebnissen der Familienforschung wird noch schwieriger bei solchen Krankheiten, die zwar klinisch als eine Einheit auftreten, die aber in der einen Familie dem einen, in der anderen Familie einem anderen und in einer dritten Familie einem dritten Erbgang zu folgen scheinen, ohne daß diese genetische Verschiedenheit im klinischen Erscheinungsbild irgendwie zum Ausdruck käme; Theorien des höheren Mendelismus, multiple Allelie, Manifestationshinderung, verschiedene Genpenetranz und andere Hilfshypothesen wurden herangezogen, ohne zu befriedigenden Erklärungen dieser verwickelten Verhältnisse zu führen. Was aber ist wohl von der Familienforschung bei einem Krankheitsbild zu erwarten, das — wie die cerebrale Kinderlähmung — von vornherein weder eine klinische, noch eine anatomische, noch eine genetische Einheit zu sein scheint? Tatsächlich haben die schon früher ausführlich erwähnten neuesten Untersuchungen aus der Leipziger Orthopädischen Univ.-Klinik an Familien von LITTLE-Kranken (FABER, MÜLLER) nicht wesentlich weitergeführt: es konnte zwar in keiner einzigen Familie ein zweiter Fall von LITTLEscher Krankheit festgestellt werden, doch wurde auf Grund von Nebenbefunden die Auffassung vertreten, „daß die Erbmasse bei der LITTLEschen Erkrankung eine größere Beachtung verdient, als dies bisher geschehen ist". Wir sind daher der Meinung, daß Familienuntersuchungen solange zu keiner weiteren Klärung der Erblichkeitsverhältnisse bei cerebraler Kinderlähmung führen werden (abgesehen von der Herausschälung einzelner seltener Krankheitsbilder, wie etwa der HANHARTschen einfach-recessiven Diplegia spastica infantilis oder der recessiv geschlechtsgebundenen PELIZAEUS-MERZBACHERschen Krankheit u. dgl.), solange nicht durch Zwillingsserienuntersuchungen die Vorfrage exakt gelöst ist, ob die angeborene cerebrale Kinderlähmung erbbedingt ist oder nicht oder ob sie wenigstens eine größere oder kleinere Gruppe erbbedingter Formen enthält. Eine Klärung dieser Vorfrage muß für einen etwaigen erblichen Kern durch Familienuntersuchungen ergänzt werden, und zwar sowohl durch ausgedehnte Sippenuntersuchungen zur Feststellung einzelner Erbgangsformen in den einzelnen Familien und durch empirisch-erbprognostische Untersuchungen für die Zwecke der praktischen Rassenhygiene.

Aus diesen Gründen haben wir es, als wir ein großes Material von angeborenen cerebralen Kinderlähmungen gesammelt hatten, für am vordringlichsten gehalten, daran eine systematische Zwillingsserienuntersuchung vorzunehmen, über die wir nun im folgenden berichten wollen.

B. Materialsammlung[1].

LUXENBURGER (2) hat, wie wir schon früher ausführlich dargetan haben, angegeben, daß zur Erfüllung der Bedingungen der Repräsentativität eines Materials die direkte Zählung aller Zwillingsindividuen unter den Probanden eines großen Zählbezirks notwendig sei, d. h. unter allen Merkmalsträgern, soweit sie in einen zeitlich und örtlich weitbegrenzten Rahmen fallen. Die zeitliche und örtliche Begrenzung eines zu sammelnden Urmaterials, aus dem genügend große repräsentative Zwillingsserien gewonnen werden sollen, muß nun abhängig gemacht werden von der Häufigkeit des betreffenden Merkmals in der Durchschnittsbevölkerung. So wird es durchaus möglich sein, häufige Merkmale und häufige Krankheiten an dem Zwillingsmaterial einer größeren Stadt zu untersuchen; CONRAD (1) konnte, um zu einer Epileptiker-Zwillingsserie zu gelangen, sich darauf beschränken, das einschlägige Patientenmaterial eines bestimmten Stichtages zahlreicher deutscher Anstalten auf die Zwillingseigenschaft zu prüfen. Derartige enge Begrenzungen nach Zeit und Raum erleichtern die Anwendung der Zwillingsserienmethode beträchtlich. Als wir im Winter 1933/34 auf Veranlassung Prof. RÜDINs darangingen, für eine geplante neurologische Erbforschung ein Ausgangsmaterial zu sammeln, waren wir uns von vornherein klar, daß bei der verhältnismäßigen Seltenheit der meisten organischen Nervenkrankheiten die räumliche Begrenzung unserer Materialsammlung nur mit den Reichsgrenzen zusammenfallen konnte; doch konnten wir zunächst nicht abschätzen, wie viele der von uns um Nennung unseres Materials angeschriebenen Kliniken und Anstalten unsere Bitte erfüllen würden; auch wußten wir von der Mehrzahl der organischen Nervenkrankheiten nicht, wie häufig oder selten sie in der Durchschnittsbevölkerung des Reiches vertreten waren. Als wir uns daher zum erstenmal mit unserer Bitte an die großen Kliniken, Krankenhäuser und Anstalten um Überlassung ihres neurologischen Materials wandten, hatten wir als zeitliche Begrenzung einen Längsschnitt durch das Ausgangsmaterial von etwa 3 Jahren im Auge. Gar bald stellte es sich jedoch heraus, daß das aus jener kurzen Zeitspanne einlaufende Material viel zu klein gewesen wäre, um den Anforderungen einer Zwillingsserie zu genügen. Um es anzureichern, traten wir in neuerlichen Rundschreiben nicht nur an die bereits angeschriebenen Kliniken und Anstalten mit der Bitte um Ausdehnung des Längsschnittes auf mindestens 10—15 Jahre heran, sondern wir sahen uns auch genötigt, die Basis unserer Anfragen zu erweitern, weshalb wir alle psychiatrischen, neurologischen, inneren Abteilungen, Kliniken, öffentlichen und Privatanstalten des ganzen Reiches, auch Kinderkliniken, orthopädische und chirurgische Kliniken, in den Bereich unserer Sammlung einbezogen. Erst durch diese umfassenden aber außerordentlich mühevollen Rundfragen kamen wir in den Besitz einer genügend großen Anzahl von Ausgangsfällen, die repräsentative Zwillingsserien zu enthalten versprachen.

[1] Vgl. dazu die eindrucksvollen methodischen Ausführungen über das Sammeln von Zwillingsserien in der „Methodik der medizinischen Erbforschung" von SCHULZ (2).

Je weiter die räumlichen und zeitlichen Grenzen eines auf die Zwillingseigenschaft zu prüfenden Urmaterials erstreckt werden, um so schwieriger gestalten sich Sammlung und Verarbeitung. Schon die Sammlung eines solchen das ganze Reich und einen langen Zeitabschnitt umfassenden Materials ist außerordentlich mühsam und beansprucht sehr viel Zeit; es läßt sich dabei nicht umgehen, daß der gleiche Fall zwei- oder mehrfach erfaßt wird, wenn er zu verschiedenen Zeiten auf der gleichen Klinik oder in verschiedenen Kliniken zur Aufnahme gelangt ist; um die mehrfache Erfassung eines Falles und die damit automatisch verbundene Mehrarbeit durch wiederholte Anfragen am gleichen Standesamt u. dgl. zu verhindern, mußten wir jeden Fall verkarten, um dadurch stets erheben zu können, ob ein uns gemeldeter Fall sich bereits in unserem Material befand oder nicht. Abgesehen von diesen Schwierigkeiten, stehen einer so ausgedehnten Sammlung aber auch noch zahlreiche andere Hindernisse im Weg, auf die im Verlaufe der Beschreibung unseres Materials und seiner Bearbeitung gelegentlich eingegangen wird.

Wie bereits erwähnt, sandten wir zunächst an die weit über tausend Krankenhäuser, Kliniken, Heil- und Pflegeanstalten, Privatanstalten, Krüppelanstalten usw. des ganzen Reiches Rundbriefe aus, in denen wir um die Nennung so gut wie aller Fälle organischer Nervenkrankheiten baten; wir führten diese Krankheiten in den Rundschreiben namentlich an, um es auf diese Weise auch medizinisch nicht vorgebildeten Hilfskräften der betreffenden Anstalten zu ermöglichen, aus den Aufnahmsprotokollen die betreffenden Fälle herauszusuchen. Von jedem einzelnen Fall sollten uns Namen, Zeit und Ort der Geburt, Konfession, Anschrift und Diagnose gemeldet werden. Von den für die vorliegenden Arbeiten interessierenden Krankheitsbezeichnungen waren in diesem Rundbrief folgende enthalten: „Cerebrale Diplegie, cerebrale Kinderlähmung, LITTLEsche Krankheit, Tetraplegie, angeborene Athetose, angeborene spastische Lähmung."

Bis heute — die Sammlung ist noch nicht abgeschlossen und es laufen immer noch Listen mit organischen Nervenkrankheiten von verschiedenen Anstalten ein — haben weit über 500 der angefragten Krankenhäuser usw. durch die Übersendung teilweise sehr umfangreicher Listen geantwortet. Andererseits mußten wir uns aber in vielen Fällen mit der Mitteilung begnügen, daß verschiedene, vor allem die großen Kliniken und Anstalten, zur Zeit derart mit Arbeit überlastet waren, daß sie unserer Bitte nicht entsprechen konnten, es uns aber anheim stellten, Hilfskräfte unserer Anstalt an die betreffenden Orte zu entsenden und auf diese Weise selbst die für uns notwendigen Auszüge durchführen zu lassen. So haben wir in den letzten 3 Jahren geschulte Hilfskräfte unserer Anstalt an Kliniken, Krankenhäusern usw. von München, Tübingen, Freiburg/Br., Leipzig, Erlangen, Würzburg, Hamburg und vor allem in Berlin angesetzt und auf diese Weise an jenen Orten das gesamte seit dem Kriege zur Aufnahme gelangte Material organischer Nervenkrankheiten erfaßt.

Auf diese Weise lief allmählich ein sehr umfangreiches Material bei uns ein; es beträgt zur Zeit (Frühjahr 1938) weit mehr als 100000 Fälle, die sich auf die verschiedensten organischen Nervenkrankheiten verteilen. Genaue Zahlenangaben können wir noch nicht geben, da — wie erwähnt — noch immer Listen einlaufen, vor allem aber die Arbeit unserer Hilfskräfte außerhalb Münchens noch lange nicht abgeschlossen ist, da wir beabsichtigen, überhaupt alle großen Krankenhäuser und Kliniken, die uns wegen Zeitmangel ihr Material nicht zur

Verfügung stellen konnten, von unseren Hilfskräften durcharbeiten zu lassen. Wir hoffen auf diese Weise auch Probleme studieren zu können, die ursprünglich nicht in unserem Arbeitsplan gelegen waren, die sich aber von selbst mit der stetigen Vergrößerung unseres Materials ergeben hatten; so denken wir, durch die genaue Verkartung der Fälle ein Bild über die relative Häufigkeit der organischen Nervenkrankheiten zu erhalten und damit auch vielleicht einen Einblick in die absolute Häufigkeit zu bekommen, da sich ja unter den organischen Nervenkrankheiten solche befinden, wie etwa die multiple Sklerose, von denen wir aus Untersuchungen an der Durchschnittsbevölkerung bereits wissen, wie häufig sie im Deutschen Reich und in Mitteleuropa sind. Wir denken aber auch daran, daß eine derartige gleichmäßige Erfassung der organischen Nervenkrankheiten im Reichsgebiet neue Einblicke in verschiedenartige geographische Verteilungen, in topographische Eigentümlichkeiten usw. gestatten könnte und schließlich wollen wir nicht vergessen, daß diese umfassende Kartei der organischen Nervenkrankheiten einen nicht unwesentlichen Baustein für die so erstrebenswerte erbbiologische Bestandsaufnahme unseres Volkes darstellen könnte. Auf diese Fragen, die sich im Laufe der Vergrößerung unseres Materials ergaben, kann jedoch derzeit noch nicht eingegangen werden; sie müssen vielmehr einer späteren Veröffentlichung vorbehalten bleiben, die nach Abschluß unserer Sammlung einen Überblick über das Gesamtmaterial geben soll.

In jedem einzelnen der uns genannten Fälle richteten wir mit den an unserem Institut üblichen Formularen an das Standesamt oder an das Pfarramt des Geburtsortes die Anfrage, ob in dem betreffenden Fall eine Zwillingsgeburt vorlag oder nicht. Zunächst antwortete nur ein Teil der angefragten Ämter, wie dies übrigens den Erfahrungen unseres Institutes seit langem entspricht[1]. Bei der Seltenheit der organischen Nervenkrankheiten und bei der großen Mühe, die wir uns bei der Erfassung aller Fälle des Reichsgebietes gegeben hatten, konnten wir uns aber mit einem derartigen Verlust durch Nichtbeantwortung durch die Ämter nicht zufriedengeben, sondern mußten darauf bedacht sein, diesen Materialverlust möglichst einzuschränken. Wir monierten daher in Zeitabständen von etwa einem halben Jahr die nichtbeantworteten Anfragen bei Standes-

---

[1] Die standes- bzw. pfarramtliche Feststellung der Zwillingseigenschaft stellt die ideale Erfassung aller Zwillinge aus einer Menschengruppe dar; doch verhehlen wir uns nicht, daß die auf diesem Weg gewonnenen Zahlen noch nicht völlig mit der Wirklichkeit übereinstimmen, sondern bis zu einem gewissen Grad Minimalzahlen darstellen, denn auch standesamtliche Erhebungen unterliegen Fehlerquellen. So haben wir z. B. einen Fall, der uns fast gleichzeitig von 3 verschiedenen Kliniken gemeldet worden war, so daß wir vor seiner Einordnung in unsere Kartei durch ein Versehen an das gleiche städtische Standesamt 3mal Anfragen über die Zwillingseigenschaft dieses Falles ausgesandt hatten, von diesem Standesamt hintereinander 3 verschiedene Auskünfte erhalten: das erstemal, daß der Fall in jenem Standesamt nicht verzeichnet wäre, das zweitemal, daß er keiner Zwillingsgeburt entstammte und das drittemal, daß er ein Zwilling wäre.

Wir führen dieses Beispiel nur an, um daran zu zeigen, daß derartige Versehen immer wieder vorkommen können und daß daher auch die Methode der standesamtlichen Erhebungen nicht restlos alle Zwillinge zu erheben imstande ist, die sich in einem Material befinden. Trotzdem ist die standesamtliche Erhebung wohl diejenige Methode, die sich dem Ideal der vollständigen Erfassung am meisten nähert. Abzulehnen, da sie viel zu geringe Zahlen ergibt, ist die so häufig geübte Methode der persönlichen Befragung; dies führt schon deswegen zu falschen Zahlen, weil nach unserer Erfahrung viele Zwillinge, deren Partner totgeboren oder kleingestorben sind, von der Tatsache ihrer Zwillingseigenschaft überhaupt nichts wissen. Ähnliche Erfahrungen machte z. B. Assum.

ämtern und Pfarrämtern und konnten feststellen, daß dadurch der Materialverlust wesentlich eingeschränkt wurde und nur mehr einen geringen Bruchteil unseres Gesamtmaterials ausmachte. Auch in jenen Fällen, in denen durch fehlerhafte Angaben der Zeit und des Ortes der Geburt die Standes- und Pfarrämter unsere Frage nach der Zwillingseigenschaft nicht beantworten konnten, versuchten wir durch Rückfragen in der Anstalt, die den betreffenden Fall geführt hatte oder auf Grund sonstiger Angaben zu einer Richtigstellung der falschen Daten zu gelangen und dadurch das Urmaterial soweit auszuschöpfen, als es überhaupt möglich war.

Conrad (1) hat bei der Bearbeitung der Epileptiker-Zwillingsserie auf Grund seiner eigenen Erfahrungen die Forderung aufgestellt, bei jeder derartigen Sammlung die genaue Verteilung des Urmaterials, die Größe der verschiedenen Verlustbeträge genau festzustellen, um daraus den Verlustkoeffizienten berechnen zu können. Diese Forderung ist zweifellos berechtigt, da eine Nichtbeachtung verschiedener Verlustziffern zu Fehlschlüssen hinsichtlich mancher Fragen, wie etwa der Zwillingshäufigkeit u. dgl. führen könnte. Aus dem schon angeführten Grunde, daß nämlich die Sammlung noch nicht beendigt ist, können wir derzeit dieser Forderung nicht entsprechen und müssen ihre Erfüllung für den vorgesehenen Gesamtbericht zurückstellen.

Bei Abschluß der vorliegenden Arbeit hat die Zahl der von uns aus dem Urmaterial festgestellten Zwillingspaare 700 überschritten; diese Zahl darf jedoch noch nicht zu dem Urmaterial von über 100000 Fällen in Beziehung gebracht werden, da sie nur aus einem Teil des Materials gewonnen wurde, da noch Antworten auf zahlreiche Anfragen ausstehen. Diese rund 700 Zwillingspaare verteilen sich auf die verschiedenen organischen Nervenkrankheiten. Wir fanden darin 90[1] Zwillingspaare mit verschiedenen Formen angeborener cerebraler Kinderlähmung, über die wir nun im folgenden berichten wollen.

Von den Patienten mit angeborener cerebraler Kinderlähmung, die nach standes- oder pfarramtlichen Angaben einer Zwillingsgeburt entstammten, galt es nun festzustellen, ob sie noch lebten und wo sie sich aufhielten; die gleiche Frage mußte für ihre Partner beantwortet werden. Durch umfangreiche Korrespondenz mit Einwohnerämtern, Standesämtern, Bürgermeistern, Pfarrern, Kliniken, Anstalten usw. wurden diese Erhebungen gepflogen. Wir benutzten die Gelegenheit dieser Korrespondenz gleichzeitig zur Erfassung der engeren biologischen Familie unserer Ausgangszwillinge, und zwar erhoben wir in allen Fällen die notwendigen Angaben für die an unserem Institut über Familienuntersuchungen gebräuchlichen Familientafeln, die alle Nachkommen der Großeltern des Probanden vollständig enthalten sollen. Diese Arbeit hatte zunächst nichts mit den Fragestellungen unserer zwillingspathologischen Forschung zu tun, doch legten wir durch diese Vorarbeiten für spätere Familienuntersuchungen am gleichen Material den notwendigen Grundstein. Mit dieser Korrespondenz waren aber unsere büromäßigen Arbeiten noch nicht zu

[1] Auf der Jahresversammlung Deutscher Neurologen und Psychiater in Frankfurt 1936 (4) und auf dem 31. Kongreß der Deutschen Orthopädischen Gesellschaft in Königsberg 1936 (5) haben wir über 51 Paare dieses Materials berichtet, die damals noch nicht völlig durchuntersucht waren. Auf dem Internationalen Kongreß für Bevölkerungswissenschaft in Paris 1937 berichteten wir über 70 Paare unseres Materials; die an diesen 70 Paaren gewonnenen Ergebnisse referierten wir vor einiger Zeit im Zentralblatt für innere Medizin (7).

Ende. Wir haben kürzlich in einer eingehenden Schilderung dargestellt (6), welch großen Wert wir darauf legen müssen, schon vor Besuch der Zwillingsprobanden und ihrer Partner mit ihnen und ihren Eltern in persönlichen Kontakt zu treten; wir halten dies für eine Vorbedingung des Erfolges neurologischer Familienuntersuchungen. Denn im Mittelpunkt jeder neurologischen Erbforschung muß der persönliche Besuch bei dem einzelnen Probanden, Familienmitglied, Zwillingspartner usw. stehen, und zwar der Besuch, der nicht nur der Exploration, sondern auch einer genauen neurologischen Untersuchung dienen muß. Es liegt aber nun in der Natur der Sache, daß nur ein wohlvorbereiteter Besuch in dieser Beziehung zum Ziele führen kann; sonst wäre das Mißtrauen der zu Untersuchenden unüberwindlich und es würde eine neurologische Untersuchung von vornherein abgeschlagen werden. Es ist nicht leicht, einem gesunden Menschen begreiflich zu machen, daß er sich aus Gründen, die er kaum verstehen kann, einer eingehenden Befragung und schließlich noch einer genauen körperlichen Untersuchung unterziehen muß. Erfahrungsgemäß sind nun Zwillinge im allgemeinen auskunfts- und untersuchungswilliger als andere gesunde oder kranke Menschen; denn in den meisten Fällen sind Zwillinge von Geburt an eine besondere Anteilnahme durch ihre Mitmenschen so gewöhnt, daß sie sich meist nicht darüber wundern, wenn man sie auffordert, sich für wissenschaftliche Untersuchungen zur Verfügung zu stellen. Hier hat auch viel die volkstümliche Aufklärungsarbeit der letzten Jahre geleistet, die vielen Vorträge, in denen das Zwillingsproblem erörtert wurde, die vielen Zeitungsartikel, besonders mit den eindrucksvollen Bildern in illustrierten Blättern. Darin liegt zweifellos ein großes Verdienst. Wir sind überzeugt, daß derartige allgemeinverständliche Darstellungen, wie z. B. auch das jüngst erschienene ausgezeichnete Buch von Lotze, der Zwillingsforschung zu ausgesprochener Förderung gereicht. So bedarf es in der neurologischen Zwillingsforschung meist gar nicht des Hinweises, daß der eine oder andere Paarling an einer Krankheit leidet; vielmehr genügt es meist, mit der Zwillingseigenschaft das wissenschaftliche Interesse an den Paarlingen zu begründen.

Um nun diesen Kontakt herzustellen, wandten wir uns in einem ersten Brief an die Zwillingspartner, wenn sie in der gleichen Familiengemeinschaft lebten oder in zwei gesonderten Briefen an jeden der beiden Paarlinge, wenn sie getrennt lebten oder in einem Briefe an die Eltern der Zwillinge, wenn es sich bei den Paarlingen um Kinder handelte oder an Geschwister oder andere Verwandte, wenn die Paarlinge bereits tot waren. Jeder dieser Briefe war persönlich gehalten, wenn er auch nach einem bestimmten Schema stilisiert wurde, das den Hilfskräften als Vorlage zur Verfügung stand, so daß wir selbst mit dieser Korrespondenz nicht zu sehr belastet werden brauchten. Zur Veranschaulichung möchten wir das Beispiel eines solchen Briefes herausgreifen. Wie das folgende Schreiben, so sind mit kleinen Abänderungen auch alle anderen Schreiben gehalten; es ist an die Eltern eines uns bekannt gewordenen gleichgeschlechtlichen Zwillingspaares gerichtet und lautet folgendermaßen: „Gestatten Sie, daß ich mich in einer wissenschaftlichen Angelegenheit an Sie wende. In einer, das ganze Deutsche Reich umfassenden Erforschung von Zwillingen, wurden mir auch Ihre Zwillingskinder Werner und Walter gemeldet. Ich wäre Ihnen zu großem Dank verpflichtet, wenn Sie mir folgende Fragen beantworten könnten: Wie war der Geburtsverlauf der Zwillinge? Wer war der Erstgeborene?

War die Geburt rechtzeitig oder zu früh? Können Sie sich noch an die Geburtsgewichte erinnern? War ein ärztlicher Eingriff (Zange) nötig? Wie war der Entwicklungszustand der Kinder als Neugeborene und in den ersten Lebensmonaten? War die Nachgeburt einfach oder doppelt? War oder sind sich Ihre Zwillingskinder auffallend ähnlich, zum Verwechseln ähnlich? Wurden sie von fremden Leuten, von Lehrern, ja selbst von Verwandten verwechselt? Können Sie mir leihweise eine oder mehrere Photographien von Ihren Zwillingskindern aus früheren Jahren und aus der letzten Zeit überlassen, aus denen ich die Ähnlichkeit beurteilen könnte? Ich würde sie Ihnen nach Einsichtnahme umgehend zurücksenden. Sind in Ihrer Verwandtschaft noch andere Zwillinge vorgekommen?

Hat sich das Nervenleiden Ihres Sohnes Werner in den letzten Jahren gebessert? Was nahm es für einen Verlauf? War Werner in Krankenhäusern oder bei Privatärzten in Behandlung? Wie war und ist der Gesundheitszustand Ihres anderen Zwillingssohnes Walter? Sind Sie selbst und Ihre nähere Verwandtschaft stets völlig gesund gewesen oder sind in Ihrer Verwandtschaft Nervenleiden oder sonst auffallende Krankheiten vorgekommen?

Ich möchte noch ausdrücklich betonen, daß es sich bei unseren Zwillingsuntersuchungen, die für die Wissenschaft der menschlichen Erblehre von Bedeutung sind, lediglich um eine wissenschaftlich-statistische Arbeit handelt und daß wir über die uns gemachten Angaben die strengste Diskretion bewahren, wozu wir uns Ihnen hiermit ausdrücklich verpflichten. Die wissenschaftliche Erforschung von Zwillingen ist für uns so wichtig, daß Sie in absehbarer Zeit von einem Assistenzarzt unseres Institutes besucht werden, der Sie bitten wird, uns noch weitere Auskünfte zu geben und Ihre Kinder einer kurzen körperlichen Untersuchung unterziehen zu dürfen. Indem ich hoffe, daß Sie mir im Interesse der Wissenschaft meine Bitte nicht abschlagen und meine Fragen umgehend nach Möglichkeit in beiliegendem Rückkuvert beantworten werden, sage ich Ihnen im voraus für Ihre große Freundlichkeit und Mühe meinen verbindlichsten Dank.“

Mit derartigen vorbereitenden Briefen, die selbstverständlich etwas abgeändert wurden, wenn die Verhältnisse des betreffenden Falles anders lagen (also wenn es sich z. B. um ein Pärchen oder um ein Zwillingspaar mit kleingestorbenem Partner usw. handelte), haben wir sehr gute Erfahrungen gemacht. In den meisten Fällen erhielten wir bereitwilligst ausführliche Antworten und nicht selten zahlreiche, z. T. für die Eiigkeitsdiagnose brauchbare Photographien. In ganz wenigen Fällen waren die Antworten ablehnend, bzw. wurde uns mitgeteilt, daß unser Besuch unerwünscht wäre. Aus den Antwortbriefen konnten wir uns meist schon ein Bild darüber machen, sowohl aus den Angaben wie aus den mitgesandten Photographien, ob es sich um ein eineiiges oder um ein zweieiiges Zwillingspaar handelte. Wichtiger aber waren uns noch andere Angaben, wie etwa die genaue Anführung von Krankenhausaufenthalten, wodurch wir die entsprechenden Krankengeschichten und Akten einholen konnten, bevor wir die Partner selbst bereisten und vieles mehr. Am wesentlichsten aber war uns der durch diesen ausführlichen Briefwechsel hergestellte Kontakt mit den Probanden, deren Partnern oder den Familien selbst, der uns den folgenden Besuch und die Vornahme der körperlichen Untersuchung wesentlich erleichterte, ja in vielen Fällen überhaupt erst ermöglichte.

Nach diesen Vorerhebungen kündigten wir in einem kurzen Schreiben unseren Besuch bei jedem der Paarlinge oder bei deren Eltern an. Wir besuchten aber nicht etwa nur alle Gleichgeschlechtlichen oder überhaupt alle Probanden mit einem lebenden Partner, sondern wir suchten grundsätzlich alle lebenden Probanden oder Partner auf, auch wenn es sich um Paare handelte, von denen nur mehr ein Paarling am Leben war. Die Untersuchungswilligkeit von Probanden und Partnern war eine sehr große; wir konnten fast alle einer gründlichen neurologischen Untersuchung unterziehen; wir nahmen bei unseren Besuchen ausführliche und eingehende Anamnesen auf, wobei wir, schon im Hinblick auf die früher zitierte Arbeit von BOETERS und DITTEL, der frühkindlichen Entwicklung eine besondere Beachtung schenkten.

Bei allen lebenden gleichgeschlechtlichen Zwillingspaaren nahmen wir die SIEMENS-v. VERSCHUERsche Ähnlichkeitsprüfung vor, um zur Eiigkeitsdiagnose zu gelangen. Schon die Kinder- und Jugendbilder und andere Laienphotographien, die wir gewöhnlich schon vor unseren Besuchen erhielten, sowie anamnestische Daten[1] über die Ähnlichkeit in der Jugendzeit und im späteren Alter gaben uns meist Hinweise auf die Eiigkeit. Vom Probanden und Partner nahmen wir folgende anthropologische Maße: Länge und Breite des Kopfes (MARTIN Nr. 1 und Nr. 3), kleinste Stirnbreite (MARTIN Nr. 4), Jochbogenbreite (MARTIN Nr. 7), morphologische Gesichtshöhe (MARTIN Nr. 18), Länge und Breite der Nase (MARTIN Nr. 23 und Nr. 13), größter Horizontalumfang des Kopfes (MARTIN Nr. 45); ferner wurden die Haarfarbe nach FISCHER-SALLER, die Augenfarbe nach MARTIN-SCHULTZ bestimmt, das gegenseitige Längenverhältnis der einzelnen Finger der rechten Hand (ein sehr brauchbares altersstabiles, erbbedingtes Merkmal) beobachtet und außerdem auf Untersuchung und Beobachtung morphologischer Details des Gesichtes, des äußeren Ohres, des Gebisses usw. größter Wert gelegt. In jedem Fall wurden Abdrücke der 10 Fingerbeeren und beider Handflächen nach den Vorschriften von GEIPEL angefertigt und außerdem Frontal- und Sagittalaufnahmen des Kopfes bzw. Gesichtes hergestellt. Die Beurteilung der Fingerabdrücke hinsichtlich der Eiigkeitsdiagnose führte durchwegs Herr Prof. GEIPEL vom Kaiser Wilhelm-Institut für Anthropologie, menschliche Erblehre und Eugenik in Berlin-Dahlem durch, alle diesbezüglichen Angaben und Tabellen in dieser Arbeit stammen von ihm; wir sind ihm dafür zu größtem Danke verpflichtet. Ebenso müssen wir Herrn Dozenten Dr. E. GEYER vom Wiener Anthropologischen Univ.-Institut und Herrn Dr. A. HARRASSER von unserem Institut für die anthropologische Beurteilung der Photographien und der von uns erhobenen Merkmale herzlichst danken; ihre unvoreingenommene Prüfung unseres Materials führte in allen Fällen zu einer mit der unseren übereinstimmenden Auffassung über die Eiigkeit, so daß wir glauben, die Eiigkeitsdiagnose mit möglichster Exaktheit gestellt zu haben. Auch in dieser Beziehung halten wir daher unser Material für einwandfrei und meinen, daß es jeder Nachprüfung standhält.

Die neurologische Diagnosestellung und das Studium der klinischen Bilder unserer Kranken mit cerebraler Kinderlähmung bereitete keine Schwierig-

[1] Nach CURTIUS (zit. nach LEERS) kommt es praktisch kaum vor, daß Zwillinge, die von ihren Angehörigen bzw. (falls erwachsen) sich selbst als zum Verwechseln ähnlich bezeichnet werden, bei der Ähnlichkeitsprüfung als erbverschieden imponieren — eine Feststellung, die durchaus unseren Erfahrungen an umfangreichen Zwillingsserien entspricht.

keiten; da wir uns vor den Besuchen alle Akten und Krankenblätter der verschiedenen Anstalts- und Krankenhausaufenthalte beschafft hatten, konnten wir beim Besuch uns nicht nur über den augenblicklichen Zustand unterrichten, sondern gewannen einen Überblick über den Längsschnitt des krankhaften Geschehens.

Aus dem angefallenen Material von 104 Zwillingspaaren mußten wir hinsichtlich der Diagnose nur ein Paar ausscheiden; weiter fielen 11 Zwillingspaare weg, bei denen eine klare postnatale Genese des pathologischen Geschehens beim Probanden außer Zweifel war (wir kommen auf diese Fälle im kasuistischen Teil kurz zurück). 2 Fälle waren uns durch versehentliche Meldungen von Standesämtern als Zwillinge genannt worden, doch stellte es sich bei genauerer Beforschung heraus, daß es sich um Einlingsgeburten gehandelt hatte.

C. Material.

Wenn wir nun darangehen, einen Überblick über unser Material zu geben und es hinsichtlich des Geschlechtsverhältnisses, des Überlebens, des Altersaufbaues und anderer Eigentümlichkeiten zu schildern, müssen wir zunächst den Beweis dafür zu erbringen suchen, daß unsere Serie tatsächlich den Anforderungen entspricht, die an eine unausgelesene repräsentative Serie gestellt werden.

Zur Frage der Repräsentativität unseres Materials ist vorauszuschicken, daß die Art der auslesefreien Sammlung bereits die Repräsentativität unserer Serie verbürgt. Doch wollen wir uns auch nach anderen Kriterien der Repräsentativität umsehen.

Wir haben schon früher ausgeführt, daß Luxenburger hinsichtlich der Repräsentativität einer Zwillingsserie die Forderung aufgestellt hat, daß eine lückenlose Serie repräsentativ sein müsse: 1. in bezug auf die Häufigkeit der Zwillinge unter den Trägern des in Rede stehenden Merkmals, 2. in bezug auf die Häufigkeitsbeziehungen von Gleichgeschlechtlichen und Verschiedengeschlechtlichen, von Eineiigen und Zweieiigen innerhalb der Zwillinge; 3. in bezug auf Konkordanz und Diskordanz der Zwillingspaare in dem zur Diskussion stehenden Merkmal.

Zunächst wäre also der Beweis zu erbringen, daß die Zwillingshäufigkeit unseres Materials nicht wesentlich von der Zwillingshäufigkeit der Durchschnittsbevölkerung abweicht oder, wenn sie dies tut, dies nicht auf Auslesefehlern der Sammlung beruht, sondern durch Eigentümlichkeiten des krankhaften Merkmals selbst bedingt ist, wie etwa Erhöhung der prä- oder postnatalen Sterblichkeit oder aber dadurch, daß die Zwillingseigenschaft zu diesem Merkmal disponiert, eine Frage, die gerade bei der cerebralen Kinderlähmung von großer Bedeutung sein könnte[1]. Finden sich doch bei Zwillingsgeburten alle

[1] Daß mit dieser Möglichkeit in hohem Maße zu rechnen wäre, führen wir an anderer Stelle aus; daß in unserem Material die Frühgeburten eine besondere Rolle spielen (46%) und daß andererseits die Frühgeburten weit häufiger mit geburtstraumatischen Schädigungen einhergehen als rechtzeitige Geburten (Ylppö), daß somit von vornherein in einem Material von cerebralen Kinderlähmungen mehr Zwillingsgeburten aufzufinden sein müssen als in der Durchschnittsbevölkerung, sei hier nur angedeutet, da uns leider die zahlenmäßigen Grundlagen für diese Behauptung fehlen.

Die statistische Auswertung dieser Verhältnisse wäre auch aus einem anderen Grunde wünschenswert: wäre es doch nicht ganz ausgeschlossen, daß das Plus von Zwillingsgeburten,

Geburtsschwierigkeiten und Regelwidrigkeiten, so daß ein Zwillingsmaterial gegenüber einem gewöhnlichen Durchschnittsmaterial in erhöhtem Maße geburtstraumatische Störungen aufweisen muß und damit auch in erhöhtem Maße alle Folgen derartiger Störungen, also auch jene Fälle von angeborener cerebraler Kinderlähmung, an deren geburtstraumatischer Bedingtheit kein Zweifel bestehen kann.

Leider können wir aber an die Prüfung der Zwillingshäufigkeit in unserem Material nicht herantreten oder besser gesagt, in dieser Veröffentlichung noch nicht herantreten, und zwar aus folgenden Gründen:

1. Die Sammlung des Urmaterials, aus welchem unsere Zwillingspaare gewonnen wurden, ist noch nicht abgeschlossen und es ist daher unmöglich, selbst wenn wir schon gegenwärtig die technischen Schwierigkeiten überwinden und aus den mehr als 100000 Karteizetteln die Fälle mit cerebraler Kinderlähmung herauszählen würden, anzugeben, auf welche Zahl des Urmaterials sich die Zahl der Zwillinge bezieht; denn nicht nur, daß täglich neue Fälle einlaufen, daß dementsprechend auch neue Anfragen nach der Zwillingseigenschaft auslaufen und dadurch die Summe unseres Gesamtmaterials fast von Tag zu Tag sich ändert, so ist es vor allem die außerordentlich große Zahl ausständiger, noch nicht beantworteter Anfragen, die Zahl noch nicht beantworteter monierter Anfragen und die Zahl noch nicht monierter Anfragen, die eine Ungleichmäßigkeit unseres Urmaterials hinsichtlich seiner Prüfung auf die Zwillinge bedingen, die ein vollkommen falsches Bild von der Zwillingshäufigkeit in diesem Material geben würden. Erst wenn unsere Sammlung endgültig abgeschlossen sein wird, wenn also keine neuen Fälle mehr einlaufen werden, wenn dann in allen verzettelten Fällen gleichmäßig angefragt und die nicht beantworteten Anfragen gleichmäßig moniert wurden, erst dann werden wir uns mit der Prüfung der Zwillingshäufigkeit in unserem Material auseinandersetzen können. Aber auch dann werden noch große Schwierigkeiten dieser Prüfung entgegenstehen, Schwierigkeiten, die auch heute schon für unser Material gelten und die wir deshalb im folgenden anführen. Es ist nämlich

2. die Diagnose der cerebralen Kinderlähmung und der LITTLEschen Krankheit heute keineswegs eine so einheitlich geübte, daß wir in unser Zwillingsmaterial unbesehen alle Fälle, die uns unter dieser Diagnose gemeldet wurden, hätten hineinnehmen können. Dies trifft für unser Zwillingsmaterial um so weniger zu, als wir nur die angeborene cerebrale Kinderlähmung in dieser Veröffentlichung behandeln und eine ganze Reihe von Zwillingsfällen nicht nur wegen falschen Diagnosen ausscheiden mußten, sondern deswegen, weil sie nicht unserer Bedingung des angeborenen Zustandes entsprochen hatten, vielmehr durch klare postnatale exogene Noxen bedingt waren; die nur aus diesem Grund ausgeschiedenen Fälle betrugen allein rund 10% unseres Zwillingsmaterials; wir gehen später auf diese Fälle ein. Haben wir nun aber aus dem

---

das in einem Material von cerebraler Kinderlähmung aus den oben angeführten Gründen zu erwarten ist, durch Verhältnisse kompensiert wird, die ebenfalls mit der pränatalen Sterblichkeit zusammenhängen: in diesem Zusammenhang sei an die Beobachtung YLPPÖs erinnert, daß gerade die gehirngeschädigten Kinder in erster Linie bereits sehr früh absterben, so daß es durchaus zu erwarten ist, daß einer Zwillingssammlung aus einem Material von cerebraler Kinderlähmung Zwillingspaare entgehen, weil beide Paarlinge infolge der geburtstraumatischen Gehirnschädigung (Frühgeburt usw.) absterben und daher aus der Sammlung herausfallen.

Zwillingsmaterial falsch diagnostizierte und einwandfrei postnatal exogen bedingte Fälle ausgeschieden, so müßten wir das Urmaterial nach denselben Gesichtspunkten behandeln, wenn wir nicht einen groben Fehler begehen wollten. Schon rein technisch ist dies aber vorläufig unmöglich; denn es würde zumindest die Durchsicht aller Krankengeschichten der cerebralen Kinderlähmung des Urmaterials notwendig machen; wenn wir eine normale Zwillingshäufigkeit unseres Materials annehmen, so wären das schätzungsweise über 5000 Krankengeschichten, die wir darauf prüfen müßten, ob sie den Anforderungen, die wir an die Fälle des Zwillingsmaterials gestellt haben, entsprechen. Aber selbst wenn wir uns dieser großen Mühe unterzogen hätten, wäre dadurch noch immer nicht dem Urmaterial dieselbe gleichmäßige Behandlung zuteil geworden, wie dem Zwillingsmaterial; haben wir doch alle unsere lebenden Zwillingsfälle persönlich aufgesucht und uns von der Richtigkeit der Diagnose überzeugt. Wollten wir mit dem Urmaterial gleichmäßig verfahren, müßten wir auch alle Fälle des Urmaterials persönlich aufsuchen und untersuchen. Daraus ist klar ersichtlich, daß es keinen Sinn hätte, vor Erfüllung dieser Forderung Berechnungen über die Zwillingshäufigkeit unseres Materials anzustellen. Aber noch eine

3. Schwierigkeit stellt sich dem exakten Vergleich unseres Zwillingsmaterials mit dem Urmaterial entgegen. Wir haben uns nämlich der Mühe unterzogen, alle unsere neurologischen Zwillingsfälle, die wir schon aktenmäßig erfaßt und mit den Krankengeschichten vorliegen haben und die über 700 an der Zahl betragen, daraufhin durchzusehen, ob sich nicht unter anderen Diagnosen eine cerebrale Kinderlähmung verborgen hätte. So fanden wir insbesonders unter der klinischen Bezeichnung „Hydrocephalus", „Chorea minor", „Meningitis", „Poliomyelitis", den einen oder anderen Fall, der sich bei genauerem Zusehen als angeborene cerebrale Kinderlähmung herausstellte. Wollten wir nun dem Urmaterial die gleiche Behandlung angedeihen lassen, so müßten wir auch von diesem alle Krankengeschichten anfordern und sie daraufhin durchsehen. Daß dies bei den mehr als 100000 Fällen unseres Urmaterials ein Ding der Unmöglichkeit ist, ist einleuchtend.

Wir haben nun zur Genüge ausgeführt, weshalb wir nicht daran denken können, die Zwillingshäufigkeit unseres Materials zu berechnen; leider begeben wir uns dadurch der Möglichkeit, die Zwillingshäufigkeit als Beweis für die Repräsentativität unserer Serie anzuführen oder uns an Hand der Zwillingshäufigkeit über Fragen wie prä- oder postnatale Sterblichkeit, Disposition der Zwillingseigenschaft zu unserem krankhaften Merkmal usw. zu äußern[1].

[1] Bei der ersten, im Rahmen unserer neurologischen Erbforschung bearbeiteten Zwillingsserie, die von multiplen Sklerose-Patienten ihren Ausgang nahm, haben wir die Zwillingshäufigkeit errechnet, indem wir die unter Punkt 1 angeführten Schwierigkeiten überwanden, während die in Punkt 2 und 3 angeführten Bedenken für unser multiple Sklerose-Material nicht in Betracht kamen. Wir errechneten damals, daß auf 61,2 multiple Sklerose-Patienten ein Zwilling entfiel, was mit der von Luxenburger errechneten Zwillingshäufigkeit der Überlebenden der Gesamtbevölkerung von 60,6 gut übereinstimmte, so daß wir an unserem multiple Sklerose-Material den Nachweis führten, daß es auch hinsichtlich der Zwillingshäufigkeit einer Durchschnittsbevölkerung entsprach und damit auch in dieser Beziehung den Anforderungen der Repräsentativität genügte. Wir können nun wohl annehmen, daß ein in völlig gleicher Weise gesammeltes Material, wie unsere cerebrale Kinderlähmungs-Zwillingsserie, den gleichen Anspruch auf Repräsentativität erheben kann.

Als zweites Merkmal der Repräsentativität einer Serie hatte LUXENBURGER die Forderung aufgestellt, daß diese Serie repräsentativ sein müsse in bezug auf die Häufigkeitsbeziehungen von Gleichgeschlechtlichen und Verschiedengeschlechtlichen, von Eineiigen und Zweieiigen innerhalb der Zwillinge. Um dieser Forderung zu genügen, müssen wir nun einen Überblick über unser Material nach Geschlechtsverhältnis und Überleben und hinsichtlich der Verteilung nach der Eiigkeit geben. Wir tun dies am besten und übersichtlichsten an Hand von Tabellen, die wir im folgenden besprechen wollen[1].

Über unser Gesamtmaterial von 90 repräsentativ gesammelten Zwillingspaaren, von denen der Ausgangspaarling, den wir im folgenden stets als Probanden, während wir den anderen Paarling als seinen Partner bezeichnen wollen, an angeborener cerebraler Kinderlähmung litt, gibt Tabelle 2 eine Übersicht hinsichtlich des Aufbaues des Materials nach Geschlechtsverhältnis und Überleben der Partner.

Tabelle 2. Übersicht über das eigene Material nach Geschlechtsverhältnis und Überleben.

	Beide Paarlinge über 5 Jahre alt geworden	Nur Proband vor dem 5. Jahr abgestorben	Nur Partner vor dem 5. Jahr abgestorben	Proband und Partner vor dem 5. Jahr abgestorben	Summe
Geschlechtsgleiche Paare (GG) . . .	31	1	28	1	61
Geschlechtsverschiedene Paare (PZ) .	15	—	12	—	27
Geschlecht des Partners unbekannt .	—	—	2	—	2
Summe	46	1	42	1	90

Wir möchten hier gleich ein für allemal bemerken, daß in keinem unserer Fälle der Partner gleichzeitig als Proband gemeldet wurde. Wir brauchen daher unsere Zahlen nicht zu korrigieren, bei unseren Zählungen also nicht etwa die WEINBERGsche Probandenmethode anzuwenden, um richtige Ziffern zu erhalten.

Wenn wir nun an Hand von Tabelle 2 nach der WEINBERGschen Differenzmethode die zu erwartende Zahl der EZ dadurch berechnen, daß wir die doppelte Anzahl der Pärchen von der Gesamtsumme der Zwillinge abziehen, wobei wir die beiden Fälle, in denen das Geschlecht des Partners nicht bestimmt werden konnte, auslassen müssen, so erhalten wir: $88 - (2 \cdot 27) = 34$. Im Gesamtmaterial sind also 34 EZ zu erwarten, die tatsächlich gefundene Zahl der EZ betrug jedoch, wie gleich vorweggenommen sei, 13. Der Unterschied zwischen der tatsächlich gefundenen Zahl und der nach der WEINBERGschen Differenzmethode zu erwartenden Zahl ist vor allem durch die von der Bestimmung ausgeschlossenen EZ zu erklären, die ihren Partner in der Kindheit verloren haben. Berechnen wir nun nur für die Paare mit überlebenden Partnern die zu erwartende Zahl der EZ, also nicht wie früher aus dem Gesamtmaterial, so

[1] Wir verwendeten im folgenden die zum Teil von der üblichen Nomenklatur abweichenden, von CONRAD (1) vorgeschlagenen, sehr zweckmäßigen und brauchbaren Abkürzungen: EZ = eineiige Zwillinge, GZ = gleichgeschlechtliche zweieiige Zwillinge, PZ = Pärchenzwillinge, EZ + GZ = GG = gleichgeschlechtliche Zwillinge, GZ + PZ = ZZ = zweieiige Zwillinge.

erhalten wir: $47 - (2 \cdot 15) = 17$, eine Ziffer, die der von uns nach der Ähnlichkeitsmethode gefundenen Zahl 13 schon näher liegt. Da es überhaupt fraglich ist[1], ob man die WEINBERGsche Differenzmethode auf ein kleines Zwillingsmaterial anwenden darf und da es weiterhin noch fraglicher ist, ob es erlaubt ist, die WEINBERGsche Differenzmethode nur auf Paare mit *überlebenden* Partnern anzuwenden, wollen wir uns nicht weiter mit diesen nicht sehr befriedigenden Ergebnissen der Anwendung der Differenzmethode auf unser Material auseinandersetzen, sondern in dieser Beziehung auf die kritischen Bemerkungen verweisen, die SCHULZ (2) in seiner „Methodik der medizinischen Erbforschung" zur Differenzmethode gebracht hat.

Es sei nun, die Ergebnisse der Ähnlichkeitsmethode bei unserem Material vorwegnehmend, im Zusammenhang mit der Frage der Repräsentativität eine kurze Übersicht über die Verteilung unseres Materials hinsichtlich der Eiigkeit gegeben, die aus Tabelle 3 ersichtlich ist.

Tabelle 3. Verteilung nach der Eiigkeit.

I. Eineiige Zwillingspaare (EZ)			13
II. Zweieiige Zwillingspaare (ZZ)			33
davon 1. Pärchen (PZ)		15	
2. Gleichgeschlechtliche (GZ)		18	
III. Zwillingspaare mit kleingestorbenem Partner			44
davon 1. Pärchen		12	
2. Gleichgeschlechtliche		30	
davon vermutlich a) EZ	9		
b) GZ	8		
unbestimmt	13		
3. Geschlecht des Partners unbekannt		2	
Summe			90

Soweit man überhaupt berechtigt ist, auf Grund solcher verhältnismäßig kleiner Zahlen Schlüsse zu ziehen, läßt sich für unsere Ziffern der Verteilung nach der Eiigkeit behaupten, daß sie keinen auffallenden Befund enthalten, der auf irgendwelche abnorme Verhältnisse hindeuten würde. Es erscheint somit die Forderung nach Repräsentativität in bezug auf die Häufigkeitsbeziehungen von Gleichgeschlechtlichen und Verschiedengeschlechtlichen, von Eineiigen und Zweieiigen innerhalb der Zwillinge erfüllt.

Bevor wir uns dem letzten Kriterium der Repräsentativität, dem Verhältnis von Konkordanz und Diskordanz der Zwillingspaare hinsichtlich des in Rede stehenden Merkmals, der cerebralen Kinderlähmung, zuwenden und damit überhaupt zur klinischen Beschreibung unseres Materials und zur Schilderung der Beschaffenheit der Partner, somit zur ausführlichen Darstellung unserer Kasuistik übergehen, wollen wir noch einen Überblick über das Geschlechtsverhältnis der Probanden und den Altersaufbau geben.

Aus Tabelle 4, die die Verteilung der Probanden nach dem Geschlecht zeigt, ist ersichtlich, daß sich Männer und Frauen genau die Waage halten: 45 : 45; dieses Verhältnis drückt sich nicht nur in der Gesamtsumme aus, sondern ist wenigstens annähernd auch schon aus der Betrachtung der Gruppen der GG

[1] Neuerdings ist dies durch in Kürze zur Veröffentlichung gelangende interessante Zwillingsuntersuchungen K. IDELBERGERS aus unserem Institut sehr fragwürdig geworden!

Tabelle 4. Verteilung der Probanden nach dem Geschlecht.

			Probanden sind ♂		Probanden sind ♀		Summe
Partner hat das 5. Jahr überlebt	EZ	GG	7	12	6	19	31
	GZ		5		13		
	PZ		8		7		15
Partner vor dem 5. Jahr abgestorben	GG		20		10		30
	PZ		4		8		12
	unbekannt		1		1		2
	Summe		45		45		90

und der PZ ersichtlich. Unter den Partnern stehen 48 Männer 40 Frauen gegenüber, während das Geschlecht von 2 Partnern nicht bestimmt werden konnte.

Tabelle 5. Altersaufbau der Probanden (nach LUXENBURGER).

Altersklassen	Mittleres Alter a_m	Zahl der Zwillinge z	Zahl der PZ p	Altersjahr der Zwillinge $a_m z$	Altersjahr der PZ $a_m p$
I (0—10)	5,5	26	13	143,0	71,5
II (11—20)	15,5	34	9	527,0	139,5
III (21—30)	25,5	17	3	433,5	76,5
IV (31—40)	35,5	5	1	177,5	35,5
V (41—50)	45,5	5	1	227,5	45,5
VI (51—60)	55,5	1	—	55,5	—
VII (61—70)	65,5	1	—	65,5	—
VIII (71—80)	75,5	1	—	75,5	—
Summe		90 Σz	27 Σp	1705,0 $\Sigma a_m z$	368,5 $\Sigma a_m p$

Tabelle 5 zeigt den Altersaufbau des Probandenmaterials, indem sie das Durchschnittsalter des in einzelne Altersklassen geteilten Materials nach einem Verfahren von LUXENBURGER bringt; nach diesem Verfahren kann man sich die Summation aller Altersjahre der Probanden zur Berechnung des Durchschnittsalters dadurch ersparen, daß man lediglich auszählt, wie viele Fälle in jede einzelne Altersklasse von 0—10, 11—20, 21—30, 31—40, 41—50, 51—60, 61—70, 71—80 Jahren fallen und unter der Voraussetzung, daß sich innerhalb der Altersklassen die Fälle annähernd gleich auf die einzelnen Jahre verteilen, die Altersjahre für jede einzelne Klasse ($a_m z$) berechnet. Die Summe ergibt dann mit großer Genauigkeit die Summe aller Altersjahre, aus der man mit Hilfe der Summe aller Probanden das Durchschnittsalter leicht berechnen kann. So erhalten wir, für die Gesamtzahl der Zwillinge und die Gesamtzahl der Pärchenzwillinge gesondert berechnet, folgende Ziffern:

$$x_z = \frac{a_m z}{z} = \frac{1705}{90} = 18{,}94\,,$$

$$x_p = \frac{a_m p}{p} = \frac{368{,}5}{27} = 13{,}6\,.$$

Dieser beträchtliche Unterschied[1] zwischen dem Durchschnittsalter des Gesamtmaterials und dem der Gesamtpärchen ist auf den ersten Blick zwar auffallend, läßt sich aber unseres Erachtens zwanglos als durch die kleine Zahl der Pärchen (27) bedingt erklären. Zwar könnte man daran denken, daß dieser Unterschied insofern eine biologische Begründung hat, als von den gleichgeschlechtlichen Zwillingspaaren häufiger beide Partner absterben, dadurch der Zählung entgehen und auf diese Weise das Durchschnittsalter des Gesamtmaterials höher sein muß als das der Pärchen; dies hätte aber zur Folge, daß sich unter den Zwillingspaaren mit kleingestorbenen Partnern mehr Pärchen finden müßten als unter den Zwillingspaaren mit lebenden Partnern. Wenn wir in dieser Richtung die Probe aufs Exempel machen, so sehen wir jedoch, daß dies nicht der Fall ist: unter den 46 Zwillingspaaren mit lebenden Partnern befinden sich 15 Pärchen, also 32,6%, unter den 44 Zwillingspaaren mit kleingestorbenen Partnern 12 Pärchen, also 27,2%, demnach sogar weniger als unter den Paaren mit lebenden Partnern. Somit gehen wir wohl nicht fehl, wenn wir den beträchtlichen Unterschied zwischen dem Durchschnittsalter des Gesamtmaterials und dem der Pärchen als durch die kleine Zahl bedingt ansehen und keine biologische Auffälligkeit dahinter vermuten.

Nach dieser kurzen allgemeinen Beschreibung unseres Materials wollen wir nun dieses selbst so ausführlich und gründlich, wie es für den Zweck der vorliegenden Arbeit notwendig ist, vorlegen.

D. Kasuistik.

Es ist meist eine schwierige Frage, wie weitgehend und gründlich eine wissenschaftliche Arbeit durch kasuistische Schilderungen erläutert und fundiert werden soll. Dabei ist es üblich geworden, in den Veröffentlichungen in den medizinischen Zeitschriften und Archiven die Kasuistik auf ein unumgängliches Mindestmaß zu reduzieren, ausführlichere kasuistische Schilderungen hingegen den monographischen Darstellungen zu überlassen. Wenn wir diesem Gebrauche folgend in der vorliegenden Veröffentlichung eine ausführlichere kasuistische Darstellung unseres Materials bringen, so geschieht dies aber auch aus anderen Gründen: seit der oft zitierten Monographie FREUDs (5) sind größere kasuistische Mitteilungen über die cerebrale Kinderlähmung nicht mehr erfolgt und es wäre schon aus diesem Grunde gerechtfertigt, eine ausführliche Schilderung der heutzutage üblichen klinischen Befunde, Untersuchungsmethoden usw. bei der cerebralen Kinderlähmung zu geben, die sich doch mehr oder minder von der kasuistischen Schilderung zur Zeit der Jahrhundertwende unterscheiden. Aber noch andere Gesichtspunkte rechtfertigen eine ausführliche Kasuistik: gerade weil sich der seinerzeitige Begriff der cerebralen Kinderlähmung wesentlich eingeengt hat, weil andererseits die klinische Nomenklatur bei cerebraler Kinderlähmung, LITTLEscher Krankheit u. dgl. durchaus nicht einheitlich ist und weil wir schließlich selbst unsere Untersuchungen an einer bestimmten Gruppe der cerebralen Kinderlähmung angestellt haben, die wir zwar einigermaßen als „Restgruppe" zu definieren versucht haben, wobei sich diese Definition zum

[1] JUDA fand in einer noch nicht veröffentlichten Arbeit über Hilfsschulzwillinge, die in mannigfacher Hinsicht Beziehungen und Analogien zu unserem Material aufwiesen, keinen solchen Unterschied: $x_z = 21{,}39$, $x_p = 21{,}79$ (Gesamtmaterial 402 Paare, darunter 125 PZ).

Teil per exclusionem ergab, halten wir es für notwendig, durch eine mehr oder minder eingehende Schilderung der Klinik unserer Fälle nachprüfbar zu zeigen, was heute als cerebrale Kinderlähmung bezeichnet wird, bzw. was wir in dieser Arbeit darunter verstanden wissen wollen. Schließlich werden wir auf Grund unserer Untersuchungen zu ätiologischen Schlußfolgerungen zu kommen versuchen, die für die praktische Rassenhygiene des Alltags nicht ohne Bedeutung sind. Untersuchungsergebnisse und Schlußfolgerungen stehen und fallen aber mit der Exaktheit der Befundsaufnahme, sowohl in neurologischer Beziehung, wie hinsichtlich der Ähnlichkeitsdiagnose. Daß die Bearbeitung des vorliegenden Materials den Anforderungen einer einwandfreien Befunds- und Bestandsaufnahme gerecht wurde, hoffen wir durch eine etwas ausführlichere Schilderung unserer Kasuistik gleichfalls überzeugend darzulegen.

Wir bringen zunächst eine Schilderung unserer eineiigen Zwillingspaare, sowohl hinsichtlich des Ähnlichkeitsbefundes als auch hinsichtlich der körperlichen und geistigen Beschaffenheit. Daran schließen wir eine gleich ausführliche Schilderung der gleichgeschlechtlichen zweieiigen Paare; weiter die Befunde über die körperliche und geistige Beschaffenheit unserer Pärchenzwillingspaare und schließlich kürzere Berichte über die Zwillingspaare mit kleingestorbenen Partnern.

Die familienanamnestischen Angaben in der folgenden Kasuistik beruhen zum größten Teil lediglich auf mündlicher Befragung und nicht auf exakten ärztlichen Befunderhebungen, so daß ihnen nur ein sehr bedingter Wert zukommt.

Der Kasuistik der gleichgeschlechtlichen Paare fügen wir auch Lichtbilder aus unserem Zwillingsmaterial bei, soweit uns solches zur Verfügung steht; auf diesen Abbildungen sind stets die Photos der Probanden in der ersten Vertikalreihe, die der Partner in der zweiten Vertikalreihe untereinander angeordnet, wobei wir uns bemüht haben, nicht nur die von uns selbst hergestellten und einigermaßen anthropologisch orientierten Kopfaufnahmen wiederzugeben, sondern auch die eine oder andere Laienaufnahme aus früheren Lebensaltern der Paarlinge; auf diese Weise sind nebeneinander Proband und Partner möglichst im gleichen Lebensalter und möglichst in der gleichen Orientierung dargestellt worden. Wir brauchen in diesem Zusammenhang wohl kaum nochmals anzuführen, daß wir als Probanden den uns gemeldeten Ausgangsfall von cerebraler Kinderlähmung, als Partner seinen Paarling bezeichnen.

Schließlich bringen wir abschließend eine kurze Schilderung jener Zwillingspaare, von denen uns der Proband zwar als cerebrale Kinderlähmung gemeldet worden war, die wir aber ausgeschieden haben, weil eine klare postnatale exogene Ätiologie nachzuweisen war, und die wir daher nicht im Sinne der Definition unserer „Restgruppe“ anerkennen konnten.

a) Die lebenden Eineiigen.

1. EZ-Paar: Gregor und Ludwig A.

(Sichere Eiigkeitsdiagnose, spastische Paraplegie des Probanden.)

Geburts- und Ähnlichkeitsbericht. Geburt 1922, 2. Entbindung der Mutter, normaler Geburtsverlauf. Die Geburt erfolgte etwas zu früh. Proband wog 1075 g, Partner 1000 g. Länge beider Kinder 48 cm. Einfache Nachgeburt. Die Kinder sahen sich von Geburt an so völlig ähnlich, daß es in den ersten Jahren außer den Eltern kaum jemand möglich war, sie voneinander zu unterscheiden. Die Ähnlichkeit hat in hohem Maße bis heute angehalten, so daß die Kinder auch heute noch in der Schule im Alter von 15 Jahren öfters von Lehrern und Mitschülern verwechselt werden.

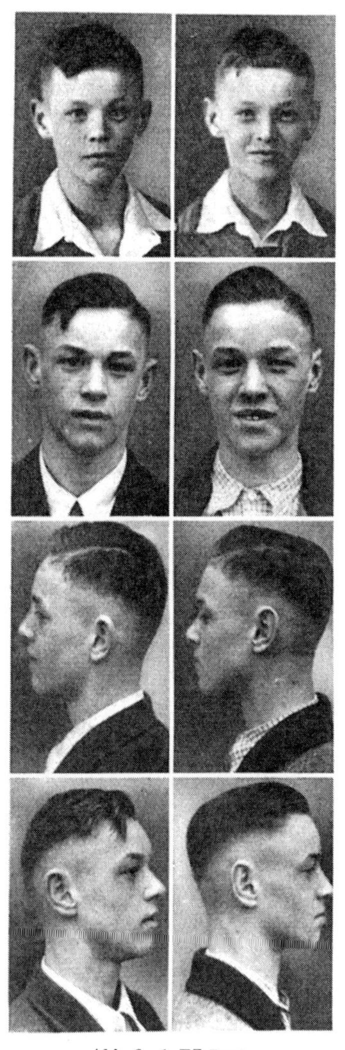
Abb. 2. 1. EZ-Paar.

Ähnlichkeitsbefund.	Gregor	Ludwig
Körpergewicht . .	49 kg	50 kg
Körperhöhe . . .	G. war in den letzten Jahren stets um 1—2 cm kleiner als L.	
Horizontalumfang des Kopfes . .	505 mm	509 mm
Länge des Kopfes	166 mm	169 mm
Breite des Kopfes	147 mm	142 mm
Morphologische Gesichtshöhe . .	109 mm	105 mm
Länge und Breite der Nase . . .	45 mm, 32 mm	48 mm, 33 mm
Jochbogenbreite .	129 mm	128 mm
Stirnbreite . . .	111 mm	112 mm
Augenfarbe (MARTIN-SCHULTZ) .	2a	2a
Haarfarbe (FISCHER-SALLER) .	N	N
Haarwirbel . . .	bei beiden völlig identisch im Bereiche der Hinterhauptschuppe etwas links von der Medianlinie	
Form und Stellung der Zähne . . .	bei beiden völlig identisch	
Händigkeit . . .	rechts	rechts
Fingerlänge rechts	3, 4, 2, 5, 1	3, 4, 2, 5, 1
Finger- und Handabdrücke . . .	EZ	

Die Leistungen in der Schule sind bei beiden ungefähr die gleichen, sie haben fast immer die gleichen Noten und sind mittlere Schüler. Die Mutter hält Ludwig für aufgeweckter als den kranken Probanden.

An der Eineiigkeit dieses Paares kann unseres Erachtens kein Zweifel bestehen, wenn uns auch die erbbiologische Arbeitsgemeinschaft des Wiener Anthropologischen Univ.-Institutes (Vorstand: Prof. Dr. J. WENINGER) dazu Folgendes mitteilte: „Bei diesem Paar spricht manches für EZ, doch sind, soweit dies der Photographie zu entnehmen ist, auch ganz beachtliche Unterschiede feststellbar, so z. B. in der Kopfform (Höhe), in der Form der Nase, in der Einrollung des Helixrandes. Wir möchten auf Grund dieser Befunde der Diagnose auf EZ keineswegs widersprechen, aber immerhin feststellen, daß es zwischen diesen EZ beträchtliche Unterschiede gibt. Vielleicht geht der Unterschied in der Kopfform auf eine Aufnahme aus verschiedener Höhe und Entfernung zurück; man gewinnt wenigstens diesen Eindruck aus den Bildern."

Familienanamnese. Die Entbindung der Mutter des Zwillingspaares war durchwegs leicht. Das erste Kind wurde etwa $1^1/_2$ Jahre vor dem Zwillingspaar geboren, 11 Jahre nachher ein viertes Kind. Weiters ist aus der Familienanamnese erwähnenswert, daß die Mutter von Jugend auf an einer typischen Migräne leidet, eine Krankheit, die sich sonst in der ganzen Verwandtschaft nirgends findet. Die mütterliche Großmutter des Zwillingspaares befand sich kurze Zeit wegen einer reaktiven Depression im höheren Alter in einer Heilanstalt. Ein direkter Vetter des Vaters der Zwillinge hat ebenfalls ein Zwillingskinderpaar.

Anamnese und Befund. Gregor (Proband): Erstgeborener. Schon unmittelbar nach der Geburt fiel den Eltern und dem Arzte auf, daß bei dem Kind nicht alles in Ordnung

Tabelle 6. Daktyloskopische Befunde (Prof. Dr. GEIPEL): 1. EZ-Paar.

	Man.	Dig.	Mustertyp	Quant. Nr.		Form			
				rad.	uln.	Breite	Höhe	Index	Typ
Gregor	r	I	U	10	0	13,5	10	135	B
Ludwig			U	8	0	12	10	120	B
Gregor		II	U Td B	1	0	10	9	111	K
Ludwig			R	0	3	5	5	100	K
Gregor		III	R	0	6	8,5	10	85	L
Ludwig			U	8	0	11	13	85	L
Gregor		IV	U	9	0	12	14	86	L
Ludwig			U	10	0	12	15	80	L
Gregor		V	U 34	8	0	9	11,5	78	L
Ludwig			U 34	5	0	7	8,5	82	L
Gregor	l	I	U	10	0	13	10	130	B
Ludwig			U	7	0	9,5	7	136	B
Gregor		II	T Td R, Td U	0	0	10	10	100	K
Ludwig			R Td B Kern des Musters gestört	0	2	10	8,5	118	B
Gregor		III	U	4	0	8	10,5	76	L
Ludwig			U	4	0	6	7	86	L
Gregor		IV	U	9	0	9	10	90	L
Ludwig			U	12	0	13	15	87	L
Gregor		V	U 31	8	0	9,5	11,5	83	L
Ludwig			U 29	5	0	6	7	86	L

	Indiv. qu. W.	Variat.-Breite	Differenz		Genotyp	Ind. Formind.	Variat.-Breite
			rad.	uln.			
Gregor	6,5	0—10	10	2	VV Rr (Uu) (Uu)	94,2 (K)	76—135
Ludwig	6,3	1—12	10	7	VV Rr Uu	98,0 (K)	80—136

	Handformel r	Handformel l
	beidhändige Mongol.-Furche	
Gregor	9·7·5″·3 — t — A^u/A^c·V·O·O·L	9·7·5″·3^p — t — A^u/A^c·V·O·O·L
Ludwig	11·7·7·3 — t — A^u/A^c·V·O·O·L (Td X)	9 (10)·7·5″·3 — t — A^u/A^c·V·O·O·L

war. Vor allem zeigte er eine Gaumensegellähmung: durch etwa 3 Monate kam ein Teil der Nahrung immer wieder beim Schlucken durch die Nase zurück. Diese Gaumensegellähmung besserte sich später und heilte völlig aus. Im Alter von etwa $^1/_2$ Jahr traten bei beiden Jungen nacheinander zahlreiche Furunkel auf, die erst nach längerer Zeit abheilten. Schon bald nach der Geburt war den Eltern aufgefallen, daß Proband seine Beine viel weniger bewegte als sein Zwillingspartner. Als nun die Zeit der ersten Gehversuche kam, stellte es sich heraus, daß Proband nicht alleine laufen konnte, sondern eine krampfartige Lähmung in beiden Beinen hatte. Mit $2^1/_2$ Jahren wurde er das erstemal an einer orthopädischen Klinik operiert, der Erfolg der Operation war ein mäßiger. Im Alter von 6 Jahren wurde er durch lange Zeit an einer chirurgischen Klinik mit physikalischen Maßnahmen, Massage usw. behandelt; diese Behandlung hatte insoferne Erfolge, als Proband allmählich zu laufen begann. Er ging zwar schlecht und zog die Füße nach, aber es war zweifellos eine Besserung eingetreten. Der Zustand besserte sich noch mehr, als Proband im Alter von 9 Jahren abermals durch längere Zeit in einer orthopädischen Klinik eine physikalische Behandlung mitmachte und dann nachher durch längere Zeit Schienen trug. Seither ist er in keiner weiteren Behandlung mehr gestanden, er kann langsam und schleppend gehen, besucht mit seinem Bruder die Realschule, kann sogar durch lange Übung ein wenig Radfahren.

Bei unserem Besuche im April 1937 fanden wir eine mittelschwere spastische Lähmung beider unterer Extremitäten mit stark gesteigerten Reflexen, Patellar- und Achillesklonus, Babinski, Oppenheim. Die Sensibilität erwies sich als völlig intakt, keine Ataxien. Die Sehnenreflexe an den Armen sind vielleicht etwas lebhaft, doch läßt sich keine gröbere motorische Schwäche, kein Spasmus oder Rigor nachweisen (hierzu gibt die Mutter anamnestisch an, daß er in den Armen wesentlich ungeschickter sei als sein Bruder, insbesondere bei feinen Arbeiten, die Geschicklichkeit erfordern). Der pyschische Befund normal.

Ludwig (Partner): Zweitgeborener, war stets gesund, machte nur gleichzeitig mit seinem Zwillingsbruder Röteln und Masern mit. Bei unserem Besuch im April 1937 erwies er sich als intern und neurologisch vollkommen normal. Auf eingehendes Befragen konnte auch keinerlei Anhaltspunkt für eine abnorme frühkindliche Entwicklung gewonnen werden.

Zusammenfassung. Sicheres eineiiges Paar mit angeborener spastischer Paraplegie des Probanden unter dem Bild der LITTLEschen Krankheit; der Partner völlig normal und gesund.

2. EZ-Paar: Gertrude B. und Anna V.

(Fragliche Eiigkeitsdiagnose, spastische Hemiplegie des Probanden.)

Geburts- und Ähnlichkeitsbericht. Geburt 1861, 1. Entbindung der Mutter, normaler Geburtsverlauf. Die Geburt erfolgte rechtzeitig. Über die Gewichte, über die Nachgeburt und ähnliche Einzelheiten des Geburtsverlaufes nichts mehr in Erfahrung zu bringen. Ärztliche Hilfe mußte nicht in Anspruch genommen werden. Die Ähnlichkeit der beiden Geschwister war zwar groß, durch eine rechtsseitige Lähmung des Gesichts und der ganzen rechten Körperhälfte der Probandin konnten die Kinder von frühester Jugend an unterschieden werden. Doch sollen sie die völlig gleiche Haar- und Augenfarbe gehabt haben und sich in den Gesichtszügen — bis auf die Lähmung — außerordentlich ähnlich gewesen sein. Leider konnten wir keinen Einblick in Lichtbilder nehmen, um uns selbst ein Urteil über die Ähnlichkeit bilden zu können. Allerdings ist noch ein weiteres Moment anzuführen: die gesunde Partnerin Anna V. ist Hebamme und hat, wie sie uns selbst erzählte, große Erfahrungen über die Ähnlichkeit und Unähnlichkeit von Zwillingen. Auf Grund dieser Erfahrungen bezeichnete sie sich und ihre verstorbene Zwillingsschwester als eineiig.

Familienanamnese. Die Entbindungen der Mutter des Zwillingspaares sollen durchwegs leicht gewesen sein. Das Zwillingspaar war die erste Schwangerschaft der Mutter, sie gebar nachher noch 5 Kinder. Von Krankheiten ist in der Familie des Paares nichts Wesentliches erwähnenswert, hingegen sind in der Verwandtschaft mehrmals Zwillinge vorgekommen, und zwar haben zwei Schwestern der Mutter je ein Zwillingspaar geboren und auch die Tochter der gesunden Partnerin. Auch der Vater des Paares entstammt einer Zwillingsgeburt.

Anamnese und Befund. Gertrude (Probandin): Erstgeborene. Schon bald nach der Geburt fiel den Eltern auf, daß Probandin schwächer und nicht so beweglich war wie ihre Zwillingsschwester und eine deutliche rechtsseitige Lähmung zeigte; das Kind litt öfters an Krämpfen, welche in der Pubertätszeit zum letztenmal auftraten. Infolge der Lähmung lernte Probandin spät, sich selbst fortzubewegen. Auch mit der Sprache hatte sie von Kindheit an starke Schwierigkeiten und stotterte während ihres ganzen Lebens. Auch war sie schwachsinnig oder doch zu mindestens sehr beschränkt; der Elementarunterricht blieb ohne jeden Erfolg, Probandin lernte weder schreiben noch lesen. Zweimal im Verlaufe ihres Lebens glaubten die Eltern ausgesprochene Verschlechterungen feststellen zu können; so soll sich die Halbseitenlähmung in den ersten Jahren einmal ziemlich plötzlich verschlechtert haben, zur Zeit, da Probandin häufig an Krämpfen litt. Um diese Zeit soll sie durch etwa ein halbes Jahr die Sprache völlig verloren haben. Eine neuerliche Verschlechterung trat etwa mit 32 Jahren auf; damals soll die Lähmung durch einen plötzlichen „Schlaganfall" neuerlich wesentlich stärker geworden sein. Bald darauf wurde sie in ein Landeshospital gebracht, von dem wir folgende Befunde und folgenden Bericht über den weiteren Krankheitsverlauf erhielten:

Aufnahme 1898. Außer den bereits mitgeteilten anamnestischen Daten ist aus der im Landeshospital erhobenen Anamnese noch Folgendes erwähnenswert: „In den letzten Jahren ausgesprochene Wahnideen: ihren Eltern würde alles weggenommen und anderen Leuten zugetragen, die Uhr tue ihr alles kund, sie sehe Leute, welche in ihr Elternhaus alles hereinschleppten, es solle jetzt alles anders werden als früher, sie solle vergiftet werden." Aus ärztlichen Befunden, die dem Landeshospital zur Verfügung standen, ist Folgendes zu entnehmen: „Die ganze rechte Körperseite und die rechte Gesichtsseite sind in der Entwicklung zurückgeblieben und zeigen eine mäßige Parese. Auf der rechten Seite verhalten sich die normalen und pathologischen Reflexe entsprechend einer spastischen Halbseitenlähmung. Patientin geht, abgesehen von der mäßigen rechtsseitigen spastischen Lähmung, verhältnismäßig gut, ohne zu wanken, und kann im Gehen eine gerade Linie ohne weiteres einhalten."

Bei der Aufnahme in das Landeshospital wurden folgende Befunde erhoben: „Die rechte Körperseite ist weniger entwickelt als die linke, desgleichen der Gesichtsschädel. Sehr deutliche Verkürzung der rechten Extremitäten, des rechten Armes, rechter Mundwinkel steht tiefer als der linke, die rechte Nasolabialfalte ist seichter als die linke. Zunge weicht beim Herausstrecken stark nach rechts ab, kein fibrilläres Zittern. Die Reflexe der rechten Seite entsprechen der spastischen Lähmung, die Reflexe der linken Seite sind normal. Die Pupillen sind gleich rund, nicht verzogen, reagieren prompt auf Lichteinfall und Akkommodation."

Aus dem Bericht des Landeshospitales über den Krankheitsverlauf: „Im Anfang arbeitete Patientin, sie wischte Staub, trug Körbe, faßte auch manchmal mit an; später aber arbeitete sie gar nichts mehr, mußte gewaschen und gekämmt werden, zeigte sich zeitweise ganz unorientiert über ihre Umgebung, hörte von Zeit zu Zeit Stimmen, war reinlich. War ihr Geisteszustand schon bei der Aufnahme als schwachsinnig zu bezeichnen, so entwickelte sie sich im Laufe der Jahre zur Vollidiotin. 1907 nach 9jährigem Anstaltsaufenthalt starb sie in ihrem 46. Lebensjahr an Lungenentzündung." Die Anstaltsdiagnose lautete: „Idiotie, cerebrale Kinderlähmung rechts." Eine Obduktion wurde nicht vorgenommen.

Anna (Partnerin): Zweitgeborene, war ihr Leben lang stets vollkommen gesund; sie ist seit 35 Jahren als Hebamme tätig. 1935 stürzte sie auf der Stiege und zog sich einen Bruch des rechten Oberarmes am Collum chirurgicum zu. Aus dem uns vorliegenden Krankenblatt geht die chirurgische Diagnose hervor; im übrigen war Partnerin völlig gesund.

Wenige Wochen vor unserem im Herbst 1936 erfolgten Besuch bei der Partnerin hatte diese, nachdem sie schon längere Zeit über Schwindel, Kopfschmerzen und zunehmende Vergeßlichkeit geklagt hatte, eine etwa zwei Tage dauernde Bewußtseinsstörung. Ihre anamnestischen Angaben sprachen völlig im Sinne einer arteriosklerotischen Cerebralstörung. Bei unserem Besuch konnten wir allerdings kaum irgendwelche abnorme Befunde erheben, abgesehen von der noch immer bestehenden Bewegungseinschränkung im rechten Schultergelenk.

Auf die Frage, ob sie jemals in ihrem Leben Krämpfe gehabt hatte, konnte sie mit Bestimmtheit antworten, daß dies nicht der Fall gewesen wäre, auch erinnerte sie sich an nichts, was für irgendeine Störung in der kindlichen Entwicklung gesprochen hätte, soweit sie sich an Einzelheiten ihrer Kindheit noch erinnern konnte.

Zusammenfassung. Wahrscheinlich eineiiges Paar mit angeborener spastischer Hemiplegie der Probandin; die Partnerin neurologisch o. B.

3. EZ-Paar: Wolfgang und Günther E.

(Sichere Eiigkeitsdiagnose, leichte cerebrale Kinderlähmung des Probanden.)

Geburts- und Ähnlichkeitsbericht. Geburt 1928, 4. Entbindung der Mutter. Die Geburt erfolgte etwa zwei Wochen zu früh. Wir erhielten von der Frauenklinik, an der die

Tabelle 7. Daktyloskopische Befunde (Prof. Dr. GEIPEL): 3. EZ-Paar.

	Man.	Dig.	Mustertyp	Quant. Nr. rad.	Quant. Nr. uln.	Form Breite	Form Höhe	Form Index	Form Typ
Wolfgang	r	I	U	23	0	13,5	10	135	C
Günther			U	24	0	15	11	136	C
Wolfgang		II	U	3	0	3,5	3	117	C
Günther			T TdU (2—0), TdR (0—2)	0	0	10	11	91	C
Wolfgang		III	U	4	0	3,5	3,5	100	C
Günther			U	3	0	3	3,5	86	C
Wolfgang		IV	U	5	0	5,5	5,5	100	C
Günther			U	7	0	8	8	100	C
Wolfgang		V	U 44	9	0	8,5	8	106	C
Günther			U 46	12	0	11	10,5	105	C
Wolfgang	l	I	U	15	0	9	7	129	C
Günther			U	15	0	11,5	9	128	C
Wolfgang		II	R	0	8	7,5	8	94	C
Günther			R	0	6	6	6,5	92	C
Wolfgang		III	U	5	0	4	5	80	C
Günther			U	2	0	3	3,5	86	C
Wolfgang		IV	U	12	0	9,5	9	106	C
Günther			U	19	0	15	15	100	C
Wolfgang		V	U 53	13	0	11,5	9,5	121	C
Günther			U 54	12	0	10	9	111	C

	Indiv. qu. W.	Variat.-Breite	Differenz rad.	Differenz uln.	Genotyp	Ind. Formind.	Variat.-Breite
Wolfgang	9,7	3—23	20	18	vv RR UU	G 102,8 108,6	80—135
Günther	10,0	0—24	24	17	vv RR UU	B 96,5 G 103,5	80—136

Handformel	r	l
Wolfgang	$\frac{9\,(10)}{8}\cdot\frac{7\,(6)}{6}\cdot 5''\cdot 4 - t - A^{u}/A^{c}\cdot$ $\cdot O\cdot O\cdot O\cdot L$	$7\cdot 5''\cdot 5'\cdot 3 - t - A^{u}/A^{c}\cdot O\cdot O\cdot O\cdot L$
Günther	$7\,(8)\cdot 5''\,(0)\cdot 5''\cdot 4 - t - A^{u}/A^{c}\cdot$ $\cdot O\cdot O\cdot O\cdot L$	$9\cdot 7\,(8)\cdot 5''\cdot 3 - A^{u}/A^{c}\cdot O\cdot O\cdot O\cdot L$

Ähnlichkeitsbefund.	Wolfgang	Günther
Körperhöhe	W. ist um etwa 1 cm größer als G.	
Horizontalumfang des Kopfes	541 mm	540 mm
Länge des Kopfes	184 mm	184 mm
Breite des Kopfes	152 mm	155 mm
Morphologische Gesichtshöhe	109 mm	111 mm
Länge und Breite der Nase	4,6 mm, 3,0 mm	4,5 mm, 2,9 mm
Jochbogenbreite	113 mm	113 mm
Stirnbreite	110 mm	110 mm
Augenfarbe (MARTIN-SCHULTZ)	1 b	1 b
Haarfarbe (FISCHER-SALLER)	G/H	G/H
Haarwirbel	bei beiden völlig identisch	
Form und Stellung der Zähne	bei beiden völlig identisch	
Händigkeit	rechts	links
Finger- und Handabdrücke	EZ	

Mutter entbunden wurde, folgenden Geburtsbericht: „Es handelte sich um ein Hydramnion mit Zwillingen, von denen der erste aus Schädellage, der zweite aus Fußlage geboren wurde. Die Wehentätigkeit dauerte insgesamt 12 Stunden und 45 Minuten und mußte durch wiederholte Gabe von Wehenmitteln angeregt werden. Das erste Kind wurde spontan aus Schädellage geboren, das zweite Kind (Proband) wurde 3 Minuten später extrahiert. Unter Sprengung der Blase wurde ein Fuß heruntergeholt. Der linke Arm war etwas eingeklemmt, ließ sich aber leicht herunterschlagen. Die Lösung des rechten Armes machte ebenfalls keine Schwierigkeiten. Die Nachgeburtsperiode verlief o. B. Der erste Knabe war 50 cm lang und wog 3090 g. Der zweite war 51 cm lang und wog 3450 g.“ Die Kinder sahen sich von Geburt an bis heute vollkommen ähnlich und wurden andauernd von Bekannten, Verwandten, Lehrern usw. verwechselt. Die Ähnlichkeit auf den Kinderbildern ist so groß, daß die Mutter auf manchen der Kinderbilder nicht angeben kann, welcher der Proband und welcher der Partner ist.

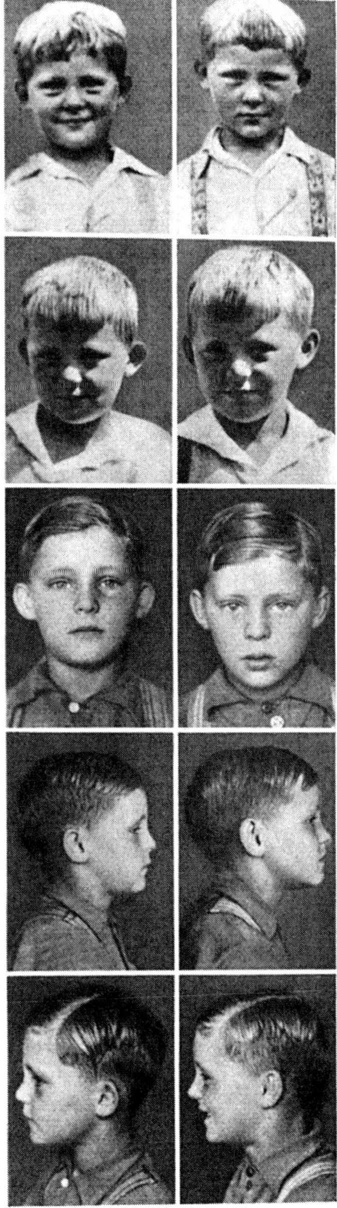
Abb. 3. 3. EZ-Paar.

Die Leistungen in der Schule sind bei beiden ziemlich gleich, Wolfgang ist im allgemeinen etwas lebhafter als Günther, doch ist dieser seelische Unterschied nicht bedeutend.

An der Eineiigkeit dieses Paares kann kein Zweifel bestehen.

Familienanamnese. Die Entbindungen der Mutter waren meist schwer, weshalb sie sich stets dazu an eine Universitäts-Frauenklinik begab. Die Entbindung von dem Zwillingspaar erfolgte ein Jahr nach der dritten Entbindung der Mutter. Aus der Familienanamnese ist erwähnenswert, daß die Mutter und eine Schwester der Mutter je zwei Totgeburten zur Welt gebracht hatten. Ein um ein Jahr älterer Bruder des Zwillingspaares starb im ersten Jahr an tuberkulöser Hirnhautentzündung. In der Familie konnten keine Zwillingsschwangerschaften festgestellt werden.

Anamnese und Befund. Wolfgang (Proband): Zweitgeborener. Er bekam bald nach der Geburt Krampfanfälle, während deren es ihm sehr sehr schlecht ging, so daß man seinen Tod befürchten mußte. Von der Frauenklinik, an der sich das Kind damals befand, weil die Mutter an einer Thrombose erkrankt war, erhielten wir folgenden Bericht: „13 Tage nach der Geburt bekam Proband plötzlich einen Krampfanfall morgens beim Trinken. Unter Behandlung mit Choralhydrat und Lumbalpunktion gingen die Krämpfe allmählich zurück, traten aber am nächsten Tage und 4 Tage danach noch je 3mal auf. Die Lumbalpunktion ergab einen Überdruck. Am Entlassungsbefund wurde noch beim Probanden eine kleine Nabelhernie und eine rechtsseitige Hydrocele festgestellt.“ Proband wurde im Alter von 4 Monaten an eine Univ.-Kinderklinik gebracht, von der wir folgenden Befund erhielten: „Anamnestisch wiederholt Krampfanfälle; heute früh 6mal heftiger Krampfanfall mit Zucken in Kopf und Armen, Choralhydratklystier erfolglos. Die Krämpfe beginnen mit Schielen nach rechts, bestehen manchmal in linksseitigen klonischen Krämpfen, die bald in klonische Zuckungen übergehen; manchmal sind die Krämpfe aber auch doppelseitig. Außer lebhaften Reflexen ist an den Organen nichts

Pathologisches festzustellen. Bei längerer Beobachtung ist es auffallend, daß er nur wenig Interesse zeigt, gar nicht fixiert und überhaupt den Eindruck einer geistigen Schädigung macht. Diagnose: Cerebrale Schädigung, Geburtstrauma, symptomatische Epilepsie."

Nach der Entlassung von der Klinik besserte sich der Zustand wesentlich. Die Anfälle wurden immer seltener, das Kind erholte sich in jeder Weise und machte nach etwa einem Jahr den Eindruck eines vollkommen normalen Kindes. Außer Kinderkrankheiten war es dann im wesentlichen immer gesund.

Bei unserer Nachuntersuchung im Juni 1936 fanden wir einen seinem Alter entsprechenden vollkommen normalen Knaben, der keinen abnormen Befund aufwies. Auch sein Nervenstatus war normal.

Günther (Partner): Erstgeborener; hat bald nach der Entbindung an der Frauenklinik einen Krampfanfall mitgemacht; aus dem Befund der Frauenklinik, an der sich der Partner damals befand, sei Folgendes wiedergegeben: „Das Kind krampfte 19 Tage nach der Geburt 2mal. Bei ihm wurde lediglich mehrmals Choralhydrat gegeben, in der Folgezeit wurden keine Krämpfe beobachtet. Im Entlassungsbefund wurde eine kleine Nabelhernie und eine doppelseitige Hydrocele festgestellt." Danach war er vollkommen gesund und entwickelte sich insbesonders in den ersten Monaten, in denen sein Partner die Zeichen der cerebralen Schädigung aufwies, völlig normal und zeigte keinerlei frühkindliche Entwicklungsstörung.

Bei unserer Nachuntersuchung im Sommer 1936 fanden wir keinen pathologischen Befund.

Zusammenfassung. Wir haben lange überlegt, ob wir diesen Fall als cerebrale Kinderlähmung aufführen sollen, da er ja nur ein sehr geringes Symptomenbild bot. Wir glaubten aber dennoch dazu berechtigt zu sein, da wir in ihm die leichteste Form von cerebraler Lähmung sahen, deren Veränderungen so geringgradig zu sein schienen, daß sie durchaus regressiven Charakter[1] zeigten und in der späteren Entwicklung des Kindes keinerlei Störung hervorriefen.

Sicheres eineiiges Paar mit leichtester cerebraler Schädigung des Probanden; allerdings hatte auch der Partner einen Anfall und muß demnach als schwach konkordant bezeichnet werden.

4. EZ-Paar: Karlheinz und Günther G.

(Sichere Eiigkeitsdiagnose, geringe angeborene Spasmen der unteren Extremitäten beider Partner.)

Geburts- und Ähnlichkeitsbericht. Geburt 1932, 2. Entbindung der Mutter nach $1^1/_2$jähriger Pause, normaler Verlauf der rechtzeitigen Geburt. Proband wog 3000 g und war 54 cm lang, Partner wog 2500 g und war 49 cm lang. Einfache Nachgeburt. Die Kinder sahen sich von Anfang an außerordentlich ähnlich und wurden von Bekannten und Verwandten dauernd verwechselt.

Ähnlichkeitsbefund.	Karlheinz	Günther
Körpergewicht	etwa 14 kg	etwa 15 kg
Körperhöhe	Kh. ist um etwa 2 cm kleiner als G.	
Horizontalumfang des Kopfes	475 mm	482 mm
Länge des Kopfes	163 mm	164 mm
Breite des Kopfes	135 mm	133 mm
Morphologische Gesichtshöhe	83 mm	84 mm
Länge und Breite der Nase	34 mm, 30 mm	34 mm, 30 mm
Jochbogenbreite	113 mm	114 mm
Stirnbreite	97 mm	97 mm
Augenfarbe (MARTIN-SCHULTZ)	4	4
Haarfarbe (FISCHER-SALLER)	J	J
Haarwirbel	bei beiden völlig identisch, an der Stirnhaargrenze etwas rechts von der Medianlinie ein Wirbel	
Finger- und Handabdrücke	EZ	
Händigkeit	rechts	rechts

[1] Die Rückbildungsfähigkeit der klinischen Symptome in einzelnen Fällen von cerebraler Kinderlähmung war schon LITTLE selbst bekannt und auch FREUD (5) setzte sich ausführlich damit auseinander. Vgl. auch unser EZ 4.

Tabelle 8. Daktyloskopische Befunde (Prof. Dr. Geipel): 4. EZ-Paar.

	Man.	Dig.	Mustertyp	Quant. Nr. rad.	Quant. Nr. uln.	Form Breite	Form Höhe	Form Index	Form Typ
Karlheinz	r	I	mW RDSchl mdefg	19	14	17	17	100	C
Günther			U angedt · Td zu àWLD Schl	18	0	13	12	108	C
Karlheinz		II	R	0	5	6	12	50	E
Günther			U	11	0	9	14	64	M
Karlheinz		III	U	16	0	12	18	67	M
Günther			U	12	0	11	14	79	M/C
Karlheinz		IV	àW LDSchl Zt St	19	6	16	18	89	C
Günther			U	16	0	15	17	88	C
Karlheinz		V	U 67	8	0	7,5	10	75	M
Günther			U 73	16	0	13	14	93	C
Karlheinz	l	I	iW RDSchl Zw mdlfg	12	11	12	12	100	C
Günther			iW RDSchl Zw	19	6	14	13	108	C
Karlheinz		II	U	5	0	6	13	46	E
Günther			U	8	0	9	13,5	67	M
Karlheinz		III	U	15	0	10	15	67	M
Günther			U	14	0	11,5	15	77	M
Karlheinz		IV	iW RDSchl St	18	0	13	16,5	79	M/C
Günther			U	20	0	14	17	82	C
Karlheinz		V	U 67	17	0	11,5	13	89	C
Günther			U 68	7	0	7	10,5	67	M

	Indiv. qu. W.	Variat.-Breite	Differenz rad.	Differenz uln.	Genotyp	Ind. Formind.	Variat.-Breite
Karlheinz	13,4	5—19	14	11	Vv RR UU	B 71,5 G 77,2	46—100
Günther	14,1	7—20	12	13	Vv RR UU	B 78,1 G 83,3	64—108

	Handformel r	Handformel l
Karlheinz	10 — 7·9·7 — 6·5′ — t — L^{r}· ·O·O·L·D	9 (8) — 7·7·5″·4 — t — L^{r}/A^{c}· ·O·O·O·L/D
Günther	11 (10) — 10·9·7·5′ — t — O· ·O·O·L·D	9 — 7·7·5·5′/4 — t — L^{r}/A^{c}·O·O·L/D

Zum Ähnlichkeitsbefund sei noch erwähnt, daß beide eine etwas unsymmetrische Schädelform hatten und daß sie bezüglich dieser Asymmetrie völlig identisch (nicht spiegelbildlich konkordant) waren.

An der Eineiigkeit dieses Paares kann wohl kein Zweifel bestehen.

Familienanamnese. Auch die erste Entbindung der Mutter war leicht. In der Familie der Mutter sind noch einmal gleichgeschlechtliche Zwillinge vorgekommen; sonst ist in der Familie der Mutter nur auffallend, daß eine relativ große Anzahl von Kindern ihrer Verwandten frühzeitig an Zahnkrämpfen gestorben sind. Der Großvater des Vaters endete durch Suicid, der Vater des Vaters war Alkoholiker, die Sterilisierung einer Schwester des Vaters wegen angeborenem Schwachsinn wurde vom Erbgesundheitsgericht mit der Begründung abgelehnt, daß sich die Beschränktheit noch im Rahmen des Physiologischen hielt. Auch die Kinder dieser Schwester lernen auffallend schwer.

Anamnese und Befund. Karlheinz (Proband) und Günther (Partner):

Die Kinder entwickelten sich ziemlich gleichmäßig; obwohl sie eigentlich ungefähr normal groß geboren waren, nahm ihr Wachstum nur sehr langsam zu, sie entwickelten sich viel langsamer als ihre um 1 Jahr ältere gesunde Schwester. Sie lernten sehr verspätet laufen und hatten mit dem Sprechen bis heute Schwierigkeiten. Wegen dieser schlechten Entwicklung wurden sie öfters ärztlich untersucht und standen durch etwa 2 Jahre in Behandlung einer amtlichen Krüppelfürsorgestelle. Aus den dort erhobenen Befunden sei mitgeteilt, daß bei beiden Kindern im Alter von etwa $1^{1}/_{2}$ Jahren eine leichte Muskelstarre der unteren Extremitäten festgestellt werden konnte, wobei sich auch sonst deutliche spastische Zeichen, gesteigerte Reflexe u. dgl. fanden. Diese Erscheinungen gingen im Laufe einer 2 Jahre dauernden Behandlung zurück, die Kinder lernten laufen und auch ihre Sprache besserte sich etwas, wenn sie auch heute noch nicht als normal zu bezeichnen ist. Sie wurden auch zeitweise von Ärzten als schwachsinnig angesehen. Während der Behandlung auf der Krüppelfürsorgestelle konnten bei beiden auch Zeichen von Rachitis festgestellt werden, die aber in wenigen Monaten verschwanden. Im Alter von 2 Jahren machten beide gleichzeitig nach ärztlichem Befunde eine Otitis media durch.

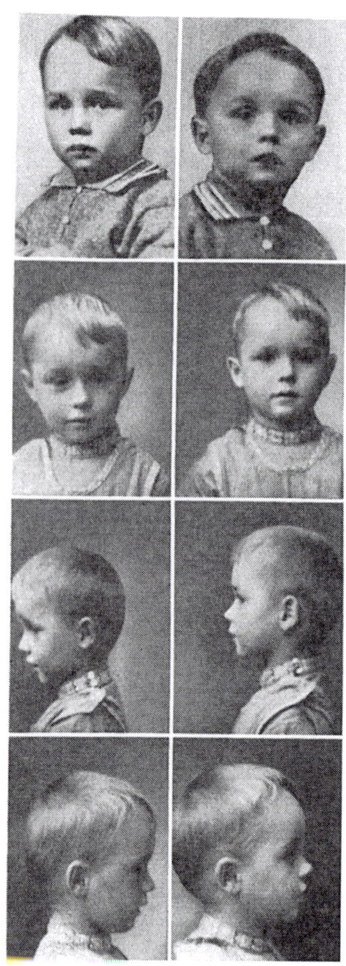

Abb. 4. 4. EZ-Paar.

Bei unserer Nachuntersuchung im Sommer 1936 konnten wir die Kinder folgendermaßen beurteilen: Für ihr Alter ($4^{1}/_{2}$ Jahre) etwas unterentwickelt; die Reflexe der unteren Extremitäten vielleicht etwas lebhafter als die der oberen Extremitäten, jedoch sind deutliche spastische Erscheinungen nicht nachweisbar. Die Kinder sind ziemlich lebhaft, laufen wie normale Kinder herum, erscheinen aber in ihrer Sprache deutlich gestört. Eine psychische Unterentwicklung, Zeichen von Debilität od. dgl. lassen sich nicht nachweisen. Das Verhalten der beiden Kinder ist in diesen Punkten völlig konkordant.

Zusammenfassung. Es ist dies einer der Fälle, bei denen es fraglich erscheinen muß, ob man derartige leichte angeborene spastische Störungen zum Begriff der cerebralen Kinderlähmung rechnen darf oder nicht, eine Frage, auf die wir vorne ausführlich eingegangen sind. Wir führen daher dieses Paar nur mit Vorbehalt an, und können zusammenfassend feststellen, daß es sich um ein sicher eineiiges Paar mit konkordanten, leichten, rückbildungsfähigen angeborenen Spasmen der unteren Extremitäten handelte.

5. EZ-Paar: Walter und Wilhelm G. [1]

(Sichere Eiigkeitsdiagnose, angeborene spastische Tetraplegie mit Schwachsinn und Mikrophakie des Probanden.)

Geburts- und Ähnlichkeitsbericht. Geburt 1922 im 8. Schwangerschaftsmonat; 2. Schwangerschaft der Mutter. Die 1. war 7 Jahre vorher durch eine sehr schwere Entbindung eines normalen Kindes beendet worden. Von der geburtshilflichen Abteilung, an

---

1 Wir haben über dieses Paar, das nicht nur wegen der cerebralen Kinderlähmung des Probanden, sondern aus vielerlei Gründen großes erbpathologisches Interesse beansprucht, kürzlich gemeinsam mit K. Lisch von der Univ.-Augenklinik München ausführ-

der die Zwillingsgeburt erfolgte, erhielten wir folgenden Bericht: „Erster Zwilling mit Zange aus Schädellage entwickelt (Herztöne schlecht). Zweiter Zwilling: Wendung und Extraktion. Eineiige Knaben, Wochenbett normal.“ Nach dem Bericht der Mutter soll der Zweitgeborene wenige Stunden nach der Geburt Krämpfe gehabt haben, so daß man nicht mehr mit seinem Fortkommen rechnete. Er nahm während der ersten Wochen fast nichts zu sich und erholte sich nur allmählich; die Krämpfe wiederholten sich nicht mehr. Der Erstgeborene wog bei der Geburt etwa 2250 g, der Zweitgeborene gegen 2000 g. Arzt und Hebamme erklärten unmittelbar nach der Geburt der Mutter, daß es sich um eineiige Zwillinge handelte, wie sie aus dem Placentar- und Eihautbefund festgestellt hatten. Die Zwillinge sahen sich nach der Geburt sehr ähnlich, doch wurden schon wenige Wochen nachher deutliche Unterschiede im Verhalten der Säuglinge festgestellt und später war eine Verwechslung der Partner infolge der schweren pathologischen Erscheinungen des Probanden unmöglich.

Ähnlichkeitsbefund.	Walter	Wilhelm
Körperhöhe	etwa 1530 mm	1605 mm
Länge des Kopfes	185 mm	189 mm
Breite des Kopfes	138 mm	142 mm
Morphologische Gesichtshöhe . . .	125 mm	123 mm
Länge und Breite der Nase . . .	56 mm, 33 mm	54 mm, 32 mm
Jochbogenbreite	127 mm	126 mm
Stirnbreite	111 mm	110 mm
Augenfarbe (MARTIN-SCHULTZ) . .	11	11
Haarfarbe (FISCHER-SALLER) . . .	U/V	U/V
Haarform und Wirbel	völlig identisch	
Finger- und Handabdrücke. . . .	wahrscheinlich EZ.	

Zur Eiigkeitsdiagnose sei noch Folgendes erwähnt: Es fanden sich keine spiegelbildlichen Konkordanzen, die Händigkeit konnte bei dem kranken Probanden nicht mit Sicherheit festgestellt werden, doch glauben die Eltern, daß es sich eher um Rechtshändigkeit handeln dürfte. Die Haarwirbelbildung war, wie schon oben erwähnt, völlig identisch: Es fanden sich an der Stirnhaargrenze zwei symmetrische Haarwirbel, nicht sehr weit von der Medianlinie gelegen; in der Scheitelgegend fand sich etwas rechts von der Medianlinie ein asymmetrischer Wirbel. Wir baten auch in diesem Falle die Erbbiologische Arbeitsgemeinschaft des Anthropologischen Universitätsinstitutes Wien (Vorstand: Prof. Dr. J. WENINGER) um eine Eiigkeitsbeurteilung an Hand der Lichtbilder und der von uns erhobenen anthropologischen Befunde, worauf wir folgenden Bescheid erhielten: „Nach den Maßen des Kopfes, des Gesichtes, der Nase und der Farbenbestimmung an Haar und Iris sind die Zwillinge wahrscheinlich EZ. Morphologisch spricht für EZ die Gesichtsform, die Weichteile der Augengegend, besonders aber der Nase. Über den Mund kann man in diesem Falle nichts aussagen, das Ohr läßt eine Entscheidung in positivem oder negativem Sinne nicht zu. Alles in allem bezeichnen wir diese Zwillinge als wahrscheinlich EZ.“ Prof. GEIPEL schrieb uns zu den daktyloskopischen Befunden folgende zusammenfassende Auswertung: „Die Ähnlichkeit der Zwillinge ist immerhin groß. Sie drückt sich in den seltenen Bogen auf den linken Daumen und im Formindex der homologen Hände aus. Die Abweichung im V-Faktor der Genotypen, die sich hier zeigt, kommt in etwa 8% bei EZ vor, ist also eine Seltenheit. Selten ist auch das Auftreten radialer Muster bei einem EZ-Paarling. Trotz dieser Verschiedenheit kann man Eineiigkeit nicht ausschließen. Die Handflächen sind leider keine entscheidende Stütze, wenn man nicht den axialen Tiradius t′ als solche ansehen will. Es ist zu vermuten, daß die intrauterinen Umweltverhältnisse der Zwillinge recht verschieden waren.“

Zusammenfassend kann die Eineiigkeit, erschlossen aus dem Geburtsbefund und aus zahlreichen phänotypischen Konkordanzen wohl, als außerordentlich wahrscheinlich bezeichnet werden.

---

lich berichtet und können uns daher in dieser Arbeit kürzer fassen und bezüglich aller Fragen, die nicht in unmittelbarem Zusammenhang mit der angeborenen cerebralen Kinderlahmung stehen, auf die genannte Veröffentlichung verweisen [K. LISCH und K. THUMS: „Diskordantes Vorkommen von Mikrophakie mit Schichtstar und LITTLEscher Krankheit bei einem eineiigen Zwillingspaar mit Zeichen des Status dysraphicus“. Z. menschl. Vererbgs- u. Konstit.lehre **21**, 220 (1937)].

Familienanamnese. Die Mitglieder der Familie des Zwillingspaares sind fast durchwegs völlig gesund; die Großmutter mütterlicherseits hat im Alter von 55 Jahren Selbstmord begangen, nachdem sie kurze Zeit vorher erstmalig wenige Wochen in einer Anstalt zugebracht hatte [Diagnose: „Krankhafter Depressionszustand auf dem Boden konstitutioneller (psychisch-nervöser) Schwäche"]. Sonst war keine Nerven- oder Geisteskrankheit im Bereiche der allerdings nicht sehr zahlreichen engeren biologischen Familie des Probanden (Nachkommen seiner Großeltern) feststellbar. Die Eltern waren stets vollkommen gesund, desgleichen ein um 7 Jahre älterer Bruder und, wie wir später noch näher ausführen werden, der Zwillingsbruder des Probanden. Über Blutsverwandtschaft der Eltern konnte nichts in Erfahrung gebracht werden.

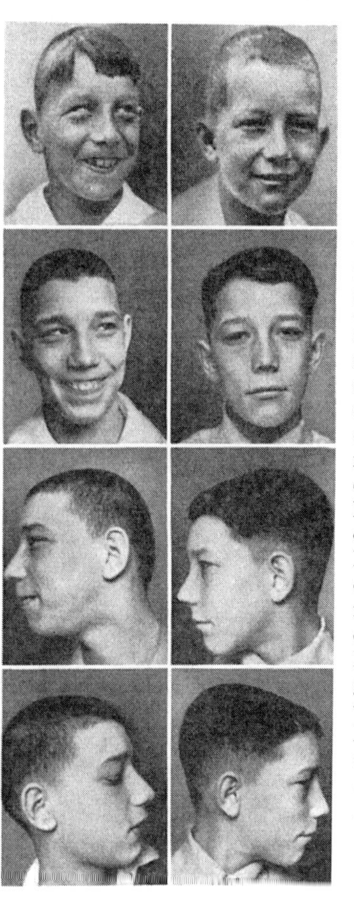

Abb. 5. 5. EZ-Paar.

Anamnese und Befund. Walter (Proband): Zweitgeborener. Schon wenige Tage nach der Geburt fiel den Eltern auf, daß sich Proband anders verhielt als sein Zwillingsbruder; er war viel ruhiger, viel weniger beweglich und nahm sehr wenig Nahrung zu sich. Am 5. und 6. Tage nach der Geburt soll er moribund gewesen sein, erholte sich aber dann wieder; darüber konnte nichts Genaues in Erfahrung gebracht werden. Die Eltern geben mit völliger Sicherheit an, daß ihnen schon wenige Wochen nach der Geburt aufgefallen sei, daß die Pupillen des Probanden nicht so schwarz aussahen, wie die seines Bruders, sondern daß sie einen graugrünen Schimmer aufwiesen. Während der Partner gar bald Gegenstände zu fixieren und nach ihnen zu greifen begann, zeigte Proband keine derartige Reaktion. Im Alter von $^1/_2$ Jahre wurde Proband an einer Univ.-Augenklinik untersucht und dabei folgender, uns freundlicherweise überlassener Befund erhoben: „Die Pupillen reagieren auf Lichteinfall, das Kind fixiert aber nicht. Nach Erweiterung der Pupillen sieht man den ganzen Rand der etwas getrübten Linse. Dieser Rand glänzt auffallend. Es handelt sich um eine abnorm kleine und abnorm gewölbte Linse, als Folge einer mangelhaften Entwicklung der Zonula Zinnii. Operation empfohlen." Kurze Zeit danach kam das Kind in die Behandlung eines Facharztes für Ophthalmologie, der uns Folgendes mitteilte: „Patient wurde zum ersten Male im Alter von 9 Monaten in meine Sprechstunde gebracht. Ich stellte damals auf beiden Augen eine Katarakt fest; im übrigen war der Befund an den Augen äußerlich normal. Es handelte sich damals jedoch nicht um eine typische Cataracta zonularis, sondern, wie es auch aus dem Befund der Univ.-Augenklinik hervorgeht, um eine sog. Kugellinse mit Starbildung. Ich nahm am rechten Auge eine Diszission vor zwecks Resorption der Linsenmassen. Im Februar 1923 (im Alter von 13 Monaten), Mai 1923 und Juli 1923 wurde die Diszission am rechten Auge wiederholt. Trotz schwarzer Lücke im nasalen Teil der Pupille war das Sehvermögen so gering, daß von einer Operation des linken Auges Abstand genommen wurde. Seit dieser Zeit habe ich das Kind nicht mehr gesehen, habe aber von den Eltern gehört, daß der Zustand an den Augen immer derselbe geblieben sei, daß das Kind nur ganz wenig sehe. Der Zwillingsbruder sowie der ältere Bruder, ebenso die beiden Eltern, die ich alle schon in Behandlung hatte, haben keinerlei krankhafte Veränderungen an den Augen."

Proband wurde 6 Monate gestillt; er lernte mit 2 Jahren sitzen und war seit dem 3. Lebensjahr sauber. Mit etwa 4 Jahren begann er undeutlich und schlecht artikuliert zu sprechen. Die Augenoperation war ohne Erfolg bezüglich der Sehkraft geblieben. Hingegen hatte er ein gutes Gehör und konnte Menschen an der Stimme unterscheiden, desgleichen die Geräusche von Auto, Motorrad, Fahrrad u. dgl. Bis zu seinem 5. Lebensjahre hatte er nicht

Tabelle 9. Daktyloskopische Befunde (Prof. Dr. GEIPEL): 5. EZ-Paar.

	Man.	Dig.	Mustertyp	Quant. Nr. rad.	Quant. Nr. uln.	Form Breite	Form Höhe	Form Index
Walter	r	I	U	17	0	18	16	113
Wilhelm			U	7	0	9	8	113
Walter		II	U	16	0	16	19	84
Wilhelm			R	0	13	14	18	78
Walter		III	U	4	0	5	6	83
Wilhelm			U	2	0	10	13	77
Walter		IV	a W Ell Zt	12	5	12	19	63
Wilhelm			i W R Sp (Axc rad Td.)	8	7	8,5	13	65
Walter		V	U 59	10	0	9	14	64
Wilhelm			U 38	8	0	9	13	69
Walter	l	I	B	0	0	10	13	77
Wilhelm			B	0	0	10	13	77
Walter		II	U	9	0	8	13	62
Wilhelm			R	0	2	3,5	6	58
Walter		III	U	4	0	5,5	9	61
Wilhelm			U	5	0	5	8,5	59
Walter		IV	U	10	0	10	13	77
Wilhelm			U	8	0	8	12,5	64
Walter		V	U 33	10	0	9	13,5	67
Wilhelm			U 27	12	0	11	16	68

	Indiv. qu. W.	Variat.-Breite	Differenz rad.	Differenz uln.	Genotyp	Ind. Formind.	Variat.-Breite
Walter	9,2	0—17	13	7	VV RR Uu	G 75,1	61—113
Wilhelm	6,5	0—13	12	5	VV RR Uu	G 72,8	58—113

Handformel	r	l
Walter	11·H·7·5¹/₄ — t·t′ — M/L″/A″· ·O·O·O·O	9·7·5″·3 — t? — M/A″ — O·O·O·L
Wilhelm	9·7·5″·3′ — t?·t′ — M/L″/A″(?) — O·O·O·L	9·7·5″·1 — t? t — M/A″·O·O·O·L

laufen gelernt und die Eltern brachten deshalb das Kind 1927 an eine Univ.-Kinderklinik, wo folgender Befund erhoben wurde: „Kein Anhaltspunkt für alte Rachitis, Muskeln von geringem Volumen, teilweise äußerst rigide. Lunge, Herz, Abdomen o. B. Sprache nur völlig unartikuliert, einzelne Worte. Gang unmöglich. PSR. und ASR. stark gesteigert, Babinski beiderseits positiv. Starker Spasmus beider Beine, insbesondere der Adductoren. Die Beine sind nur mit Mühe durchzudrücken, aktive Bewegungen werden auf Aufforderung nicht ausgeführt. Beide Arme sind ebenfalls leicht spastisch mit Steigerung der Knochenperiostreflexe. Starker Speichelfluß. Ein deutliches Überkreuzen der Beine beim Hochheben ist nicht vorhanden, trotz des starken Adductorenspasmus. Lumbalpunktion: Nonne und Pandy negativ. Druck normal. Keine vermehrten Zellen. Während des Aufenthaltes an der Kinderklinik erhob die früher erwähnte Augenklinik folgenden Befund: „Strabismus convergens concomitans alternans. Die Augen dauernd in Bewegung, ohne daß ein eigentlicher Nystagmus bestände, sie sind auch in jeder Richtung frei beweglich. Rechts besteht ein dichter Nachstar, so daß man nur nach einer Erweiterung überhaupt roten Reflex bekommt, aber auch dann keinen Einblick in den Fundus hat. Links besteht noch die Cataracta zonularis mit Reiterchen. Man bekommt peripher roten Reflex, nach Erweiterung mit Homatropin bekommt man Einblick. Infolge der Unruhe des Kindes gelingt es nicht, den Sehnerven genauer einzustellen; doch besteht der Eindruck, daß die Papilla nervi optici auffallend blaß ist, so daß eine Atrophie des Nerven vorliegen könnte."

Die Universitäts-Kinderklinik stellte daher in ihrer Epikrise folgende Diagnose: „Schwerer Fall von cerebraler Kinderlähmung mit hochgradigen Spasmen beider Beine. Starke Beeinträchtigung der Intelligenz und der Sprachentwicklung. Der Junge ist aber nicht ausgesprochen idiotisch."

Daraufhin wurde Proband an eine Chirurgische Univ.-Klinik gebracht, wo unter der Diagnose einer LITTLEschen Krankheit eine FÖRSTERsche Operation vorgenommen wurde. Nach erfolgter Operation war die Adduktion beider Beine wesentlich leichter möglich, auch ließ sich die Spitzfußstellung leichter ausgleichen. Aktiv bestand jedoch noch immer dieselbe Stellung. Nach Abnahme des Gipsverbandes zeigte sich die Spitzfußstellung ausgeglichen. Der vor der Operation vorhandene Spasmus war fast völlig verschwunden. Doch war auch Monate nachher trotz reichlicher Übungen kein selbständiges Gehen des Kindes zu erreichen. 1 Jahr später wurde Proband abermals einer Operation wegen seiner spastischen Lähmungen der unteren Extremitäten unterzogen, doch war der praktische Erfolg auch dieses Eingriffes nur minimal.

Im Alter von 8 Jahren veranlaßte der zuständige Amtsarzt eine Aufnahme des Probanden in eine Blindenanstalt; er schrieb dazu folgendes schulärztliches Zeugnis: „Patient hat von Geburt an eine spastische Lähmung der Beine und teilweise der Arme. Außerdem ist er blind. Er macht einen schwachsinnigen Eindruck; sicher ist dies aber nicht, weil eben der Mangel an Wahrnehmung die geistige Armut bedingen kann. Ich würde einen Versuch mit Blindenunterricht dringend empfehlen." Daraufhin befand sich Proband etwa 9 Monate in einer Blindenanstalt. Bei dieser Gelegenheit wurde eine ausführliche amtsärztliche Untersuchung durchgeführt; aus den dabei erhobenen Befunden sei Folgendes angeführt: „Die Augäpfel schweifen hin und her, am rechten Auge ist ein grauer Star sichtbar, das linke Auge hat eine kleine Hornhaut, die Pupille reagiert noch wenig, so daß dieses Auge noch Sehreste hat. Die eindrucksvollste Erscheinung sind die starren Bewegungshemmungen an Armen und Beinen (spastische Parese), links mehr wie rechts; die Knie sind in leichter Beuge festgehalten, die Muskulatur ist in dauernder Spannung, zumal auf der Beugeseite, so daß die Knie nur schwer gestreckt werden können. Der Radiusperiostreflex und besonders die PSR. sind stark gesteigert, links mehr als rechts. Links besteht Patellarklonus; Babinski beiderseits positiv. Der Junge kann nur stehen, wenn er sich irgendwo hält oder wenn man ihn unterstützt. Auch die Fortbewegung ist nur mit Unterstützung möglich. Die körperlichen Funktionen werden nur bis zu einem gewissen Grade beherrscht. Wenn er in regelmäßigen Abständen dazu veranlaßt wird, kann er Stuhl und Harn entleeren, ohne unter sich zu lassen. Nachts bleibt er trocken. Er kann nicht selbständig essen, auch nicht trinken. Dabei kann er nicht einmal mit dem Sauger trinken, sondern nur löffelweise. Er spielt nicht bewußt, zerreißt gerne und wirft, was er sieht, auf den Boden. Er kann nicht greifen, auf Aufforderung weder Mund aufmachen, Zunge herausstrecken, noch irgendetwas erfassen. Er schlägt sich, schreit und lacht ohne Grund, auch nachts. Die Sprache ist dürftig, wortarm, nur mit dem Lautbild nachgesprochen, aber ohne bewußten Inhalt. Nur immer wiederkehrende Eindrücke, wie Eisenbahn oder Auto oder die Namen einzelner Kinder werden festgehalten, wiedererkannt und kurz bezeichnet. Sonst faßt er nichts auf, hat keinen Begriff für einfache geistige Inhalte und logische Zusammenhänge. In der Stimmung ist er friedlich und gutmütig. Es handelt sich um eine, auf angeborener Gehirnschädigung beruhende Idiotie mit praktischer Erblindung und spastischer Bewegungshemmung der Glieder, besonders der Beine. Auf Grund längerer Beobachtung in der Blindenanstalt muß irgendwelche Bildungsfähigkeit verneint werden."

Der Zustand des Probanden hat sich in der letzten Zeit nicht wesentlich geändert. Er zog sich durch eine heiße Brühe in der rechten Ellbogengegend und am rechten Bein eine schwere Verbrennung zu, deren Narben noch heute deutlich zu sehen sind. Er wurde durch uns im Oktober und November 1936 und im Februar 1937 Nachuntersuchungen unterzogen von denen nur kurz berichtet sei, daß er nach wie vor das Bild einer schweren spastischen Lähmung beider Beine bot; auch bestanden Spasmen leichteren Grades in den Armen. Außer den zu diesem spastischen Zustandsbild gehörenden neurologischen Symptomen (gesteigerte und pathologische Reflexe, Klonus u. dgl.) konnten keine Zeichen sonstiger organischer Veränderungen des Zentralnervensystems, also etwa Sensibilitätsstörungen, ataktische Phänomene od. dgl. beobachtet werden. Es fand sich auch kein Zeichen, das für eine frühere Rachitis gesprochen hätte. Die Sprache hatte sich gegenüber dem zitierten amtsärztlichen Befund kaum verbessert. Nur mit großer Mühe war es möglich, aus den unartikulierten Lauten einen Sinn zu erkennen. Bezüglich der Intelligenz galt das in dem erwähnten amtsärztlichen Befund Gesagte.

Bei unseren Untersuchungen im Oktober und November 1936 waren nur recht geringe Zeichen der beginnenden Pubertät feststellbar, während sich bei der Nachuntersuchung Ende Februar 1937 eine stärkere Genitalbehaarung und eine veränderte Stimme fanden — zweifellos war in diesen 4 Monaten die Pubertätsreifung beträchtlich fortgeschritten; kein Phimose.

Weiter fanden sich auch deutliche Zeichen eines Status dysraphicus, und zwar auffallend lange Arme mit einer absoluten Spannweite von 170,5 cm. Eine Berechnung der relativen Spannweite konnte nicht exakt durchgeführt werden, da die Messung der Körperlänge infolge der krankhaften Veränderungen nur annähernd gelang. Bei der im Ähnlichkeitsbefund angegebenen Körpergröße von 1530 mm würde die relative Spannweite die außerordentlich hohe Zahl von 111,4 betragen; aber selbst wenn man der Berechnung — um auf irgendeine Weise den Versuch einer Korrektur der durch die pathologischen Verhältnisse veränderten Körpergröße zu wahren — die exakt meßbare Größe seines gesunden Zwillingsbruders zugrunde legt, erhält man immerhin die Zahl 106,2, die noch beträchtlich über der Norm liegt, die Norm beträgt nach Martin für 15jährige Knaben eines Züricher Materials 103,3, eines Materials Russischer Juden 102,5 und eines Materials weißer Amerikaner 101,3 und nach Brock für 15jährige 102,5 (Untersuchung Weissenberg). Weiter fanden sich als Zeichen des Status dysraphicus eine Trichterbrust, ein spitzbogenförmig gewölbter Gaumen und auffallend lange grazile Finger, die fast an eine Arachnodaktylie erinnerten; die Länge des linken Mittelfingers (gemessen vom Metacarpophalangealgelenk bis zur Kuppe) betrug 105 mm. Für eine ausgeprägte Arachnodaktylie fehlten in unserem Falle mehrere kennzeichnende Symptome dieses polymorphen Syndroms, weshalb wir unseren Fall zum Status dysraphicus zählen, für den lange und grazile Finger gleichfalls charakteristisch sind.

Eine eingehende ophthalmologisch-ophthalmoskopische Untersuchung ergab folgenden Befund (November 1936 und Februar 1937): Die Augen sind reizfrei und in ständiger Unruhe, ohne daß Nystagmus vorhanden ist. Die Fixation fehlt. Die Pupillen reagieren nur ganz wenig auf Licht. Am rechten Auge findet sich im Pupillengebiet eine dichte Nachstarmembran; nur durch einzelne kleine Lücken in ihr gelingt es, spärlich rotes Licht aus dem Augenhintergrund zu erhalten, nähere Einzelheiten sind nicht zu sehen. Die Linse des linken Auges besitzt normale Größe und ist in normaler Lage; sie weist eine auffallend kleine, nur den Embryonalkern umfassende kugelige Trübung mit ganz wenigen Reiterchen (Cataracta zonularis) auf. Von einem Schlottern der Iris oder der Linse ist nichts zu sehen. Die Papille ist abgeblaßt und scharf begrenzt. Beiderseits wird keine Lichtempfindung angegeben.

Bemerkenswert ist in diesem Zusammenhang vor allem die Tatsache, daß bei dem Probanden im Alter von 7 Monaten von der Univ.-Augenklinik beiderseits eine abnorm kleine und abnorm gewölbte Linse mit Cataracta zonularis festgestellt wurde. Ein Ophthalmologe machte wegen dieses Schichtstars am rechten Auge mehrere Diszissionen und stellte den Kranken im Alter von $1^1/_2$ Jahren auf einer Ophthalmologenversammlung vor. Dem Sitzungsbericht ist Folgendes zu entnehmen: „Es handelt sich um einen der überaus seltenen Fälle von abnorm kleiner und kugelförmiger Linse in zentraler richtiger Lage, während das Auge im übrigen durchaus normale Größenverhältnisse besitzt. Der Zustand ist zweifellos angeboren. Bei Mydriasis sieht man ringsum den Rand der kleinen Linse im erweiterten Pupillargebiet. Es besteht weder Iris- noch Linsenschlottern."

Im Gegensatz dazu ist von einer abnorm kleinen und kugelförmigen Linse heute nichts mehr zu sehen, die Linse hat sich ohne Zweifel im Laufe der Jahre vergrößert und hat dadurch ihre normale Form erhalten.

Somit konnten wir zusammenfassend bei dem Probanden die Diagnose stellen, daß es sich bei ihm um eine angeborene Littlesche Krankheit oder genauer um eine angeborene cerebrale Kinderlähmung in der Form der spastischen Tetraplegie mit vorwiegendem Befallensein der unteren Extremitäten handelte; außerdem bestand ein angeborener Schwachsinn höheren Grades, wenn auch Proband nicht als völlig idiotisch bezeichnet werden konnte. Der Augenbefund ergab einen angeborenen Schichtstar des linken Auges, einen Nachstar nach Operation, angeborenen Schichtstar am rechten Auge und eine Sehnervenatrophie.

Wilhelm (Partner): Erstgeborener. War von Geburt an stets ein gesundes Kind. Gleichzeitig mit seinem kranken Bruder machte er einige Kinderkrankheiten mit; außerdem fiel den Eltern auf, daß die beiden Zwillingsbrüder Erkältungen, Grippe, Schnupfen u. dgl. immer gleichzeitig mit fast völlig identischem Verlauf bekamen. Mit Ausnahme einer Armfraktur war er aber sonst bisher völlig gesund. Guter Schüler.

Auf ausdrückliches Befragen der Eltern, ob die gesamte frühkindliche Entwicklung des Partners, die Ausbildung der sprachlichen und statischen Funktionen irgendwelche auffällige Verzögerungen zeigte, wurde mit Sicherheit geantwortet, daß nichts dergleichen beobachtet werden konnte. Dies ging übrigens schon aus dem ersten Brief hervor, in dem uns die Mutter des Zwillingspaares spontan folgende Angaben machte: „Wilhelm war von Geburt an ein Nimmersatt, der schon in den ersten Tagen nach der Geburt so gierig trank, daß er oft überlief. Dieser Nimmersatt ist er bis heute geblieben, er war immer ein für sein Alter großer und gesunder Bub.“ Auch die mündliche Befragung der Eltern nach zahlreichen Einzelheiten der frühkindlichen Entwicklung ergab nichts, was auf ein Zurückbleiben Wilhelms gegenüber normalen Kindern angedeutet hätte. Bis zu seinem 6. Lebensjahr soll gelegentlich Enuresis aufgetreten sein, ein Symptom, das in der Anamnese des Status dysraphicus gefunden zu werden pflegt. Eingehende neurologische und ophthalmologische Untersuchungen im Oktober und November 1936 und im Februar 1937 ergaben zwar keine Symptome von seiten des Nervensystems und der Augen, die auf einen krankhaften Prozeß hingedeutet hätten, wohl aber ebenfalls deutliche Zeichen eines Status dysraphicus, wenn auch in geringerer Ausprägung, aber in ganz ähnlicher Weise wie bei dem kranken Zwillingsbruder. Auch der gesunde Partner hat lange Arme, die absolute Spannweite beträgt 63 cm, er hat eine Andeutung von Scapulae alatae, eine leichte Trichterbrust, ziemlich lange und grazile Finger (linker Mittelfinger 100 mm, gemessen von metacarpophalangealen Gelenkspalt bis zur Fingerkuppe) und einen spitzbogenförmigen, hochgewölbten Gaumen. Die relative Armspannweite beträgt 102,1, weicht also nicht von der Norm ab (Züricher Material 103,3, russische Juden 102,5, weiße Amerikaner 101,3 nach Martin, nach Weissenberg-Brock 102,5). Abgesehen von diesen Zeichen im Sinne eines Status dysraphicus war der Partner jedoch vollkommen gesund, zeigte auch keine anderen Symptome im Sinne von Mikroheredogenerationen od. dgl. Sein Augenbefund war völlig normal.

Sowohl bei den Untersuchungen im Oktober und November 1936, wie auch bei der Nachuntersuchung im Februar 1937 war nur wenig von der beginnenden Pubertät zu bemerken: Spärliche Genitalbehaarung, kindliche Stimme, leichte Phimose des kindlichen Genitales. Zweifellos war der kranke Bruder seinem gesunden Partner in der Pubertätsentwicklung voraus[1].

Zusammenfassend konnten wir also den Partner als einen für sein Alter gut und kräftig entwickelten, geistig sehr regen Knaben bezeichnen, der als geringe Abweichung von der Norm Zeichen eines Status dysraphicus aufwies.

Zusammenfassung. Wir haben bei der Veröffentlichung dieses besonders wichtigen Zwillingspaares die Vermutung ausgesprochen, daß es sich bei dem kranken Paarling um das Zusammentreffen eines umweltbedingten Prozesses (Littlesche Krankheit mit exogenem Schwachsinn) mit einer anlagebedingten Veränderung (Status dysraphicus, Mikrophakie mit Schichtstar) handeln könnte, wobei wir die Diskordanz des EZ-Paares hinsichtlich des Augenbefundes durch Manifestationsschwankungen zu erklären versuchten. Allerdings haben wir auch die Möglichkeit erörtert, daß auch für die zentralen Entwicklungsstörungen, die die Läsion der vasomotorisch-trophischen Nervenfasern und damit die Wachstumshemmung der Linse bedingten, gleichfalls eine exogene Noxe verantwortlich gemacht werden

[1] In diesem Zusammenhang sind die Studien Lüths über endokrine Störungen bei EZ von Bedeutung: er fand bei sicheren EZ-Paaren wesentliche zeitliche Unterschiede hinsichtlich des Eintretens der Geschlechtsreife, wie auch beträchtliche Unterschiede im Wachstum, was er auf zum Teil vorübergehende endokrine Störungen eines Paarlings bezieht. Von besonderem Interesse ist dabei ein Fall (Paar I seiner Veröffentlichung), bei welchem er die Unterschiede durch eine intrauterine Schädigung der Hypophyse zu erklären versucht — eine bemerkenswerte Parallele zu verschiedenen Erscheinungen, die unser 5. EZ-Paar bot.

könnte, wobei selbstverständlich kein geburtstraumatisches Ereignis in Frage käme[1], sondern das Augenmerk auf die intrauterinen Umweltverhältnisse gerichtet werden müßte, eine Annahme, die durch das Ergebnis der daktyloskopischen Untersuchung in den Bereich des Möglichen gerückt wird: diese hatte es ja, wie oben angeführt, vermuten lassen, daß die intrauterinen Umweltverhältnisse der Zwillinge recht verschieden waren[2]. Unter diesen Gesichtswinkeln könnte sogar eine gemeinsame Noxe für die Entstehung der LITTLEschen Krankheit und der Veränderungen am Sehorgan als möglich bezeichnet werden.

Uns erscheint dieser Fall aber vor allem wegen der Möglichkeit verschiedener intrauteriner Umweltverhältnisse auch für unser ätiologisches Problem bei der cerebralen Kinderlähmung besonders wichtig. Die daktyloskopische Untersuchung in diesem Fall hat uns den Hinweis auf eine exogene Noxe gegeben, die mit geburtstraumatischen Veränderungen nichts zu tun haben könnte, die aber bei allen ätiologischen Betrachtungen der cerebralen Kinderlähmung in Hinkunft eingesetzt werden muß, wenn wir einen Einzelfall zu beurteilen haben, in dem weder von einer Erbbedingtheit noch von einer geburtstraumatischen Schädigung die Rede sein kann.

6. EZ-Paar: Werner und Walter H.[3]

(Sichere Eiigkeitsdiagnose, angeborene spastische Tetraplegie und Epilepsie des Probanden.)

Geburts- und Ähnlichkeitsbericht. Geburt 1921 im 8. Schwangerschaftsmonat. 5. Schwangerschaft der Mutter nach 8jähriger Pause. Geburtsverlauf normal, kein ärztlicher Eingriff. Über die Nachgeburt nichts ermittelbar. Proband wog etwa 1750 g, Partner 2750 g. Schon als Säuglinge sahen sie sich sehr ähnlich und wurden auch später oft von fremden Leuten verwechselt. Sie haben auch alle Kinderkrankheiten gleichzeitig und gemeinsam durchgemacht; ihre Ähnlichkeit wurde erst in den letzten Jahren geringer, als Proband infolge seiner schweren Erkrankung im Längenwachstum wesentlich hinter seinem Partner zurückblieb.

Ähnlichkeitsbefund.	Werner	Walter
Körperhöhe	Werner ist wesentlich kleiner als Walter	
Horizontalumfang des Kopfes	523 mm	548 mm
Länge des Kopfes	168 mm	187 mm
Breite des Kopfes	148 mm	148 mm
Morphologische Gesichtshöhe	116 mm	118 mm
Länge und Breite der Nase	50 mm, 31 mm	51 mm, 33 mm
Jochbogenbreite	120 mm	123 mm
Stirnbreite	101 mm	103 mm
Augenfarbe (MARTIN-SCHULTZ)	4a	4a
Haarfarbe (FISCHER-SALLER)	K	K
Fingerlänge links	3, 4, 2, 5, 1	3, 4, 2, 5, 1
Finger- und Handabdrücke	EZ	

Zur Eiigkeitsdiagnose sei noch Folgendes erwähnt: Es besteht kein Zweifel, daß die großen Unterschiede in der Kopflänge und im Horizontalumfang des Kopfes auf einer leichten Mikrocephalie des Probanden beruhen. Die Paarlinge sind aber in so vielen morphologischen Einzelheiten des Gesichtes, der Haarform, der Haarwirbelbildung, der Ohren,

---

[1] Vgl. allerdings den bemerkenswerten „Fall 10" in der Arbeit von BAEDORF (über den Aufzuchtwert kleinster Frühgeburten) mit sehr wahrscheinlich geburtstraumatisch bedingter Imbezillität und doppelseitigem angeborenem Katarakt.

[2] Vgl. die interessanten Beobachtungen SZENDIS [Arch. Gynäk. **165**, 624 (1938)] zur intrauterinen Zwillingspathologie.

[3] Über dieses Paar, das wegen der konkordanten schweren Kyphoskoliose beider Partner nach vom Standpunkt der Erbbiologie der Wirbelsäule Interesse beansprucht, wird andernorts ausführlich berichtet werden, so daß wir uns in der vorliegenden Arbeit kürzer fassen können und bezüglich der Fragen, die nicht in unmittelbarem Zusammenhang mit der cerebralen Kinderlähmung stehen, auf eine spätere Veröffentlichung verweisen.

der Pigmente usw. absolut konkordant, daß wir an der Eineiigkeit dieses Paares nicht zweifeln konnten. Auch die Finger- und Handabdrücke bestätigten diese Diagnose. Gleich jetzt sei erwähnt, daß sich das Paar noch in folgenden Eigentümlichkeiten konkordant verhielt: Auffallend lange Arme und auffallend lange und grazile Finger mit überstreckbaren Gelenken; wenn man dazu noch die später zu beschreibenden Wirbelsäulenveränderungen zählt, so stehen wir nicht an, in diesem Fall von einem ausgeprägten Status dysraphicus zu sprechen.

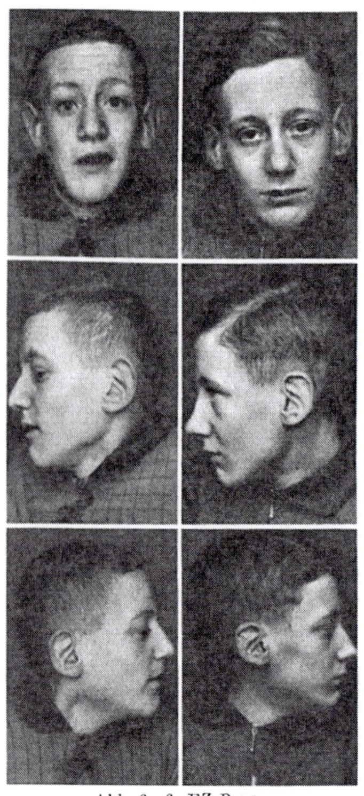

Abb. 6. 6. EZ-Paar.

Familienanamnese. Der Bruder des Vaters hat gleichfalls ein Zwillingskinderpaar. Eine Schwester des Vaters hat ein taubstummes Kind; außerdem sind 5 ihrer Kinder bald nach der Geburt gestorben. Sonst waren keine Nerven- oder Geisteskrankheiten im Bereiche der allerdings nicht sehr zahlreichen Verwandtschaft durch mündliche Befragung feststellbar. Die Eltern sind gesund, desgleichen die 3 älteren Geschwister des Zwillingspaares. Über Blutsverwandtschaft der Eltern konnte nichts in Erfahrung gebracht werden.

Anamnese und Befund. Werner (Proband): Zweitgeborener. Er machte, wie auch sein Zwillingsbruder, schon als Säugling verschiedene Krankheiten durch. So erkrankten die Zwillinge im Alter von wenigen Wochen an einem schweren Bronchialkatarrh; die Mutter erzählte, daß durch viele Monate hindurch beim Atmen Rasseln und Pfeifen zu hören war und ein starker Husten bestand. Auch eine Hautkrankheit trat wenige Wochen nach der Geburt auf; wir konnten darüber den behandelnden Arzt befragen, der uns mitteilte, daß nach seinen Aufzeichnungen damals bei beiden Paarlingen eine Erythrodermia desquamativa bestanden hatte, die sich durch fast 2 Jahre hingezogen haben soll.

Die Mutter glaubte sich zu erinnern, daß ihr schon in den ersten Lebensmonaten des Probanden aufgefallen sei, daß er die Beine weniger bewegte als sein Partner. Als dieser zu laufen begann, machte Proband keinerlei Anstalten dazu und wurde von der Mutter viel am Arm getragen. Darauf führte es die Mutter zurück, daß schon etwa im Alter von 1 Jahr beim Probanden eine deutliche Wirbelsäulenverkrümmung auftrat, während es beim Zwillingsbruder erst 1 Jahr später zu der gleichen Deformierung kam. Um dieselbe Zeit wurde es beim Probanden immer deutlicher, daß er an den Füßen gelähmt war. Mit $2^1/_2$ Jahren konnte er kaum aufrecht sitzen, mit Hilfe der Beine konnte er sich erst im Alter von 6 Jahren ein wenig fortbewegen. Um diese Zeit wurde er in einer orthopädischen Klinik behandelt; dort wurde die Diagnose: „LITTLEsche Krankheit mit rechtskonvexer Skoliose stärkeren Grades" gestellt. Aus Befunden:

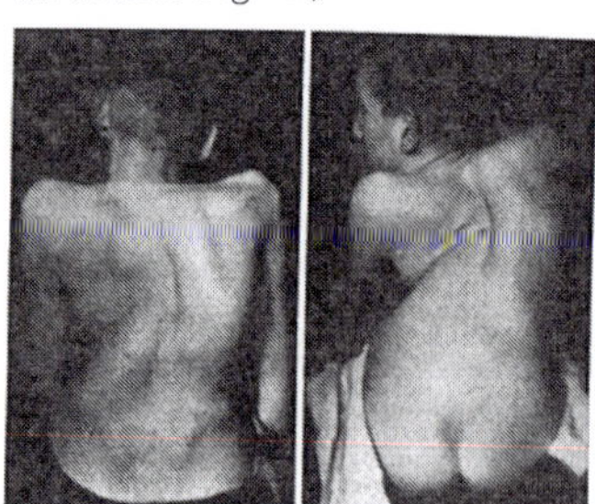

Abb. 7. 6. EZ-Paar.

„Patient geht sehr unsicher und torkelig, seine geistigen Fähigkeiten sind stark herabgesetzt, er spricht undeutlich, hört und sieht anscheinend schlecht, läßt Harn und Stuhl unter sich." In der Klinik wurde er im Gipsbett zu behandeln versucht, doch war sein Zustand nach 7monatiger Behandlung unverändert. Um diese Zeit traten auch zum ersten Male in wechselnden Abständen und in wechselnder Häufigkeit Krampfanfälle auf, die von der Mutter als typisch epileptisch geschildert wurden: er fiel hin, war für kurze Zeit bewußtlos, bekam in Armen und Beinen Krämpfe und ließ Stuhl und Harn unter sich. Ein solcher Anfall dauerte etwa 5 Minuten, das Gesicht und die Lippen wurden stark blau. Kein

Tabelle 10. Daktyloskopische Befunde (Prof. Dr. GEIPEL): 6. EZ-Paar.

	Man.	Dig.	Mustertyp	Quant. Nr. rad.	Quant. Nr. uln.	Form Breite	Form Höhe	Form Index	Form Typ
Walter	r	I	U	8	0	10	9	111	K
Werner			U	13	0	12	10	120	B
Walter		II	U (M) Td (àW LDSp Zt)	13	0	14	15	93	K
Werner			U	15	0	18	19	95	K
Walter		III	U	2	0	3	3	100	K
Werner			B TdU, Td R	0	0	10	10	100	K
Walter		IV	R	0	4	10	11	91	L
Werner			B TdU	0	0	10	10	100	K
Walter		V	U 31	4	0	4,5	8	56	L
Werner			U 34	6	0	5	8,5	59	L
Walter	l	I	U	13	0	14	11,5	122	B
Werner			U	10	0	10,5	7,5	140	B
Walter		II	R Td B	0	3	5	5	100	K
Werner			U	8	0	10	8	125	B
Walter		III	U	8	0	8	8	100	K
Werner			B TdR, TdU	0	0	10	11	91	L
Walter		IV	R TdB	0	1	10	11	91	L
Werner			U	2	0	10	10	100	K
Walter		V	U 30	5	0	5	8	63	L
Werner			U 24	4	0	3,5	7,5	47	L

	Indiv. qu. W.	Variat.-Breite	Differenz rad.	Differenz uln.	Genotyp	Zehnfinger-Formind.	Variat.-Breite
Walter	6,1	1—13	11	12	VV RR UU	92,7 (K)	56—122
Werner	5,8	0—15	15	15	VV RR UU	97,9 (K)	47—140

	Handformel r	Handformel l
Walter	11·9·7·5′·t—A″·O·O·L·Tdd	11 (10)—11 (10)·7·7·5′·t—A″··O·O·O·L/D
Werner	11·9·7·5′—5′—t—A″·O·d·L·O	10—10·7·6·4—t?—A″?··O·O·O·L/d

Zungenbiß. Diese Anfälle sind im Laufe der Jahre zeitweise seltener geworden, aber immer wieder gekommen; erst wenige Tage vor unserer Nachuntersuchung hatte er seinen letzten Anfall. Die Anfälle sollen besonders gehäuft bei Fieber und auch bei Blähungen aufgetreten sein.

Proband wurde zeitweise von dem Hausarzt, der die Veränderungen als LITTLEsche Krankheit bezeichnete, gegen verschiedene Erkältungskrankheiten behandelt. Auch wurde ihm wegen Kurzsichtigkeit (?) eine Brille verschrieben; leider konnten wir von dem betreffenden Facharzt keinen ophthalmologischen Befund erhalten.

In den letzten Jahren wurde er mehrmals vom zuständigen Landeskrüppelarzt nachuntersucht, der uns folgenden Befund mitteilte: „Diagnose: Cerebrale Kinderlähmung, LITTLEsche Krankheit mit mäßigen Spasmen in Armen und Beinen und Kyphoskoliose 2. Grades. Die Behandlung gestaltete sich besonders dadurch recht schwierig, daß das Kind sehr anfällig ist. Der Allgemeinzustand ist besser geworden, das Kind ist ruhiger und damit sind auch die Bewegungen ein wenig geordneter als früher. Das Kind läßt immer noch unter sich.“

Bei unserer Nachuntersuchung im Winter 1936 fanden wir im Vordergrund des Erscheinungsbildes eine ausgesprochene spastische Lähmung der unteren Extremitäten mit gesteigerten Reflexen, Klonus und Babinski. Zweifellos bestand auch eine Unsicherheit und Schwäche der oberen Extremitäten mit lebhaften Reflexen, wobei der rechte Arm mehr betroffen war als der linke. Außerdem ist Proband schwachsinnig, spricht schlecht, sieht schlecht, hört jedoch sehr gut. Hochgradige rechtskonvexe Kyphoskoliose. Am Herzen ein lautes systolisches Geräusch, jedenfalls im Sinne eines Cor kyphoscolioticum. Die Zeichen des Status dysraphicus wurden bereits im Ähnlichkeitsbefund angeführt.

Walter (Partner): Erstgeborener. Er litt bald nach der Geburt, wie sein Zwillingsbruder, an schweren bronchitischen Erscheinungen und an einer Erythrodermia desquamativa. Im 3. Lebensjahr kam es bei ihm zu einer Wirbelsäulenverkrümmung, die in kurzer Zeit die gleiche Form und Ausprägung erreichte, wie bei seinem Zwillingsbruder. Etwa im gleichen Alter, wie bei seinem Bruder, sollen auch bei ihm Krampfanfälle aufgetreten sein, allerdings sehr selten und im ganzen nur durch etwa 2 Jahre. Nun hatte er seit mehr als 6 Jahren keinen Krampfanfall mehr gehabt. Die Anfälle verliefen in sehr ähnlicher Weise wie die seines Bruders und sollen bei ihm nur nach Fieber aufgetreten sein. Psychisch soll er stets ganz normal gewesen sein, wegen seiner Kyphoskoliose kam er 2 Jahre später als normal in die Schule, machte aber in dieser gute Fortschritte. Irgendwelche Beschwerden von seiten der Beine hatte er niemals, sieht und hört gut. Er befand sich zweimal in orthopädischen Anstalten zur Behandlung. Im Alter von 6 Jahren wurde folgende Diagnose gestellt: „Rachitis, Skoliose, Vitium cordis." Die Untersuchung des Nervensystems ergab damals lebhafte PSR., keine Spasmen, keinen Babinski, keinen Klonus. Patient wurde auch damals als geistig nicht seinem Alter entsprechend befunden. Er kam kurz darauf in eine orthopädische Univ.-Klinik, in der er durch viele Monate behandelt wurde; dort wurde von seiten der unteren Extremitäten keine Veränderung gefunden, sondern nur die schwere Skoliose festgestellt. Die orthopädischen Behandlungen hatten keinen Erfolg.

In den letzten Jahren hat Patient, der sich im Gegensatz zu seinem gelähmten Zwillingsbruder viel bewegt, Herzbeschwerden bekommen, auch ist er sehr anfällig gegen Erkältungskrankheiten und leidet von Zeit zu Zeit schwer an Asthma-ähnlichen bronchitischen Zuständen. 1936 wurde bei ihm eine linksseitige Hammerzehe im Grundgelenk exartikuliert; sein Bruder hatte diese Veränderung nicht.

Bei unserer Nachuntersuchung im Winter 1936 fanden wir eine schwere rechtskonvexe Kyphoskoliose und ein Cor kyphoscolioticum. Geistig scheinbar völlig normal. Von seiten des Nervensystems keine auffallenden Veränderungen. Reflexe der oberen und unteren Extremitäten waren deutlich auslösbar, aber durchaus normal. Kein Klonus, kein Babinski, keine Spasmen, Gang völlig normal. Partner hat eine gleich ausgeprägte Kyphoskoliose und gleichfalls Zeichen des Status dysraphicus.

Zusammenfassung. Sicheres eineiiges Paar mit angeborener spastischer Tetraplegie und Epilepsie des Probanden. Epilepsie des neurologisch sonst unauffälligen Partners, daher „schwach konkordantes" Paar.

7. EZ-Paar: Gustav und Friedrich H.

(Sichere Eiigkeitsdiagnose, angeborene spastische Hemiplegie des Probanden.)

Geburts- und Ähnlichkeitsbericht. Geburt 1898. 3. Entbindung der Mutter. Einzelheiten über die Geburt waren nicht erhebbar. Die Zwillinge sahen sich von Geburt an ungemein ähnlich, sie wurden ihr ganzes Leben lang sehr häufig verwechselt, obwohl der eine von Geburt an die später zu beschreibende Lähmung hatte. Trotzdem ist die Ähnlichkeit so frappant, daß sie erst wenige Tage vor unserem Besuch wieder einmal von Bekannten bei einer Eisenbahnfahrt verwechselt wurden. Nicht nur Gestalt und Gesicht, sondern auch Stimme und Bewegungen sind ungeheuer ähnlich. Leider konnten bei diesem Paar nicht alle, für die Eiigkeitsdiagnose notwendigen Befunde erhoben werden, da der Proband selbst Photographieren und Abnehmen der Fingerabdrücke strikte verweigerte[1].

[1] Es ist dies einer jener in der Zwillingsforschung seltenen Fälle, in denen wir eine geringe Bereitwilligkeit des einen Zwillingspartners zur Auskunftserteilung und zur Untersuchung gefunden haben; dieses Verhalten war in diesem Fall psychologisch durchaus erklärlich. Glücklicherweise erfahren wir in der Zwillingsforschung nur selten solche Ablehnungen und Verweigerungen [s. auch die Arbeit K. THUMS: Zur Praxis der neurologischen Erbforschung (6)].

Wir konnten aber das Paar im Abstand von etwa 2 Stunden persönlich sehen und es wurden uns vom Partner liebenswürdigerweise Jugendbilder zur Verfügung gestellt (Abb. 8), so daß wir versichern können, daß an der Eineiigkeit keinerlei Zweifel besteht.

Ähnlichkeitsbefund.	Gustav	Friedrich
Körperhöhe	G. war stets 2—3 cm kleiner als F.	
Horizontalumfang des Kopfes	543 mm	571 mm
Länge des Kopfes	188 mm	197 mm
Breite des Kopfes	146 mm	148 mm
Morphologische Gesichtshöhe	112 mm	120 mm
Länge und Breite der Nase	52 mm, 32 mm	52 mm, 34 mm
Jochbogenbreite	133 mm	138 mm
Stirnbreite	109 mm	117 mm
Augenfarbe (MARTIN)	6	6
Haarfarbe	konnte nicht festgestellt werden, da beide kahl geschoren sind; doch hatten ihren Aussagen nach beide stets die gleiche Haarfarbe; wir konnten die gleiche Art der Glatzenbildung beobachten.	

Die Abweichungen in einzelnen Kopfmaßen, die für EZ vielleicht etwas groß erscheinen, können durch die angeborene Halbseitenlähmung vollkommen erklärt werden.

Familienanamnese. Über die Entbindungen der Mutter des Zwillingspaares konnte nichts erhoben werden. Die Mutter starb im Alter von 66 Jahren an Zuckerkrankheit; das Zwillingspaar hat zwei gesunde Schwestern, ein gesunder Bruder ist im Kriege gefallen. Sonst war durch eingehende Befragung nichts Auffälliges in der Familie erhebbar, auch keine weitere Zwillingsgeburt.

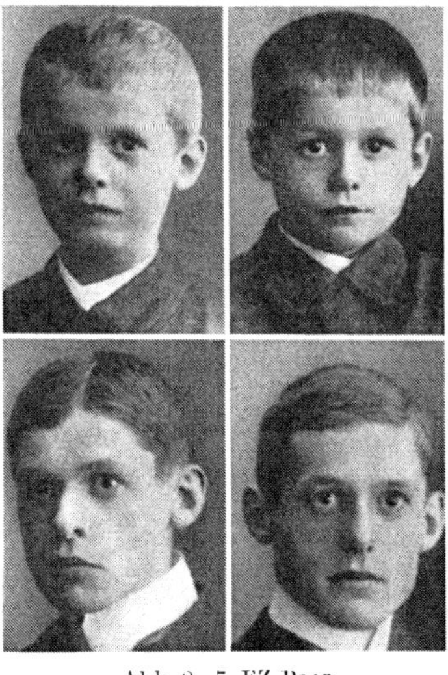

Abb. 8. 7. EZ-Paar.

Anamnese und Befund. Gustav (Proband): Erstgeborener. Von Geburt an bestand bei Proband eine rechtsseitige Arm- und Beinlähmung. Er war deshalb häufig schon als Kind in Behandlung, hat sich auch später mehreren Behandlungen unterzogen, stets ohne jeden Erfolg. Sein ganzes Leben lang hat er sich gegenüber seinem Bruder benachteiligt gefühlt[1]; als Kind konnte er nicht mit ihm laufen und turnen, später konnte er nicht die gleiche Berufsausbildung durchmachen wie sein Bruder und fand nur sehr schwer eine Gnadenanstellung, da er ein rechtsseitig gelähmter Krüppel war.

Aus Befunden aus dem Jahre 1928: „H. leidet an den Folgen einer cerebralen Kinderlähmung; der rechte Arm ist im Wachstum zurückgeblieben, Knochen und Muskulatur sind nur schwach entwickelt. Zu Handreichungen ist der rechte Arm fast unbrauchbar. Auch das rechte Bein ist schwächer entwickelt, 2 cm kürzer als das linke. Der Gang ist dadurch nicht wesentlich beeinflußt. Sonst bestehen bei H. keine Organstörungen. Infolge seines Leidens ist er zweifellos in seiner Arbeitsfähigkeit stark beeinflußt, doch hat er von 1917 bis 1926 als Büroangestellter gearbeitet und seinen Lebensunterhalt verdient. Seine Arbeitsfähigkeit ist auf 40—45% einzuschätzen."

Bei unserer Nachuntersuchung im Sommer 1936 fanden wir diesen Befund völlig unverändert; es bestand eine spastische Halbseitenlähmung mit einer zentralen Facialislähmung rechts. Psychisch war der Proband mit Ausnahme einer gewissen Verbitterung über sein Lebensschicksal als Krüppel vollkommen normal und intelligent.

Friedrich (Partner): Zweitgeborener. Hatte Masern und Diphtherie, die sein Zwillingsbruder nicht hatte. War dann stets vollkommen gesund. Im Krieg erlitt er eine Verletzung des rechten Trommelfells und hört seither schlecht.

[1] Vgl. die Ausführungen SCHULTEs über die „Zwillingsgemeinschaft".

Unsere Untersuchung im Sommer 1936 ergab einen vollkommen normalen Befund ohne irgendwelche Störungen und Anomalien.

Zusammenfassung. Sicheres eineiiges Paar mit angeborener spastischer Hemiplegie des Probanden. Partner völlig gesund.

8. EZ-Paar: Karlheinz und Horst K.

(Fragliche Eiigkeitsdiagnose, angeborene spastische Tetraplegie des Probanden.)

Geburts- und Ähnlichkeitsbericht. Geburt 1915. 2. Entbindung der Mutter nach 8jähriger Pause. Die rechtzeitige Geburt verlief ziemlich normal, nach der Geburt des 1. Paarlings (Partner) ließ die Hebamme einen Arzt holen, da das zweite Kind eine Querlage war; doch wurde es, noch bevor der Arzt kam, spontan geboren. Über die Nachgeburt war nichts zu erfahren. Proband wog etwa 2250 g, Partner 2500 g. Die Neugeborenen sahen sich außerordentlich ähnlich, sie hatten sehr dunkle Augen, hellblonde Haare und auffallenderweise alle beide in der Wangengegend schwarze Härchen, die wohl als eine persistierende Lanugobehaarung aufzufassen waren. Auch in den späteren Monaten sahen sich die Kinder sehr ähnlich und wurden oft verwechselt.

Leider konnte in diesem Fall keine exakte Ähnlichkeitsdiagnose gestellt werden, da der Proband im Alter von 7 Jahren starb; ältere Photographien und die mit Bestimmtheit gemachten Angaben der Eltern sprachen mit einiger Wahrscheinlichkeit für Eineiigkeit. Dafür kann auch das konkordante Vorhandensein einer beiderseitigen Kamptodaktylie der 5. Finger angeführt werden, die ja bekanntlich als einfach dominantes Erbmerkmal auftritt und daher bei EZ konkordant zu erwarten ist.

Familienanamnese. Die Großmutter mütterlicherseits soll an Paralyse gestorben sein, die Mutter ist fast erblindet, angeblich infolge von Keratitis parenchymatosa bei Lues congenita (sie hatte schon als Kind Hornhauttrübungen, die mit der Zeit stärker wurden)[1]. Irgendeine auffallende Krankheit konnte in der Familie nicht festgestellt werden; auch keine andere Zwillingsgeburt.

Anamnese und Befund. Karlheinz (Proband): Zweitgeborener. Kam scheintot zur Welt und wurde durch Wiederbelebungsversuche wieder zum Leben gebracht. Etwa 3 Tage nach der Geburt bekam er einen Krampfanfall, der sich öfters wiederholte. In den darauffolgenden Monaten fiel den Eltern auf, daß Proband wesentlich weniger beweglich war. Während sein Partner herumzukriechen, aufzustehen und dann zu laufen begann, konnte Proband nur den Kopf heben. Schon im Alter von etwa $2^1/_2$ Jahren wurde er in eine Heil- und Pflegeanstalt gebracht, in der er bis zu seinem Tode blieb. Aus dem dortigen Befund, 1918: „Schädel viereckig, Fontanellen geschlossen. Pupillen gleich und mittelweit, reagieren etwas träge. Reflexe der Extremitäten leicht gesteigert, Motilität durch Spasmen leicht gehindert. Das Kind ist nicht imstande ohne Unterstützung zu sitzen, kann auch nicht stehen und laufen. Es ist beständig unrein, gibt seine Unlustgefühle durch leises Winseln kund, schreit aber wenig. Lustgefühle äußern sich nur durch Verziehen des Gesichtes und zappelnde Bewegungen.“ Nach etwa dreijährigem Anstaltsaufenthalt erkrankte Proband an Tuberkulose, der er in seinem 7. Lebensjahr erlag; die Anstaltsdiagnose lautete: LITTLEsche Krankheit, Idiotie, Lungentuberkulose.

Obduktionsbefund. Anatomische Diagnose: „Partielle Aplasie und Mikrogyrie des Gehirns, Lungen- und Darmtuberkulose, Tuberkulose der Hypophyse und des Thymus.“ Im Obduktionsbefund heißt es: „Harte Hirnhaut bildet einen schlaffen Sack, weiche Hirnhaut cystisch an vielen Stellen über den fehlenden bzw. hochgradig atrophischen Hirnpartien abgehoben. In der Gegend der Sella turcica und neben der Crista galli finden sich käsige Massen. Die Hirnwindungen sind ganz deformiert, sie fehlen über dem Stirnhirn rechts und zum Teil links. Hier findet sich ein von Pia überzogener wässeriger Sack. In der Scheitelgegend rechts wie links finden sich kleinere cystische Säcke. Die Hirnwindungen sind an vielen Stellen ganz klein und verkümmert. Der Vorderlappen der Hypophyse ist verkäst. Das Kleinhirn ist normal groß und normal entwickelt.“

Zu diesem Befunde teilte uns der Obduzent, Herr Ober-Reg.-Med.-Rat Prof. KUFS, Leipzig-Dösen, freundlicherweise noch folgendes mit, wofür wir ihm auch an dieser Stelle unseren

[1] Kürzlich eingesehene Krankengeschichten und Befunde über die Augenveränderungen der Mutter ließen keine eindeutige Diagnose stellen; neben einer Keratitis parenchymatosa käme differentialdiagnostisch auch eine sklerosierende Keratitis tuberculosa in Frage.

ergebensten Dank aussprechen: „Leider bin ich nicht in der Lage, über den Untersuchungsbefund des Gehirns des Kindes zuverlässige Auskunft geben zu können. Wenn sich bei der nachträglichen Untersuchung des Gehirns etwas besonderes ergeben hätte, dann hätte ich das nachträglich im Sektionsergebnis vermerkt. Soweit ich mich erinnern kann, hat es sich um einen exogen bedingten destruktiven Hirnprozeß mit Cysten und Narbenskleroser gehandelt. Ebensowenig ist es mir möglich anzugeben, ob ätiologische Lues bei der Entstehung des Hirnprozesses eine Rolle gespielt hat. Daß die Lues noch in der 3. Generation eine so schwere Schädigung des Gehirns hervorrufen kann, erscheint mir recht unwahrscheinlich. Bei einem EZ-Paar hätte man dann erwarten dürfen, daß beide Knaben an dem gleichen Hirnprozeß erkrankt sind. Beobachtungen aus der Literatur, darunter auch ein von mir mitgeteilter Fall[1] beweisen, daß bei den Fällen mit nur geringen Anzeichen einer Lues congenita kaum damit zu rechnen ist, daß die Lues sich auf die nächste Generation überträgt und hier schwere destruktive Hirnprozesse hervorruft."

Horst (Partner): War von Geburt an ein gesunder und kräftiger Junge, ist 186 cm groß. Hatte niemals irgendeine Krankheit. In den letzten Jahren ist er von seinen Lehrstellen manchmal durchgebrannt und viel auf Wanderschaft im ganzen Reich gewesen. Vor kurzem hat er der Arbeitsdienstpflicht genügt und wurde dabei als vollkommen gesund befunden.

Leider konnte er durch uns nicht nachuntersucht werden, da er sich durch viele Monate auf Wanderschaft befand und sein jeweiliger Aufenthaltsort meist erst nach Verlassen festgestellt werden konnte. Aus den uns überlassenen Akten eines Wanderhofes des Bayer. Landesver. f. Wanderdienst konnte festgestellt werden, daß es sich um einen vagabundierenden haltlosen Psychopathen handeln dürfte, der, wie aus ärztlichen und amtsärztlichen Zeugnissen hervorging — außer der bereits angeführten Kamptodaktylie — körperlich vollkommen normal und ohne Auffälligkeiten ist. Zuletzt war er wegen einer akuten Gonorrhoe in einem Lazarett.

Epikrise. Es ist dieser Fall als besonders bedeutungsvoll zu beurteilen, wenn auch seine Schlüssigkeit durch die fragliche Eiigkeitsdiagnose und die fehlende Nachuntersuchung des Partners leidet. Handelt es sich doch um ein EZ-Paar, bei dem der so häufig bei der LITTLEschen Krankheit beschriebene Obduktionsbefund einer Hirnmißbildung beim Probanden nachgewiesen werden konnte, während der eineiige Partner vollkommen gesund und normal ist. Eines darf bei diesem Fall nicht außer acht gelassen werden: die Großmutter des Paares starb an Paralyse, die Mutter scheint an einer Lues congenita zu leiden. Leider enthalten die uns überlassenen Krankenakten keinen Anhaltspunkt über eine allfällige Lues congenita des Probanden. Es wurde während des Anstaltsaufenthaltes scheinbar keine Wa.R. im Blut oder Liquor ausgeführt. Inwieferne ein Zusammenhang zwischen einer Lues congenita des Probanden (Lues in der 3. Generation!) und seiner Gehirnmißbildung möglich wäre, ist schwer zu entscheiden. Schon die oben angeführten brieflichen Mitteilungen von Herrn Prof. KUFS weisen darauf hin, daß schwere destruktive Hirnprozesse bei nur geringen sonstigen Zeichen einer Lues congenita kaum zu erwarten sind und daß bei einem EZ-Paar beide Partner luische Erscheinungen aufweisen müßten. Über Hirnprozesse, die auf luischer Basis bei Lues congenita in 3. Generation beobachtet wurden, haben u. a. NONNE[2] und IGERSHEIMER[3] eigene Beobachtungen mitgeteilt.

Auf eine weitere Auseinandersetzung mit diesem interessanten Problem müssen wir leider infolge der mangelhaften Befunde in unserem Falle verzichten.

Zusammenfassung. Fragliches eineiiges Paar mit angeborener spastischer Tetraplegie und Idiotie des Probanden: anatomisch partielle Aplasie und Mikrogyrie des Gehirns. Normaler und gesunder Partner.

9. EZ-Paar: Klara und Lina P.

(Höchstwahrscheinliche Eiigkeitsdiagnose, angeborene Imbezillität und Striatumstörung bei kongenitaler Lues der Probandin.)

Geburts- und Ähnlichkeitsbericht. Geburt 1890. 1. Entbindung der Mutter, normaler Geburtsverlauf, ohne ärztliche Hilfe. Die Geburt erfolgte rechtzeitig. Die Nachgeburt

[1] KUFS, H.: Arch. f. Psychiatr. **93**, 552 (1931).

[2] NONNE, M.: Syphilis und Nervensystem, S. 910ff. Berlin 1924.

[3] IGERSHEIMER: Syphilis und Auge, VIII. Mitteilung. Sammlung zwangloser Abhandlungen auf dem Gebiete der Augenheilkunde, Bd. 9, H. 4.

war einfach. Die beiden Paarlinge wogen etwa zwischen 2500 und 3000 g. Schon nach der Geburt sahen sich die Kinder außerordentlich ähnlich und wurden dauernd von Bekannten und Verwandten verwechselt.

Wir konnten leider keinen Ähnlichkeitsbefund erheben, da die Partnerin schon vor etwa 4 Jahren verstorben war. Doch sind die Erzählungen der Mutter und die vorgewiesenen Lichtbilder so eindeutig, daß an der Eineiigkeitsdiagnose kein Zweifel bestehen kann. Die beiden Paarlinge wohnten die meiste Zeit ihres Lebens in einem Großstadthause und wurden stets, auch als sie bereits 40 Jahre alt waren, von den Mitbewohnern, ja selbst von den Verwandten, verwechselt. Dabei ist bei den Paarlingen etwas auffällig, was sich auch nach der Photographie beurteilen läßt: es zeigen nämlich beide eine völlig identische Schädelbildung, die man am besten dahingehend charakterisieren kann, daß sich zwischen abnorm vorgewölbte Stirnhöcker eine deutliche breite Furche einschiebt, eine Schädelform, die etwas weniger ausgeprägt, die Mutter des Paares gleichfalls aufweist[1].

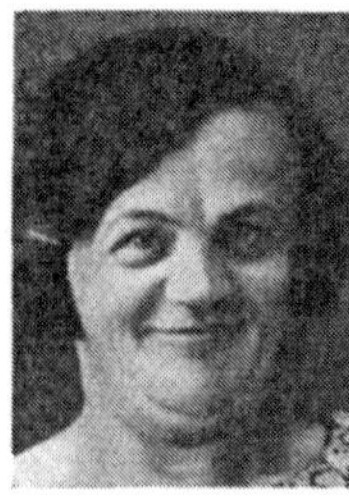
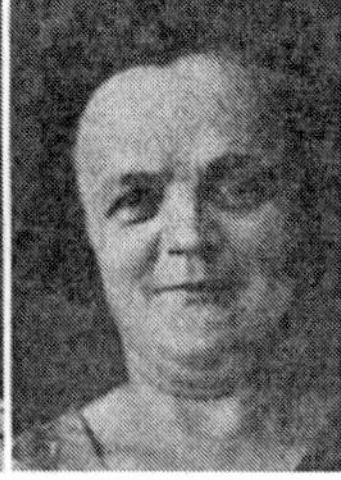

Abb. 9. 9. EZ-Paar.

Familienanamnese. Das Zwillingspaar entsprang, sowie 4 andere Kinder der Mutter, einer unehelichen Geburt. Die Mutter hatte aus 1. Ehe 3 Kinder, von denen eines im Alter von etwa 35 Jahren angeblich an Malaria im Krieg starb. 1 Tochter aus der 1. Ehe beging mit 19 Jahren Selbstmord wegen einer Liebesangelegenheit, 1 Sohn lebt und ist gesund. Aus einer 2. Ehe hat die Mutter des Paares 1 gesunde Tochter. Nachher hatte sie mit einem schweren Säufer, der oft mehrere Tage lang zu Alkoholexzessen von daheim fort blieb, 6 Kinder, darunter das Zwillingspaar. Die anderen 4 Kinder aus dieser illegalen Verbindung sind durchwegs im Alter von einigen Tagen bis zu einem Jahr gestorben; als Todesursachen gab die Mutter an: Zahnkrämpfe, Anfälle, Kinderkrämpfe, plötzlicher Tod aus anscheinend voller Gesundheit in einem ersten Anfall u. dgl. In der Familie der Mutter war nichts besonderes erhebbar. Die Mutter selbst wußte nichts von einer durchgemachten Lues, sie litt in den letzten Jahren an einer Paralysis agitans. Psychisch stand sie wohl an der Grenze der physiologischen Dummheit und Debilität (wenn auch weniger debil als ihre Tochter). Über die Familie des illegalen Vaters war nur feststellbar, daß eine Schwester des Vaters in einer Irrenanstalt gestorben ist. Der illegale Vater selbst, der, wie schon erwähnt, ein starker Potator war, starb, wie wir aus dem Krankenblatt entnahmen, im Alter von 47 Jahren an einer Miliartuberkulose und Meningitis tuberculosa, was durch Obduktion bestätigt wurde.

Anamnese und Befund. Klara (Probandin): Erstgeborene. Schon als Kleinkind fiel bei ihr im Gegensatz zu ihrer Zwillingsschwester ein ständiges Zittern der Hände auf. Sie war einige Male in Krankenanstalten und Heil- und Pflegeanstalten. Aus den Befunden:

1925: „Diagnose: angeborener Schwachsinn mit Striatumstörung (leicht athetotischer Tremor der Finger), Athetose. Quadratischer Schädel mit kleinem Gesichtsschädel, eingesunkener Nase (Sattelandeutung). Klopfempfindlichkeit des Schädels, Nervenpunkte druckschmerzhaft. Leichte Protrusio bulborum. Pupillen: Form und Reaktion normal. Facialistremor, doch wird Facialis gleichmäßig, wenn auch nicht sehr ergiebig, innerviert. Leichter Tremor der gerade vorgestreckten, frei beweglichen Zunge. Starker Fingertremor, Armreflexe o. B. BDR bds. gleich, gut auslösbar. PSR bds. gleich, lebhaft, desgleichen ASR, doch kein Klonus, kein Babinski, kein Romberg. Sensibilität intakt. Bei der Prüfung auf spitz erfolgt stark betontes Zurückziehen vom Charakter der Übertreibung. Keine Sehstörungen. Die Sprache hat etwas überstürztes, hastiges, holperndes, uncharakteristisches Nachsprechen. Die psychische Prüfung ergibt Schwachsinn. Die Wa.R. im Blut ist positiv."

1927: „Hat seit ihrem letzten Krankenhausaufenthalt öfters Anfälle gehabt. Die Anfälle beginnen mit regelmäßig auftretenden Erscheinungen in den Füßen, dann wird es ihr

[1] Es ist fraglich, ob man diese eigentümliche Schädelform der Paarlinge und ihrer Mutter einfach mit der Diagnose eines Hydrocephalus abtun kann; auch die kongenitale Lues der Paarlinge kann nicht ohne weiteres zur Erklärung einer hydrocephalen Schädelbildung herangezogen werden, da ihre Bedeutung in der Ätiologie des Hydrocephalus noch sehr umstritten ist (Jahnel).

schwarz, es dreht sich alles. Durch diese Vorboten des Anfalles könne sie sich noch hinsetzen; Zungenbiß. Kein spontaner Harn- und Stuhlabgang. Neurologisch findet sich neben den lebhaften PSR und ASR ein deutlicher, wenn auch leicht erschöpfbarer Fußklonus. Starker Tremor der vorgestreckten Finger, besonders der linken Hand, auch sonst leichter Tremor und athetotische Bewegungen im ganzen Körper. Hirnnerven o. B. Wa.R. im Blut stark positiv." Im Verlaufe dieses Krankenhausaufenthaltes wurden typische epileptische Anfälle beobachtet.

1932: „Pupillen bezüglich Form und Reaktion normal. Feinschlägiger Tremor der Hände. Armreflexe normal, PSR und ASR bds. gleich lebhaft, keine pathologischen Reflexe. Leichte athetotische Bewegungen. Wa.R. im Blute negativ."

1935: „Seit Dezember 1934 stark anhaltende Schmerzen im rechten Bein und in der Gesäßgegend. Wurde unter der Diagnose Ischias eingeliefert. Linke untere Extremität frei beweglich, rechte untere Extremität unter dem Hüftgelenk gebeugt gehalten. Bei Bewegung starke Schmerzen. PSR und ASR bds. lebhaft. Lasègue rechts positiv, links negativ. Sensibilitätsdefekte an den unteren Extremitäten. Starke Druckempfindlichkeit im Verlauf des Ischiadicus. Bei der Intelligenzprüfung ergab sich ein erheblicher Defekt. Die auffälligsten klinischen Erscheinungen, die Patientin in psychischer Hinsicht bot, war ein völlig unmotiviertes Weinen, in das sie immer wieder ausbrach, ferner zahlreiche Infantilitätssymptome. Zur körperlichen Untersuchung ist noch erwähnenswert, daß sie dem Status dysraphicus angehört, der sich als Caput quadratum und als Hühnerbrust manifestiert. An dem athetotischen Charakter des eigentümlichen Tremors der oberen und unteren Extremitäten besteht kein Zweifel, so daß man eine angeborene Störung in den Zentralganglien annehmen muß."

Bei unserer Nachuntersuchung im Sommer 1936 ließ sich kein wesentlich neuer Befund erheben. Die Anfälle hatten sich in der letzten Zeit etwas seltener eingestellt, die Aura war die gleiche geblieben, Patientin hatte sich mehrmals auf die Zunge gebissen. Sie ist in den letzten Jahren durch den Tod ihrer Zwillingsschwester, mit der sie immer beisammen war, in einer sehr gedrückten Stimmung. Wenn das Gespräch auf die Zwillingsschwester gebracht wurde, weinte sie maßlos und erklärte, ohne ihre Zwillingsschwester nicht leben zu wollen [1]. Körperlich zeigte sie einen starken Tremor der Hände, athetotische Bewegungen am ganzen Körper, erhebliche Intelligenzdefekte.

Lina (Partnerin): Zweitgeborene. Bei ihr war nach der Geburt nichts Auffälliges zu bemerken, doch fiel schon in der Kindheit eine geringere Intelligenz auf. Sie war aber sonst im wesentlichen gesund. Etwa 1920 wurde eine positive Wa.R. festgestellt, die mit 4 Injektionskuren behandelt wurde. Sie war im wesentlichen gesund und wurde erstmalig 1929 wegen Herzbeschwerden in eine Universitätsklinik eingeliefert. Später war sie dann bis zu ihrem Tode noch öfters in Krankenhäusern. Aus den zahlreichen Krankengeschichten:

1929: „Caput quadratum, vorgebuckelte Stirn, Hühnerbrust, neurologisch mit Ausnahme eines leichten Zungentremors o. B. Stottern, zittrige Sprache. Die Liquoruntersuchung ergab neben einem negativen Wassermann (auch Wa.R. im Blut negativ) eine sehr starke Eiweißvermehrung ohne Zellvermehrung und eine typische Lueskurve der Goldsolreaktion. Die psychische Untersuchung zeigt, daß sie schwachsinnig ist, kindlich infantil verlegen, leicht zum Weinen geneigt, schämt sich, daß sie so viel nicht weiß, weint darüber."

1930 wurde auf einer medizinischen Klinik ein systolisches Geräusch über der Herzspitze beobachtet, Patientin hatte Herzbeschwerden. Es wurde eine Mitralinsuffizienz diagnostiziert. An sonstigen Befunden ist aus der damaligen Krankengeschichte nichts Wesentliches mehr nachzutragen.

1931 wurde Patientin kurze Zeit wegen einer typischen Ischias im Bereich des rechten Beines ambulatorisch behandelt. Es fand sich eine Druckempfindlichkeit im Verlaufe des Ischiadicus und ein positiver Lasègue.

1932 kam sie an einer psychiatrischen Universitätsklinik zur Aufnahme, da sie sich in einer medizinischen Klinik, in der sie kurze Zeit wegen ihrer Herzbeschwerden lag, als sehr unruhig und gewalttätig gezeigt, sehr viel gebrüllt und geweint hatte und unbedingt wieder fort hatte wollen. Kurze Zeit danach erkrankte sie an einer diffusen Bronchopneumonie und starb wenige Tage später an dieser Erkrankung.

Epikrise. Dieses Zwillingspaar hat im Rahmen unserer Serie eine ganz besondere Bedeutung; da die Partnerin schwachsinnig ist, muß das Paar als schwach konkordant

[1] Vgl. die Ausführungen SCHULTEs über die „Zwillingsgemeinschaft".

bezeichnet werden. Obwohl kein Zweifel daran besteht, daß die konkordante Erkrankung der Paarlinge durch eine exogene Ursache, nämlich durch eine kongenitale Lues bedingt war, wollten wir das Paar in unserer Serie von angeborener cerebraler Kinderlähmung behalten. Es ist dies das einzige EZ-Paar unseres Materials, bei dem eine sichere exogene Noxe intrauterin die beiden Paarlinge konkordant zu einer pathologischen Veränderung gebracht hat, ein charakteristisches Beispiel dafür, daß EZ durch dieselbe exogene Noxe intrauterin getroffen werden können und daher eine Konkordanz unter diesen Umständen von vornherein nichts für Erbbedingtheit besagt.

Zusammenfassung. Höchstwahrscheinlich eineiiges, kongenital luisches Paar mit angeborenem Schwachsinn, angeborener Striatumstörung und mit Epilepsie der Probandin; schwach konkordanter Fall, da die Partnerin gleichfalls an angeborenem Schwachsinn litt.

10. EZ-Paar: Paula und Gerda S.

(Sichere Eiigkeitsdiagnose, spastische Paraplegie der Probandin.)

Geburts- und Ähnlichkeitsbericht. Geburt 1913. 1. Entbindung der 24jährigen Mutter. Frühgeburt im 7. Monat. Sehr schwerer Geburtsverlauf, bei beiden Paarlingen Zange. Der Arzt selbst soll nach der Geburt zur Mutter gesagt haben, daß er fürchte, „das Bein der Probandin mit der Zange gestreift zu haben“. Über die Nachgeburt nichts Sicheres ermittelbar, Geburtsgewicht der Probandin etwa 1500 g, das der Partnerin 1300 g. Von Geburt an sahen sie sich zum Verwechseln ähnlich und selbst die Mutter hatte Mühe, sie voneinander zu unterscheiden. Auch in späteren Jahren erkannten selbst die Eltern die Zwillinge vor allem an den leichten Lähmungserscheinungen der Probandin auseinander. Sie wurden aber von Verwandten, Bekannten und Fremden bis in die letzte Zeit häufig miteinander verwechselt, ja selbst in der Schule konnten sie die Lehrer, die monate- und jahrelang mit ihnen zu tun hatten, meist nicht auseinander kennen.

Ähnlichkeitsbefund.	Paula	Gerda
Horizontalumfang des Kopfes . .	550 mm	545 mm
Länge des Kopfes.	178 mm	177 mm
Breite des Kopfes.	154 mm	150 mm
Morphologische Gesichtshöhe . . .	112 mm	116 mm
Länge und Breite der Nase . . .	52 mm, 33 mm	54 mm, 32 mm
Jochbogenbreite	136 mm	138 mm
Stirnbreite	114 mm	112 mm
Augenfarbe (MARTIN-SCHULTZ) . .	2a	2a
Haarfarbe (FISCHER-SALLER) . . .	Q	Q
Händigkeit	rechts	rechts
Fingerlänge rechts.	3, 4, 2, 5, 1	3, 4, 2, 5, 1
Finger- und Handabdrücke . . .	EZ	

Zum daktyloskopischen Ähnlichkeitsbefund teilte uns Herr Prof. GEIPEL freundlicherweise noch Folgendes mit: „Alle Merkmale deuten auf EZ. Einziger bemerkenswerter Unterschied ist der bei Gerda fehlende Triradius c. Doch ist es bis jetzt noch nicht für sicher zu halten, daß man deshalb für ZZ entscheidet. Die Rechts-Linksgleichheit der Hände bei jedem Paarling wird dadurch allerdings stark betont, was bei ZZ häufiger ist als bei EZ, die ja mehr Rechtsrechts- und Linkslinksgleichheit zeigen.“

Familienanamnese. Das Zwillingspaar hat keine Geschwister. In der kleinen Sippe waren keine auffallenden Krankheiten feststellbar, auch keine weitere Zwillingsgeburt.

Anamnese und Befund. Paula (Probandin): Erstgeborene. Als die Partnerin zu laufen begann, stellten die Eltern fest, daß bei Probandin eine Lähmung der unteren Beine vorlag. Sie wurde deshalb schon im Alter von 2 Jahren an einer chirurgisch-orthopädischen Klinik behandelt, von der wir folgenden Befund erhielten:

1915: „Es handelte sich um einen Lähmungsspitzfuß bds. nach cerebraler Kinderlähmung. Es bestand eine spastische Lähmung. Zur Beseitigung des Spitzfußes wurde im Juli 1915 eine Verlängerung der Achillessehne links vorgenommen, im September 1915 erfolgte dieselbe Operation auf der rechten Seite.“

Diese ersten Operationen hatten fast keinen Erfolg. Die intelligente Probandin litt sehr unter ihrer körperlichen Behinderung, kam immer wieder in ärztliche Behandlung und wurde schließlich 1927 an einer chirurgischen Univ.-Klinik abermals an den Beinen operiert:

„LITTLEsche Krankheit. Das sehr gut entwickelte, geistig sehr regsame und gut begabte Mädchen hat starke spastische Anzeichen an den unteren Extremitäten. Es besteht bds. ein Pes equinus, links stärker als rechts. Dorsalflexion links höchstens bis 100°, rechts bis 90° möglich, nach Überwindung eines spastischen Widerstandes der Wadenmuskulatur. Beiderseits sind die Reflexe erhöht. PSR stark erhöht, ebenso ASR. Fußklonus, bds. Zehengängerin."

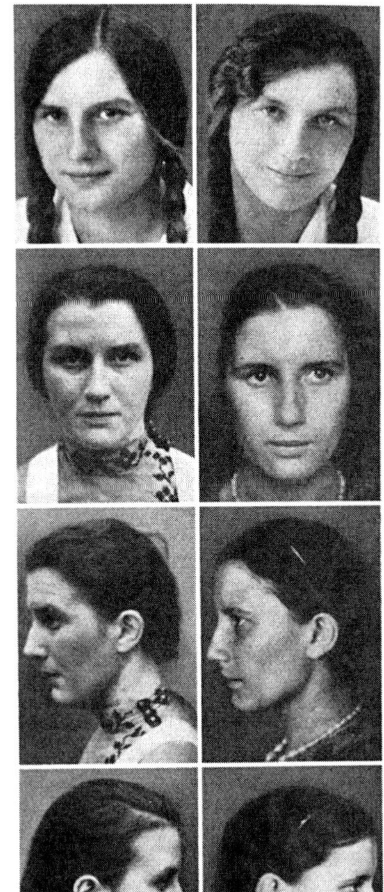

Abb. 10. 10. EZ-Paar.

Diese operativen Eingriffe waren von einem recht guten Erfolge begleitet. Probandin hinkte zwar, konnte aber lange und anstrengende Spaziergänge machen und fühlte sich seit den letzten operativen Eingriffen nur wenig behindert; so kann sie z. B. radfahren, schwimmen und auch andere Sportarten treiben. Sie ist hochbegabt und übt seit einigen Jahren mit Erfolg den Beruf einer Fürsorgepflegerin aus, in welchem sie durch ihr Leiden kaum gestört wird.

Seit ihrem 14. Lebensjahr litt Probandin an einem chronischen Ekzem der Arme, des Nackens und der oberen Brustpartie; die Partnerin bekam gleichzeitig mit ihr das Ekzem und hatte es fast genau an den gleichen Körperstellen. Bei entsprechender Behandlung besserte sich dieses Ekzem immer wieder für kurze Zeit, doch hinterließ es bei der Probandin ziemlich ausgedehnte vitiligoartig depigmentierte Hautstellen, während bei der Partnerin diese Erscheinung in viel geringerem Maße auftrat und sich insbesondere an den sichtbaren Hautstellen, wie an den Armen nicht so deutlich manifestierte wie bei der Probandin. Die Diagnose des chronischen Ekzems erhielten wir von dem behandelnden Facharzt bestätigt.

Unsere Nachuntersuchung im Dezember 1936 ergab eine als mäßig zu bezeichnende spastische Lähmung der unteren Extremitäten mit fast allen dazu gehörenden Pyramidensymptomen bei vollkommenem Freibleiben der oberen Extremitäten. Psychisch war Probandin sehr intelligent. Auffallend war eine leichte Kurzsichtigkeit (sie selbst gab 2,5 Dioptrien an), die ihre Schwester nicht haben soll. Auffallend waren weiterhin ausgedehnte vitiligoartig depigmentierte Stellen an den Armen, am Hals, an den oberen Brust- und Rückenpartien.

Gerda (Partnerin): „Zweitgeborene. War abgesehen von dem Ekzem vollkommen gesund. 1928 Empyem des Wurmfortsatzes, Entfernung des Wurmfortsatzes, glatte Wundheilung[1]. Die übrigen Organe gesund." Bei unserer Untersuchung im Dezember 1936 fanden wir kein pathologisches neurologisches Symptom. Reste des chronischen Ekzems und kleine depigmentierte Stellen viel spärlicher als bei der Probandin.

[1] Die bisherige Zwillingskasuistik bei Appendicitis ergab nach v. VERSCHUER (8) folgende Zahlen: EZ konkordant 6, diskordant 18; ZZ konkordant 2, diskordant 25; prozentuale Häufigkeit der Diskordanz bei EZ 75%, bei ZZ 93%. Diskordanz der ZZ dividiert durch Diskordanz der EZ: 1,2.

Tabelle 11. Daktyloskopische Befunde (Prof. Dr. GEIPEL): 10. EZ-Paar.

	Man.	Dig.	Mustertyp	Quant. Nr.		Form			
				rad.	uln.	Breite	Höhe	Index	Typ
Paula	r	I	U	18	0	18	12	150	B
Gerda			U	18	0	15	11	136	B
Paula		II	U	4	0	8	7,5	107	K
Gerda			B	0	0	10	9	111	K
Paula		III	B Td U	0	0	10	10	100	K
Gerda			U	8	0	9	10	90	L
Paula		IV	U Td B	1	0	10	11	91	L
Gerda			B Td U	0	0	10	10	100	K
Paula		V	U Td B 24	1	0	10	10	100	K
Gerda			U Td B 27	1	0	10	9	111	K
Paula	l	I	U	19	0	18	13	138	B
Gerda			U	17	0	14	10	140	B
Paula		II	R	0	2	10	10	100	K
Gerda			R	0	4	6	5,5	109	K
Paula		III	B	0	0	10	10	100	K
Gerda			B	0	0	10	10	100	K
Paula		IV	? Verletzung	—	—	—	—	—	—
Gerda			B	0	0	10	10	100	K
Paula		V	B Td U 21	0	0	10	10	100	K
Gerda			U 26	5	0	6	6	100	K

	Indiv. qu. W.	Variat.-Breite	Differenz		Genotyp	Zehnfinger-Formind.	Variat.-Breite
			rad.	uln.			
Paula	45:9=5,0	0—19	19	19	Vv RR UU	986:9=109,6 (K)	91—150
Gerda	5,3	0—18	18	18	Vv RR UU	109,7 (K)	90—140

	Handformel r	Handformel l
	beidhändige Mongol.-Furche	
Paula	10—10·9·6·5′—t?—A^{r}·O·O·1·D	10—9 (10)·9·5″/(c)·4—t?—A^{r}··O·O·1·D
Gerda	9—9·0·5″·4—t?—A^{r}·O·O·O·D	9—9·0·5″·2—t?—A^{r}·O·O·O·D

Zusammenfassung. Sicheres eineiiges Paar mit angeborener spastischer Paraplegie der Probandin unter dem Bild der LITTLEschen Krankheit. Die Partnerin ist neurologisch völlig normal.

11. EZ-Paar: Else und Helene W.

(Fragliche Eiigkeitsdiagnose, angeborene spastische Hemiplegie und Idiotie der Probandin.)

Geburts- und Ähnlichkeitsbericht. Geburt 1911. 1. Entbindung der 33jährigen Mutter. Entbindung sehr schwer; der Geburtsbericht lautete:

„Bei den in meiner Klinik geborenen Zwillingen E. und H. W. sind keine Bemerkungen über Ein- oder Zweieiigkeit angegeben. Die Mutter litt an schwerer Insuffizienz der Mitralis, wurde deshalb durch Metreuryse entbunden.“

Die Mutter selbst gab dazu an, daß die Wehen fast 24 Stunden gedauert hätten, daß sie zeitweise Wehenschwäche gehabt habe, daß die ihr eingeführte Einlage viele Stunden gelegen sei und daß der Arzt schließlich gesagt hätte, er fürchte, daß die Einlage zu stark auf das Köpfchen der Erstgeborenen (Probandin) gedrückt habe. Über die Nachgeburt konnte nichts ermittelt werden. Die Geburt erfolgte im 8. Monat. Probandin wog etwa 2500 g, Partnerin etwas über 2000 g. Schon als Säuglinge sahen sich die Paarlinge außerordentlich ähnlich und wurden auch später trotz des schweren Zustandes der Probandin sehr häufig miteinander verwechselt. Die Ähnlichkeit bezog sich nicht nur auf grobe Merkmale, wie Haarfarbe, Augenfarbe u. dgl., sondern bezog sich nach Aussage der Mutter auch auf die kleinsten Merkmale, wie Gesichtszüge usw.

Wir selbst konnten keine Eiigkeitsdiagnose stellen, weil zur Zeit, da wir die Partnerin aufsuchten, die Probandin schon gestorben war. Doch konnten wir uns an Hand von Bildern einwandfrei überzeugen, daß es sich um eineiige Zwillinge gehandelt haben muß. Die Ähnlichkeit auf den Bildern ist um so erstaunlicher, wenn man bedenkt, daß die Probandin ja körperlich und psychisch schwer verändert war.

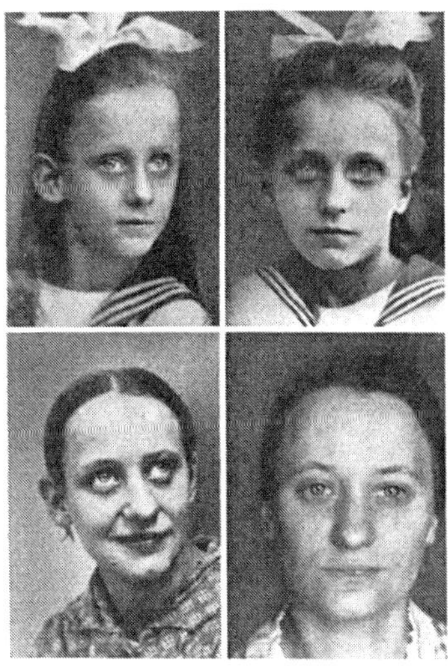

Abb. 11. 11. EZ-Paar.

Familienanamnese. Die Mutter des Paares war von Kindheit an stark kurzsichtig; die Kurzsichtigkeit wurde immer stärker und sie ist jetzt fast blind, der Vater starb im Alter von 71 Jahren an einem Blasenleiden; sonst ist aus der nicht sehr umfangreichen Familie außer einigen Fehlgeburten in der Geschwisterreihe der Mutter nichts Besonderes erwähnenswert. 8 Geschwister der Mutter leben und sollen, wie die Kinder der Geschwister, völlig gesund sein. Von Zwillingsgeburten in der Familie ist sonst nichts bekannt.

Anamnese und Befund. Else (Probandin): Erstgeborene. Schon im ersten halben Jahr bemerkte die Mutter, daß der linke Arm und das linke Bein nicht so beweglich waren wie die rechtsseitigen Extremitäten. Damals sprach der Arzt auch den Verdacht aus, daß dies mit einer Geburtsschädigung zusammenhängen könnte. Die Zwillingsschwester lernte nach normaler Zeit laufen, die Probandin fiel aber bei jedem Gehversuch um. Im Alter von etwa $1-1^1/_2$ Jahren setzten typische epileptische Krämpfe ein. Probandin stand jahrelang in privatärztlicher Behandlung, obwohl der Mutter schon zu einer Zeit, als die Probandin 4 Jahre alt war, von den Ärzten gesagt wurde, daß hier nichts mehr zu machen sei. Probandin konnte auch infolge hochgradiger Geistesschwäche keine Schule besuchen und kam in ihrem 20. Lebensjahr in eine Anstalt; sie war bis zu ihrem Tode in dauernder anstaltsärztlicher Behandlung. Aus den Krankengeschichten:

„Diagnose: Littlesche Krankheit mit hochgradiger Geistesschwäche. Linker Fuß in Spitzfußstellung, linker Arm gekrümmt, typische spastische Lähmungen an den linksseitigen Gliedmaßen. Kann kaum verständlich sprechen, hält sich sauber und kennt ihren Namen, erethisch-imbezilles Zustandsbild. Stufe etwa der eines 2jährigen Kindes entsprechend."

1932: „Cerebrale Kinderlähmung, Idiotie. Strabismus, linksseitige spastische Parese, Hohlfuß-Spitzfuß links, psychisch tiefstehende Idiotie." 1934 wurde festgestellt, daß sie nicht unter das Sterilisationsgesetz falle, da es sich zweifellos um eine exogene Erkrankung handelte. Die epileptischen Anfälle häuften sich in den Jahren der Pubertät; schließlich gelangte sie einige Monate vor ihrem Tode in einen ausgesprochenen Status epilepticus. Sie starb im epileptischen Anfall 1937 im Alter von 26 Jahren in der Anstalt. Keine Obduktion.

Helene (Partnerin): Zweitgeborene. War immer ganz gesund. Machte die Aufnahmeprüfung in eine Mädchenmittelschule, kam aber in der Mittelschule nicht gut vorwärts. Sie arbeitete dann fleißig im Haushalt ihrer Eltern mit.

Bei unserem Besuch im Sommer 1937 fanden wir eine körperlich vollkommen normale Person, die keinerlei neurologische Symptome zeigte: außerordentlich bescheiden, leicht verlegen und zurückhaltend; soweit wir aus der einstündigen Unterhaltung mit ihr beurteilen konnten, ist sie vielleicht als dumm zu bezeichnen, aber zweifellos doch innerhalb der Grenze des Physiologischen; jedenfalls wäre bei ihr die Diagnose einer leichten Debilität unangebracht.

Zusammenfassung. Wahrscheinlich eineiiges Paar mit angeborener spastischer Hemiplegie und Idiotie der Probandin. Partnerin o. B.

12. EZ-Paar: Thea und Wilhelmine Ö.

(Sichere Eiigkeitsdiagnose, angeborene spastische Tetraplegie der Probandin.)

Geburts- und Ähnlichkeitsbericht. Geburt 1917. 10. Entbindung der 40jährigen Mutter nach kurzer Pause. Die Geburt verlief normal; sie war rechtzeitig, beide Kinder wurden in Fußlage geboren, die Hebamme führte eine Extraktion durch. Die Nachgeburt soll einfach gewesen sein. Das Geburtsgewicht bei beiden soll ungefähr 3500 g betragen haben, beide Paarlinge waren gleich groß.

Die Kinder sahen sich schon von Geburt an zum Verwechseln ähnlich, hatten die gleiche Haar- und Augenfarbe, die gleiche Kopfform und die gleichen Gesichtszüge. Obwohl sich die Kinder im Gesicht außerordentlich ähnlich sahen, kam es später doch zu keinen Verwechslungen mehr, da Probandin eine schwere Lähmung der Beine hatte.

Ähnlichkeitsbefund.	Thea	Wilhelmine
Horizontalumfang des Kopfes	555 mm	555 mm
Länge des Kopfes	179 mm	176 mm
Breite des Kopfes	154 mm	156 mm
Morphologische Gesichtshöhe	114 mm	118 mm
Länge und Breite der Nase	32 mm, 53 mm	31 mm, 54 mm
Jochbogenbreite	128 mm	128 mm
Stirnbreite	105 mm	108 mm
Augenfarbe (MARTIN-SCHULTZ)	12	12
Haarfarbe (FISCHER-SALLER)	N	N
Händigkeit	links	rechts
Finger- und Handabdrücke	EZ	

Zur Ähnlichkeitsdiagnose ist noch folgendes erwähnenswert: Bei der Probandin Thea fand sich in der Gegend des linken Mundwinkels eine schmale, reaktionslose, etwa 1 cm lange, narbenartige Stelle; Probandin wußte nicht, woher sie diese Veränderung hat und hielt sie für angeboren. Bei der Partnerin fand sich keine derartige Veränderung. In der rechten Nasolabialfalte fand sich bei der Probandin ein etwas über stecknadelkopfgroßer, leicht behaarter, warzenartiger Pigmentnaevus; bei der Partnerin fand sich eine gleichartige Veränderung in den oberen Partien der linken Kinngegend.

Familienanamnese. Von den 14 Geschwistern des Zwillingspaares ist 1 Halbbruder als Säugling an Krämpfen gestorben, 1 Bruder als Säugling angeblich an einer Entzündung der Wirbelsäule, 1 Schwester im Alter von 2 Jahren an Diphtherie, 1 Bruder im Alter von 4 Jahren an Lungenentzündung, 1 Halbbruder im Alter von 25 Jahren an Lungenentzündung, 8 Halbgeschwister und 1 Schwester leben und sind gesund. Der Vater des Zwillingspaares soll an religiösen Wahnideen leiden, die Mutter büßte eine 2jährige Zuchthausstrafe ab, ein Onkel väterlicherseits wegen Sittlichkeitsverbrechen 4 Jahre Zuchthaus, ein Onkel soll schwerer Alkoholiker sein. Die Kleinkindersterblichkeit ist in den großen Kinderreihen der Geschwister der Eltern verhältnismäßig gering. Väterlicherseits kommen in der näheren Sippe 3 weitere Zwillingsgeburten vor.

Anamnese und Befund. Thea (Probandin): Zweitgeborene. Schon einige Monate nach der Geburt wurde bei der Probandin eine Lähmung der Beine festgestellt. Sie kam dann im Laufe der Jahre in zahlreiche Krankenhäuser und wurde schließlich in einer Krüppelanstalt dauernd untergebracht. Aus den Befunden:

1931: „Hochgradige spastische Lähmung beider Beine infolge cerebraler Kinderlähmung. Starke Spasmen beider Beine, Spitzfuß bds., die Beweglichkeit der Hände ist etwas gehemmt, aber ohne groben Bewegungsfehler. Die Reflexe sind durchwegs erhöht, es bestehen Gefühlsstörungen und Krämpfe. Fremde Hilfe ist beim Ankleiden und Essen nötig, Patientin ist willig und freundlich."

Aus Befunden aus den Jahren 1934 und 1937 geht hervor, daß die Absicht, die Patientin als Stickerin in einer Krüppelanstalt anzulernen, infolge Spasmen der Arme, vor allem aber wegen unwillkürlicher Zwangsbewegungen, mißlang.

Bei unserer Nachuntersuchung im November 1937 fanden wir eine schwerste spastische Paraparese der Beine, Spasmen und athetoseartige Bewegungen in den Armen. Psychisch war die Probandin wohl kaum als ausgesprochen debil zu bezeichnen, wenn sie vielleicht auch hart an der Grenze der Debilität stand.

Wilhelmine (Partnerin): Erstgeborene. War von Anfang an ein normales und gesundes Kind; vielleicht das einzig Auffallende in ihrer Entwicklung ist die Beobachtung der Mutter, daß sie erst im 3. Lebensjahr richtig laufen lernte[1]. Sie hatte in der Schule gute Noten, ist gegenwärtig im Haushalt angestellt, hilft auch daneben in einer Blumenhandlung und Gärtnerei zur vollsten Zufriedenheit ihrer Dienstgeber mit.

Bei unserem Besuch im November 1937 fanden wir eine vollkommen normale, aufgeweckte Person, die in neurologischer Hinsicht keinerlei abnorme Verhältnisse bot; psychisch völlig intakt.

Zusammenfassung. Sicheres eineiiges Paar mit angeborener spastischer Tetraplegie der Probandin unter dem Bild der LITTLEschen Krankheit. Partnerin völlig normal und gesund.

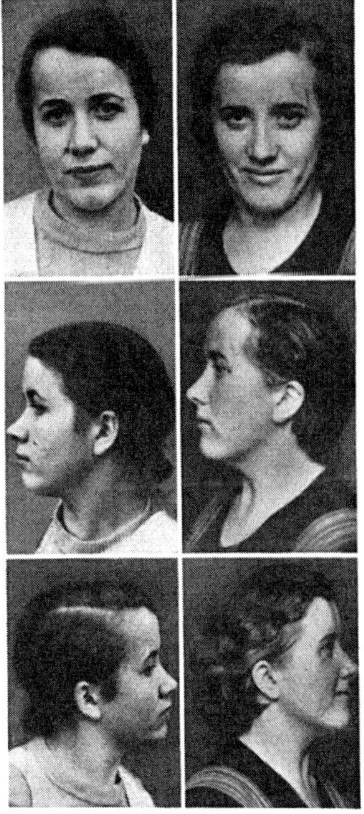

Abb. 12. 12. EZ-Paar.

13. EZ-Paar: Ilse und Inge H.

(Sichere Eiigkeitsdiagnose, angeborene Paraparese und Mikrocephalie der Probandin.)

Geburts- und Ähnlichkeitsbericht. Geburt 1932. 3. beschwerdereiche Schwangerschaft der 29jährigen Mutter (1925 Frühgeburt im 7. Monat, 1929 Abortus im 2. Monat; in Tabelle 35 wird deshalb dieser Fall unter den „Mehrgebärenden nach langer Pause" gezählt). Geburt erfolgte rechtzeitig.

Aus dem Geburtsbericht der Entbindungsanstalt: „Spontangeburt eines weiblichen eineiigen Zwillingspaares, beide Paarlinge aus Hinterhauptslage, beide Paarlinge frühreif. Einfache Nachgeburt, Geburtsgewicht der Probandin 1600 g, Länge 42 cm, Geburtsgewicht der Partnerin 1900 g, Länge $42^1/_2$ cm."

Dieser Geburtsbericht allein sicherte bereits die Eiigkeitsdiagnose; aber auch die Angaben der Mutter entsprachen der Eineiigkeit. Die Paarlinge sahen sich nach der Geburt so ähnlich, daß selbst die Eltern oft Schwierigkeiten hatten, sie in den ersten Lebenswochen und -monaten voneinander zu unterscheiden, so daß sich die Mutter daran gewöhnte, nach einem besonders ausgeprägten einseitigen DARWINschen Höckerchen zu sehen, das bei den Paarlingen spiegelbildlich war, wodurch sie unterschieden werden konnten.

Zur Ähnlichkeitsdiagnose muß noch folgendes bemerkt werden: Die großen Unterschiede der Kopfmaße finden ihre Erklärung in dem Bestehen einer Mikrocephalie bei der Probandin. Die Ähnlichkeit zwischen den beiden Paarlingen ist aber trotz dieses so in die Augen springenden morphologischen Unterschiedes so beträchtlich, daß beim gleichzeitigen Anblick der Paarlinge an der Eineiigkeit der Paarlinge nicht gezweifelt werden kann, was sich übrigens auch aus der Betrachtung der Lichtbilder ergibt.

[1] Es ist dies einer der ganz wenigen Fälle, in denen wir vielleicht eine leichte Störung der frühkindlichen Entwicklung im Sinne der von BOETERS und DITTEL gemachten Feststellungen vermuten können.

Ähnlichkeitsbefund.

	Ilse	Inge
Horizontalumfang des Kopfes	437 mm	470 mm
Länge des Kopfes	144 mm	158 mm
Breite des Kopfes	123 mm	132 mm
Morphologische Gesichtshöhe	88 mm	88 mm
Länge und Breite der Nase	40 mm, 24 mm	41 mm, 24 mm
Jochbogenbreite	102 mm	107 mm
Stirnbreite	93 mm	99 mm
Augenfarbe (MARTIN-SCHULTZ)	12	12
Haarfarbe (FISCHER-SALLER)	I	I
Händigkeit	links?	links

Die Finger- und Handabdrücke beurteilte Herr Prof. GEIPEL folgendermaßen: „Das Zwillingspaar H. dürfte EZ sein. Eine sichere Feststellung ist allerdings nicht möglich, da die Fingerabdrücke wegen der technischen Unzulänglichkeit ihrer Herstellung schwer zu deuten sind. Ein mehr oder weniger entscheidendes Merkmal, das für ZZ spräche, ist nicht anzugeben."

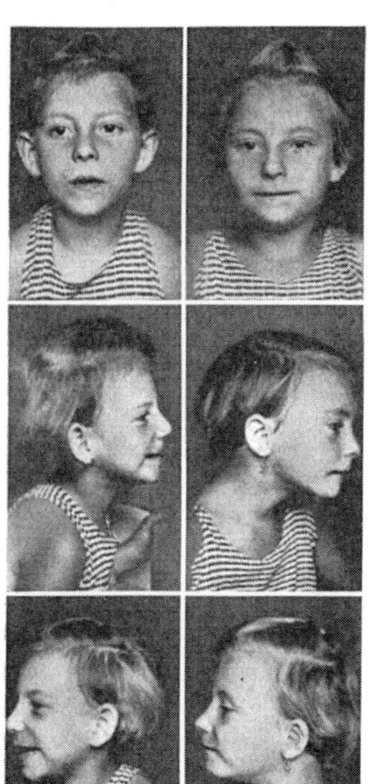

Abb. 13. 13. EZ-Paar.

Familienanamnese. Ein 7 Jahre vorher geborenes Geschwister starb als Siebenmonatskind bald nach der Geburt an Lebensschwäche. Ein Vetter (Vatersbruderssohn) wurde vor kurzem im Alter von 14 Jahren an einem Kleinhirntumor operiert. Sonst nichts Auffallendes in der Familie, auch keine weiteren Zwillingsgeburten.

Anamnese und Befund. Ilse (Probandin): Erstgeborene. Beide Paarlinge verbrachten die ersten Wochen nach der Geburt in einem Säuglingsheim, aus dem die Partnerin nach einem Monat gut entwickelt entlassen wurde, während die Probandin wegen einer schon damals beobachteten größeren Schwäche und Hinfälligkeit noch einige Wochen länger in dem Heim behalten und gegen ärztlichen Rat entlassen wurde. Daheim fiel den Eltern alsbald auf, daß Probandin sich anders verhielt als die Partnerin. Während die Partnerin zur rechten Zeit Laufen und Sprechen lernte, war dies bei der Probandin nicht der Fall, weshalb wiederholt ärztlicher Rat in Anspruch genommen wurde. Aus den Befunden:

1935: „Erheblich zurückgebliebenes Kind. Auffallend kleiner, eiförmig-kugeliger Kopf. Strabismus convergens. Keine sicheren Paresen nachweisbar. Sinnesreize scheinbar überall empfunden. Von genauerer Untersuchung mußte Abstand genommen werden. Es handelt sich um eine Mikrocephalie mit entsprechender geistiger Entwicklung ohne grobe cerebrale Herdsymptome."

1937: „LITTLEsche Krankheit, deswegen Gipsverbände über beide Beine. Nach Abnahme der Gipsverbände stehen die Beine in gerader Stellung."

Unsere Nachuntersuchung im August 1938 konnte vor allem den Befund einer ausgesprochenen Mikrocephalie bestätigen, hingegen konnte von spastischen Erscheinungen bei genauer Untersuchung außer einem angedeuteten beiderseitigen Babinski nichts Sicheres nachgewiesen werden, wohl aber schienen die zweifellos bestehenden Bewegungsschwierigkeiten und Bewegungsarmut, insbesondere der unteren Extremitäten, auf einer rigorartigen Steifigkeit zu beruhen; im gleichen Sinne sprach auch eine insbesondere im Vergleich zur Partnerin auffallende Starre der Gesichtszüge. Leichter Strabismus convergens. Probandin bewegte sich nur mühsam fort, wobei auch dabei keine typischen spastischen Erscheinungen beobachtet werden konnten. Sprache noch sehr mangelhaft, wahrscheinlich Debilität.

Inge (Partnerin): Zweitgeborene, war von Geburt an, gleich der Probandin, ein auffallend zartes Kind, das sich aber völlig normal entwickelte und außer Keuchhusten und einer Stomatitis (beide Erkrankungen gleichzeitig mit Probandin) stets vollkommen gesund war.

Unsere Nachuntersuchung ergab ein vollkommen normales, aufgewecktes und körperlich völlig gesundes Kind.

Zusammenfassung. Sicheres eineiiges Paar mit angeborener Paraparese, extrapyramidalen Symptomen und Mikrocephalie der Probandin. Partnerin völlig normal und gesund.

b) Die lebenden gleichgeschlechtlichen Zweieiigen.

1. GZ-Paar: Wilhelm und Richard A.

(Fragliche Eiigkeitsdiagnose, spastische Tetraplegie des Probanden.)

Geburts- und Ähnlichkeitsbericht. Geburt 1920, 2. Entbindung der Mutter, sehr schwere rechtzeitige Geburt, beide Zwillingspartner wurden durch Zange entbunden. Über die Nachgeburt nichts mehr ermittelbar. In den ersten Tagen nach der Geburt waren beide Kinder recht schwach, der Arzt stellte beiden eine schlechte Prognose. Richard erholte sich aber bald, während man bei Wilhelm schon in den ersten Tagen nach der Geburt Anzeichen einer Lähmung bemerkte. Die Paarlinge sahen sich von Geburt an nicht ähnlich, hatten zwar ungefähr die gleiche Augenfarbe, Wilhelm war blond, Richard ausgesprochen rötlich. Die Gesichtsform war eine völlig andere, Wilhelm hatte ein schmales Gesicht und „sah in die Familie der Mutter", Richard hatte ein breites Gesicht und zeigte Ähnlichkeit mit dem Vater.

Wir konnten diese Angaben an Hand einer Photographie nachprüfen, die beide Kinder im Alter von mehreren Jahren zeigte. Eine Verwechslung war unmöglich, so daß wir in diesem Falle, auch ohne eine exakte Eiigkeitsdiagnose gestellt zu haben — da der Proband zur Zeit unserer Untersuchung des Partners bereits mehrere Jahre tot war — mit großer Wahrscheinlichkeit ein zweieiiges Paar annehmen konnten.

Familienanamnese. Die Mutter des Zwillingspaares hat stets sehr schwer entbunden, ihr erstes Kind starb ein halbes Jahr nach einer sehr schweren Zangengeburt an einer Lungenentzündung. Ein Jahr nach der Geburt des ersten Kindes kam das Zwillingspaar zur Welt und 10 Jahre später gebar die Mutter unter einem ebenfalls sehr schweren Geburtsverlauf ihr letztes Kind. Aus der Familie ist sonst nichts Auffälliges mitzuteilen, ein Bruder der Mutter starb nach ihrer Angabe an einem Gehirnabsceß im Alter von 12 Jahren, der sich im Anschluß an eine perforierende Schädelverletzung gebildet hatte. In der gesamten Verwandtschaft keine Zwillingsgeburten.

Anamnese und Befund. Wilhelm (Proband): Erstgeborener. Schon wenige Tage nach der Geburt wurde nach Angabe der Mutter vom Arzt der Verdacht ausgesprochen, daß bei dem Probanden eine Lähmung der Beine vorliegen könne. Das Kind war viel unbeweglicher als sein Zwillingspartner. Die Mutter glaubte, daß die Lähmung mit allen Begleitsymptomen unter Umständen auf eine Gasvergiftung zurückgeführt werden könnte; in der ersten Woche nach der Geburt soll nämlich durch kurze Zeit in der Wohnung Gas ausgeströmt sein, dem beide Neugeborenen ausgesetzt waren. Irgendwelche akute Erscheinungen dieser fraglichen Gasvergiftung außer einem leichten Erbrechen konnten nicht beobachtet werden. Proband neigte sein Leben lang zu häufigem Erbrechen und hat auch in den ersten Tagen nach der Geburt viel gebrochen. Proband machte fast alle Kinderkrankheiten mit, Scharlach, Diphtherie, Masern, während sein Zwillingspartner fast von allen Kinderkrankheiten verschont blieb, obwohl er in jenen Jahren in dem gleichen Bett wie der Proband schlief.

Wegen seiner Beinlähmung kam er im Alter von 4 Jahren an eine chirurgische Klinik (1925): „Little, Spitz-Klumpfuß links, Klauenhand links, Schwachsinn, zeitweise Krämpfe. Operativer Eingriff: Sehnenverlängerung der Beuger von Finger und Hand." Die Operation hatte keine wesentliche Besserung zur Folge, Proband konnte sich bis zu seinem 7. Lebensjahr mühsam selbst fortbewegen; von diesem Zeitpunkt an war eine selbständige Fortbewegung unmöglich. In dieser Zeit stand er einige Male in Beobachtung eines Facharztes, der uns aus seinen Aufzeichnungen nur mehr mitteilen konnte, daß eine beiderseitige spastische Lähmung der unteren Extremitäten vorlag. Mit 10 Jahren kam er abermals in eine chirurgische Klinik (1930): „Guter Allgemeinzustand. Geistige Entwicklung zurückgeblieben, doch keine völlige Idiotie. Bisher nicht beschult worden. Schwere Sprachstörungen. Der Kopf wird stark nach rückwärts gebeugt gehalten. Der rechte Kopfnicker ist spastisch kontrahiert. Hochgradiger Spasmus in beiden Armen und Beinen. Spastische Beugekontraktur beider Ellenbogengelenke. (Kind muß gefüttert werden, da es die Hände nicht zum Munde führen kann.) Innere Organe o. B. Starke Adduktionskontraktur beider

Oberschenkel. Hochgradige Beugekontraktur des rechten, weniger des linken Kniegelenkes mit hochgradiger Krummfußstellung rechts. Stehen und Gehen nicht möglich. Sehnenreflexe stark gesteigert. Operativer Eingriff: Tenotomie der Adductoren beider Oberschenkel sowie der Achillessehnen beiderseits. Anschließend Gipsverbände in überkorrigierter Stellung. Guter Operationsverlauf." Bald nach dieser Operation trat eine Pneumonie auf, an deren Folgen Proband im März 1931 starb.

Richard (Partner): War stets gesund, hat auch keine Kinderkrankheiten mitgemacht. Hatte eine völlig normale Kindheitsentwicklung, konnte mit 1 Jahr laufen. Jetzt in der Landwirtschaft tätig. Bei unserem Besuch im Juli 1936 ergab eine Untersuchung einen völlig normalen Befund.

Zusammenfassung. Wahrscheinlich zweieiiges gleichgeschlechtliches Paar, schwere angeborene spastische Tetraplegie des Probanden, unter dem Bilde der LITTLEschen Krankheit mit Schwachsinn und Krämpfen verlaufend. Der Partner vollkommen normal und gesund.

2. GZ-Paar: Josef und Franz B.

(Sichere Eiigkeitsdiagnose, spastische Tetraplegie des Probanden.)

Geburts- und Ähnlichkeitsbericht. Geburt 1910, 1. Frühgeburt im 7. Monat; die Frühgeburt soll wegen Eklampsiegefahr (oder Herzfehler der Mutter) eingeleitet worden sein. Über die Geburtsgewichte, die Nachgeburt und andere Einzelheiten konnte nichts erhoben werden; die Geburt soll schwer gewesen sein, doch war ein ärztlicher Eingriff nicht notwendig. Die Kinder sahen sich gleich nach der Geburt nicht ähnlich und wurden niemals verwechselt, Franz war immer dunkler als Josef und hatte auch andere Gesichtszüge.

Ähnlichkeitsbefund.	Josef	Franz
Horizontalumfang des Kopfes . .	548 mm	532 mm
Länge des Kopfes	185 mm	179 mm
Breite des Kopfes	153 mm	146 mm
Morphologische Gesichtshöhe . . .	132 mm	136 mm
Länge und Breite der Nase . . .	67 mm, 37 mm	58 mm, 36 mm
Jochbogenbreite	141 mm	145 mm
Stirnbreite	118 mm	121 mm
Augenfarbe (MARTIN-SCHULTZ) . .	1 c	4 b
Haarfarbe (FISCHER-SALLER) . . .	dunkelblond, nicht genau bestimmbar, da kurz geschoren	S (jedenfalls wesentlich dunkler als bei Josef)
Finger- und Handabdrücke . . .	ZZ	

Charakterlich waren beide Paarlinge völlig verschieden, haben sich auch nie miteinander vertragen, und zwar fühlte sich der kranke Josef stets von seinem gesunden Partner beeinträchtigt; die Zwistigkeiten führten so weit, daß Proband nicht im elterlichen Hause verbleiben konnte [1].

Familienanamnese. Nach der Zwillingsschwangerschaft machte die Mutter noch eine Schwangerschaft durch, die mit einer leichten Entbindung eines gesunden Kindes endete. Aus der Familienanamnese ist erwähnenswert, daß eine Schwester der Mutter ebenfalls Zwillinge gebar, von denen der eine Paarling eine Totgeburt war, während der andere schwachsinnig sein soll. Der Großvater mütterlicherseits war Trinker, ebenso ein Onkel mütterlicherseits, der auch zeitweise geistig verwirrt gewesen sein soll.

Anamnese und Befund. Josef (Proband): Erstgeborener. In den ersten Tagen nach der Geburt bekam er Krämpfe und litt an diesen Krämpfen durch Monate. In dieser Zeit bemerkte man schon, daß seine Gliedmaßen nicht in Ordnung waren, daß er nicht so beweglich war wie sein Zwillingsbruder. Als er laufen lernen sollte, wurde die Lähmung seiner unteren Gliedmaßen deutlich. Er machte dann zahlreiche Krankenhausaufenthalte mit, wurde wegen LITTLEscher Krankheit mehrmals operiert und befand sich auch fernerhin mehrmals in Anstalten. Leider konnten wir von den Krankenblättern, insbesondere von

[1] Vgl. die Ausführungen SCHULTEs über die „Zwillingsgemeinschaft".

Tabelle 12. Daktyloskopische Befunde (Prof. Dr. GEIPEL): 2. GZ-Paar.

	Man.	Dig.	Mustertyp	Quant. Nr. rad.	Quant. Nr. uln.	Form Breite	Form Höhe	Form Index	Form Typ
Franz	r	I	àW LSp	25	25	21	17	124	C
Josef			àW LSp	26	20	25	20	125	C
Franz		II	iW RSp Zt	14	8	16	13	123	C
Josef			iW RSp Zt	23	7	23	16	143	C
Franz		III	U	18	0	16	16	100	C
Josef			àW LDSp Zt	14	3	13	12	108	C
Franz		IV	àW Ed, inn. RSp, auß. LSp, Zt	19	16	18	20	90	C
Josef			iW LDSp	18	18	17	16	106	C
Franz		V	M Td (àW, LSp, Zt) 93	17	0	16	15	107	C
Josef			àW LDSp Zt 102	19	13	17	15	113	C
Franz	l	I	iW RDSp	22	16	21	16	131	C
Josef			iW RDSchl Zw	17	13	20	14	143	C
Franz		II	R Td (àW, LSp, Zt)	0	17	18	16	113	C
Josef			iW RDSp (Warze!)	14	5?	16	13	123	C
Franz		III	U	20	0	19	18	106	C
Josef			U	21	0	20	18	111	C
Franz		IV	iW RSp Zt Td Ell	20	11	18	19	95	C
Josef			iW RSp	21	20	21	19	110	C
Franz		V	iW RDSp Zt 97	18	15	17	17	100	C
Josef			U 94	21	0	19	15	127	C

	Indiv. qu. W.	Variat.-Breite	Differenz rad.	Differenz uln.	Genotyp	Ind. Formind.	Variat.-Breite
Franz	19,0	14—25	11	8	vv RR Uu	B 104,3 G 108,9	90—131
Josef	19,6	14—26	12	7	vv RR Uu	B 117,6 G 120,9	106—143

	Handformel r	Handformel l
Franz	11 (10)·9 (8)·7·5′—t—Lʳ· ·O·O·1·O	11 (10)·9 (8)·7·3—t—A″(Lʳ?)· ·O·O·V·O
Josef	7 (8)·5″ (6)·5″·4—t—A″/Aᶜ· ·O·V·O·L	9 (10)·9 (8)·5″·3—t—A″/Aᶜ· ·O·O·L·O

den Operationsberichten nicht die Originale zur Einsicht erhalten, sondern es wurde lediglich immer die Diagnose „spastische Lähmung der unteren Extremitäten, LITTLEsche Krankheit" mitgeteilt. Auch mit den Händen war er ungeschickt, und zwar war hier wieder der rechte Arm mehr betroffen als der linke. Er mußte deswegen das Buchbinderhandwerk, das er erlernen sollte, schon nach wenigen Monaten Lehrzeit in einer Anstalt aufgeben. In der Schule waren seine Leistungen zumeist schwach und ungenügend, und er wurde in den Anstalten, in denen er sich befand, als leicht imbezill bezeichnet. Zeitweise hatte er Wahnvorstellungen, die sich insbesondere gegen seine Eltern und seinen gesunden Zwillingsbruder richteten, von denen er sich verfolgt fühlte. Befund von 1933: Rechtes Bein verkürzt, Muskulatur schwächer als am linken, Reflexe bds. gesteigert, Gang hinkend, keine Ataxie, kein Romberg.

Sein Zustand besserte sich in den letzten Jahren nicht wesentlich, die Wahnvorstellungen kamen häufiger, auch schien er Gehörshalluzinationen zu haben.

Bei unserem Besuch im Herbst 1936 fanden wir den debilen, leicht turricephalen Patienten in einem Stadium, in dem er keine Wahnideen äußerte; sein organischer Befund war als eine spastische Parese aller 4 Extremitäten zu bezeichnen, wobei besonders die rechte Seite und dabei wieder das rechte Bein besonders stark befallen waren. Die Reflexe entsprachen der spastischen Parese. Ataktische Störungen, Sensibilitätsstörungen u. dgl. konnten nicht gefunden werden.

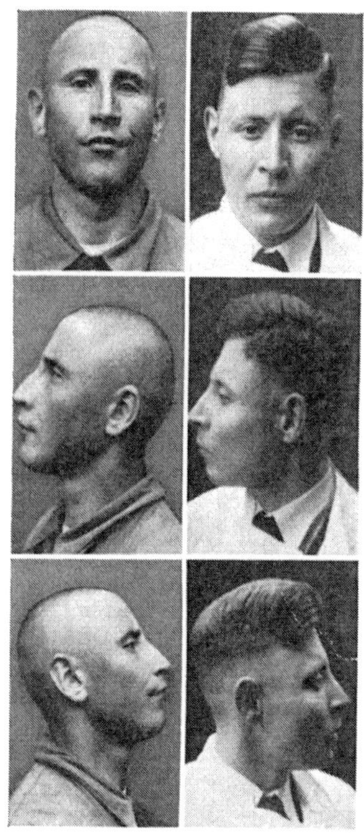

Abb. 14. 2. GZ-Paar.

Franz (Partner): Zweitgeborener, war stets gesund, abgesehen von einigen Kinderkrankheiten. Körperlich und geistig vollkommen normal, doch zeigte auch er eine leichte turricephale Schädelbildung. Er ist in seinem Beruf als Konditor erfolgreich tätig.

Zusammenfassung. Sicheres zweieiiges Paar mit angeborener spastischer Tetraplegie des Probanden von vorwiegend rechts-hemiplegischem Charakter. Partner völlig normal und gesund.

3. GZ-Paar: Elfriede und Johanna E.

(Sichere Eiigkeitsdiagnose, spastische Tetraplegie und Taubstummheit der Probandin.)

Geburts- und Ähnlichkeitsbericht. Geburt 1925, 2. Entbindung der Mutter nach 3jähriger Pause, etwas verspätete Geburt, angeblich einfache Nachgeburt, Probandin wog 4, Partnerin 3 kg. Ärztlicher Eingriff war nicht notwendig. Die Kinder sahen sich von Geburt an gar nicht ähnlich, sie hatten nicht nur eine sehr deutlich verschiedene Haarfarbe, sondern waren auch im Gesicht nicht zu verwechseln.

Ähnlichkeitsbefund.	Elfriede	Johanna
Augenfarbe (MARTIN-SCHULTZ) . .	12	16
Haarfarbe (FISCHER-SALLER) . . .	O	C
Händigkeit	rechts	rechts

Die Kinder sahen sich, als wir sie nebeneinander zu betrachten Gelegenheit hatten, so wenig ähnlich, daß man kaum eine Geschwisterähnlichkeit bei ihnen feststellen konnte.

An der Zweieiigkeit dieses Paares konnte nach diesen Befunden kein Zweifel bestehen, so daß wir auf alle anderen Ähnlichkeitsuntersuchungen, auch auf die Abnahme der Finger- und Handabdrücke verzichteten.

Familienanamnese. Der Vater des Zwillingspaares litt seit früher Jugendzeit an Anfällen, die mit Ohnmacht und Bewußtlosigkeit, aber ohne ausgesprochene Krämpfe und Zuckungen einhergingen. Angeblich kein unwillkürlicher Harn- oder Stuhlabgang im Anfall. Bei solchen Anfällen ist er zweimal auf den glühend heißen Ofen gefallen (er ist Maschinenbauer) und hat sich schwere Verbrennungen an verschiedenen Körperstellen zugezogen, so daß bereits zweimal Hauttransplantationen vorgenommen werden mußten, worüber uns die Akten zur Einsichtnahme vorlagen. Außerdem befand er sich einmal wegen einer Krampfaderoperation im Krankenhaus. Die Mutter des Zwillingspaares ist gesund, der älteste Bruder des Zwillingspaares (derzeit etwa 15 Jahre alt) ist ausgesprochen schwerhörig; diese Schwerhörigkeit soll aber angeblich erst im Anschluß an die in früher Kindheit durchgemachten Masern aufgetreten sein. 2 Brüder und 1 Schwester des Vaters sind im Alter von 6 Monaten bzw. 9 Monaten bzw. 5 Jahren unter Krämpfen gestorben (die Todesursachen lauteten: Eklampsie bzw. Krämpfe bzw. Urämie). Andere Zwillingsgeburten in der Verwandtschaft nicht feststellbar.

Anamnese und Befund. Elfriede (Probandin): Erstgeborene. In der ersten Zeit nach der Geburt fiel den Eltern nichts Besonderes an dem Kinde auf; erst als sie zu laufen beginnen sollte, hatte sie Schwierigkeiten und lernte viel später laufen als ihre Zwillingsschwester; dabei fiel auf, daß sie den rechten Fuß ein wenig nachzog. Um dieselbe Zeit oder ein paar Monate früher bemerkten auch die Eltern, daß Probandin taubstumm war. Sie ließen das Kind mehrmals ärztlich untersuchen, mit 7 Jahren kam sie in eine Taubstummenschule, die sie heute noch besucht.

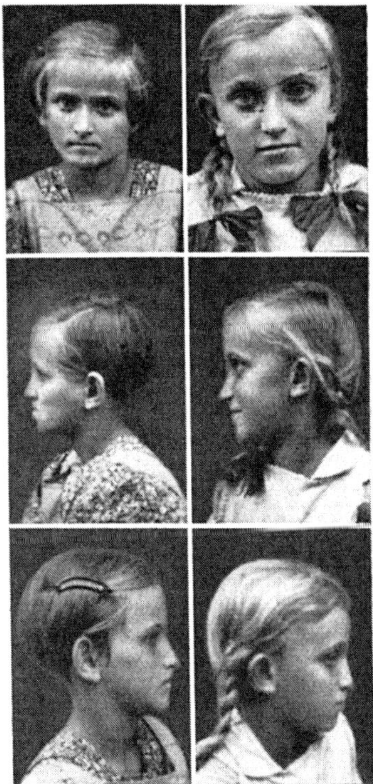

Abb. 15. 3. GZ-Paar.

Es liegen uns eine ganze Reihe von ärztlichen Befunden und klinischen Krankengeschichten vor, sowie die Beurteilung durch die Taubstummenschule. Aus diesen Befunden sei nur erwähnt, daß im Alter von etwa 7 Jahren an einer orthopädischen Univ.-Klinik eine Tetraplegie geringen Grades und mäßige Coxa valga festgestellt wurden. Kurze Zeit später, heißt es in den Befunden einer Univ.-Nervenklinik: „Die athetoiden Mitbewegungen der Hände und die spastischen Komponente des rechten Beines lassen an eine cerebrale Kinderlähmung denken. Sie läuft vorwiegend auf den Zehenspitzen und versagt besonders beim raschen Laufen.“ Aus einem späteren Befund aus ihrem 11. Lebensjahr geht hervor, daß die athetoiden Bewegungen etwas nachgelassen hatten und daß sich auch der Gang gebessert hatte, so daß sie auf größere Spaziergänge mitgenommen werden konnte. Psychisch unter dem Durchschnitt begabt, besuchte die Schwachbegabtenklasse, machte in dieser aber gute Fortschritte. Aus dem gleichzeitig erhobenen neurologischen Befund sind nur lebhafte Armreflexe bds., sowie ein Spreizphänomen als Pyramidenzeichen der unteren Extremität nachweisbar. Ab und zu führte das Kind ticähnliche, zuckende Bewegungen des Kopfes und choreatisch-athetoide Armbewegungen aus. Sprechbegabung ziemlich gering.

Wir unterzogen das Kind im Herbst 1936 einer Nachuntersuchung und fanden dabei geringe spastische Erscheinungen von seiten des rechten Armes, deutlichere Spasmen der rechten unteren Extremität, eine deutliche motorische Schwäche der rechten Hand gegenüber der linken. Spärliche choreatisch-athetoide Bewegungen der Hände. Im übrigen konnte nichts festgestellt werden, was die früher erhobenen Befunde der Taubstummheit und Debilität erweitert hätte[1].

Johanna (Partnerin): Zweitgeborene. War stets vollkommen gesund, machte eine normale Kindheitsentwicklung mit, lernte rechtzeitig laufen, stand noch niemals in ärztlicher Behandlung, hört sehr gut, ist ein frisches aufgewecktes Kind. Unsere Nachuntersuchung ergab einen psychisch und körperlich normalen Befund.

Zusammenfassung. Sicheres zweieiiges Paar mit angeborener spastischer Tetraplegie der Probandin von vorwiegend rechts-hemiplegischem Charakter; daneben Taubstummheit und leichte Debilität. Partnerin völlig normal und gesund.

4. GZ-Paar: Katharina F. und Elisabeth M.

(Sichere Eiigkeitsdiagnose, spastische Tetraplegie und Athetose der Probandin.)

Geburts- und Ähnlichkeitsbericht. Geburt 1891, 7. Entbindung der Mutter nach 6jähriger Dauer, normaler Verlauf der rechtzeitigen Geburt. Die Geburtsgewichte sollen normal

[1] Es soll hier nicht auf die interessante Frage eingegangen werden, inwieweit die Taubstummheit in dem vorliegenden Fall im pathogenetischen Zusammenhang mit der spastischen Tetraplegie steht; daß ein derartiger Zusammenhang möglich ist, geht aus den interessanten Untersuchungen von Voss über klinische und pathologisch-anatomische Folgeerscheinungen geburtstraumatischer Schädigungen des Felsbeines hervor, die wir auch an anderer Stelle zitieren. Vgl. auch KÜPER: Erbarzt 4, 64 (1937).

Ähnlichkeitsbefund.

	Katharina	Elisabeth
Länge des Kopfes	170 mm	184 mm
Breite des Kopfes	139 mm	145 mm
Morphologische Gesichtshöhe	110 mm	111 mm
Länge und Breite der Nase	48 mm, 32 mm	46 mm, 36 mm
Jochbogenbreite	129 mm	127 mm
Stirnbreite	106 mm	112 mm
Augenfarbe (MARTIN-SCHULTZ)	3	2 b
Haarfarbe (FISCHER-SALLER)	T	I
Händigkeit	rechts (nicht sicher feststellbar)	links
Finger- und Handabdrücke	ZZ sehr wahrscheinlich	

Tabelle 13. Daktyloskopische Befunde (Prof. Dr. GEIPEL): 4. GZ-Paar.

	Man.	Dig.	Mustertyp	Quant. Nr. rad.	Quant. Nr. uln.	Form Breite	Form Höhe	Form Index	Form Typ
Elisabeth	r	I	U	15	0	17	15	113	C
Katharina			U	20	0	22	16	137	C
Elisabeth		II	U	14	0	16	17	94	C
Katharina			R	0	5	6,5	6,5	100	C
Elisabeth		III	U	12	0	12	14	86	C
Katharina			U	6	0	8,5	11	77	M
Elisabeth		IV	U	3	0	4	5,5	73	M
Katharina			U	18	0	18	20	90	C
Elisabeth		V	U 56	12	0	15	18	83	C
Katharina			U 62 ?	13 ?	0	16	18	89	C
Elisabeth	l	I	U	15	0	17	15	113	C
Katharina			U	10	0	13	9	144	C
Elisabeth		II	U	13	0	14	15	93	C
Katharina			R	6	0	9	10	90	C
Elisabeth		III	U	9	0	105	12,5	84	C
Katharina			T Td U (3—0)	0	0	10	14	71	M
Elisabeth		IV	U	11	0	10,5	14	75	M
Katharina			U	10	0	12	14	86	C
Elisabeth		V	U 61 ?	13 ?	0	13,5	16	84	C
Katharina			U 36 ?	10 ?	0	14	16	88	C

	Indiv. qu. W.	Variat.-Breite	Differenz rad.	Differenz uln.	Genotyp	Ind. Formind.	Variat.-Breite
Elisabeth	11,7 ?	3—15	6	12	VV Rr UU	B 81,5 G 90,8	73—113
Katharina	9,8 ?	0—20	15	7 ?	Vv RR Uu	B 86,4 G 97,2	71—144

	Handformel r	Handformel l
Elisabeth	9 (10) · 9 (8) · 5″ · 5′/1 — t″ — A″/A^r/L^c · · O · O · 1 · V	9 (10) · 7 (8) · 5″ · 1 — t″ — A″/A^r/L^c · · O · O · 1 · V
Katharina	11 (10) · 9 (10) · 7/6 · 5′ — t″ — A^r/L^r · · O · O · L · V	11 (10) · 9 (10) · 7 · 2/1 — t″ — L^r/A^c · · O · O · L · V

gewesen sein, über die Nachgeburt oder andere Einzelheiten der Geburt war nichts in Erfahrung zu bringen. Die Paarlinge sahen sich gleich nach der Geburt nicht ähnlich und wurden niemals miteinander verwechselt, sie unterschieden sich z. B. in der Haar- und Augenfarbe, aber auch in Einzelheiten des Gesichts, so daß schon in der Kindheit behauptet wurde, Probandin „sähe in die mütterliche Familie, ihre Partnerin in die väterliche Familie".

Wir hatten Gelegenheit, die beiden Schwestern am gleichen Tag zu sehen, obwohl sie weit auseinander wohnten; dabei konnten wir eindeutig feststellen, daß eine Verwechselung vollkommen unmöglich wäre und daß mit Sicherheit die Zweieiigkeit angenommen werden darf.

Familienanamnese. Das Zwillingspaar entstammt einer unehelichen Schwangerschaft: über den Vater ist nichts bekannt. Die Mutter litt, gleich ihren Zwillingstöchtern, viel an Migräne und ist in hohem Alter an Altersschwäche gestorben; von 6 Halbgeschwistern sind 3 als Säuglinge an unbekannter Ursache gestorben. Die Zwillingspartnerin Elisabeth hat ein platt-rachitisches Becken, weshalb ihre erste Schwangerschaft durch Kranioklasie, die zweite und dritte Schwangerschaft durch Kaiserschnitt beendet werden mußte. In der Familie keine auffallenden Krankheiten, auch keine weiteren Zwillingsgeburten.

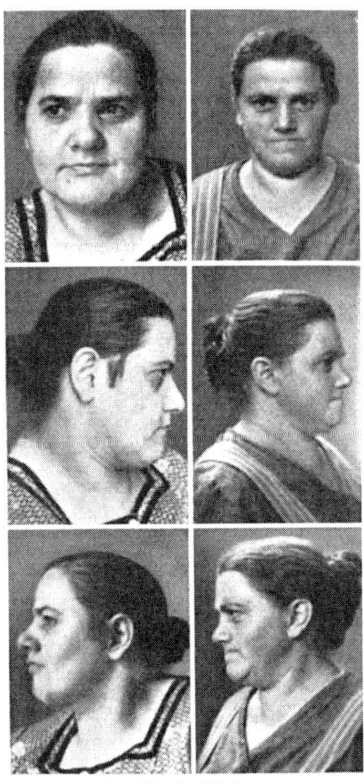
Abb. 16. 4. GZ-Paar.

Anamnese und Befund. Katharina (Probandin): Ob Erst- oder Zweitgeborene, ließ sich nicht feststellen. In den ersten Tagen und Wochen nach der Geburt litt sie an Krämpfen, die aber etwa im zweiten Monat ausblieben. Schon um diese Zeit fiel es auf, daß sie nicht so beweglich war wie ihre Schwester, und als sie laufen lernen sollte, stellte es sich heraus, daß sie an den Armen leicht und an den Beinen schwer gelähmt war. Die Schule hat sie überhaupt nicht besucht und war infolge ihrer Bewegungsbehinderungen, zu denen sich im jugendlichen Alter typische athetotische Bewegungen gesellten, stets zu Hause. Therapeutische Versuche blieben erfolglos, so daß sie schließlich in ihrem 35. Lebensjahr in eine Heil- und Pflegeanstalt überstellt wurde, in der sie sich nun seit mehr als 10 Jahren befindet. Aus den von dort erhobenen Befunden sei nur kurz mitgeteilt, daß es sich um eine spastische Lähmung aller 4 Extremitäten handelte, mit leichten Beugekontrakturen der Hände und der Finger, mit athetotischen Bewegungen der Finger und mit sehr starken Beugekontrakturen der Beine. Dieser Zustand führte zu einer stumpfwinkeligen Beugestellung in den Kniegelenken, doch kann Patientin auf den Knien herumrutschen. In psychischer Beziehung ist sie zweifellos geistig zurückgeblieben. Aus ihrem langen Anstaltsaufenthalt sind, außer dem stets gleichbleibenden Zustand ihrer Bewegungsbehinderung, nur noch in unregelmäßigen Abständen auftretende migräneartige Kopfschmerzen zu erwähnen. Bei unserer Nachuntersuchung im Sommer 1936 fanden wir das geschilderte Krankheitsbild als völlig unverändert bestehen, im Vordergrund standen die schweren spastischen Beugekontrakturen der Arme. Psychisch war die Patientin als debil zu bezeichnen, wobei man allerdings auch berücksichtigen mußte, daß sie Analphabetin ist. Sensibilitätsstörungen oder ataktische Defekte waren nicht nachzuweisen. Auf den spitzwinkelig abgebogenen Knien haben sich starke Schwielen gebildet, da Patientin mit Hilfe eines kleinen Holzschemels viel auf den Knien herumrutscht.

Elisabeth (Partnerin): Über das platt-rachitische Becken der Partnerin und die dadurch bedingten pathologischen Geburten haben wir schon in der Familienanamnese berichtet, desgleichen uber typische halbseitige, zeitlich an die Menstruation gebundene Migränefälle. Es war nicht erhebbar, in welchem Alter die Partnerin die Rachitis durchgemacht hatte. Sie zeigte auch sonst deutliche rachitische Symptome, ausgeprägte Stirn- und Scheitelhöcker, leicht gekrümmte Schienbeine. Bis auf diesen Befund war Partnerin aber vollkommen gesund; sie hatte auch keine abnorme Kindheitsentwicklung mitgemacht, sondern rechtzeitig laufen gelernt. Sie ist neben ihrem Hausfrauenberuf auch als Fabrikarbeiterin schwer arbeitend tätig.

Zusammenfassung. Sicheres zweieiiges Paar, mit angeborener spastischer Tetraplegie und Athetose der Probandin. Partnerin von seiten des Zentralnervensystems mit Ausnahme einer typischen Migräne völlig normal.

5. GZ-Paar: Theodor und Max F.

(Sehr wahrscheinliche Eiigkeitsdiagnose, spastische Hemiplegie und Athetose des Probanden.)

Geburts- und Ähnlichkeitsbericht. Geburt 1877. 1. Geburt der 33jährigen Mutter. Über die Schwangerschaft und Einzelheiten der Geburt war nichts mehr in Erfahrung zu bringen, auch nicht die Frage, wer der Erstgeborene war. Da eine uneheliche Geburt vorlag und die Zwillingspartner kurz nach der Geburt in Pflege kamen, lernten sie sich erst im 5. Lebensjahr kennen; aus jener Zeit teilten sie gleichlautend mit, daß sie sich nicht ähnlich gesehen hatten und niemals miteinander verwechselt wurden. Die Zwillingspartner sagten übereinstimmend, daß Theodor der Mutter ausgesprochen ähnlich gesehen, während Max keine Familienähnlichkeit mit der Mutter gezeigt hätte.

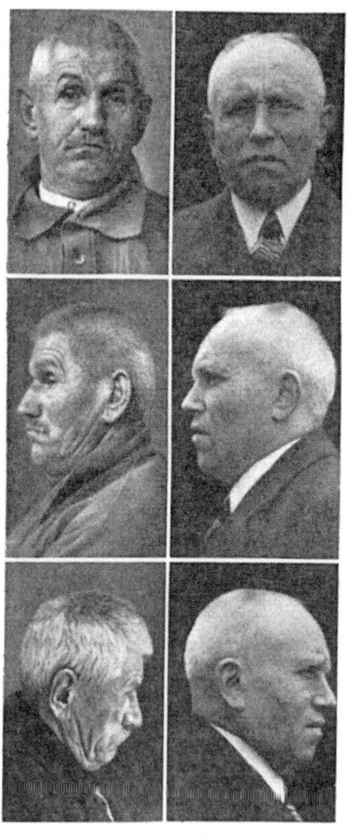

Abb. 17. 5. GZ-Paar.

Ähnlichkeitsbefund. Aus äußeren Gründen konnten wir nur einen spärlichen Ähnlichkeitsbefund erheben, vor allem deshalb, weil der gesunde Partner sich in unfreundlicher Weise gegen unsere Untersuchungen wehrte. Immerhin konnten wir die Augenfarben miteinander vergleichen. Während Theodor hellblaue Augen (nach der Martin-Schultzschen Augenfarbentafel Nr. 1 b) hatte, war die Augenfarbe von Max als ausgesprochen braun zu bezeichnen (nach Augenfarbentafel Nr. 11). Aber nicht nur dieses grob morphologische Merkmal gab uns die Gewißheit, daß es sich um zweieiige Zwillinge handelte, vielmehr waren auch das äußere Erscheinungsbild, die Gesichtszüge u. dgl. wesentlich voneinander verschieden, so daß an der Zweieiigkeit nicht gezweifelt werden konnte.

Es sei noch dazu erwähnt, daß Theodor als eine leichte Mikrocephalie bezeichnet werden konnte, er mußte sich stets die allerkleinste Hutnummer kaufen, während sein Partner einen normal geformten Kopf hatte und mittlere Hutgrößen brauchte. Proband zeigte außerdem eine auffallende Gesichtsasymmetrie, wie aus den beigegebenen Bildern ersichtlich ist. Außerdem hat er eine Syndaktylie der 2. und 3. Zehe bds., während der Partner diese Veränderung nicht zeigt.

Familienanamnese. Von irgendwelchen auffallenden Krankheiten oder von anderen Zwillingsgeburten in der Familie konnte nichts festgestellt werden; die Mutter starb im Alter von 68 Jahren an Wassersucht, Herzlähmung und Arterienverkalkung.

Anamnese und Befund. Theodor (Proband): Ob Erstgeborener oder Zweitgeborener ist nicht mehr feststellbar. Aus den vorliegenden Befunden geht eindeutig hervor, daß es sich bei dem Probanden um eine angeborene spastische Halbseitenlähmung handelte. Er selbst sagte dazu, daß ihn nach Aussage seiner Pflegeeltern im Wickelkissen „der Schlag getroffen hätte", was jedenfalls darauf hindeutet, daß schon in der Säuglingszeit die Halbseitenlähmung bestanden hatte. Schon als Kleinkind befand er sich durch mehrere Jahre in einem Krankenhaus, dann kurze Zeit bei seiner Mutter, dann durch viele Jahre in einem Armen- und Pflegehaus und nun seit etwa 3 Jahren in einer Heil- und Pflegeanstalt. Aus den vorliegenden Befunden wollen wir nur zusammenfassend mitteilen, daß es sich um eine ausgeprägte spastische rechtsseitige Hemiplegie mit starken athetotischen Bewegungen der rechten oberen Extremität gehandelt hat. Aus einem ärztlichen Zeugnis aus dem Jahre 1891 sei die Diagnose einer rechtsseitigen spastischen Hemiparese erwähnt, aus einem Brief seiner Pflegeeltern aus dem Jahre 1893 geht hervor, daß epileptische Anfälle, die er schon seit Kindheit hatte, in der letzten Zeit stark überhand nahmen. Dasselbe ersahen wir auch aus einem Akt aus dem Jahre 1897, aus dem hervorging, daß er öfters auf der Straße bewußtlos zusammenstürzte. Diese Krämpfe haben in den letzten Jahren ausgesetzt. In der Schule kam er nicht mit; es lagen uns die Zensuren von ihm und seinem Zwillingsbruder vor, die sich in den Leistungen wesentlich voneinander unterschieden. Aus dem Begleitschreiben der Schulleitung ging hervor, daß er in der Schulzeit als debil betrachtet wurde. Wir untersuchten den Probanden zweimal in den Wintermonaten und im Frühjahr 1937 und konnten dabei eine ausgesprochene spastische Halbseitenlähmung rechts, einschließlich einer zentralen Facialislähmung rechts, eine starke Beugekontraktur der rechten Hand und der Finger und sehr starke athetotische Bewegungen der rechten oberen Extremität feststellen. Psychisch machte er einen stark debilen Eindruck mit Sprachbeschwerden, doch kontaktfähig, ziemlich geschwätzig, Merkfähigkeit und Gedächtnis stark herabgemindert. Blut-Wassermann negativ.

Max (Partner): War von Kindheit an stets völlig gesund, hatte von Kinderkrankheiten Masern und Diphtherie, kam in der Schule gut mit und hat gesunde Kinder. Hat rechtzeitig laufen und sprechen gelernt. Nach Schulentlassung erlernte er die Korbflechterei, war nie ernstlich krank. Er brachte es zu einem gewissen Wohlstand und führt gegenwärtig eine Zigarrengroßhandlung. Eine genaue körperliche Untersuchung konnte aus äußeren Gründen nicht vorgenommen werden. Abgesehen von einer ganz leichten Alterskyphose, machte er den Eindruck eines geistig regsamen und körperlich vollkommen gesunden Menschen. Laut Schulzeugnissen war er normal begabt. Soviel man ohne genauere Untersuchung noch feststellen konnte, zeigte er weder irgendwelche Lähmungserscheinungen noch Gangstörungen u. dgl.

Zusammenfassung. Sicheres zweieiiges Paar mit angeborener spastischer Hemiplegie und Athetose des Probanden. Partner völlig normal.

Anmerkung. Das vorliegende Zwillingspaar wurde auch in einer anderen repräsentativen Zwillingsserie unseres Instituts erfaßt, und zwar in der von Frl. Dr. K. Hell bearbeiteten Zwillingsserie von „Anstaltsschwachsinnigen"; der Fall wird daher auch in jenem Zusammenhang verwertet und veröffentlicht werden.

6. GZ-Paar: Marta und Maria H.

(Sichere Eiigkeitsdiagnose, spastische Hemiparese und Athetose der Probandin.)

Geburts- und Ähnlichkeitsbericht. Geburt 1923. 5. Entbindung der Mutter nach einjähriger Pause. Geburt rechtzeitig, sie war etwas schwerer als die früheren Entbindungen und verzögerte sich, so daß der Arzt geholt werden mußte; doch wurden die Zwillinge spontan geboren. Die Nachgeburt soll einfach gewesen sein. Probandin war schwerer als ihre Partnerin. Die Kinder sahen sich gleich nach der Geburt nicht ähnlich, wurden niemals verwechselt, weder in der Schule noch von Fremden.

Ähnlichkeitsbefund.	Martha	Maria
Körperhöhe	Martha ist etwas kleiner als Maria	
Horizontalumfang des Kopfes	510 mm	522 mm
Länge des Kopfes	167 mm	173 mm
Breite des Kopfes	140 mm	144 mm
Morphologische Gesichtshöhe	113 mm	112 mm
Länge und Breite der Nase	50 mm, 27 mm	50 mm, 29 mm
Jochbogenbreite	124 mm	123 mm
Stirnbreite	103 mm	102 mm
Augenfarbe (Martin-Schultz)	10	10
Haarfarbe (Fischer-Saller)	R	P
Händigkeit	rechts?	rechts
Finger- und Handabdrücke	ZZ wahrscheinlicher als EZ, doch EZ nicht ausgeschlossen	

Fast wichtiger für die Eiigkeitsdiagnose als die aufgezählten Merkmale, bei denen man immerhin noch an Eineiigkeit denken könnte, erschien uns, als wir die Schwestern gleichzeitig sahen, die morphologischen Eigentümlichkeiten des Gesichtes: sie waren überhaupt nicht miteinander zu verwechseln und sahen sich gar nicht ähnlich, ein Eindruck, den man wohl auch aus den Lichtbildern gewinnt.

Familienanamnese. In der Familie war nichts Auffallendes festzustellen; die Eltern haben insgesamt 9 Kinder, die alle leben und außer der Probandin gesund sind. Auch in der sonstigen sehr ausgedehnten Sippschaft fanden sich keinerlei auffallende Krankheiten, nur ganz vereinzelt Kleinkindersterblichkeit. Keine weiteren Zwillinge in der Sippe.

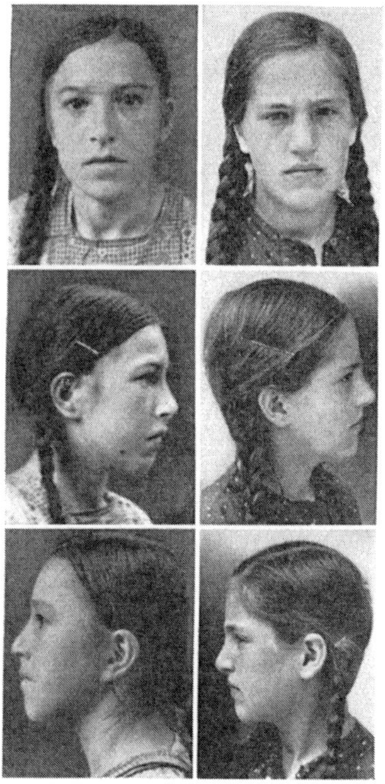

Abb. 18. 6. GZ-Paar.

Anamnese und Befund. Martha (Probandin): Zweitgeborene. Nach der verzögerten Geburt wurde sie für tot gehalten und erst nach langen Bemühungen des Arztes zum Leben gebracht. Sie war dann eigentlich unauffällig bis zu dem Zeitpunkt, da ihre Schwester zu laufen begann; Probandin begann viel später mit Laufversuchen, wobei es sich herausstellte, daß ihr rechtes Bein gelähmt war. Auch saß sie immer mit krummem Rücken nach vorn übergebeugt. Im Alter von 4 Jahren Aufenthalt in einer Univ.-Kinderklinik: „Gang unbeholfen, linker Fuß vorgesetzt, rechter nachgezogen, PSR und ASR gesteigert, kein deutlicher Babinski. Spasmen der Muskulatur der unteren Extremitäten. Angedeutete Mikrocephalie, Kopfumfang 46 cm. Auch die Hände sind äußerst ungeschickt. Feinere Fingerbewegungen sind unmöglich. Die Erkrankung ist wohl auf Asphyxie bei der Geburt zurückzuführen.“ Auch eine vielmonatige Heilbehandlung in einem Badeort brachte keine wesentliche Besserung. Das Kind kam zu normaler Zeit in die Schule; um diese Zeit bemerkten die Eltern auch, daß sie öfters eigentümliche Bewegungen mit dem rechten Arm und dem rechten Bein machte. In der Schule war und ist sie eine der Besten, wie sie psychisch überhaupt völlig normal ist. In den letzten Jahren hat sie es gelernt, sich leicht hinkend und das rechte Bein nachschleifend fortzubewegen, so daß sie auch zur Feldarbeit verwendet werden kann.

Bei unserer Nachuntersuchung im Sommer 1936 fanden wir hinsichtlich der Kopfform, daß man wohl heute von einer Mikrocephalie nicht mehr sprechen kann; sie hat allerdings, wie es auch aus den anthropologischen Kopfmaßen hervorging, einen sowohl in der Länge, wie auch in der Breite und Umfang kleineren Kopf als ihre Zwillingsschwester. Im Vordergrund ihres Krankheitsbildes stand eine sehr deutliche spastische Lähmung des rechten Beines mit gesteigerten Reflexen, Knie- und Fußklonus und einem deutlichen positiven Babinski. Sie machte auch mit dem Bein ausgesprochen athetotische Bewegungen, doch beherrschten die Athetose des rechten Armes und auch leichte athetotische Bewegungen des ganzen Körpers das Krankheitsbild. Vielleicht bestand auch eine leichte zentrale Facialisparese rechts, doch war dies ein unsicherer Befund. Kein Rigor, keine Sensibilitätsstörungen, keine Ataxie. Psychisch war sie vollkommen normal.

Maria (Partnerin): Erstgeborene. War stets vollkommen gesund, hatte im Gegensatz zu ihrer Zwillingsschwester keine Kinderkrankheiten gehabt. Bei unserer Untersuchung im Sommer 1936 fanden wir ein vollkommen normales und gesundes Kind, das in der Schule ebensogut wie ihre Schwester lernte. Auch ein eingehendes Befragen der Eltern nach irgendwelchen Zeichen einer verzögerten Kindheitsentwicklung hatte negativen Erfolg.

Zusammenfassung. Sicheres zweieiiges Paar mit angeborener spastischer Hemiparese und Athetose der Probandin. Partnerin völlig normal und gesund.

Tabelle 14. Daktyloskopische Befunde (Prof. Dr. GEIPEL): 6. GZ-Paar.

	Man.	Dig.	Mustertyp	Quant. Nr. rad.	Quant. Nr. uln.	Form Breite	Form Höhe	Form Index	Form Typ
Martha	r	I	mW LDSp	24	16	18	12	150	C
Maria			àW LDSchl St	14	1	17	12	142	C
Martha		II	R	0	18	17	15	113	C
Maria			R Td T	0	3	5	5	100	C
Martha		III	U	7	0	4,5	5	90	C
Maria			U	4	0	5	6	83	C
Martha		IV	àW LDSp Zt	24	13?	23	18	128	C
Maria			U	24	0	26	20	130	C
Martha		V	U 94	21	0	18	17	106	C
Maria			U 62	17	0	15	15	100	C
Martha	l	I	iW RDSchl Zw	19	16	15	11	136	C
Maria			U	11	0	12	10	120	C
Martha		II	R	0	21	19	16	118	C
Maria			T	0	0	10	11	91	C
Martha		III	U	12	0	11	12	92	C
Maria			U	7	0	9	11	82	C
Martha		IV	U	23	0	21	16	131	C
Maria			U	13	0	16	12	133	C
Martha		V	U 92	17	0	15	14	107	C
Maria			U 41	10	0	13	13	100	C

	Indiv. qu. W.	Variat.-Breite	Differenz rad.	Differenz uln.	Genotyp	Ind. Formind.	Variat.-Breite
Martha	18,6	7—24	17	6	vv RR Uu	B 110,6 G 117,1	90—150
Maria	10,3	0—24	21	7	vv RR Uu	B 102,4 G 108,1	82—142

	Handformel r	Handformel l
Martha	9 (8) · 7 (6) · 5′ · 3 — t′ A^u/A^r · · O · O · O · L	7 (8) · 5″ (6) · 5′ · 1 — t — A^u/A^r · L^r/Q/L^r · · O · O · L
Maria	9 · 7 · 5 · 4 — t — L^r/A^r · O · O · O · L	7 (8) · 5 · 5′ · 2 — t — L^r/A^r · O · O · O · L

7. GZ-Paar: Walter und Gerhard K.

(Wahrscheinliche Eiigkeitsdiagnose, spastische Paraplegie des Probanden.)

Geburts- und Ähnlichkeitsbericht. Geburt 1928, 1. Entbindung der Mutter. Die rechtzeitige Geburt war außerordentlich schwer; Geburtsbericht einer Univ.-Frauenklinik: „Beim 1. Kind machten wir Zange aus tiefem Querstand wegen Wehenschwäche und Fieber unter der Geburt. Das 2. entwickelten wir durch Wendung auf den Fuß und Extraktion. Es handelte sich um eineiige Zwillinge." Proband wog 1750 g, Partner 2050 g. Obwohl die Kinder die gleiche Haar- und Augenfarbe hatten, konnte man sie doch gleich von Geburt an gut unterscheiden, da Proband viel weniger lebhaft war als sein Partner und außerdem schielte. Auch in späteren Jahren nahm die Verschiedenheit zwischen beiden eher zu, Proband hatte einen größeren Kopf und war durch seine schweren pathologischen Erscheinungen stets von seinem Partner gut zu unterscheiden, so daß sie niemals verwechselt wurden.

Ähnlichkeitsbefund.	Walter	Gerhard
Körpergewicht	etwa 25 kg	etwa $23^1/_2$ kg
Körperhöhe	W. war in den letzten Jahren stets um etwa 2 cm größer als G.	
Horizontalumfang des Kopfes	532 mm	520 mm
Länge des Kopfes	172 mm	178 mm
Breite des Kopfes	159 mm	152 mm
Morphologische Gesichtshöhe	106 mm	108 mm
Jochbogenbreite	127 mm	123 mm
Stirnbreite	107 mm	102 mm
Länge und Breite der Nase	43 mm, 28 mm	42 mm, 26 mm
Augenfarbe (Martin-Schultz)	2 b	2 b
Haarfarbe (Fischer-Saller)	I	I
Haarwirbel	bei beiden ein spiegelbildlich konkordanter Haarwirbel am Hinterhaupt	
Form und Stellung der Zähne	bei Beiden sehr ähnlich	
Händigkeit	rechts	rechts
Fingerlänge rechts	3, 4, 2, 5, 1	3, 4, 2, 5, 1
Finger- und Handabdrücke	ZZ wahrscheinlicher als EZ	

Zur Eiigkeitsdiagnose muß noch erwähnt werden, daß beide Partner an beiden Händen eine ausgesprochene Kamptodaktylie des 5. Fingers zeigten (Abbildung 20), und zwar der Proband höhergradig als der Partner. Diese stärkere Gradausprägung konnte vielleicht mit den leichten spastischen Erscheinungen des Probanden im Zusammenhang stehen, eine Erklärungsmöglichkeit, die ein Licht auf die Beeinflussung des Ausprägungsgrades erblicher Merkmale durch exogene Faktoren zu werfen imstande wäre.

Zur Beurteilung der Finger- und Handabdrücke hatte Herr Prof. Geipel die Freundlichkeit, uns folgende ausführliche Mitteilungen zu machen: „In diesem Falle liegt es so, daß, welches auch die möglichst genau bestimmte Höchstzahl der Leisten sei, die Genotypen verschieden ausfallen, zu mindestens in den Faktoren R und U. Solche Verschiedenheiten in *nur einem* Faktor kommen bei EZ in etwa 8% vor, in zwei Faktoren, theoretisch daraus errechnet, also in 0,64%. Ein so seltener Fall von EZ müßte unser Paar also sein, was natürlich möglich ist. Die große Ähnlichkeit der Leistenstruktur widerspricht dieser Möglichkeit auch keineswegs. Doch kann solche Gleichheit natürlich auch bei ZZ zu finden sein.

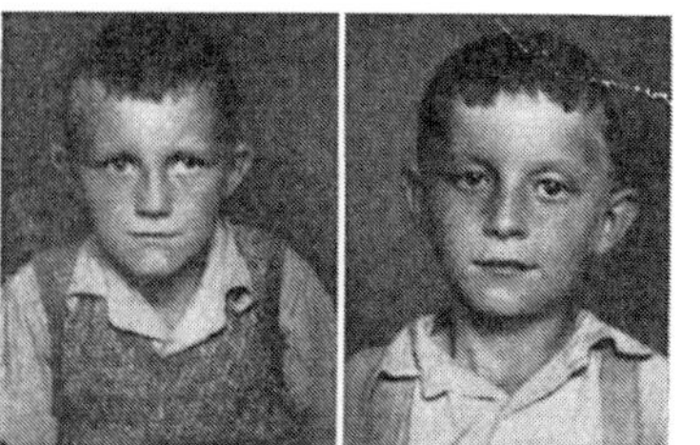
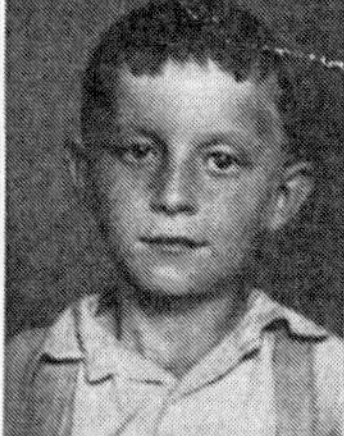
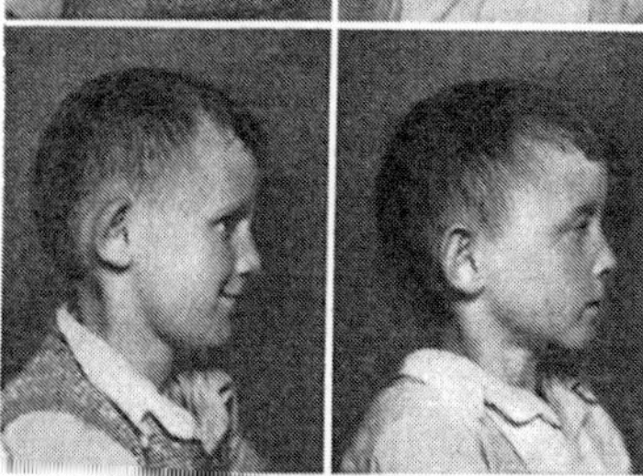
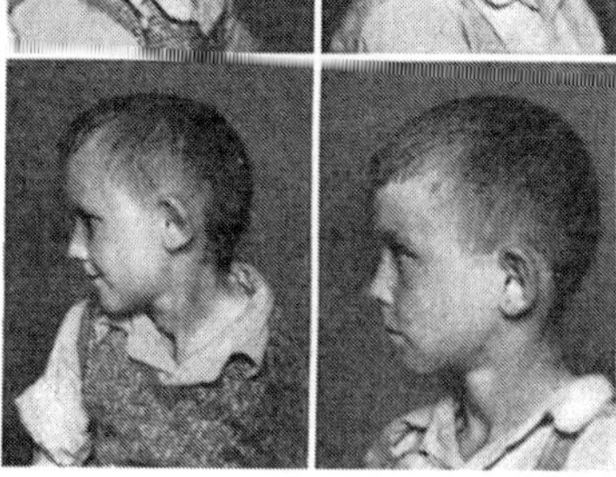
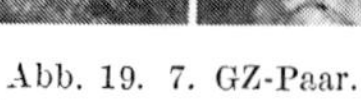

Abb. 19. 7. GZ-Paar.

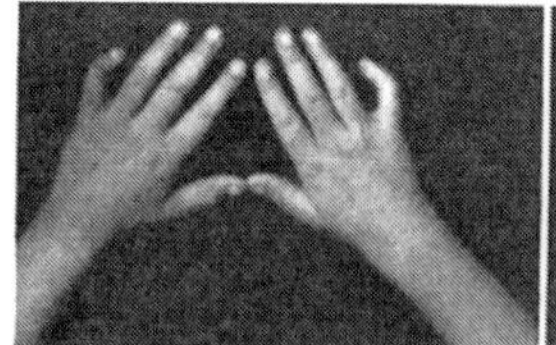
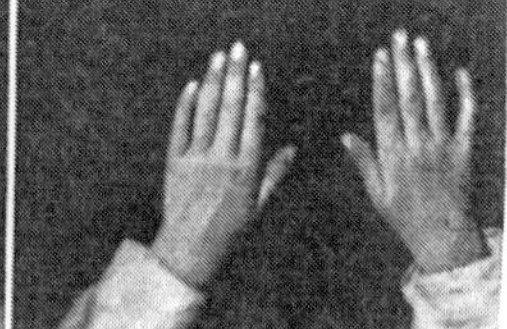

Abb. 20. 7. GZ-Paar.

Genaueres über die Vererbung der Struktur ist noch nicht bekannt, insbesonders auch nichts über die etwaigen Umwelteinflüsse. Wenn ich mich nun einmal auf den Standpunkt, die Zwillinge seien EZ, stelle, so spräche weder der Formindex noch dessen Variationsbreite, die ich beide auch nochmals bestimmt habe, dagegen. Denn sie fallen praktisch gleich aus, bei ZZ aber auch in 60% der Fälle. Etwas anders liegt es schon mit den Mustern. Die überaus seltene, niedrigwertige R-Schleife bei Walter auf dem rechten kleinen Finger findet ihr gegenüber in dem 0-wertigen Bogenmuster seines linken 5. Fingers, während andererseits bei Gerhard normale U-Schleifen mit 12 bzw. 8 (9) Leisten einander entsprechen. Hier liegt also deutliche Rechtslinksübereinstimmung der Individuen vor, nicht die bei EZ so häufige Rechtsrechts- und Linkslinksübereinstimmung. Rechtslinksübereinstimmung weisen auch die Hände auf. Eine Abzirkelung der Abstände der Triradien t—d—c—b—a zeigt folgendes Bild:

Walter:	t—d	d—c	c—b	b—a	
rechts	56 mm	15 mm	15 mm	15,5 mm	101,5 mm
links	54 mm	15 mm	16 mm	17 mm	102,5 mm
Gerhard:					
rechts	49 mm	16 mm	12 mm	17 mm	94 mm
links	49 mm	12 mm	13 mm	17,5 mm	91,5 mm

Die Abzählung der am ulnaren (Ur) bzw. distalen Handrande (J_{II}—J_{IV}) auslaufenden Handleisten ergibt folgendes:

Walter:	t—d (Ur)	d—c (J_{IV})	c—b (J_{III})	b—a (J_{II})	
rechts	161	43	43	40	287
links	151	41	40	43 ?	275 ?
Gerhard:					
rechts	123	42	25	45	245
links	125	30	28	50	233

Dazu kommt das spiegelbildlich gleiche Rechtslinksentsprechen des Verlaufes der Beugefurchen, die Vereinung der Daumen- und Fünffingerfurche bei Walter unterhalb des Interdigitalraums II, bei Gerhard erst am radialen Rande in I, das spiegelbildliche Rechtslinks- und nicht Rechtsrechtsentsprechen der Linien D, C, B, bei Walter (r.) 7·5″·6′, (l.), 7·5·5′ bei Gerhard (r.) 9·7·5, (l.) 9·7·5. Auch darf nicht übersehen werden, daß der individuelle quantitative Wert bei Walter über 15,0, bei Gerhard unter 13,0 liegt, eine bei EZ nur höchst seltene Spanne. Da es in der Zwillingsforschung schon als ausgemacht, weil hundertfältig erwiesen gilt, daß die rechterseits auffindbaren Merkmale bei EZ einander ähnlicher sind als die rechtslinks auffindbaren desselben Individuums, mit anderen Worten stärkere Rechtslinksasymmetrie besteht, so vermag ich der Entscheidung für EZ nicht ohne weiteres zuzustimmen. Wenn es möglich ist, alle anderen Merkmale als im hohen Grade rechtsrechts- bzw. linkslinksgleich zu erweisen, dann darf man das Paar als EZ auffassen. Falls nicht, wird man den Zweifel kaum beheben können."

Die erbbiologische Arbeitsgemeinschaft des Wiener Anthropologischen Univ.-Institutes (Vorstand: Prof. Dr. J. Weninger) beurteilte das Paar nach den von uns eingesandten Bildern folgendermaßen: „Wir halten diese Zwillinge wegen ihrer Unterschiede für ZZ. Zu erwähnen sind vor allem dünne Lippen bei Walter, dickere Lippen bei Gerhard, Unterschiede im Ansatz und in der Schweifung der Nasenflügel, ziemliche Unterschiede im Helixrand, beachtliche Unterschiede in der Nagelform der Hände. Es ist nicht recht vorstellbar, daß all dies Folgen der cerebralen Kinderlähmung des Walter sein sollten. Auch die Kamptodaktylie des 5. Fingers darf nicht überschätzt werden, da sie genau so gut bei Geschwistern gleichzeitig auftreten könnte; wir haben jedenfalls den Eindruck, daß es sich um ZZ handelt."

Über die Eiigkeit dieses Paares ist noch Folgendes zu sagen: Unser erster Eindruck sprach für Zweieiigkeit, auch die von uns erhobenen Befunde, die Beurteilung der Finger und Handabdrücke, die anthropologische Beurteilung der Lichtbilder sprachen in diesem Sinne, wobei allerdings stets zu berücksichtigen war, daß der Proband einen leichten Hydrocephalus hatte und damit wesentliche Unterschiede gegenüber seinem Partner in einigen groben morphologischen Merkmalen zeigen mußte. Selbst bei Berücksichtigung dieser pathologischen Veränderung glaubten wir, nicht an der Zweieiigkeit zweifeln zu können. Um so erstaunter waren wir über den von der Klinik erhaltenen eindeutigen Geburtsbericht, daß es sich um eineiige Zwillinge handelte. Da eine genauere Spezifizierung dieser Angabe nicht mehr möglich war, ist — mit gewissen Vorbehalten — anzunehmen, daß die Diagnose aus dem Eihautbefund gestellt worden war, daß es sich also um monochorische Zwillinge gehandelt hat. Der Eihautbefund ist, wie seit der ersten diesbezüglichen Feststellung durch Siemens wiederholt dargetan wurde, für die Eiigkeit lange nicht mehr so

Tabelle 15. Daktyloskopische Befunde (Prof. Dr. GEIPEL): 7. GZ-Paar.

	Man.	Dig.	Mustertyp	Quant. Nr.		Form			
				rad.	uln.	Breite	Höhe	Index	Typ
Walter	r	I	U	21	0	15	12	125	C
Gerhard			U	23	0	13	10	130	C
Walter		II	U	19	0	13	13	100	C
Gerhard			U	14	0	11	10	110	C
Walter		III	U	19	0	12	13,5	89	C
Gerhard			U	10	0	7,5	8	94	C
Walter		IV	U	19	0	14	14	100	C
Gerhard			àW LDSp Zt	16	10	11	11	100	C
Walter		V	R 81	0	3	3,5	3	117	C
Gerhard			U 75	12	0	9	8	113	C
Walter	l	I	U	20	0	14	12	117	C
Gerhard			U	18	0	11	9	122	C
Walter		II	U	17	0	14	14	100	C
Gerhard			T TdU (1—0)	0	0	10	11	91	C
Walter		III	U	16	0	11	13,5	82	C
Gerhard			U	11	0	8,5	8,5	100	C
Walter		IV	U	17	0	13	14,5	89	C
Gerhard			U	16	0	13	12	108	C
Walter		V	B TdR 70	0	0	10	8	125	C
Gerhard			U 54	9	0	6,5	5	130	C

	Indiv. qu. W.	Variat.-Breite	Differenz		Genotyp	Ind. Formind.	Variat.-Breite
			rad.	uln.			
Walter	15,1	0—21	4	20	Vv rr UU	B 100,3 G 104,4	82—125
Gerhard	12,9	0—23	18	11	vv RR UU	B 105,8 G 109,8	91—130

	Handformel r	Handformel l
Walter	7 (8)·5″(6)·5′·4 — t — A″/A^c·O O·O·L	7 (8)·5·5′·3 — t — A″/A^c·O·O·O·L
Gerhard	9 (10)·7 (8)·5·4 — t — A′/A″··O·O·O·L	9 (10)·7 (6)·5·3 — t — A″/A^c·O·O·O·L

beweisend, wie dies früher angenommen wurde. In unserem speziellen Fall ließe sich daran denken, daß hier eine sog. sekundäre Monochorie vorgelegen hat, d. h. eine Dichorie, bei der es durch Einreißen oder Atrophie der Scheidewand zu dem fälschlichen Bilde einer Monochorie gekommen ist, wie es v. VERSCHUER eingehend beschrieben hat; v. VERSCHUER verweist auf zwei ähnliche Fälle, die bei SCHWALBE angeführt werden: verschiedengeschlechtliche Zwillinge in einem Chorion (ARNETH 1851 und ELSNER 1870). Weitere derartige Fälle sind nach v. VERSCHUER seitdem nicht beschrieben worden mit Ausnahme des von ihm zitierten Falles von BAR. Unser Fall könnte vielleicht in dieser Weise gedeutet werden.

Familienanamnese. Das Zwillingspaar hat keine Geschwister. Ein Vetter litt an einer Nierentuberkulose (Krankengeschichte eingesehen). Sonst sind in der Familie keine auffallenden Krankheiten vorgekommen, auch keine weiteren Zwillingsgeburten.

Anamnese und Befund. Walter (Proband): Erstgeborener. Schon unmittelbar nach der Geburt fiel den Eltern auf, daß Proband viel weniger lebhaft war als der Partner und daß er schielte. Im Verlaufe des ersten Jahres mußten die Eltern auch feststellen, daß das Kind nicht fixierte. Sie brachten es daher an eine Univ.-Kinderklinik, an der die Diagnose Idiotie, Spasmen der unteren Extremitäten, Anämie gestellt wurde: „Asymmetrie des Kopfes, linkes Scheitelbein stärker gewölbt als rechtes, Hinterkopf abgeflacht. PSR und ASR sehr lebhaft. Bei der geringsten Berührung der unteren Extremitäten treten starke Spasmen ein. Strabismus convergens, nystagmusähnliche Zuckungen."

Im Vordergrund der weiteren Entwicklungshemmung des Kindes stand die Imbezillität, hinter der leichte Lähmungserscheinungen von seiten der unteren Extremitäten zurücktraten. Das Kind wurde mehrfach in Kliniken untersucht:

Univ.-Nervenklinik 1935: „Hochgradige Debilität, kennt von den Farben nur weiß, benennt nur die einfachsten Gegenstände. Reichlich umständlich. Soll Melodien gut behalten und auswendig lernen. Leichter Turmschädel, starke Abflachung des oberen Teils der Hinterhauptschuppe. Leichter Strabismus, Augenbewegungen im übrigen frei. Kein Nystagmus. Linker Mundfacialis deutlich geschwächt. Keine deutlichen Reflexanomalien, keine Muskelatrophien."

Univ.-Augenklinik 1935: „Das Kind fixiert nicht, unkoordinierte Augenbewegungen, meist Strabismus divergens. Pupillenreaktion rechts nur gering, links gut, Hornhaut klar, Descemet intakt. Fundus tabulatus, Papillen bds. o. B. Kind erkennt keine Farben. Visus mit Kinderproben 5/60 (vielleicht mehr)?? Bezeichnet alle Farben als weiß. Ist nicht im Stande zu sagen, ob etwas hell oder dunkel ist. Sollte er total farbenblind sein, was bei dem Schwachsinn nicht zu unterscheiden ist, dann könnte die Schwachsichtigkeit auch dadurch erklärt sein. Es fehlt aber die Lichtscheue. Die Augen sind an sich organisch gesund, die Ursache der Störungen ist wohl rein cerebral bedingt."

In den letzten Jahren hatte Proband manchmal Krämpfe, die mit Bewußtlosigkeit und selten mit Secessio urinae einhergingen; kein Zungenbiß, kein Schaum vor dem Mund. Diese Anfälle begannen regelmäßig mit einem Schrei, dann blickte er starr mit den Augen nach verschiedenen Seiten, begann mit den Händen und Beinen zu zucken und wurde bewußtlos.

Bei unserer Nachuntersuchung im Sommer 1936 konnten wir folgenden Befund erheben: Imbezillität, leichte spastische Starre der unteren Extremitäten mit gesteigerten Reflexen und deutlich positivem Babinski bds. Die spastischen Erscheinungen waren nicht so deutlich, wenn er in der Ebene ging, hingegen werden sie sehr deutlich, wenn er eine Stiege abwärts stieg. Die oberen Extremitäten waren scheinbar frei und normal beweglich; Reflexe lebhaft, bei brüsken Bewegungen hatte man aber auch bei den oberen Extremitäten den Eindruck einer leichten Spastizität. Er machte mit den Fingern manchmal athetoide Bewegungen. Stottern. Schädel leicht hydrocephal. Farben schien er nicht zu kennen, doch war natürlich bei dem hohen Grad von Schwachsinn eine Entscheidung außerordentlich schwierig. Die Mutter behauptete, daß sein Sehvermögen gut wäre, da er z. B. Flugzeuge sehen könnte; auch war die fragliche Farbenblindheit sehr zweifelhaft, wenn die Angabe der Mutter stimmen würde, daß er häufig zum Blumenpflücken verwendet werden konnte [1].

Gerhard (Partner): Zweitgeborener, war immer vollkommen gesund, nie in einem Krankenhaus, hatte — wie Proband — keine Kinderkrankheiten; vielleicht etwas zarter als Proband. Unsere Untersuchung im Sommer 1936 ergab einen vollkommen normalen neurologischen Befund. Es konnte auch keinerlei Anhaltspunkt für eine Störung der frühkindlichen Entwicklung gewonnen werden.

Zusammenfassung. Gleichgeschlechtliches zweieiiges Paar mit angeborener spastischer Paraplegie und schwerer Imbezillität des Probanden. Der Partner völlig normal und gesund.

8. GZ-Paar: Dorothea und Elisabeth L.

(Sichere Eiigkeitsdiagnose, spastische Tetraplegie der Probandin.)

Geburts- und Ähnlichkeitsbericht. Geburt 1916, 2. Entbindung der Mutter nach 3jähriger Pause, Frühgeburt im 7. Monat, normaler Geburtsverlauf, ärztlicher Eingriff nicht nötig. Der bei der Geburt anwesende Arzt soll festgestellt haben, daß die Zwillinge zu wenig

[1] Eine eingehende Befragung der Eltern über alle Familienmitglieder ergab keinerlei Anhaltspunkt für das Vorkommen von Farbenblindheit in der Familie.

Fruchtwasser gehabt hätten. Geburtsgewicht der Probandin 2000 g, das der Partnerin etwa 1750 g. Über die Nachgeburt nichts ermittelbar. Die Eltern berichteten, daß anfangs zwischen den beiden Paarlingen — für Fremde, jedoch nicht für die Eltern und die Verwandten — eine gewisse Familienähnlichkeit bestand, die aber nicht zu Verwechslungen führte. Der Vater des Paares ist zwar medizinischer Laie, jedoch naturwissenschaftlich sehr gebildet und interessiert (Hochschuldozent); er teilte uns mit, daß er sich von Anfang an mit der Frage der Eiigkeit seiner Zwillingskinder beschäftigt habe und daß er niemals daran zweifeln konnte, daß es sich um zweieiige Zwillinge handelte. Charakterlich sollten sie stets völlig verschieden gewesen sein.

Ähnlichkeitsbefund. Wir unterließen eine genauere Ähnlichkeitsbestimmung, da das Paar auf den ersten Blick so völlig verschieden wirkte, daß an eine Eineiigkeit nicht gedacht werden konnte. Schon die Haarfarbe ist völlig verschieden, da Probandin mittelblondes Haar hatte, während das Haar ihrer Partnerin dunkelbrünett bis schwarz war. Die Augenfarben waren ähnlich, doch nicht dieselben, Gesichtsform und Gesichtszüge völlig verschieden.

An der Zweieiigkeit dieses Paares konnte kein Zweifel bestehen.

Familienanamnese. In der Familie war nichts Auffallendes festzustellen, außer dem Zwillingspaar hatten die Eltern noch eine 3 Jahre ältere gesunde Tochter. In der Verwandtschaft keinerlei auffallende Krankheiten. In der mütterlichen Familie zwei weitere Zwillingsgeburten.

Anamnese und Befund. Dorothea (Probandin): Zweitgeborene. Die Paarlinge waren nach der Geburt außerordentlich schwach und der Arzt behauptete, daß sie nicht am Leben bleiben würden. Probandin machte mit $1^{1}/_{2}$ Jahren ihre ersten Laufversuche, wobei eine angeborene Beinlähmung festgestellt wurde. Probandin stand bei zahlreichen Ärzten in Behandlung. Im Alter von 4 Jahren wurde sie operiert: „Typischer Little. Überwiegen der Beine über die Arme, linker Arm stärker als der rechte gelähmt. Am Gesicht nur geringe Spasmen. Beide Füße in starker Spitzfußstellung, links stärker als rechts. Der rechte läßt sich vollkommen ausgleichen, links läßt sich der Fuß jedoch nur bis 10° heben. Geringe Adduktionsspasmen. Der Gang ist stark spastisch. Der rechte Fuß wird fast vollständig aufgesetzt, der linke jedoch nur mit der Spitze. Der Gang ist verhältnismäßig sicher, etwas knickplattfüßig. Lautes Geräusch an der Herzspitze.“ Juni 1920: Tenotomie der Achillessehnen. Juli 1920: „Füße stehen gut in Mittelstellung.“ Im Alter von 10 Jahren wurde Probandin neuerlich an einer Klinik aufgenommen: „Diagnose: Little, Mitralinsuffizienz; Frühgeburt, Zwillingsschwester gesund. Mit 4 Jahren Achilloplastik, darnach noch Kniespasmen. Befund: Linke Hand in leichter Pronationslähmung. Leichter spastisch-paretischer Gang in typischer Weise. Mittelschwere Adduktoren-, leichte Kniebeugerspasmen. Keine Fußdeformitäten. Schweres systolisches Geräusch über dem ganzen Herzen. Verbreiterung nach rechts und links.“

Kurz darauf stand sie durch ein halbes Jahr in Behandlung einer Orthopädischen Staatsanstalt: „Diagnose: Cerebrale spastische Parese der Beine und des linken Armes, angeborener Herzfehler. Befunde: Pupillen o. B., seitliche Halsdrüsen vergrößert, in der Schule gute Fortschritte. Leicht zyanotische Lippen. Lungen o. B. Hypertrophie des rechten Herzens, blasendes, systolisches Geräusch, besonders über der Herzbasis und an den großen Gefäßen. Pulsus celer, linker Arm etwas kürzer. Rigor in der linken Armmuskulatur. Spasmen in der Wadenmuskulatur, gesteigerte Reflexe. Babinski bds. positiv, Steifer Gang, steife, etwas gebeugte Rumpfhaltung, Anlage zu Zwangslachen, Strabismus convergens, Sprachstörung.“

Im Alter von 11 Jahren kam sie in Behandlung eines Orthopädischen Institutes: „Es handelt sich um eine LITTLEsche Erkrankung, hauptsächlich Spasmen an den Beinen, außerdem aber noch Störungen an den Armen. Am Herzen ein Geräusch. Die Haltung nach vorn übergebeugt. Durch die Behandlung trat wohl eine vorübergehende Besserung ein, jedoch konnte eine wesentliche Besserung der Gebrauchsfähigkeit der Glieder nicht erzielt werden.“

Probandin besuchte die Volksschule und 4 Jahre die höhere Schule, wobei sie eine gute Schülerin war. Darnach besuchte sie eine hauswirtschaftliche Berufsschule, wo sie gut abschloß. In den letzten Jahren stand der Herzfehler im Vordergrund der Beschwerden; dieser Herzfehler trat etwa im 7. Lebensjahr nach einer schweren Angina erstmalig in Erscheinung.

In den letzten Jahren stand sie in Behandlung und ständiger Kontrolle eines Orthopäden: „Es handelt sich um einen mittelschweren Little. Patientin verfügt über eine sehr gute Intelligenz und sehr große Energie, so daß durch jahrelang fortgesetzte Übungstherapie eine Besserung der Gehstörung erreicht werden konnte. Besonders befallen sind die Adductoren, Knieflexoren und der Gastrocnemius, außerdem in mäßigem Grade die linke Hand. Bei der leichten Spitzfußstellung geht der Fuß in leichte Valgusstellung. Bei allen Spasmen ist die linke Seite ein wenig mehr betont. Der Gang ist schwerfällig, Patientin ist aber in der Lage, ohne fremde Hilfe oder Stock zu gehen."

Unsere Nachuntersuchung bestätigte im wesentlichen die bisher erhobenen Befunde: Leichte spastische Paraparese der unteren Extremitäten, geringgradige Spasmen im linken Arm. Im rechten Arm sind Spasmen nicht mit Sicherheit nachweisbar, wenn auch hier die Geschicklichkeit manches zu wünschen übrig ließ. Der Herzfehler schien eine Kombination einer Mitralstenose mit einer Mitralinsuffizienz zu sein. Psychisch vollkommen normal.

Elisabeth (Partnerin): Erstgeborene. War von Kindheit an stets vollkommen gesund, gleich ihrer Schwester nur Masern und Keuchhusten. Besuchte verschiedene Schulen mit gutem Erfolg, derzeit in der technischen Abteilung einer Hochschule tätig.

Sie zeigte keinerlei abnorme Erscheinungen oder pathologische Symptome.

Zusammenfassung. Sicheres zweieiiges Paar mit angeborener spastischer Tetraplegie der Probandin. Partnerin völlig normal.

9. GZ-Paar: Lieselotte und Anneliese L.

(Sichere Eiigkeitsdiagnose, spastische Tetraplegie und Athetose der Probandin.)

Geburts- und Ähnlichkeitsbericht. Geburt 1922, 6. Entbindung der Mutter nach 3jähriger Pause. Verlauf der rechtzeitigen Geburt normal; ärztlicher Geburtsbericht: „Frau L. litt während der Zwillingsschwangerschaft lediglich an Ödemen und Kurzatmigkeit, die durch große Ausdehnung des Leibes bedingt war. Keine Nierenstörungen. Die Geburt ist spontan verlaufen. Ich habe lediglich die Expression der Nachgeburt vorgenommen, nachdem ich wegen der Zwillingsgeburt gerufen worden war. Das Wochenbett verlief komplikationslos." Die Mutter berichtete, daß sie während der Schwangerschaft „sehr krank" gewesen sei und vom Arzt oft Injektionen bekommen habe. An Einzelheiten erinnert sie sich nicht mehr. Probandin wog 1750 g, Partnerin 3000 g. Über die Nachgeburt war nichts mehr in Erfahrung zu bringen. Die Paarlinge sahen sich von Geburt an nicht ähnlich und unterschieden sich schon in groben Merkmalen, wie Haar- und Augenfarbe. Schon von der Kleinkinderzeit an war durch die schwere krankhafte Veränderung der Probandin auch jede Spur von oberflächlicher Familienähnlichkeit verwischt.

Ähnlichkeitsbefund.	Lieselotte	Anneliese
Horizontalumfang des Kopfes . .	538 mm	555 mm
Länge des Kopfes	171 mm	182 mm
Breite des Kopfes	149 mm	153 mm
Morphologische Gesichtshöhe . . .	110 mm	118 mm
Jochbogenbreite	128 mm	131 mm
Stirnbreite	116 mm	114 mm
Länge und Breite der Nase . . .	46 mm, 31 mm	50 mm, 31 mm
Augenfarbe (Martin)	8	5
Haarfarbe (Fischer-Saller) . . .	N	L
Händigkeit	nicht feststellbar	rechts
Finger- und Handabdrücke . . .	ZZ wahrscheinlicher als EZ	

Familienanamnese. Das Zwillingspaar hatte 3 gesunde Geschwister, 1 Bruder und 1 Schwester sind im Alter von 3 Monaten angeblich an Brechdurchfall gestorben. Ein Vetter mütterlicherseits des Zwillingspaares litt an Schizophrenie, wie aus der uns vorliegenden Krankengeschichte eindeutig hervorging. Sonst sind in der Familie keine auffallenden Geistes- oder Nervenkrankheiten erhebbar gewesen, auch keine weiteren Zwillingsgeburten. Der Vater litt nach einer Granatsplitterverletzung im Kriege an einer Radialislähmung rechts.

Tabelle 16. Daktyloskopische Befunde (Prof. Dr. GEIPEL): 9. GZ-Paar.

	Man.	Dig.	Mustertyp	Quant. Nr.		Form			
				rad.	uln.	Breite	Höhe	Index	Typ
Lieselotte	r	I	U	20	0	17	14	121	C
Anneliese			U	16	0	12	10,5	114	C
Lieselotte		II	U	16	0	12	11	109	C
Anneliese			U	10	0	9	9	100	C
Lieselotte		III	U	15	0	12	13	92	C
Anneliese			U	14	0	13	14	93	C
Lieselotte		IV	U	13	0	14	15	93	C
Anneliese			U	14	0	12	12	100	C
Lieselotte		V	U 75	11	0	11	13	85	C
Anneliese			U 63	9	0	8	10	80	C M
Lieselotte	l	I	U	19	0	14	10	140	C
Anneliese			U	15	0	14	12	117	C
Lieselotte		II	U	12	0	11	10	110	C
Anneliese			U	12	0	12	11	109	C
Lieselotte		III	U	13	0	11	11	100	C
Anneliese			U	6	0	6,5	7	93	C
Lieselotte		IV	U	18	0	14	14	100	C
Anneliese			U	11	0	11	11	100	C
Lieselotte		V	U 74	12	0	12	13	92	C
Anneliese			U 55	11	0	10	14	71	M

	Indiv. qu. W.	Variat.-Breite	Differenz		Genotyp	Ind. Formind.	Variat.-Breite
			rad.	uln.			
Lieselotte	14,9	11—20	7	9	Vv Rr Uu	B 97,6 G 104,2	85—140
Anneliese	11,8	6—16	9	7	VV Vv Rr Uu	B 93,3 G 97,7	71—117

	Handformel r	Handformel l
Lieselotte	$9 \cdot 7 \cdot 5'' \cdot 5' — t' \cdot t'' \cdot t^{u} — M/L^{c} \cdot 0 \cdot 0 \cdot 0 \cdot L$	$9 \cdot 0 \cdot 5'' \cdot 4 — t' \cdot t'' — M/A^{c} \cdot 0 \cdot 0 \cdot 0 \cdot V$
Anneliese	$10 \cdot 9 \cdot 7/5'' \cdot 5 — t' \cdot t^{u} — L^{r}/A^{c} \cdot 0 \cdot 0 \cdot L \cdot 0$	$11 \cdot 7 \cdot 7 \cdot 2 — t' — A^{u}/A^{c} \cdot 0 \cdot 0 \cdot 0 \cdot L$

Anamnese und Befund. Lieselotte (Probandin): Erstgeborene. War von Geburt an viel schwächer als ihre Partnerin. Schon einige Monate nach der Geburt bemerkten die Eltern, daß der rechte Arm der Probandin fast unbeweglich war; als das Kind laufen lernen sollte, wurde auch eine Lähmung in beiden Beinen bemerkt. Sie stand dann verschiedentlich in fachärztlicher und klinischer Behandlung, so z. B. 1933: „Diagnose: LITTLEsche Krankheit. Befund: Leichte Spasmen des rechten Armes, beiderseitige Spreizbehinderung der Beine. Leichte Beugekontrakturen der Kniegelenke. Füße lassen sich nicht ganz bis zum rechten Winkel dorsalflektieren. Spreizfüße, Reflexe erhöht. Patientin kann nicht selbständig stehen, wohl aber sitzen. Intelligenz nicht wesentlich herabgesetzt. Ein operativer Eingriff (Tenotomie der Oberschenkeladductoren, STOFFELsche Operation) hatte eine mäßige Besserung zur Folge. In den letzten Jahren war Probandin in einem Krüppelheim untergebracht, wo sie auch die Hilfsschule besuchte.“

Unsere Nachuntersuchung im Sommer 1936 ergab den Befund schwerer spastischer Lähmung beider Beine, einer spastischen Kontraktur des rechten Armes und der rechten Hand, an denen auch athetotische Bewegungen zu bemerken waren. Auch der linke Arm war nicht völlig behindert, wenn auch hier spastische Erscheinungen nur in ganz leichter Ausprägung nachzuweisen waren. Debilität. Strabismus convergens, Facialisinnervation intakt, hingegen schienen im Bereich der linken Gesichtshälfte trophische Störungen zu bestehen (beginnende Hemiatrophia faciei?).

Anneliese (Partnerin): Erstgeborene. War mit Ausnahme einer Lungenentzündung im Alter von 3 Jahren stets gesund. Auch bei unserer Untersuchung im Sommer 1936 fanden wir ein für ihr Alter sehr kräftig entwickeltes, intelligentes Mädchen, das keinerlei abnorme Symptome oder Erscheinungen bot.

Zusammenfassung. Sicheres zweieiiges Paar mit angeborener spastischer Tetraplegie, Athetose und Debilität der Probandin. Partnerin völlig normal und gesund.

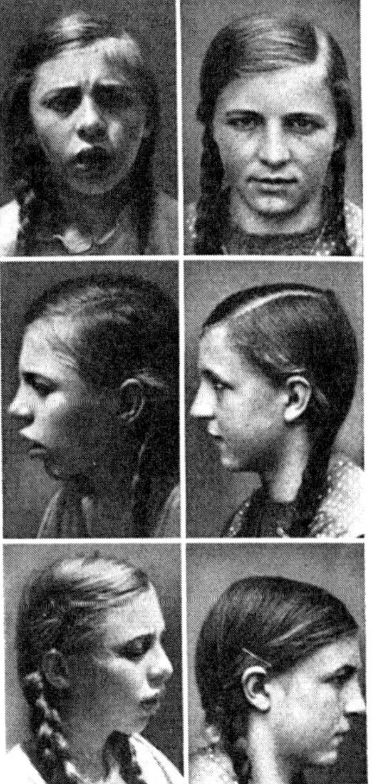

Abb. 21. 9. GZ-Paar.

10. GZ-Paar: Maria P. und Martha Sch.

(Sichere Eiigkeitsdiagnose, angeborene spastische Hemiplegie mit Schwachsinn und Epilepsie der Probandin.)

Geburts- und Ähnlichkeitsbericht. Geburt 1894, 4. Entbindung der Mutter nach 1jähriger Pause. Normaler Verlauf der rechtzeitigen Geburt ohne ärztlichen Eingriff. Probandin wog rund 3000 g, Partnerin 3250 g. Entwicklungszustand der Neugeborenen gut. Ob die Nachgeburt einfach oder doppelt gewesen ist, konnte nicht mehr erhoben werden. Die Kinder sahen sich gleich nach der Geburt überhaupt nicht ähnlich, und zwar unterschieden sie sich schon durch Haar- und Augenfarbe, so daß sie auch als Kleinkinder niemals verwechselt wurden.

Ähnlichkeitsbefund. Von der Aufnahme eines genauen Ähnlichkeitsbefundes konnte bei diesem Paare abgesehen werden, da sich die Paarlinge einander vollkommen unähnlich waren. Probandin hatte hellblondes Haar und blaue Augen, war von gedrungener, sehr kräftiger Gestalt mit derben Gesichtszügen, ihre Partnerin hingegen hat dunkelbraunes, fast schwarzes Haar, braune Augen, war von zierlicher schmächtiger Gestalt und hatte zarte und feine Gesichtszüge.

An der Zweieiigkeit dieses Paares konnte auf den ersten Blick kein Zweifel bestehen, so daß wir auf alle anderen Ähnlichkeitsprüfungen verzichten konnten.

Familienanamnese. Das Zwillingspaar hatte 8 gesunde Geschwister, darunter ein gleichgeschlechtliches männliches Zwillingspaar. In der sehr umfangreichen Sippe konnte keine auffallende Krankheit festgestellt werden, wohl fanden sich unter zahlreichen Kinderschaften einige kleingestorbene Kinder, doch handelt es sich dabei fast stets um Infektionskrankheiten; nur in einem einzigen Fall (Onkel des Zwillingspaares) wurden Zahnkrämpfe als Todesursachen angegeben.

Anamnese und Befund. Maria (Probandin): Erstgeborene. Angeblich bemerkte man schon im Alter von 2 Wochen eine geringere Beweglichkeit im Bereiche der rechten Hand und des rechten Armes der Probandin. Als das Kind verspätet laufen lernen sollte, fiel auf, daß das rechte Bein schwächer war und nachgeschleppt wurde. Um dieselbe Zeit erkrankte es an Scharlach. Sprechen lernte Probandin mühsam mit etwa 2 Jahren. In geistiger Beziehung blieb sie beschränkt.

Schon im Alter von 12 Jahren kam sie in eine Heil- und Pflegeanstalt, in der sie bis heute verblieb.

1906: „Spastisch hinkender Gang. Die rechte Körperhälfte ist spastisch gelähmt, wobei der Arm am meisten ergriffen ist. Der Arm ist auch im Wachstum zurückgeblieben und atrophisch. Die Sprache ist verhältnismäßig deutlich, doch schweift Patientin von einem Begriff zum anderen. Der geistige Zustand ist ausgesprochen beschränkt, die Stimmung wechselt, das Benehmen lebhaft."

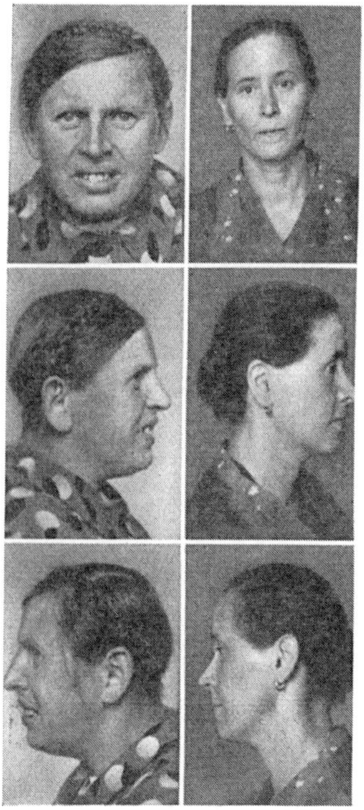

In den ersten Jahren traten nicht sehr häufig epileptische Krämpfe auf, die sich dann durch Jahre nicht wiederholten. 1907 stürzte sie auf den Kopf, hatte in der linken Parietalgegend eine schmerzhafte Geschwulst und zeigte Zeichen einer Commotio cerebri. Während sich der körperliche Befund nach diesem Ereignis nicht geändert hatte, glaubte die Hilfsschullehrerin feststellen zu können, daß Probandin nach diesem Sturz stumpfer als früher geworden sei. Die ganzen Jahre hindurch blieb das Verhalten unverändert, schwere epileptische Anfälle traten nur äußerst selten auf, hingegen häufiger, manchmal sogar einige Male im Monat absenceartige Zustände von kurzer Dauer. 1925: „Pupillen gleich weit, reagieren auf L. und C., die Zunge weicht beim Vorstrecken etwas nach links ab, die rechte obere Extremität zeigt im Bereiche der Schultern, des Ellbogens und des Handgelenkes eine spastische Kontraktur. Sensibilität o. B. Die rechte untere Extremität ist schwächer als die linke, der rechte PSR lebhafter als der linke. Spastisch hinkender Gang." In den folgenden Jahren häuften sich die absenceartigen Zustände immer mehr. 1932 kam es erstmalig wieder zu einem schweren epileptischen Anfall. Diese Anfälle traten in den folgenden Jahren immer öfter auf, manchmal 2—3 Anfälle in der Woche.

Abb. 22- 10. GZ-Paar.

Wir fanden bei unserer Nachuntersuchung im Sommer 1936 den beschriebenen Zustand einer spastischen Hemiplegie der rechten Körperhälfte, Debilität.

Martha (Partnerin): Zweitgeborene. Hatte gleichzeitig mit der Probandin Scharlach. Sie lernte zur normalen Zeit laufen und sprechen und war ihr ganzes Leben lang stets vollkommen gesund. Wir fanden bei unserer Untersuchung im Sommer 1936 eine vollkommen gesunde, sehr intelligente Arbeiterfrau, die ihren Haushalt musterhaft in Ordnung hielt und drei gesunde Kinder hatte. Wir konnten keinerlei abnormes neurologisches Symptom finden.

Zusammenfassung. Sicheres zweieiiges Paar mit angeborener rechtsseitiger Hemiplegie der Probandin, Partnerin völlig normal und gesund.

11. GZ-Paar: Ursula und Anneliese R.

(Sichere Eiigkeitsdiagnose, spastische Tetraplegie der Probandin.)

Geburts- und Ähnlichkeitsbericht. Geburt 1920. 1. Entbindung der Mutter. Frühgeburt im 8. Monat. Schwere Geburt; Probandin war als Zweitgeborene in Steißlage und wurde durch ärztliche Hilfe zur Welt gebracht. Probandin wog etwa 1650 g, die Partnerin 1800 g; diese behielt, wie die Mutter sagt, stets den „körperlichen Vorsprung", den sie schon bei der Geburt vor der Probandin hatte. Die Kinder sahen sich nicht ähnlich und wurden schon als Säuglinge nicht miteinander verwechselt; sie unterschieden sich nicht nur in Haar- und Augenfarbe, sondern auch in der Gesichtsform und in vielen Merkmalen kleinerer Art. Die Nachgeburt war doppelt.

Ähnlichkeitsbefund.	Ursula	Anneliese
Horizontalumfang des Kopfes	512 mm	543 mm
Länge des Kopfes	169 mm	183 mm
Breite des Kopfes	140 mm	145 mm
Morphologische Gesichtshöhe	118 mm	119 mm
Länge und Breite der Nase	5,2 mm, 3,0 mm	5,0 mm, 3,1 mm
Jochbogenbreite	129 mm	134 mm
Stirnbreite	114 mm	117 mm
Augenfarbe (MARTIN-SCHULTZ)	12	6
Haarfarbe (FISCHER-SALLER)	S	U V
Finger- und Handabdrücke	wahrscheinlich ZZ[1]	
Händigkeit	nicht prüfbar	rechts?

Diese Befunde lassen wohl an der Zweieiigkeit dieses Paares keine Zweifel bestehen.

Familienanamnese. Das Zwillingspaar hat keine Geschwister. Aus der Familienanamnese ist nur anzuführen, daß ein Onkel mütterlicherseits dieses Paares seit dem Kriege nach einem Unfall im Felde an einem „Nervenschaden" litt, über den nichts Näheres in Erfahrung zu bringen war. Eine Schwester der Mutter hat zweimal je ein gleichgeschlechtliches Zwillingspaar geboren.

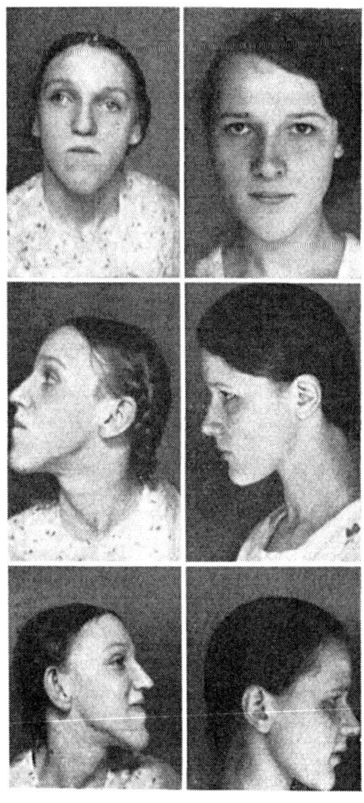
Abb. 23. 11. GZ-Paar.

Anamnese und Befund. Ursula (Probandin): Zweitgeborene. Bald nach der Geburt fiel der Mutter auf, daß sie schielte und daß mit den Füßen „etwas nicht in Ordnung war". Als sie zu laufen beginnen sollte, wurde die Lähmung der Beine offenbar und die Mutter brachte sie zum erstenmal auf eine Klinik. Sie war dann in den folgenden Jahren sehr häufig in verschiedenen Kliniken.

1922: „Kind krampft die Hände zusammen und hält die Arme immer gebeugt, nach Angabe der Mutter schon seit seiner Geburt. Es tritt nur mit den Fußspitzen auf. Strabismus convergens. Arm- und Beinreflexe sehr lebhaft, Babinski rechts positiv, desgleichen links. Spasmen in beiden M. bic., auch in den Handmuskeln, desgleichen Spasmen in den Beinmuskeln. Füße in mäßiger Spitzfußhaltung, innerer und äußerer Fußrand gleich hoch. Die Beine sind in dieser spastischen Haltung fixiert, daß man das Kind an den Fußhaken vollkommen steif in die Höhe halten kann. Einzelbewegungen der Beine nicht möglich. Bei Gehversuchen ergibt sich, daß die Funktion des Ileopsoas gut ist und daß sich auch die Spannung im Glutaeus maximus überwinden läßt. Die stärksten Spasmen in den Beinen sind im Bereiche des Biceps femoris, Semitendinosus und Semimembranosus, in den Adductoren und in den Flexoren der Füße. Die Spasmen in den Hüftbereichen sind relativ leicht überwindbar."

Damals wurde die Diagnose „LITTLEsche Krankheit" gestellt und mehrere Operationen ausgeführt. Die Operationserfolge waren sehr klein. Es bestand weiterhin Neigung der Beine für Adduktions- und Außenrotationsstellung. Das rechte Knie ließ sich nach der

[1] Zu dieser Diagnose schrieb uns Herr Prof. GEIPEL: „Eine sichere Entscheidung ist wegen der sehr schwer zu entziffernden, verwaschenen Abdrücke von Ursula (Probandin) meinerseits leider nicht möglich. Doch geben die als erkennbar zu bezeichnenden Fingermuster keinen Anlaß, die Auffassung, daß es sich um zweieiige Zwillinge handelt, zu erschüttern." — Es war leider infolge der schweren Spasmen nicht möglich, von der Probandin bessere Fingerabdrücke herzustellen, die eine absolut sichere Eiigkeitsdiagnose aus dem daktyloskopischen Befund gestattet hätten.

Tabelle 17. Daktyloskopische Befunde (Prof. Dr. GEIPEL): 11. GZ-Paar.

	Man.	Dig.	Mustertyp	Quant. Nr. rad.	Quant. Nr. uln.	Form Breite	Form Höhe	Form Index	Form Typ
Ursula	r	I	àW LDSchl St	21 ?	8	21	14	150	C
Anneliese	r	I	U	20	0	15	15	100	C
Ursula	r	II	iW LDSp Zt	18 ?	14 ?	15	12	125	C
Anneliese	r	II	àW LDSchl St Td Zt	19	10	15	19	79	M/C
Ursula	r	III	U	17	0	16 ?	21 ?	?	—
Anneliese	r	III	U	18	0	14	20	70	M
Ursula	r	IV	àW LDSp Zt	21 ?	8 ?	12 ?	19 ?	?	—
Anneliese	r	IV	àW LDSp Zt	21	12	15	18	83	C
Ursula	r	V	U 95 ?	18 ?	0	17	19	89	C
Anneliese	r	V	U 98	20	0	16	18	89	C
Ursula	l	I	? iW RDSp ? Muster allzu undeutlich	—	—	—	—	—	—
Anneliese	l	I	U	17	0	14	14	100	C
Ursula	l	II	mW RDSchl	16	19	17	15	113	C
Anneliese	l	II	iW RDSchl St Td Zt	20	6	15	18	83	C
Ursula	l	III	iW RDSp	15	15 ?	15	16	94	C
Anneliese	l	III	U	18	0	14	20	70	M
Ursula	l	IV	iW RDSp	13	18	14	18	78	M
Anneliese	l	IV	M Td (iW RDSchl Zt)	20	0	17	20	85	C
Ursula	l	V	iW RDSchl St Zt TdM	15 ?	0	17	19	89	C
Anneliese	l	V	U 94	17	0	16	18	89	C

	Indiv. qu. W.	Variat.-Breite	Differenz rad.	Differenz uln.	Genotyp	Ind. Formind.	Variat.-Breite
Ursula	17,4 ?	15 ?—21 ?	4 ?	4 ?	Vv ? rr ? uu ?	B 98,0 ? G 105,4 ?	
Anneliese	19,2	17—21	3	3	Vv rr uu	B 81,3 G 84,9	70—100

	Handformel r	Handformel l
Ursula	11·9·7·4 ? — t′ ? — L ? · ? · ? · L · O	9 ? · 9 · 5″ · 4 — t′ — L^r/A^c · O · O · L · O
Anneliese	7 (8) · 5″ (6) · 5′ · 3 — t — O · O · O · O · L	9 · 9 · 5 · 3 — t ? — O · O · L · O

Operation passiv fast strecken, während links eine starke Kontraktur der Beugesehnen dauernd bestehen blieb. 1923 wurde eine neuerliche Operation vorgenommen und 1926 folgender Befund erhoben:

„Die Arme zeigen vom Oberarm bis zu den Fingern starke Spasmen der Beugemuskulatur. Die Beine haben nach Abnahme des Gipsverbandes die Neigung zur Beugung in den Knie-, Hüft-, Sprung- und Zehengelenken, rechts bedeutend mehr als links. Passiv lassen sie sich in allen Gelenken fast vollständig strecken". Es wurden neuerlich zwei operative Eingriffe vorgenommen und bei der Entlassung der Befund folgendermaßen zusammengefaßt: „Es handelt sich um eine spastische Paraplegie der Beine unter Beteiligung der Arme; rechts scheinen die Lähmungen und Spasmen etwas stärker zu sein. Nach dem Ausfall der Motilitätsprüfung scheint es möglich, eine gewisse Gehfähigkeit zu erzielen, wenn die Spasmen in den Adductoren der Oberschenkel und in den Plantarflexoren der Füße beseitigt wären. Ob später noch eine Schwächung der Beuger am Oberschenkel (Semitendinosus, Semimembranosus, Biceps femoris) notwendig sein wird, muß der weitere Verlauf nach der Operation lehren. An den Armen ist wohl vorläufig keine Operation nötig, vielleicht könnte durch passive Bewegungen und ähnliche Übungen eine Besserung geschaffen werden. Psychisch erscheint das Kind erheblich zurück.“

Bei unserer Nachuntersuchung im Juli 1936 konnten wir feststellen, daß sich der Befund seit der letzten klinischen Untersuchung nicht wesentlich verändert hatte. Es bestanden ausgesprochene Spasmen der unteren Extremitäten, besonders stark war die rechte Seite befallen. Von selbstständigem Gehen war keine Rede. Sensibilitätsstörungen konnten nicht mit Sicherheit nachgewiesen werden, doch hatte man den Eindruck, daß am rechten Bein eine geringe Hypästhesie bestand. Obwohl die Eltern des Kindes behaupteten, daß es recht intelligent wäre, mußten wir es psychisch als zurückgeblieben bezeichnen.

Anneliese (Partnerin): Erstgeborene. War stets ein gesundes Kind. Im Alter von 7 Jahren erkrankte sie an Scharlach, ihre Zwillingsschwester erkrankte nicht daran; hingegen bekam Anneliese keine Masern, während Ursula Masern hatte. Sonst war Partnerin stets vollkommen gesund.

Bei unserer Untersuchung im Sommer 1936 fanden wir ein völlig gesundes, ihrem Alter nach körperlich und geistig sehr gut entwickeltes Mädchen, das keinerlei neurologisch abnorme Symptome zeigte.

Zusammenfassung. Höchstwahrscheinlich zweieiiges Paar mit angeborener Tetraplegie der Probandin, Partnerin völlig normal und gesund.

12. GZ-Paar: Gisela und Erika Sch.

(Wahrscheinliche Eiigkeitsdiagnose, angeborene spastische Paraplegie der Probandin.)

Geburts- und Ähnlichkeitsbericht. Geburt 1931, 1. Entbindung der 38 Jahre alten Mutter. Die Geburt war nicht besonders schwer, sie fand zwar in Gegenwart des Arztes statt, aber ohne daß ein Eingriff sich als notwendig erwies. Probandin war etwas kräftiger als die erstgeborene Partnerin, sie wog 2000 g, die Partnerin 1800 g. Die Geburt erfolgte zu früh, die Mutter kann aber nicht sicher angeben, ob im 7. oder 8. Monat. Die Mutter glaubte sich mit Sicherheit daran erinnern zu können, daß eine doppelte Nachgeburt vorhanden war; im Gegensatz zu dieser ziemlich sicheren Aussage steht der Bericht des Arztes, der bei der Geburt zugegen war, und der uns Folgendes mitteilte: „Leichte Geburt, ein Eingriff war nicht notwendig, außer daß die Nachgeburt ausgepreßt werden mußte. Soweit ich mich erinnere, war nur eine Nachgeburt vorhanden, eben die welche durch CREDÉ entfernt wurde. An den Kindern war nichts Außergewöhnliches zu bemerken, außer daß die Zweitgeborene kräftiger war als die andere; auch am Schädel fiel nichts Besonderes auf.“ Die Paarlinge sahen sich gleich nach der Geburt nicht auffallend ähnlich, und wurden nur ganz selten von fremden Leuten verwechselt.

Ähnlichkeitsbefund.	Gisela	Erika
Körperlänge	fast ganz gleich	
Horizontalumfang des Kopfes	488 mm	474 mm
Länge des Kopfes	163 mm	157 mm
Breite des Kopfes	139 mm	141 mm
Morphologische Gesichtshöhe	99 mm	104 mm
Länge und Breite der Nase	24 mm, 37 mm	26 mm, 38 mm
Jochbogenbreite	103 mm	106 mm
Stirnbreite	104 mm	97 mm
Augenfarbe (MARTIN-SCHULTZ)	2a	2a
Haarfarbe (FISCHER-SALLER)	E	E
Finger- und Handabdrücke	ZZ	
Händigkeit	links	rechts
Fingerlänge rechts	3, 4, 2, 5, 1	3, 2, 4, 5, 1
Fingerlänge links	3, 2, 4, 5, 1	3, 2, 4, 5, 1

Zur Eiigkeitsdiagnose sei noch angeführt, daß sie auch in den letzten Jahren niemals verwechselt wurden, da sie in den Gesichtszügen verschieden sind, wenn sie auch ähnliche Pigmente haben. Auch nach den Finger- und Handabdrücken besteht kein Zweifel

Tabelle 18. Daktyloskopische Befunde (Prof. Dr. Geipel): 12. GZ-Paar.

	Man.	Dig.	Mustertyp	Quant. Nr. rad.	Quant. Nr. uln.	Form Breite	Form Höhe	Form Index	Form Typ
Erika	r	I	U	20	0	18	14	129	C
Gisela			U	18 ?	0	16	11	146	C
Erika		II	R	0	3	10	10	100	C
Gisela			R	0	13	10	9	111	C
Erika		III	U	11	0	9,5	11,5	83	C
Gisela			U	10	0	7	9	78	M
Erika		IV	U	16	0	14	15	93	C
Gisela			U	16	0	14	15	93	C
Erika		V	U 63	13	0	11	11	100	C
Gisela			U 70 ?	13 ?	0	12	13	92	C
Erika	l	I	U	17	0	15	11	136	C
Gisela			U	26	0	19	14	136	C
Erika		II	B	0	0	10	12	83	C
Gisela			B Td R (0—2)	0	0	10	11	91	C
Erika		III	B	0	0	10	12	83	C
Gisela			U	3	0	2,5	3	83	C
Erika		IV	U	14	0	12	11	109	C
Gisela			U	18	0	13	14	93	C
Erika		V	U 43	12	0	11	10	110	C
Gisela			U 61	14	0	11	11	100	C

	Indiv. qu. W.	Variat.-Breite	Differenz rad.	Differenz uln.	Genotyp	Ind. Formind.	Variat.-Breite
Erika	10,6	0—20	17	7	Vv RR Uu	B 95,1 G 102,6	83—136
Gisela	13,1 ?	0—26	26	12	vv RR UU		

	Handformel r beidhändige	Mongol.-Furche l
Erika	9 (8)·7 (6)·5·3 — t·t′ t″·t'' — S/L''/A''·O·O·O·L	7·5″ (6)·5·1 — t′·t·t'' — A''/L'/M/L''··O·O·O·L
Gisela	11 (10)·9·7·4 — t — A''/A'' ·O·O·L·O	11 (10)·X·7·3 — t — M/A''·O·O·O·O

an der Zweieiigkeit. Bezüglich der Kopfmaße der beiden Partner muß noch erwähnt werden, daß Probandin einen leicht hydrocephalen Eindruck machte, ein Befund, der wesentliche Differenzen der Kopfmaße der beiden Partner erklären würde, selbst wenn es sich um EZ handelte. Psychisch sollen die Paarlinge einander sehr ähnlich sein.

Familienanamnese. In der mütterlichen Familie sind in einer Seitenlinie ebenfalls Zwillinge vorgekommen. Zwei Geschwister der Mutter sind klein gestorben, das eine an Durchfällen, das andere an Krämpfen. Außer unserem Zwillingspaar hat die Mutter keine anderen Kinder.

Anamnese und Befund. Gisela (Probandin): Zweitgeborene. Als Probandin zu laufen beginnen sollte, fiel auf, daß sie im Gegensatz zu ihrer Partnerin immer auf den Zehenspitzen ging; auch mit den Händen und Armen war sie von früher Kindheit an nicht so geschickt wie ihre Partnerin. Mit 3 Jahren kam sie in orthopädische Behandlung.

1934: „Diagnose: Spastische Lähmung der Beine. Intelligenz anscheinend nicht wesentlich herabgesetzt. Der Gang spastisch, die Füße stark proniert. Bds. Verdickung der

Achillessehne, so daß die Füße nicht mehr zum rechten Winkel dorsal flektiert werden können. Refl. der unteren Extremitäten erhöht. Spreizbehinderung der Beine." Ein redressierender Gipsverband und andere therapeutische Maßnahmen änderten an dem Zustand nicht viel.

Bei unserer Nachuntersuchung im Juli 1936 zeigte das Kind einen typisch spastischen Gang mit sehr deutlichen Pyramidensymptomen, gesteigerten PSR und ASR und positivem Babinski. Die motorische Kraft des rechten Armes schien gegenüber dem linken etwas herabgesetzt zu sein, doch konnten weder Spasmen noch Rigor, noch Pyramidenzeichen mit Sicherheit nachgewiesen werden, ein Befund, der auch durch die Linkshändigkeit der Probandin erklärt werden könnte. Für das Ergriffensein der oberen Extremitäten durch den gleichen Prozeß sprach lediglich die Angabe der Mutter, daß die Geschicklichkeit gegenüber der Partnerin sehr zu wünschen übrig ließe. Psychisch normal.

Erika (Partnerin): Erstgeborene. War stets gesund. Hatte wie Probandin Varicellen. Bei unserer Untersuchung im Juni 1936 fiel lediglich eine etwas nasale Aussprache auf, wie sie bei Vergrößerung des lymphadenoiden Gewebes im Bereiche der oberen Luftwege gefunden zu werden pflegt; sonst war Patientin völlig gesund, neurologisch ohne jedes abnorme Zeichen.

Zusammenfassung. Zweieiiges Paar mit angeborener spastischer Paraplegie der Probandin. Partnerin völlig normal und gesund.

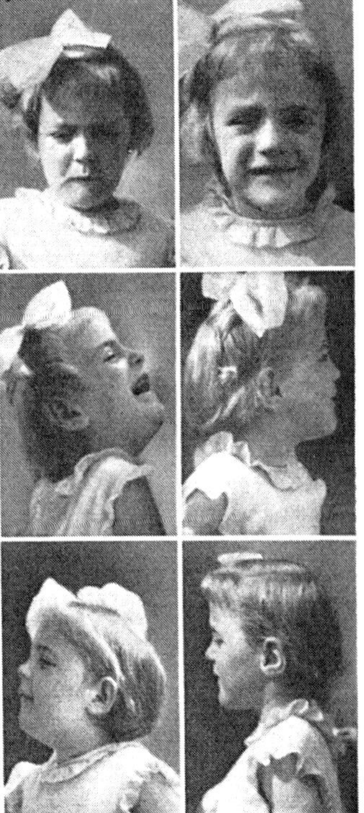

Abb. 24. 12. GZ-Paar.

13. GZ-Paar: Rose und Ruth W.

(Sichere Eiigkeitsdiagnose, angeborene spastische Hemiplegie mit Epilepsie der Probandin.)

Geburts- und Ähnlichkeitsbericht. Geburt 1915. 3. Entbindung der Mutter nach 10jähriger Pause. Die Geburt erfolgte etwa 2 Wochen zu früh in Narkose; die Wehen wurden künstlich hervorgerufen, beide Kinder wurden durch ärztlichen Eingriff (Zange) entbunden, Probandin war die Erstgeborene und befand sich in Steißlage. Probandin und Partnerin wogen ungefähr gleich viel, etwa 3300 g. Die Nachgeburt war doppelt. Die Kinder sahen sich gleich nach der Geburt überhaupt nicht ähnlich, und zwar unterschieden sie sich durch Haar- und Augenfarbe, durch die Gesichtsform, so daß sie schon als Säuglinge niemals verwechselt wurden.

Ähnlichkeitsbefund. Von der Aufnahme eines genauen Ähnlichkeitsbefundes konnte abgesehen werden, da die Paarlinge auf den ersten Blick einander vollkommen unähnlich waren. Probandin hellblondes Haar, hellblaue Augen, Partnerin dunkelblondes bis braunes Haar, graue Augen. Auch in den Gesichtszügen sahen sie sich gar nicht ähnlich, auch wenn man von den pathologischen Veränderungen der Probandin absah. An der Zweieiigkeit dieses Paares konnte kein Zweifel bestehen, so daß wir auf alle weiteren Ähnlichkeitsprüfungen verzichteten.

Familienanamnese. Das Zwillingspaar hat 2 völlig gesunde Geschwister. Die Eltern leben und sind gesund, in der nicht sehr ausgedehnten Sippe fand sich von auffallenden Befunden nur der Tod eines 2jährigen Bruders der Mutter an Ernährungsstörung. Keine anderen Zwillingsgeburten. Eine Schwester des Vaters soll in der Jugend Krämpfe gehabt haben.

Anamnese und Befund. Rose (Probandin): Erstgeborene. Nicht lange Zeit nach der Geburt, gegen Ende des 1. Halbjahres, bekam sie „Zahnkrämpfe“. Ein Arzt stellte in diesem Alter bereits eine linksseitige Lähmung fest. Im Verlaufe der ersten Jahre wurden aus diesen immer häufiger auftretenden Krämpfen typische epileptische Anfälle und diese Anfälle kamen bis heute, in unregelmäßigen Abständen mehrmals des Monats immer wieder.

Zeitweise wiederholten sich sogar diese Anfälle mehrmals täglich. Die Anfälle der letzten Jahre waren etwa folgendermaßen charakterisiert: Krampfartige Zuckungen, vorwiegend in der linken Körperhälfte, Hinstürzen der Patientin, Bewußtlosigkeit, Röcheln, Verdrehen der Augen (die in solchen Fällen nach links oben gerichtet sein sollen), Speichelfluß, manchmal blutiger Schaum vor dem Mund, selten unwillkürlicher Harnabgang. Probandin psychisch leicht reizbar, manchmal auch jähzornig, in sich verschlossen, unverträglich mit den anderen Geschwistern, auch mit der Zwillingsschwester.

Im Laufe der Jahre war Probandin bei zahlreichen Ärzten in Behandlung. Aus Befunden: 1931: „Diagnose: Cerebrale Kinderlähmung, symptomatische Epilepsie. Leichte Rechtsskoliose der ganzen Wirbelsäule. Pupillen reagieren prompt auf Licht und Konvergenz, Augenbewegungen frei, Konvergenzschwäche des linken Auges. Facialisschwäche links von zentralem Typus, Asymmetrie der linken Gesichtshälfte. Verkürzung und Unterentwicklung der spastisch gelähmten linken oberen Extremität. Linker Arm ist in starker Beugestellung. Auch das spastische linke Bein ist etwas verkürzt und unterentwickelt. Linker Fuß in Plantarflexion und Supination. Diesem Befunde entsprechen auch die Reflexe; an der rechten Körperhälfte normale Sehnen- und Periostreflexe, links alle typischen Zeichen der Pyramidenläsion, gesteigerte Reflexe, Kloni, pathologische Reflexe; leichter Strabismus und Stottern. Patientin bietet im ganzen das Bild einer schweren cerebralen Kinderlähmung mit einer den ganzen Körper betreffenden ausgesprochenen Seitendifferenz. Der linke Arm kann nur durch Schleudern im Schultergelenk einigermaßen gebraucht werden. Die linke Hand ist durch die starke spastische Kontrakturstellung ziemlich unbrauchbar." Es wurden zahlreiche typische epileptische Anfälle beobachtet. Von weiteren Befunden ist die negative Wa.R. im Blute erwähnenswert.

Durch einen operativen Eingriff am linken Bein wurde es der Patientin ermöglicht, sich mit einer Schiene ganz gut fortzubewegen. Die Schulleistungen waren schlecht, sie kam im ersten Schuljahr noch ganz gut mit, mußte aber dann aus der Schule genommen und privat unterrichtet werden.

Bei unserer Nachuntersuchung im Sommer 1936 fanden wir den oben schon eingehend geschilderten typischen Befund einer linksseitigen spastischen Halbseitenlähmung, leichte Debilität.

Ruth (Partnerin): Zweitgeborene. War stets vollkommen gesund, lernte zur normalen Zeit laufen und sprechen. Es handelte sich um eine vollkommen gesunde, intelligente Person, die vom Berufsleben stark beansprucht wird und sehr Gutes leistet.

Zusammenfassung. Sicher zweieiiges Paar mit angeborener spastischer Hemiplegie und Epilepsie der Probandin. Völlig normale und gesunde Partnerin.

14. GZ-Paar: Gerhard und Hans W.

(Wahrscheinliche Eiigkeitsdiagnose, angeborene spastische Tetraplegie und Idiotie des Probanden.)

Geburts- und Ähnlichkeitsbericht. Geburt 1923. 2. Entbindung der Mutter nach 9jähriger Pause. Die Geburt erfolgte rechtzeitig; die Dauer der Geburt betrug 6 Stunden, kein ärztlicher Eingriff, obwohl die Geburt sehr schwer war. Proband wog 2500 g, der Partner etwa 3000 g. Aus den Aufzeichnungen der Hebamme ging hervor, daß Proband 49 cm lang war und 33 cm Kopfumfang hatte, der Partner 50 cm lang und 34 cm Kopfumfang hatte. Es soll nur eine Nachgeburt vorhanden gewesen sein, doch waren die Kinder schon als Säuglinge nicht miteinander zu verwechseln, da Proband dunkelbraunes Haar und ein rundes Gesicht hatte, während sein Partner ein ganz anders geformtes längliches Gesicht und hellblondes Haar hatte. Auch unterschieden sie sich in der Augenfarbe.

Ähnlichkeitsbefund. Einen Ähnlichkeitsbefund konnten wir leider nicht erheben, da Proband mit 4 Jahren verstorben war (1927). Doch schienen uns die Angaben der Mutter und der Hebamme zur Eiigkeitsdiagnose zu genügen.

Familienanamnese. Aus der Familienanamnese ist außer einer starken Kurzsichtigkeit der Mutter nichts Auffallendes erwähnenswert, es sei denn, daß ein Kind eines Bruders des Vaters mit wenigen Wochen an Kinderkrämpfen verstorben war. In der Familie keine weiteren Zwillingsgeburten.

Anamnese und Befund. Gerhard (Proband): Zweitgeborener. Er war gleich nach der Geburt außerordentlich schwach, nahm keine Brust und mußte mit dem Löffel gefüttert werden. Die Hebamme glaubte nicht, ihn durchzubringen. Schon bald nach der Geburt fiel beim Trockenlegen auf, daß er die Beinchen steif in die Luft hielt und sie nicht nach abwärts zu biegen waren. Niemals lernte er laufen oder sitzen. Auch mit den Händen konnte er nichts fassen; die allgemeine körperliche Entwicklung war gut. Er nahm an Gewicht mehr zu als der Partner. Er wurde oft und lange behandelt und befand sich auch zweimal in Anstalten.

1925: „Diagnose: Krampflähmung des ganzen Körpers, Idiotie. Starke Spasmen und Athetose in den oberen Gliedmaßen. Sehnen- und Periostreflexe der oberen Gliedmaßen stark gesteigert, hochgradige spastische Lähmung der unteren Extremitäten mit allen typischen Pyramidensymptomen. Ohne jede Beziehung zur Umwelt, ausschließlich Gegenstand von Pflege und Wartung. Dauernd unsauber. Keine Sprachversuche. Kann nicht sitzen, nicht stehen, nicht gehen."

Ein halbes Jahr später: „Krampflähmung des ganzen Körpers; geistig auf tiefer Stufe, völlige Zwecklosigkeit jeder orthopädischen Behandlung."

Nach längerem Anstaltsaufenthalt wurde er wieder seiner Mutter übergeben und starb im Alter von kaum 4 Jahren an Lungen- und Rippenfellentzündung.

Hans (Partner): Erstgeborener. War als Kind stets gesund. Er litt etwa im Alter von 10 Jahren an adenoiden Vegetationen im Nasen-Rachenraum. Im gleichen Alter etwa soll er durch ein paar Monate an Beschwerden von seiten der Beine gelitten haben, die der behandelnde Arzt als rheumatische und als Plattfußbeschwerden bezeichnet haben soll. Aus dessen Aufzeichnungen: „Immer müde, appetitlos, Unlust zum Spiel. Lunge und Herz o. B., blaß, schwächlich; rachitischer Thorax und rachitische Zähne. Halsdrüsen-Supraclaviculärdrüsen-Inguinaldrüsenpakete." Nach kurzer Behandlung verschwanden diese Beschwerden restlos; er lief und sprang wie jedes normale Kind. Kurzsichtig (Brillenträger).

Bei unserer Untersuchung im Sommer 1936 fanden wir einen bis auf die Kurzsichtigkeit normalen gesunden Jungen, der nicht das geringste neurologische Symptom bot.

Zusammenfassung. Ziemlich sicher zweieiiges Paar mit angeborener spastischer Tetraplegie und Idiotie des Probanden. Partner abgesehen von Kurzsichtigkeit völlig normal und gesund.

15. GZ-Paar: Frieda und Else W.

(Wahrscheinliche Eiigkeitsdiagnose, angeborene spastische Tetraplegie der Probandin.)

Geburts- und Ähnlichkeitsbericht. Geburt 1921, 1. Entbindung der 27jährigen Mutter. Die rechtzeitige Geburt nahm einen normalen Verlauf, ein ärztlicher Eingriff war nicht nötig. Über die Geburtsgewichte und über die Nachgeburt konnte nichts ermittelt werden. Gleich nach der Geburt sahen sich die Paarlinge nicht ähnlich, die eine hatte helle, die andere hatte dunkle Haare und auch sonst wiesen sie zahlreiche Unähnlichkeiten auf, so daß sie schon als Säuglinge nicht verwechselt werden konnten.

Ähnlichkeitsbefund. Wir konnten auf die genaue Erhebung einer Ähnlichkeitsprüfung des Paares verzichten, da schon aus den groben Merkmalen wie Haar- und Augenfarbe, Gesichtszüge usw. die Zweieiigkeit ohne Zweifel feststand.

Familienanamnese. Aus der nicht sehr ausgedehnten Sippe sind keine besonderen Krankheiten erwähnenswert. Eine Schwester der Mutter des Paares hat gleichfalls Zwillinge geboren (Pärchen von dem 1 Paarling im 1. Lebensjahr an unbekannter Ursache starb).

Anamnese und Befund. Frieda (Probandin): Erstgeborene. Trotzdem nach Aussage der Mutter die Geburt verhältnismäßig leicht verlief, kam Probandin scheintot zur Welt. Schon bald nach der Geburt bemerkten die Eltern, daß sie die Arme und Beine nicht so bewegte wie ein normales Kind. Als die Partnerin im richtigen Alter zu laufen begann, machte Probandin keinerlei Anstalten dazu. Im Alter von 5 Jahren brachte man sie erstmalig an eine orthopädische Anstalt.

1926: „Kann nicht laufen, im Rücken schlechter Halt, ebenso in den Knien und Hüften. Bei Unterstützung werden die Beine angesetzt. Schwere Spasmen in den beiden Beinen. Die Beine können nicht gestreckt erhoben werden. Beiderseits Spitzfüße, bds. Adductorenspasmen. PSR bds. hochgradig gesteigert, Babinski bds. positiv. Arme frei. Wa.R. positiv. Diagnose: Littlesche Krankheit." Nach einem operativen Eingriff besserte sich der Gang der Probandin etwas.

1928: „Kann ohne Unterstützung nur äußerst unsicher gehen, schleift dabei mit der linken Fußspitze. Tritt bds. nur mit der Fußspitze auf, bds. Kontraktur der Adductoren. Spreizung nur mit Gewalt ausführbar. Füße wieder spitz, besonders stark der linke. Lassen sich nicht zum rechten Winkel dorsalflektieren. Die Beine können nicht im Kniegelenk gestreckt gehoben werden. Wa.R. positiv.“ Ein neuerlich operativer Eingriff brachte wieder eine leichte Besserung.

1931: „Rechter Fuß kann nicht ganz bis zum rechten Winkel dorsalflektiert werden. Spreizung einigermaßen ausführbar. Rechtes Bein kann im Knie gestreckt werden, linkes nicht ganz.“

Bei unserer Nachuntersuchung im Sommer 1936 war ungefähr der gleiche Befund zu erheben: schwere Spasmen in den unteren Extremitäten, doch konnte sich Patientin humpelnd fortbewegen. Dem seinerzeit von der Klinik erhobenen Befund, nach welchem die Arme ganz frei gewesen sein sollten, konnten wir nicht beipflichten: vielmehr bestanden zweifellos in beiden Armen, wenn auch nur geringe, spastische Erscheinungen, die allerdings die Probandin nur sehr wenig hinderten, leichte Arbeiten mit den Händen auszuführen. Auch die Reflexe der oberen Extremitäten waren sehr lebhaft, sicher als leicht gesteigert zu bezeichnen. Geistig machte Probandin einen debilen Eindruck.

Else (Partnerin): Zweitgeborene. War außer Kinderkrankheiten stets vollkommen gesund. Sie steht in schwerer landwirtschaftlicher Arbeit, ohne jemals erkrankt zu sein.

Epikrise. Auch hier handelt es sich wieder um einen Fall einer zweifellos als cerebralen Kinderlähmung zu bezeichnenden pathologischen Veränderung, die in diesem speziellen Fall sogar unter dem Bilde einer typischen LITTLEschen Krankheit auftrat und bei dem sehr wahrscheinlich eine exogene intrauterine Noxe verantwortlich gemacht werden muß: nämlich die kongenitale Lues, für die die wiederholt angestellte Wa.R. im Blute (im Alter von 5, 7 und 9 Jahren) wohl als beweisend anzusehen ist. Allerdings ist auffällig, daß sich weder bei der Probandin noch bei der Partnerin irgendein typisches Zeichen der kongenitalen Lues, nicht ein einziges Symptom der HUTCHINSONschen Trias fand. In diesem Zusammenhang ist es wohl auch von Interesse, daß gerade hier eine angeblich völlig normal verlaufende Geburt vorlag, die kranke Probandin aber scheinbar schwer geschädigt zur Welt kam.

Zusammenfassung. Ziemlich sicher zweieiiges Paar mit angeborener spastischer Tetraplegie bei vorwiegendem Befallensein der unteren Extremität und Debilität der kongenital luischen Probandin. Völlig normale und gesunde Partnerin.

16. GZ-Paar: Ruth und Helene M.

(Sichere Eiigkeitsdiagnose, angeborene Tetraplegie der Probandin.)

Geburts- und Ähnlichkeitsbericht. Geburt 1921, 2. Entbindung der 29 Jahre alten Mutter. Die Geburt erfolgte im 8. Monat, es handelte sich um Querlagen; ärztliche Hilfe wurde in Anspruch genommen, jedoch kein Eingriff vorgenommen. Ob die Nachgeburt einfach oder doppelt war, war nicht mehr festzustellen. Probandin soll ein Geburtsgewicht von etwa 1500 g, Partnerin von etwa 2000 g gehabt haben. Die Paarlinge sahen sich gleich von Geburt an nicht ähnlich, sondern unterschieden sich schon durch grobe Merkmale wie Haar- und Augenfarbe.

Ähnlichkeitsbefund. Von der Aufnahme eines genauen Ähnlichkeitsbefundes konnte abgesehen werden, da sich die Paarlinge in groben Merkmalen unterschieden: Augenfarbe der Probandin 1c, der Partnerin 2b (nach MARTIN-SCHULTZ), Haarfarbe der Probandin F, der Partnerin Q mit einem rötlichen Schimmer (nach FISCHER-SALLER). Abgesehen von diesen Merkmalen sahen sich die Paarlinge auch in den Gesichtszügen vollkommen unähnlich, was auch schon aus der Angabe der Eltern hervorging, daß Probandin „in die Familie der Mutter“, Partnerin „in die Familie des Vaters sähe“.

Familienanamnese. Das Zwillingspaar hat zwei völlig gesunde Geschwister, in der ausgedehnten Verwandtschaft nichts Auffallendes, auch keine weiteren Zwillingsgeburten.

Anamnese und Befund. Ruth (Probandin): Erstgeborene. Schon unmittelbar nach der Geburt fiel den Eltern auf, daß Probandin im Gegensatz zu ihrer Partnerin fast ununterbrochen schlief und außerordentlich bewegungsarm war. Etwa mit einem halben Jahr wurde sie sehr unruhig, hatte aber keine Anfälle oder Krämpfe, nur war sie stets sehr schwächlich. Während die Partnerin zur richtigen Zeit normal laufen und sprechen lernte, bemerkten die Eltern bei der Probandin, als diese sehr verspätet die ersten Laufversuche machte, daß sie die Füße quer stellte und überhaupt sehr steif war. Aus Befunden:

1925: „Initiale Spasmen der Beine, Varo-equinus-Stellung beider Füße. Schwer beeinträchtigter Gang durch die fehlerhafte Fußstellung. Lebhafte Reflexe, sonst keine spastischen Erscheinungen. LITTLEsche Krankheit."

Behandlungsversuche brachten keine wesentliche Besserung. Die Steifigkeiten und Kontrakturen nahmen im Laufe der Jahre allmählich zu, so daß jede Fortbewegung der Probandin unmöglich wurde und sie seit einigen Jahren dauernd ans Bett gefesselt ist.

Bei unserer Nachuntersuchung im Juli 1938 fanden wir einen pyramidal-extrapyramidalen Symptomenkomplex. Spastische Erscheinungen mit gesteigerten pathologischen Reflexen und Kontrakturen waren an Extremitäten nachweisbar, weiters eine linksseitige zentrale Facialislähmung. Daneben waren aber Erscheinungen von Rigor, angedeutete athetotische Bewegungen, eine besonders starke Bewegungsarmut und eine maskenartige Starre des Gesichtes auffallend. Intensivität, schwer gestörtes Sprachvermögen.

Helene (Partnerin): Zweitgeborene. War von Geburt an ein gesundes Kind, das sich normal entwickelte und nur einmal im Alter von 14 Jahren eine Lungenentzündung mitmachte.

Bei unserer Nachuntersuchung fanden wir ein vollkommen gesundes, intelligentes und körperlich völlig normales Mädchen, das in der Landwirtschaft und im Hause tätig ist.

Zusammenfassung. Sicher zweieiiges Paar mit angeborener Tetraplegie der Probandin. Völlig normale und gesunde Partnerin.

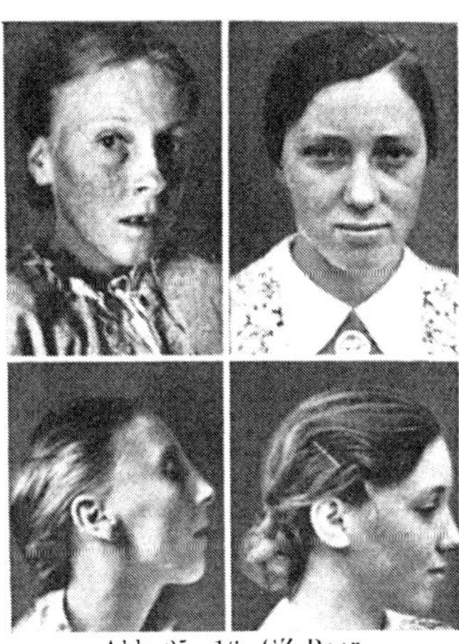

Abb. 25. 16. GZ-Paar.

17. GZ-Paar: Ruth und Ursula K.

(Sichere Eiigkeitsdiagnose, schwere Atethose und Spasmen aller Extremitäten der Probandin.)

Geburts- und Ähnlichkeitsbericht. Geburt 1921. 1. Entbindung der 27jährigen Mutter. Die Geburt erfolgte im 8. Monat nach mäßigen Schwangerschaftsbeschwerden. Probandin mußte aus Steißlage vom Arzt manuell extrahiert werden und kam scheintot zur Welt: erst nach langer Zeit hatten die Wiederbelebungsversuche Erfolg; die Partnerin wurde aus Kopflage rasch und ohne Beschwerden entbunden. Über die Nachgeburt war nichts mehr feststellbar. Die Paarlinge wogen etwa gleich viel, je etwa 1500 g. Schon gleich nach der Geburt sahen sie sich überhaupt nicht ähnlich, da Probandin als Säugling hellblonde, die Partnerin dunkelbraune Haare hatte; erst im späteren Alter dunkelte Probandin nach.

Ähnlichkeitsbefund. Von der Aufnahme eines genauen Ähnlichkeitsbefundes konnte abgesehen werden, da sich die Paarlinge in groben Merkmalen auffallend unterschieden: Augenfarbe der Probandin 10/11, der Partnerin 8, Haarfarbe allerdings bei beiden gleich: T. Abgesehen davon sahen sich die Paarlinge auf den ersten Blick so vollkommen unähnlich, daß an Eineiigkeit nicht zu denken war. Finger- und Handabdrücke: ZZ.

Familienanamnese. Das Zwillingspaar hat einen gesunden Bruder, in der Familie konnte nichts Auffallendes festgestellt werden, auch keine weiteren Zwillingsgeburten.

Anamnese und Befund. Ruth (Probandin): Erstgeborene. Schon einige Monate nach der Geburt fiel den Eltern auf, daß sich Probandin wesentlich weniger bewegte als ihre Zwillingsschwester. Im Alter von $^3/_4$ Jahren hatte sie noch einige Zeit Krämpfe. Allmählich wurden die eigentümlichen unwillkürlichen Bewegungen, die den Eltern schon in den ersten Monaten nach der Geburt aufgefallen waren, stärker. Aus Befunden:

1924: „LITTLEsche Krankheit. Psychisch: erkennt auf Bildchen verschiedene Gegenstände, zeigt sie auf Aufforderung, zeigt die Zunge, schließt die Augen, gibt die Hand. Der ganze Körper und das Gesicht in dauernder Unruhe. Zuckungen in der Gesichtsmuskulatur, der Kopf wird hin und her geworfen. Ausfahrende und choreatische Bewegungen der Arme und der Beine; athetotische Bewegungen der Finger. Andauernde Spasmen in allen 4 Extremitäten."

1935 wurde Probandin wegen einer akuten Appendicitis operiert.

Bei einer Nachuntersuchung im August 1938, für die wir Herrn Dr. E. LONGO vom Münchener Rassenhygienischen Univ.-Inst. zu großem Dank verpflichtet sind, fanden sich schwerste Athetosen im Bereich des ganzen Körpers und des Kopfes, dabei Spasmen in allen Extremitäten, spastische Parese vorwiegend rechts, gesteigerte Reflexe und Babinski bds. Psychisch infolge Mangel der Schulbildung wohl gegenüber Gleichaltrigen sehr zurück, doch wäre es verfehlt, Probandin als debil zu bezeichnen. Undeutliche Sprache.

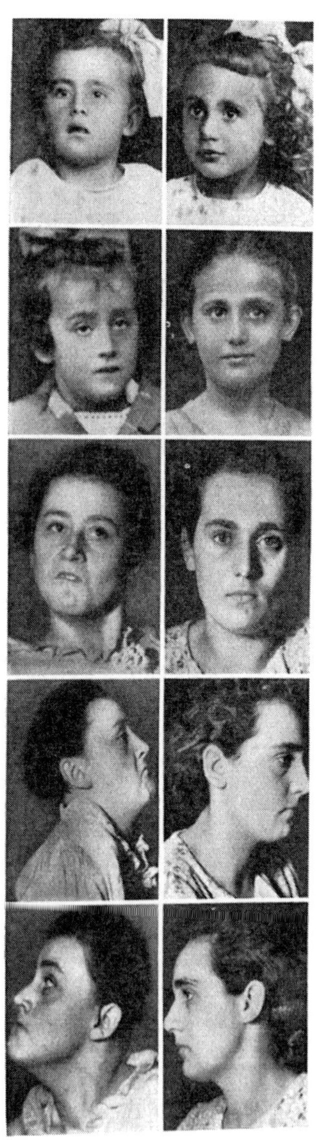

Abb. 26. 17. GZ-Paar.

Ursula (Partnerin): Zweitgeborene. War von Geburt an ein gesundes Kind, das sich normal entwickelte. Bei der Untersuchung, psychisch und körperlich völlig normal, neurologisch o. B.

Zusammenfassung. Sicher zweieiiges Paar mit angeborener Athetose und Spasmen aller Extremitäten der Probandin, völlig normale und gesunde Partnerin.

18. GZ-Paar: Heinz und Hans N.

(Sehr wahrscheinliche Eiigkeitsdiagnose, angeborene spastische Hemiplegie des Probanden.)

Geburts- und Ähnlichkeitsbericht. Geburt 1922. 2. Entbindung der 25jährigen Mutter nach 2jähriger Pause. Nach normaler Schwangerschaft kam es rechtzeitig zu einem normalen Geburtsverlauf, der vielleicht etwas lange gedauert hat, aber keine Komplikationen zeigte. Kein ärztlicher Eingriff. Die Mutter konnte mit Sicherheit angeben, daß zwei Nachgeburten vorhanden waren. Proband wog rund 4000 g, Partner 4150 g. Die Paarlinge sahen sich nach der Geburt und in den ersten Jahren ähnlich und wurden manchmal von Fremden verwechselt. Auf einem vorgelegten Bild im Alter von 4 Jahren könnte man sie für Eineiige halten. Doch schon in der Schule wurden sie nicht mehr verwechselt und auch späterhin auch von fremden Leuten nicht, obwohl sie zweifellos eine bedeutende Familienähnlichkeit aufweisen.

Ähnlichkeitsbefund. Aus äußeren Gründen konnten bei der Untersuchung nur die Augenfarbe und Haarfarbe bestimmt, die Finger- und Handabdrücke abgenommen und die Partner photographiert werden, hingegen mußte von der Feststellung der Kopf- und Gesichtsmaße abgesehen werden. Augenfarbe (nach MARTIN-SCHULTZ) bei Proband und Partner gleich 1b. Haarfarbe (nach FISCHER-SALLER) bei Proband D, bei Partner B. Die Brüder wiesen eine große Familienähnlichkeit auf, so daß wir bei der persönlichen Untersuchung etwas im Zweifel waren, ob es sich um EZ oder GZ handelte und wir selbst mehr an EZ dachten. Die Entscheidung brachte die Untersuchung der Fingerabdrücke, welche Herr Prof. GEIPEL-Berlin folgendermaßen beschrieb: „Für ZZ spricht der große Unterschied im individuellen quantitativen Wert: Hans 17,7, Heinz 12,3, der durch geringere Leistenzahl insbesondere auf der ulnaren Handseite beider Hände von Heinz verursacht und sich auch im U-Faktor des Genotypus auswirkt, aber leider nicht ohne berechtigte Zweifel an der wirklichen Verschiedenheit. Für ZZ würde auch sprechen, daß Hans 8 Wirbel und 2 Schleifen auf entsprechenden Fingern rechts und links, Heinz nur 4 Wirbel und 6 Schleifen besitzt. Doch sind 3 der Wirbel und 1 Schleife der rechten Hand genau so verteilt wie auf der rechten und linken Hand von Hans, so daß in den Mustern 3 Hände des Paares fast völlig übereinstimmend sind, was bei EZ häufig vorkommt. Dazu gesellt sich, daß beide rechten Hände des Paares Spiralmuster, beide linken aber Schleifenmuster, teils Doppel-, teils Einfachschleifen, aufweisen, was die Wahrscheinlichkeit für EZ verstärkt, da es sich um Rechtsrechts- bzw. Linkslinksentsprechen handelt. Der Formindex bringt leider auch keine Entscheidung. Die Handflächen sind zwar formenreich und könnten wohl entscheidend für EZ sein, wenn die seltener auftretenden Muster homologe Lage zeigten. Doch ist eine seltene D-Schleife bei Hans im Inerdigital III auf der rechten Hand, bei Heinz zum Teil III, zum Teil in IV, und zwar auf der spiegelbildlichen linken Hand gelegen. Eine weitere D-Schleife bei Hans im Interdigital II findet weder auf dessen linken Hand noch auf einer der Hände von Heinz ihr Entsprechen. Dasselbe gilt von einem Thenarwirbel auf der linken Hand von Hans. Das Fehlen auf einer der 3 anderen Hände befremdet besonders. Die Beugefurchen (Fünfgrf. u. Df.) bilden bei Hans einen wesentlichen größeren Winkel als bei Heinz, dessen Hände im übrigen kleiner zu sein scheinen als bei ersteren. All dieses Nichtentsprechen bin ich geneigt, eher zugunsten ZZ zu deuten. Sollten sie also nicht deutlichere Hinweise für EZ besitzen, so halte ich es für besser, ZZ anzunehmen."

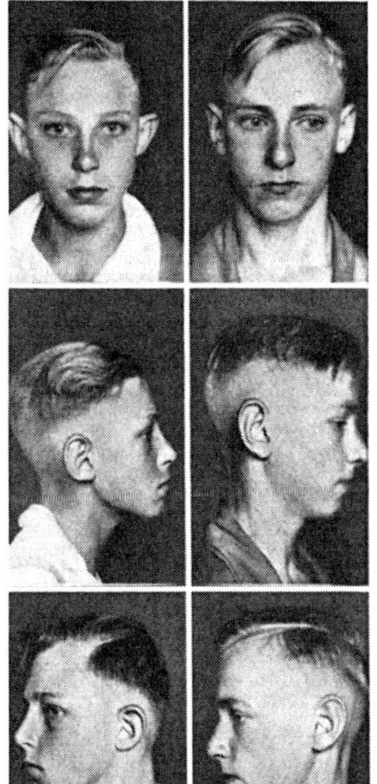
Abb. 27. 18. GZ-Paar.

Nach diesen Befunden ist unseres Erachtens Zweieiigkeit mit größter Wahrscheinlichkeit anzunehmen; dies erklärt auch zwanglos die Angabe der doppelten Nachgeburt, den Unterschied in der Haarfarbe, die Angabe, daß die Paarlinge seit der Schulzeit nicht mehr verwechselt wurden. Somit konnten wir die nicht unbeträchtliche Ähnlichkeit der beiden Paarlinge eindeutig auf eine auffallende Familienähnlichkeit beziehen und die Zweieiigkeit als ziemlich gesichert annehmen.

Familienanamnese. Gerade bei diesem Paar, bei dem es sich, wie wir vorwegnehmen möchten, um eine konkordante cerebrale Kinderlähmung handelt, ergibt die Familienanamnese bedeutungsvolle Feststellungen. Die Mutter leidet seit Jahren an seltenen epileptiformen Anfällen, der erste soll unmittelbar vor der Geburt des ersten Kindes aufgetreten und von einigen weiteren im Wochenbett gefolgt gewesen sein. Wenn man der Schilderung der Mutter Glauben schenken will, so dürfte der Anfall mehr als eklamptisch, denn als epileptisch zu deuten gewesen sein. Über die späteren Anfälle, die sehr selten und spärlich auftraten, erhielten wir so ungewisse Angaben, daß wir nicht mit Sicherheit die Diagnose einer genuinen Epilepsie stellen konnten. Ein Vetter des Zwillingspaares mütterlicherseits leidet an den Folgen einer schweren spinalen Kinderlähmung. Der Vater des Zwillingspaares hat einen kürzeren und kleineren rechten Arm ohne sonstige Lähmungserscheinungen; trotz dieser kleineren Extremität ist er ein eifriger Turner. Leider konnten wir ihn persönlich bisher noch nicht untersuchen.

Anamnese und Befund. Heinz (Proband): Erstgeborener. Keine Kinderkrämpfe oder sonstige Krampfanfälle. Als Proband zu laufen beginnen sollte, wozu es etwas verspätet kam, fiel der Mutter auf, daß er rechts mit der Fußspitze auftrat. Sprechen lernte er wie sein Partner zur rechten Zeit und besuchte mit diesem auch gleichzeitig die Schule; beide waren mittelmäßige Schüler. Aus Befunden:

1930: „Statische Skoliose, bedingt durch die Verbiegung des rechten Beines. Spastische Parese des rechten Beines mit Bildung eines Spitzfußes und leichter Klumpfußstellung. Leichte spastische Parese des rechten Armes. Auf der Seite der spastischen Lähmungen gesteigerte Reflexe. Spastischer Gang mit ziemlicher Behinderung." Operative Eingriffe waren von geringem Erfolg begleitet.

1937: „Rechtes Bein stark atrophisch, Knie in Beugestellung, kann aktiv und passiv nicht vollkommen gestreckt werden. Rechter Fuß in Haken- und Knickfußstellung. Leichte spastische Parese des rechten Armes und der rechten Hand. Keine Kontrakturen. Steigerung der rechtsseitigen Reflexe. Geistige Begabung normal."

Bei unserer Nachuntersuchung im Juli 1938 fanden wir den gleichen Befund. Infolge seiner doch recht beträchtlichen Gehbehinderung und der Lähmung des rechten Armes hat Proband seit Verlassen der Volksschule keine geregelte Tätigkeit ausgeübt, sondern beschäftigte sich zu Hause mit häuslichen Arbeiten, soweit ihm dies bei seiner starken Behinderung möglich war.

Nachträglich holten wir die Schulzeugnisse ein, aus denen hervorging, daß seine Leistungen nicht in allen Fächern den Durchschnitt erreichten. Seine Lehrer bemerkten aber ausdrücklich dazu, daß dies weniger auf geringe Intelligenz, fehlenden Fleiß oder Aufmerksamkeit zurückzuführen sei, sondern daß sie diese schlechten Schulleistungen auf seine schweren körperlichen Veränderungen und auch das dadurch bedingte sehr häufige oft monatelange Fehlen in der Schule beziehen wollen.

Hans (Partner): Zweitgeborener. War im allgemeinen außer Masern und Keuchhusten, die er mit dem Probanden gleichzeitig hatte, gesund, doch fiel schon in früher Kindheit auf, daß er eine leichte Schwäche im Bereiche des rechten Armes hatte. Von seiten der rechten unteren Extremität hatte er keinerlei Beschwerden. Wegen der Schwäche des rechten Armes wurde er häufig massiert und hat es durch viele Übungen soweit gebracht, daß er heute sogar rechts einigermaßen schreiben kann; in der Hauptsache ist er jedoch ein Linkshänder geblieben. Nach Absolvierung der Volksschule trat er als Lehrling in einen chemischen Betrieb ein und konnte dort als Laborant die ihm gestellten Aufgaben ohne Schwierigkeit erfüllen. Bei unserer Nachuntersuchung im Juli 1938, die aus äußeren Gründen nicht mit der gewünschten Gründlichkeit durchgeführt werden konnte, hatten wir den Eindruck, daß eine leichte spastische Lähmung des rechten Armes vorlag mit gesteigerten Biceps-, Triceps- und Periostreflexen, ohne Atrophie und ohne Kontrakturen. Der Gang war vollkommen normal, PSR und ASR rechts vielleicht gegenüber links leicht gesteigert. Zusammenfassend hatten wir den Eindruck, daß auch beim Partner eine angeborene spastische Halbseitenaffektion von vorwiegend monoplegischem Typus (rechter Arm) bestand. Psychisch vollkommen normal, macht einen aufgeweckteren Eindruck als Proband.

Epikrise. Der Fall bereitete uns in zweifacher Hinsicht Schwierigkeiten: 1. waren wir ursprünglich in der Eiigkeitsdiagnose nicht sicher, doch konnte diese Frage schließlich mit Hilfe der Finger- und Handabdrücke zugunsten der Zweieiigkeit geklärt werden. 2. handelte es sich zweifellos um ein konkordantes Paar, also um einen „familiären" Fall von cerebraler Kinderlähmung, der noch dadurch eine besondere Note erhielt, daß der Vater einen angeborenen verkürzten und kleineren Arm hat. Der Vater selbst konnte durch uns noch nicht untersucht werden. Wir behalten uns vor, auf diesen interessanten familiären Befund im Rahmen einer anderen Arbeit über familiäre Häufung cerebraler Kinderlähmung einzugehen und verweisen in diesem Zusammenhang nur noch auf unser 11. Z-Paar mit kleingestorbenem Partner, dessen Mutter gleichfalls an einer angeborenen Verkürzung eines Armes litt.

Zusammenfassung. Höchstwahrscheinlich zweieiiges Paar mit angeborener spastischer Halbseitenlähmung des Probanden und einem annähernd konkordanten Befund beim Partner.

c) Die lebenden Pärchen.

1. PZ-Paar: Emma und Joseph B.

(Spastische Paraparese der Probandin.)

Geburtsbericht. Geburt 1921, 1. Entbindung der Mutter, schwerer Geburtsverlauf, jedoch ohne ärztlichen Eingriff. Die Geburt erfolgte rechtzeitig. Über die Geburtsgewichte war nur zu erfahren, daß beide Paarlinge zusammen etwa 3 kg gewogen haben sollen.

Familienanamnese. Von Krankheiten in der Familie ist Tuberkulose in der mütterlichen und väterlichen Ascendenz bemerkenswert; die Mutter des Zwillingspaares starb vor wenigen Jahren an Darmtuberkulose. Keine anderen Zwillingsgeburten in der Sippe.

Anamnese und Befund. Emma (Probandin): Erstgeborene. Schon bei der Geburt fiel den Eltern und der Hebamme auf, daß das rechte Bein etwas kürzer und nicht so beweglich war als das linke und daß das Kind schielte. Die Beinlähmung wurde besonders deutlich, als Probandin gehen lernen sollte; sie zog den rechten Fuß, mit den Zehenspitzen auftretend, nach. Sie lernte verspätet sprechen. Aus zahlreichen Krankengeschichten:

1923: „LITTLE-ähnlicher Gang, Becken nach vorne geneigt, Oberkörper wird stark nach hinten gehalten, keine Ataxie, rechtes Bein $1^1/_2$ cm kürzer als das linke, Reflexe lebhaft, links normal. Strabismus convergens rechts. Kind macht debilen Eindruck. Diagnose: Resterscheinungen nach cerebraler Kinderlähmung." 1926: „Spitzfußgang rechts, Babinski rechts, Schielen. Gehversuche mit Unterstützung von Erfolg. Diagnose: Morbus LITTLE."

1926 wurde Probandin wegen der spastischen Lähmung des rechten Beines mit verhältnismäßig gutem Erfolg operiert. Sie besuchte dann eine Hilfsschule.

1932 kam es mehrmals zu epileptiformen Krämpfen, die sich später nicht mehr wiederholten.

Bei unserer Nachuntersuchung im Sommer 1936 fanden wir einen Strabismus convergens rechts, eine spastische Lähmung der rechten unteren Extremität und eine mäßige Schwäche des rechten Armes mit lebhaften Reflexen, so daß man von einer spastischen Hemiplegie sprechen konnte. Psychisch war Probandin zweifellos debil. Auch schien eine leichte Hemihypästhesie zu bestehen, die aber bei der Debilität der Probandin nicht mit Sicherheit nachzuweisen war.

Josef (Partner): Zweitgeborener. War stets gesund, hatte nur wenig Kinderkrankheiten; auch geistig vollkommen normal. Neurologische Untersuchung ergab, abgesehen von Linkshändigkeit, einen normalen Befund.

Zusammenfassung. PZ-Paar mit angeborener spastischer Hemiplegie der Probandin, Partner völlig normal und gesund.

2. PZ-Paar: Hans und Margarete G.

(Angeborene spastische Paraplegie des Probanden.)

Geburtsbericht. Geburt 1919, 1. Entbindung der Mutter. Schwere Geburt nach 7monatiger Schwangerschaft. Beide Kinder mußten durch Zange entbunden werden. Proband wurde scheintot geboren, energische Wiederbelebungsversuche durch den Arzt hatten Erfolg. Andere Einzelheiten der Geburt waren nicht mehr erinnerlich.

Familienanamnese. In der Familie keine auffallenden Krankheiten; sowohl der Vater wie die Mutter der Mutter hatten je ein Zwillingsgeschwisterpaar.

Anamnese und Befund. Hans (Proband): Zweitgeborener. Gleich nach der Geburt merkten die Eltern, daß Proband sich anders verhielt als seine Zwillingsschwester. Als er laufen lernen sollte, zeigte sich eine beiderseitige Lähmung der Beine. Proband lag mehrfach in Krankenhäusern, wurde auch operativ behandelt. Aus diesen Befunden sei nur erwähnt, daß er im Alter von 16 Monaten an einem linksseitigen Leistenbruch operiert wurde, im Alter von 5 Jahren wegen der Lähmungen durch längere Zeit in Gips gelegt wurde. Im Alter von 8 Jahren lag er fast 1 Jahr an einer orthopädischen Klinik: „Geht mit beiden Fußspitzen stark schleifend. Bds. Babinski positiv, stark gesteigerte PSR. Starke Adduktionskontraktur im Hüftgelenk bds. Leichte Beugekontrakturen in den Kniegelenken. Beide Füße in extremer Spitzfußstellung." Operationen und Gipsbehandlung brachten immerhin den Erfolg, daß Proband nicht mehr so ausgesprochen auf den Zehen ging, sondern sich mit der ganzen Fußsohle auftretend mühsam fortbewegen konnte.

Bei unserer Nachuntersuchung im Sommer 1936 fand sich eine beträchtliche spastische Lähmung beider Beine; Hände und Arme waren geschickt und zeigten keine abnormen Erscheinungen. Psychisch normal.

Margarete (Partnerin): Erstgeborene. Hatte nur Masern und war bis zum 3. Lebensjahr vollkommen gesund, lernte zur normalen Zeit laufen. In ihrem 3. Lebensjahr Keuchhusten und Mumps. Dann wieder vollkommen gesund, erkrankte im 4. Lebensjahr plötzlich unter hohem Fieber an einer Lähmung des linken Beines. Die Krankheit erfolgte im Rahmen einer Poliomyelitisepidemie in jener Gegend. Es stand uns der Befund des behandelnden Arztes zur Verfügung, aus dem eindeutig eine spinale Kinderlähmung mit Befallensein des linken Beines hervorging. Das Kind wurde zur Behandlung seiner Lähmung im Alter von 8 Jahren an eine orthopädische Klinik gebracht: „Das ganze linke Bein atrophisch, mit vorwiegendem Befallensein des Musc. tibialis ant.; links reichlich Beinverkürzung, knickt links beim Gehen stark ab. Skoliose der Lendenwirbelsäule nach links." Das Kind wurde operativ mit gutem Erfolg behandelt. Es machte dann später einen Scharlach mit.

Unsere Nachuntersuchung im Sommer 1936 ergab eine typische schlaffe Lähmung des linken Beines, doch war die Muskulatur immerhin so ausreichend, daß das Kind sich hinkend fortbewegen konnte. Psychisch normal.

Zusammenfassung. PZ-Paar mit angeborener spastischer Paraplegie des Probanden und schlaffer Monoplegie der Partnerin nach spinaler Kinderlähmung.

Das Zwillingspaar ist insofern bemerkenswert, als man bei ihm mit einer gewissen Berechtigung an eine unspezifische Schwäche des Nervensystems denken könnte (— viele Autoren würden die Befunde zweifellos in dieser Richtung deuten —), auf deren Basis es bei den Paarlingen durch zwei verschiedene exogene Noxen (Geburtstrauma [?] beim Probanden, HEINE-MEDIN-Infektion bei der Partnerin) zum Auftreten schwerer pathologischer Erscheinungen und Veränderungen gekommen ist.

3. PZ-Paar: Jakob und Theresia H.

(Spastische Tetraplegie des Probanden.)

Geburtsbericht. Geburt 1912, 1. Entbindung der Mutter. Schwere rechtzeitige Geburt. Ein ärztlicher Eingriff erfolgte nicht; obwohl die Eltern wegen der lange dauernden Geburt einen Arzt holen lassen wollten, wurde dies von der Hebamme abgelehnt.

Familienanamnese. Vater im Krieg gefallen. Während in der mütterlichen Familie keine weiteren Zwillingsgeburten nachweisbar waren, sollen in der näheren väterlichen Verwandtschaft noch 6 Zwillingsgeburten vorgekommen sein; doch erfuhren wir dies nur aus Angaben der Mutter. Eine Schwester der Mutter soll in ihrem 34. Lebensjahr eine Lähmung eines Beines bekommen haben und nach 3jähriger Krankheit unter fortschreitenden Lähmungserscheinungen gestorben sein; bis zu ihrer Erkrankung soll sie völlig gesund gewesen sein. Leider fehlte eine genaue Diagnose, vielmehr konnte die Univ.-Nervenklinik, in welcher Patientin ambulatorisch untersucht wurde, zu keiner Diagnosestellung kommen; scheinbar handelte es sich um eine Lähmung, die bei der völlig gesunden Person im mittleren Alter langsam aufgetreten war und allmählich zu einer Lähmung des rechten Beines geführt hatte, ohne pathologische Reflexphänomene, ohne Sensibilitätsstörungen, ohne Ataxie. Der Vater der Mutter ist mit 71 Jahren einem Schlaganfall erlegen.

Anamnese und Befund. Jakob (Proband): Erstgeborener. Schon in den ersten Monaten nach der Geburt fiel der Mutter auf, daß er weniger strampelte als seine Zwillingsschwester. Sie fragte deshalb einen Arzt, der das Kind genau untersuchte und ihr nachher angeblich wörtlich Folgendes gesagt haben soll: „Das Kind entstammt sicher einer schweren Geburt, durch die eine Blutung im Gehirn aufgetreten ist; die Mutter möge froh sein, daß die Blutung nicht stärker gewesen sei, sonst hätte das Kind an allen Gliedmaßen gelähmt sein können." Während die Zwillingsschwester zur normalen Zeit zu laufen begann, machte Proband keinerlei Anstalten dazu. Die Mutter war dann mit ihm im Laufe der Jahre mehrmals an verschiedenen Univ.-Kliniken, stets wurde gesagt, daß es sich um die Folgen einer schweren Geburt handelte, und die Krankheit als LITTLEsche Krankheit bezeichnet. Aus Befunden.

1922: „LITTLEsche Krankheit. Erst mit 4 Jahren laufen gelernt, sprechen schon mit 1 Jahr, mit 7 Jahren in die Schule gekommen, lernt leicht. Geht sehr mühsam, bleibt mit den Fußspitzen am Boden hängen, die Mutter sagt, daß man an die Schuhspitzen Eisen machen lassen musse, sonst würden sie jede Woche durchgescheuert. Er fällt außerordentlich leicht hin. Links-Skoliose der Lendenwirbelsäule. Motorische Kraft der Arme etwas herabgesetzt. Sehnen- und Periostreflexe lebhaft und bds. gleich. Armbewegungen erfolgen langsam, etwas ungeschickt, feinere Fingerbewegungen ebenfalls langsam und mühsam. Spastische Lähmung der Beine mit lebhaften PSR und ASR und positivem Babinski bds., kein Klonus, keine Ataxie, keine Sensibilitätsstörungen. Füße in Spitzfußstellung."

1929 wurde Proband unter der Diagnose „LITTLEsche Krankheit, wahrscheinlich auf ein Geburtstrauma zurückzuführen", auf einer chirurgischen Univ.-Klinik an beiden Beinen operiert. Dabei wurde folgender Befund erhoben: „Feinere Beweglichkeit der oberen Extremitäten erheblich behindert. An den unteren Extremitäten schwere spastische Kontrakturen, gesteigerte Sehnenreflexe, keine Kloni, aber bds. Babinski. Beim Gehen fällt spastisches Vorbringen der Beine in Valgusstellung auf. Er hebt sich dabei sehr auf die Fußspitzen." Es wurden an beiden Beinen eine STOFFELsche und eine SEELIsche Operation durchgeführt, die insoferne einen wesentlichen Erfolg brachten, als er danach mit der Fußsohle auftreten konnte und sich bedeutend länger mit dem Stock fortbewegen konnte als früher. Psychisch war er immer normal. Er besuchte die Volksschule und eine Realschule. Ist jetzt als Kaufmann zur Zufriedenheit tätig. 1936 wurde er auf einer chirurgischen Abteilung wegen einer beiderseitigen Hernia inguinalis directa mit Erfolg operiert. Von Jugend an war er kurzsichtig, anfangs etwa 2 Dioptrien; dazu sagte seine Mutter, daß sehr viele Mitglieder der väterlichen Familie kurzsichtig wären. Die Kurzsichtigkeit verschlechterte sich im Verlauf der Jahre. Als Kind hatte er eine entzündliche Erkrankung des linken Ohres mit Ausfluß und hört seither am linken Ohr schlechter.

Unsere Nachuntersuchung im Winter 1936 ergab eine spastische Tetraplegie mit vorwiegendem Befallensein der unteren Extremitäten, mit gesteigerten Reflexen und Babinski. Zweifellos bestanden in beiden Armen Spasmen, Sehnen- und Periostreflexe außerordentlich lebhaft, doch wird er in seinem Berufe als Kaufmann nicht gehindert, kann sogar Maschinenschreiben. Psychisch normal, intelligent.

Theresia (Partnerin): Zweitgeborene. War stets gesund, hatte keine Kinderkrankheiten, geistig normal. Unsere Nachuntersuchung im Winter 1936 ergab einen vollkommen normalen Befund.

Zusammenfassung. PZ-Paar mit angeborener spastischer Tetraplegie des Probanden, Partnerin völlig normal und gesund.

4. PZ-Paar: Margarete und Erich H.

(Angeborene spastische Tetraplegie der Probandin.)

Geburtsbericht. Geburt 1907, 2. Entbindung der Mutter nach 6jähriger Pause. Die rechtzeitige Geburt soll normal verlaufen sein, Probandin nicht viel mehr als 1000 g, Partner etwas über 2000 g gewogen haben. Ein ärztlicher Eingriff war nicht nötig.

Familienanamnese. Aus der Familienanamnese ist erwähnenswert, daß eine idiotische Base des Zwillingspaares im Alter von 6 Jahren in einer Heilanstalt an epileptischen Krämpfen starb (Sektion: Ammonshornsklerose). Ein Neffe 2. Grades des Zwillingspaares soll im Alter von wenigen Wochen an einer Univ.-Kinderklinik gelegen haben, „weil er mit den Beinen nicht richtig war". Leider konnten wir keine objektiven Befunde erheben. Andere auffällige Krankheiten sind in der Familie nicht vorgekommen, auch keine Zwillingsgeburten.

Anamnese und Befund. Margarete (Probandin): Zweitgeborene. War nach der Geburt sehr schwach und klein, man glaubte nicht, daß sie am Leben bleiben würde. Die Mutter wollte gleich nach der Geburt bemerkt haben, daß der rechte Arm „verbogen" war. Probandin lernte niemals richtig laufen, da sie schwere Lähmungserscheinungen von seiten der Beine hatte. Sie war im Laufe der Jahre in zahlreichen Kliniken und Anstalten, wo sie immer ohne jeden Erfolg behandelt wurde. Aus den Befunden dieser Anstaltsaufenthalte sei erwähnt, daß im Alter von 3 Jahren eine LITTLEsche Krankheit festgestellt wurde: „Beide Beine stark spastisch, werden beim Stehen nur mit den Fußspitzen aufgesetzt, nach innen rotiert. Babinski bds. Im rechten Arm Spasmen." Im Alter von 28 Jahren wurde Probandin wegen eines sehr großen (8 kg) Ovarialkystoms komplikationslos operiert.

Unsere Nachuntersuchung im Sommer 1936 ergab schwerste spastische Lähmung beider Beine, Probandin kroch auf den Knien herum, schwere spastische Lähmung des rechten Armes und der rechten Hand. Der linke Arm verhältnismäßig gut beweglich, doch waren auch in ihm leichte Spasmen nachweisbar; schwachsinnig (besuchte seinerzeit die Hilfsschule).

Erich (Partner): Erstgeborener. Von Geburt an ein gesunder kräftiger Junge. In der Schule wurde festgestellt, daß er schlecht sah; er war seither auf vielen Augenkliniken und Abteilungen in Behandlung: „Doppelseitige Hyperopie; Visus rechts, Fingerzählen 2 m, + 7,0 = 5/15; links Fingerzählen $1^1/_2$ m, + 7,0 = 5/10. Augen reizlos, Pupillen, Medien, Fundi o. B." (In der Familie besteht angeblich kein Augenleiden.)

Sonst war der Partner vollkommen gesund und übt seinen Beruf als Kaufmann zur vollen Zufriedenheit aus.

Bei unserer Nachuntersuchung im Sommer 1936 konnten wir einen völlig normalen neurologischen Befund feststellen.

Zusammenfassung. PZ-Paar mit angeborener spastischer Tetraplegie der Probandin. Partner hyperopisch, sonst normal und gesund.

5. PZ-Paar: Gerda und Gerhard J.

(Spastische Tetraplegie der Probandin.)

Geburtsbericht. Geburt 1920, 3. Entbindung der Mutter nach 4jähriger Pause. Schwerer Geburtsverlauf, ohne ärztlichen Eingriff. Die Geburt erfolgte im 8. Schwangerschaftsmonat. Über die Geburtsgewichte war nichts Genaues zu erfahren; die Mutter teilte nur mit, daß beide Kinder sehr klein waren und ihre Aufzucht große Mühe machte.

Familienanamnese. Die Mutter hat stets schwer entbunden; nach jeder der 3 Entbindungen häufige Blutungen im Wochenbett. Der älteste Sohn gesund, das 2. Kind starb im Alter von 2 Jahren an Diphtherie. Die Zwillinge entstammten einer unehelichen Schwangerschaft, über den Vater war nichts in Erfahrung zu bringen. Von der Familie ist — nach den spärlichen Angaben der Mutter — nur bemerkenswert, daß eine Schwester der Mutter 2 Zwillingsschwangerschaften (ein gleichgeschlechtliches Paar und ein Pärchen) hatte.

Anamnese und Befund. Gerda (Probandin): Erstgeborene. Die Lähmung des Kindes soll angeboren sein. Probandin war mehrmals in orthopädischen Anstalten, wo eine angeborene spastische Lähmung aller Extremitäten diagnostiziert wurde: 1929: „Läuft tänzelnd und schwankend, unsicher, bds. PSR gesteigert, Babinski bds. positiv. Adductorenspasmen bds. Kann die Beine gestreckt erheben. Hände werden proniert gehalten, können nicht vollkommen supiniert werden. Brust und Lendenwirbelsäule kyphotisch. Spasmen in allen Extremitäten.“ Psychisch konnten wir nichts Näheres ermitteln. Ein operativer Eingriff brachte eine gewisse Besserung. Aus äußeren Gründen (wir konnten den gegenwärtigen Aufenthaltsort nicht mit Sicherheit ermitteln, da sich die Mutter in den letzten Jahren sehr wenig um das Zwillingspaar gekümmert hatte und polizeiliche Erhebungen ergebnislos blieben) konnten wir die Probandin nicht selbst untersuchen, doch erzählte uns die Mutter glaubhaft, daß sie das Kind zum letztenmal vor einem halben Jahr gesehen hatte und daß, abgesehen von der Besserung nach der Operation, keine nennenswerte Änderung gegenüber früher erkennbar gewesen wäre.

Gerhard (Partner). Zweitgeborener. Die Mutter teilte uns mit, daß Partner manchmal vor dem Einschlafen eigentümlich mit dem Kopf gewackelt habe, doch sei dies nur als ganz kleines Kind der Fall gewesen. Wir konnten den Partner im Waisenhaus, in dem er seit vielen Jahren lebte, besuchen und fanden einen gesunden, etwas kurzsichtigen Jungen, der gute Schulerfolge hatte und jetzt mit gutem Erfolg Kunst- und Bauschlosserei lernt. Nie krank gewesen. Er erinnerte sich wohl, daß er als Kind die „dumme Angewohnheit“ hatte, manchmal, besonders vor dem Einschlafen, mit dem Kopf zu wackeln; doch habe er sich dies abgewöhnt. Eine neurologische Untersuchung ergab einen vollkommen normalen Befund.

Zusammenfassung. PZ-Paar mit angeborener spastischer Tetraplegie der Probandin, Partner kurzsichtig, sonst normal und gesund.

6. PZ-Paar: Josef und Josefa L.

(Angeborene spastische Paraparese des Probanden.)

Geburtsbericht. Geburt 1888, 3. Entbindung der Mutter nach 1jähriger Pause. Die Geburt war rechtzeitig, sie verlief leicht ohne ärztliche Hilfe. Weitere Einzelheiten über die Geburt waren nicht in Erfahrung zu bringen.

Familienanamnese. Ein um 3 Jahre älterer Bruder des Zwillingspaares soll am gleichen Leiden wie Proband gelitten haben, desgleichen angeblich 1 Bruder und 1 Schwester der Mutter des Zwillingspaares und der mütterliche Großvater sowie dessen Bruder. Wie wir im folgenden noch ausführen werden, könnte es sich in der vorliegenden Familie um eine echte familiäre spastische Heredodegeneration handeln, doch sind die von uns vorläufig erhobenen Angaben und Befunde noch unsicher, um darüber endgültig entscheiden zu können[1]. Der Vater des Zwillingspaares befand sich im Alter von 53 Jahren durch mehr als $^1/_2$ Jahr wegen einer unklaren Psychose in einer Heil- und Pflegeanstalt; die Psychose, die mit religiösen Wahnideen, schweren Verwirrtheitszuständen, optischen und akustischen Halluzinationen, Versündigungsideen, aber zeitweise auch katatonen Erscheinungen

[1] Wir werden uns in einer eigenen Studie mit der Frage des „familiären Little“ auseinandersetzen und dabei auch die vorliegende Familie ausführlich bearbeiten.

einherging, wurde als schizophrener Schub gedeutet. Nach mehr als $^1/_2$ Jahr Anstaltsaufenthalt wurde er nach Hause entlassen, wo er wieder arbeitsfähig war; er soll bis zu seinem Tode, der im Alter von 63 Jahren durch einen unglücklichen Sturz vom Dachboden erfolgte, etwas wunderlich gewesen sein, jedoch keine auffallenden Verwirrtheitszustände mehr gehabt oder Wahnideen geäußert haben. Keine weiteren Zwillingsgeburten in der Familie.

Anamnese und Befund. Josef (Proband): Erstgeborener. Schon bald nach der Geburt soll den Eltern aufgefallen sein, daß Proband an den Beinen „bresthaft" gewesen sei. Als er gehen lernen sollte, konnte er dies nicht zustande bringen und lernte erst nach Jahren, sich mühsam mit Stöcken fortzuschleppen. Aber schon in der Schulzeit stellte sich eine allmähliche Verschlechterung seiner mühsamen Fortbewegungen ein, so daß Proband seit Jahren vollkommen hilfslos ist. Von Kindheit an sprach er schlecht; schwachsinnig.

Unsere Nachuntersuchung im Herbst 1934 ergab folgenden Befund: schwere spastische Lähmung der unteren Extremitäten mit Kontrakturen an den Füßen, sehr deutlich gesteigerten Sehnenreflexen, Patellarklonus und Babinski bds. Hände und Arme sind kräftig; es ist keine Störung der groben Motorik nachzuweisen. Die Sensibilität schien völlig intakt zu sein, desgleichen waren ataktische Phänomene nicht mit Sicherheit nachzuweisen. Imbezill, Strabismus convergens, starke Sprachstörung, die aber nicht als Stottern zu bezeichnen war, sondern eher Ähnlichkeit mit Poltern hatte.

Josefa (Partnerin): Zweitgeborene. Bekam etwa im 3. Lebensjahr ihren 1. Anfall, in der Pubertät häuften sich schwere Krampfanfälle, um in späteren Jahren wieder seltener zu werden; in der letzten Zeit traten alljährlich nur 1—2 Anfälle auf; die stets völlig gleichartig verliefen: ohne vorherige Erscheinungen stürzte sie plötzlich bewußtlos zusammen, wobei sie sich schon manchmal leicht verletzt hat, dann schwere Krämpfe an beiden Körperhälften; hat sich in früheren Jahren bei diesen Anfällen oft in die Zunge gebissen. Manchmal ließ sie bei diesen Anfällen Harn und Stuhl unter sich. Abgesehen von diesen Anfällen hat sie keine schwereren Krankheiten durchgemacht. Sie hat die Schule normal besucht und ist gut mitgekommen.

Bei unserer Untersuchung im Herbst 1934 fanden wir die Partnerin neurologisch vollkommen o. B. Bei genauerer Untersuchung schien es, als ob sie eine alte zentrale Facialislähmung rechts zeigen würde, doch war dies ein unsicherer Befund; nicht schwachsinnig.

Wie wir einem kürzlich erhaltenen Bericht der Probandin entnehmen, sind in den letzten 3 Jahren die Anfälle häufiger geworden; sie ist in das Klimax eingetreten und im Rahmen der klimakterischen Beschwerden sind die Anfälle manchmal allmonatlich aufgetreten. Mit dem völligen Aussetzen der Menstruation scheinen in den letzten Monaten auch die Anfälle wieder seltener zu werden.

Zusammenfassung. PZ-Paar mit angeborener spastischer Diplegie und Schwachsinn des Probanden und genuiner Epilepsie der Partnerin. Auf Grund dieses Befundes müssen wir das Paar zu unseren sog. schwach konkordanten Paaren zählen.

Allerdings müssen wir auch eine Einschränkung der Diagnose des Probanden machen: Es handelt sich um einen, wenn auch nur sehr langsam und allmählich progredienten Prozeß im Sinne einer sog. heredodegenerativen spastischen Systemerkrankung, die nur dadurch nicht aus der Reihe der angeborenen cerebralen Kinderlähmung gestrichen werden kann, weil das LITTLE-Symptom als ein angeborenes zu bezeichnen ist. Der vorliegende Fall des Probanden hat große Ähnlichkeit mit den von HANHART beschriebenen Fällen der Sippe mit einfach recessiver Diplegia spastica infantilis aus einem Schweizer Inzuchtsgebiet, auf die wir vorne ausführlich eingegangen sind.

7. PZ-Paar: Dieter und Ingrid M.

(Angeborene spastische Tetraplegie und Epilepsie des Probanden.)

Geburtsbericht. Geburt 1930, 3. Entbindung der Mutter nach 2jähriger Pause. Die Geburt war rechtzeitig und wurde „durch künstliche Wehen" herbeigeführt. Beide Paarlinge waren Steißlagen, auch sollen beide Paarlinge Nabelschnurumschlingungen gehabt haben. Die Geburt erfolgte durch Wendung und Extraktion in asphyktischem Zustand. Proband wog etwa 2500 g, Partnerin 3000 g. Diese Angaben der Mutter konnten wir durch die Krankengeschichte der geburtshilflichen Abteilung, an der die Kinder zur Welt kamen, vervollständigen: „Am Tage vor der Geburt mehrere wehenanregende Mittel, auch am Tage der Geburt selbst. Geburt eines lebensreifen Mädchens nach langer Geburtsdauer in erster Fußlage mit Extraktion und VEIT-SMELLIE; 10 Minuten später Geburt eines lebensreifen Knaben in zweiter Fußlage mit Extraktion und VEIT-SMELLIE."

Familienanamnese. Das Paar hat einen älteren gesunden Bruder, das älteste Geschwister starb mit 1 Jahr angeblich an „Kinderkrämpfen". Sonst keine auffallende Krankheit in der Familie; eine mütterliche Tante der Mutter hatte gleichfalls Zwillinge.

Anamnese und Befund. Dieter (Proband): Zweitgeborener. Hatte unmittelbar nach der Geburt durch einige Wochen an häufigem Erbrechen zu leiden, scheinbar pylorospastische Symptome. Schon einige Monate nach der Geburt fiel den Eltern auf, daß Proband den linken Arm überhaupt nicht bewegte und die linke Hand stets zur Faust geballt hielt. Aus Befunden: 1931: „Das Kind kann nicht sitzen oder stehen. Die gesamte Muskulatur ist sehr gespannt und verkrampft. Die Adduktionsstellung des linken Beines ist nicht möglich. Mit der linken Hand greift er sehr ungeschickt und kann schlecht festhalten." Nach einem mehr als halbjährigen Klinikaufenthalt wurde im Alter von $1^1/_2$ Jahren folgende Diagnose gestellt: „Geburtstrauma. Die linke Körperhälfte spastisch, in den statischen Funktionen herabgesetzt. Kind greift schlecht mit der linken Hand. Das linke Bein setzt es nicht auf, macht ungeschickte Gehversuche."

Im Alter von 2 Jahren kam Proband in Behandlung eines Fachorthopäden, in der er über 2 Jahre blieb. 1932: „Geistige Entwicklung keinesfalls einem 2jährigen Kinde entsprechend. Spitzfuß links, spastische Rigidität des ganzen linken Beines, etwas auch des rechten. Cerebrale Handhaltung links, in Andeutung auch rechts. Verengerung der Lidspalte links. Pupillen reagieren gut auf Lichteinfall. PSR links sehr stark gesteigert, rechts deutlich gesteigert, ASR desgleichen. Babinski bds. positiv. Radiusperiost- und Bicepsreflexe bds. stark gesteigert." — 1934: „Kind hat gehen gelernt. Spitzfuß links wesentlich verschlechtert, auch rechts etwas spastisch. Nach Operation (offene Verlängerung der Achillessehne, STOFFELsche Operation) kam es zu einer Kniegelenkkontraktur, die durch neuerlichen Krankenhausaufenthalt zu beseitigen versucht wurde. Doch machte das Kind auch später beim Gehen große Schwierigkeiten, was auch wohl auf ein geistiges Zurückgebliebensein, wie auch darauf zurückzuführen war, daß im Elternhaus das Kind stark bemitleidet und in seinem Widerstand gegen das Gehen bestärkt wurde."

Seit 1935 traten Anfälle auf, die zunächst nur einige Minuten dauerten, wobei er mit den Zähnen knirschte und bewußtlos wurde. Bei weiteren Anfällen fingen Gesicht, Arme und Beine zu zucken und zittern an, die linke Seite zuckte besonders stark. Er hatte seither im Jahr etwa 3 Anfälle, nach den Anfällen Benommenheit und Schlafsucht. Ende 1936 ein Anfall nach längerer Pause, der 2 Stunden lang gedauert haben soll, wobei er heftige Zuckungen an Armen, Beinen und im Gesicht gehabt haben soll, dabei auch unwillkürlicher Harnabgang. Dieser Anfall konnte von einem Arzt beobachtet werden, der den Eltern sagte, daß es sich um einen typischen epileptischen Anfall gehandelt hätte. Kein Zungenbiß.

Im November 1936 war Proband durch einige Tage an einer Univ.-Nervenklinik: „Diagnose: Diplegia spastica durch Geburtstrauma mit JACKSON-Anfällen, Nephritis. Befunde: Kopf frei beweglich, beide Gesichtshälften gleich. Strabismus convergens links, Pupillen rund und prompt reagierend. Gesichtsfeld nicht eingeschränkt, kein Nystagmus. Hirnnerven o. B. Fragliche Einschränkung der groben Kraft im linken Arm und Bein. Linker Arm und linkes Bein etwas verkürzt, Umfangsdifferenz gegenüber rechts am Arm $2^1/_2$ cm, am Bein 3 cm. Spastische Parese beider Beine mäßigen Grades. Beide Füße, besonders der linke, stehen in Spitzfußstellung (LITTLE). Der Tonus im rechten Arm erhöht. Armreflexe bds. gleich lebhaft, Meyer bds. positiv. Trömmner: links positiv, rechts fehlend. BDR bds. in allen Quadranten gleichmäßig positiv, PSR und ASR bds. gleichmäßig sehr lebhaft. Kein Klonus, Babinski, Oppenheim, Rossolimo negativ. Spastisch-paretischer Gang, Patient kann aber allein gehen. Romberg positiv. Sprache o. B. Sensibilität in allen Qualitäten nicht gestört, Lagegefühl und Stereognose gut. Psyche: normale Intelligenz (er geht noch nicht in die Schule). Epikrise: lange Geburt, Paraspastik, die linke Seite ist im Wachstum zurückgeblieben, seit 2 Jahren epileptiforme Krämpfe mit stärkerem Befallensein der linken Seite. Encephalogramm: leichter Hydrocephalus internus, symmetrische Füllung. Kein Anhaltspunkt dafür, daß eine Encephalitis vorangegangen ist. Am wahrscheinlichsten ist eine durch Geburtstrauma bedingte blutige Schädigung besonders der rechten Hemisphäre, die im Laufe der Jahre in Narbenschrumpfung übergegangen ist und zu dem geschilderten Syndrom führte."

Kurze Zeit nach der Entlassung von der Klinik, im Dezember 1936, konnten wir Proband selbst untersuchen und den ausführlichen klinischen Befund durchaus bestätigen.

Ingrid (Partnerin): Erstgeborene. Hat viele Kinderkrankheiten durchgemacht, war aber bis vor 2 Jahren im wesentlichen gesund. Vor 2 Jahren bekam sie asthmaähnliche Zustände, die sofort aufhörten, wenn das Kind seinen Wohnort verließ. Unsere Nachuntersuchung im Dezember 1936 ergab außer einer mäßigen Bronchitis ein gesundes Kind, das von seiten des Nervensystems völlig normal war.

Zusammenfassung. PZ-Paar mit angeborener spastischer Tetraplegie des Probanden (von vorwiegend linkshemiplegischem Charakter), Partnerin außer bronchitischen Erscheinungen normal und gesund.

8. PZ-Paar: August und Berta H.

(Angeborene spastische Tetraplegie und Idiotie des Probanden.)

Geburtsbericht. Geburt 1930, 3. Entbindung der 32jährigen Mutter nach 2jähriger Pause. Die Geburt war rechtzeitig: „Spontangeburt eines 2450 g schweren und 48 cm langen weiblichen Kindes (Kopfumfang: gerader 32,5, kleiner schräger 31, großer schräger 36; Kopfdurchmesser: gerader 10,5, kleiner querer 7, großer 8, kleiner schräger 8,5, großer schräger 12,5. Schultergürtel 37 cm, Beckenumfang 32 cm). 10 Minuten nach dieser Geburt Extraktion eines 48 cm langen und 2500 g schweren männlichen Kindes (Kopfumfang: gerader 33, kleiner schräger 31, großer schräger 36; Kopfdurchmesser: gerader 10, kleiner querer 7, großer querer 8, kleiner schräger 9, großer schräger 12,5. Schulterumfang 35 cm, Beckenumfang 27 cm). Die Kinder zeigten einen leichten Icterus neonatorum, der bei der Entlassung am 10. Tage abgeklungen war.“

Familienanamnese. Die Paarlinge entstammten der unehelichen Schwangerschaft einer polnischen Landarbeiterin mit einem unbekannten Vater. Die Mutter verließ ihre Kinder nach wenigen Wochen, diese wurden im Waisenhaus untergebracht und erst nach langjährigen polizeilichen Erhebungen konnte der Aufenthaltsort der inzwischen nach Polen zurückgekehrten Mutter festgestellt werden. Über die Familie der Mutter ist nichts bekannt; über zwei weitere uneheliche Kinder der Mutter konnte nichts Näheres festgestellt werden.

Anamnese und Befund. August (Proband): Zweitgeborener. Schon in den ersten Monaten nach der Geburt fiel im Waisenhaus, in dem die Paarlinge untergebracht waren, auf, daß sich der Proband wesentlich schlechter entwickelte und sich ganz anders verhielt, als seine Zwillingsschwester. Es wurde deshalb schon frühzeitig in verschiedene Anstalten gebracht, zunächst in eine Kinderanstalt für seelisch Abnorme. Von dort in eine Provinzialkinderheilanstalt, dann wieder auf eine Univ.-Klinik und schließlich in eine Anstalt:

1932: „Der Junge entspricht in Gewicht und Größe der Altersnorm. Schwammiger Gewebsturgor. Statik und Motorik sind stark unterentwickelt. Er kann den Kopf nicht sicher halten und nur mit Unterstützung sitzen; zeigt keine Tendenz zur Fortbewegung. Beiderseits besteht Knick- und Senkfuß. Die Haut ist trocken, an den Streckseiten der Extremitäten reibeisenartig. Die Muskulatur ist gut entwickelt. Der rachitische Schädel ist abgeflacht, vor allem das Hinterhaupt. Die Augen stehen in Strabismus convergens-Stellung. Beide Pupillen reagieren prompt auf Lichteinfall. Beiderseits wurde zeitweilig Spontannystagmus beobachtet. Angedeuteter Epiçanthus. Wechselnder Tonus in allen Extremitäten. Die Extremitätenreflexe sind gesteigert. Kein Patellarklonus. Rechts Fußklonus. Außer einer geringen Tendenz zum Spreizen rechts bei Babinskiprüfung keine Pyramidenzeichen. Wa.R. im Blut negativ. Das Kind gerät bei jeder Beanspruchung sofort in eine erhebliche diffuse Bewegungsunruhe, während es in der Zwischenzeit längere Zeit ruhig daliegt. Es reagiert auf akustische, optische und taktile Reize. Zeigt durch sein Verhalten eine gewisse affektive Zuwendung zur Umwelt. Kann noch nicht sprechen, stößt aber häufig Lallaute aus. Diagnose: angeborener Defektzustand mit neurologischen Störungen, Idiotie.“

1933: „Liegt mit stark abduzierten Oberschenkeln und flektierten Unterschenkeln dauernd im Bette. Kopf zeigt mäßige Turmschädelbildung und ist hinten, besonders links abgeplattet. Muskeltonus an allen Extremitäten gesteigert, gesteigerte Reflexe. Psychisch intellektuell erheblich geschädigt.“

Proband wurde 1935, nachdem endlich die Adresse der unehelichen Mutter festgestellt worden war, mit seiner Partnerin nach Polen abgeschoben.

Berta (Partnerin): Erstgeborene. Über das Kind liegen uns eine Reihe von Befunden vor, aus denen hervorgeht, daß sie außer einer Lungenentzündung im Alter von 2 Jahren keine Erkrankung mitgemacht hatte und daß sie außer leichten rachitischen Zeichen im Bereiche des Brustkorbs während der Beobachtungszeit bis 1935 körperlich und geistig vollkommen normal war.

Zusammenfassung. PZ-Paar mit angeborenen spastischen Erscheinungen aller Extremitäten bei schwerer Idiotie der Probandin. Partnerin normal und gesund.

9. PZ-Paar: Heinz und Grete M.

(Angeborene spastische Tetraplegie des Probanden und der Partnerin.)

Geburtsbericht. Geburt 1929, 2. Entbindung der 38jährigen Mutter nach 8jähriger Pause. Die Schwangerschaft nahm einen abnormen Verlauf; abgesehen von einer starken Hyperemesis bekam die Mutter starke Schwellungen der Beine und des Unterleibs. Sie stand deswegen in ärztlicher Behandlung und nahm während der Schwangerschaft sehr viele Medikamente zu sich; sie wurde vom Arzt wegen Harnröhrenentzündung, Blasenkatarrh und Nierenbeckenentzündung behandelt. Sie erkannte lange nicht, daß sie schwanger war, was vor allem darauf zurückzuführen war, daß sie noch während der Schwangerschaft mehrere starke menstruelle Blutungen hatte, darunter noch eine besonders starke, etwa im 4. Monat. Die Geburt verlief äußerst schwer und langwierig. Mehr als 48 Stunden nach dem Sprung der Fruchtblase kam der weibliche Paarling zur Welt (Steißlage) und etwa eine Stunde später der männliche Paarling (Querlage). Ein ärztlicher Eingriff wurde nicht vorgenommen, die Geburt erfolgte im 7. Monat. Die Paarlinge waren nach der Geburt außerordentlich schwach, Proband wog 1100 g, Partnerin 1000 g; Proband soll gleich nach der Geburt ziemlich viel Blut durch die Nabelschnur verloren haben. Der Arzt sagte, daß man die Kinder nicht mehr durchbringen würde. Angeblich nur eine Nachgeburt, so daß der Arzt zur Mutter gesagt haben soll, die Paarlinge wären eineiig (!).

Familienanamnese. Eine Tante der Paarlinge starb im Alter von 24 Jahren an Hirnhautentzündung. Eine mütterliche Urgroßmutter der Paarlinge hatte Zwillinge.

Anamnese und Befund. Heinz (Proband): Zweitgeborener. War wie seine Schwester nach der Geburt sehr schwach, nahm sehr wenig an Gewicht zu und soll nach einem Jahr erst 3000 g gewogen haben. 8 Wochen nach der Geburt bekamen beide Paarlinge fast gleichzeitig heftige Krämpfe, die der Arzt als Gehirnkrämpfe bezeichnete und die etwa 8 Tage lang sich immer wiederholten. Von den Krämpfen waren Kopf und Extremitäten ergriffen; außerdem verdrehten die Kinder die Augen. Schon bald nach der Geburt fiel den Eltern auf, daß die Paarlinge an Armen und Beinen nicht so beweglich waren wie normale Kinder. Proband lernte niemals laufen und erst sehr spät sprechen. Aus Befunden: 1936: „Pupillen reagieren prompt auf Licht. Lebhafte Extremitätenreflexe. Achillesklonus, spastische Lähmung der unteren Extremitäten, die Beine werden beim Liegen gekreuzt gehalten. Leichte Spreizfußstellung. Im Knie ist Beugung möglich, von der Streckung fehlen 5 Grad. Die Beine werden in extremer Adduktion gehalten. Beugung und Streckung im Hüftgelenk ist möglich, Abduktion unmöglich. Die Arme werden in der Ellenbeuge gebeugt gehalten, alle Bewegungen sind ausfahrend. Sitzen und Stehen ist nicht möglich, die Sprache ist abgehackt. Schluckbewegungen und Atmung nicht normal. Stuhl und Harn können nicht gehalten werden, es hat kein Descensus der Hoden stattgefunden. Diagnose: Littlesche Erkrankung."

Es wurden Operationen zur Behebung der spastischen Lähmungen vorgenommen, die aber keinen Erfolg hatten. Bei unserer Nachuntersuchung im Frühjahr 1937 fanden wir im wesentlichen, daß das im obigen Befund geschilderte Krankheitsbild das gleiche geblieben war: spastische Tetraplegie mit vorwiegendem Befallensein der unteren Extremitäten, jedoch auch deutliche spastische Erscheinungen der oberen Extremitäten. Proband machte keinen debilen Eindruck, sondern schien psychisch ein für sein Alter normales Kind zu sein; Stotterer. Die Mutter teilte mit, daß er noch immer an Enuresis litte. Er hatte in den letzten Jahren, wenn auch selten, Anfälle gehabt, die nach Schilderung der Mutter als epileptisch bezeichnet werden konnten.

Grete (Partnerin): Erstgeborene. Bei ihr nahm die Erkrankung einen fast völlig gleichen Verlauf. Auch sie bekam 6 Wochen nach der Geburt Krämpfe, war an den unteren Extremitäten stark unbeweglich und lernte nicht richtig laufen. Sie stand ebenso wie der Proband in ärztlicher Behandlung.

1936: „Pupillen reagieren prompt auf Licht und Konvergenz, abgehackte, stotternde Sprache. Sehr lebhafte Reflexe der Extremitäten, gesteigerte, an der ganzen Tibiakante auslösbare PSR. Kein Fuß- oder Patellarklonus. Das Kind macht mit den Armen ziellose, unbegründete Bewegungen. Beugung und Streckung im Hüftgelenk frei und ausgiebig, dagegen ist die Abduktion infolge eines bds. Adductorenspasmus bis zur Hälfte eingeschränkt. Ebenfalls Einschränkung der Außenrotation. Kind kann sitzen, dagegen nicht allein gehen oder stehen. Bei Führung an einer Hand spastischer, unbeholfener Gang; dabei tritt das Kind nur auf den Zehen auf (Spitzfußstellung)."

Operative Eingriffe zeitigten einen gewissen Erfolg; jedenfalls konnten auch wir uns bei einer Nachuntersuchung im Frühjahr 1937 davon überzeugen, daß der Zustand der Partnerin etwas besser als der des Probanden war. Zweifellos bestanden bei der Partnerin auch spastische Erscheinungen im Bereiche der oberen Extremitäten, doch standen bei weitem die Spasmen der unteren Extremitäten im Vordergrund des Erscheinungsbildes. Das Kind konnte sich nur mühsam aufrechterhalten. Bei dem geringsten Stoß fiel es um. Psychisch machte es einen seinem Alter entsprechenden aufgeweckten Eindruck; in der Schule kam es ganz gut mit.

Zusammenfassung. PZ-Paar mit angeborener spastischer Tetraplegie beider Paarlinge.

Epikrise. Das Zwillingspaar ist in mancher Hinsicht sehr bemerkenswert: *ist es doch ein Paar, das man rückhaltslos als einwandfrei konkordant bezeichnen kann.* Und gerade dieses Pärchen-Zwillingspaar kann andererseits wieder als Beweis dafür angeführt werden, daß hier sehr wahrscheinlich eine geburtstraumatische Noxe, die beide Paarlinge betraf, zu dem konkordanten Erscheinungsbild geführt hat.

Schließlich wollen wir ganz kurz eines anamnestischen Befundes gedenken, den wir bei diesem Paare erheben konnten und zwar die Angabe, daß die Mutter noch während der Schwangerschaft mehrere menstruelle Blutungen, darunter eine sehr starke gehabt hatte. Eine derartige Angabe ist nicht ohne Interesse, wurde doch erst kürzlich durch die interessanten Untersuchungen von GEYER[1] die Bedeutung solcher Befunde, die auf innersekretorische Störungen der Mutter schließen lassen und eine Schädigung oder zu geringe Reife des Eies nicht ausgeschlossen erscheinen lassen, für die mongoloide Idiotie beschrieben; wir wollen es vorläufig dahingestellt sein lassen, ob auch in unserem Fall an ähnliche Vorgänge zu denken wäre.

10. PZ-Paar: Günther und Meta M.

(Angeborene spastische Tetraplegie des Probanden.)

Geburtsbericht. Geburt 1924, 2. Entbindung der Mutter nach 2jähriger Pause. Die Geburt war rechtzeitig. Nachdem das erste Kind (Partnerin) spontan geboren worden war, wollte es mit der Geburt des Probanden nicht weitergehen. Erst nach stundenlangem Warten kam der Arzt und stellte fest, daß der Schädel eingeklemmt sei. Er brachte durch einen Eingriff Probanden zur Welt. Ob dabei eine Zange angewendet wurde, weiß die Mutter nicht anzugeben. Proband wog etwas unter 2500 g, die Partnerin etwas darüber. Der Arzt schrieb darüber: „Die zweieiigen Zwillinge schienen bei der Geburt vollkommen normal, gesund und gut ausgetragen zu sein. Insbesondere zeigte sich beim Probanden keine Schädelmißbildung, keine breite Nasenwurzel, kein Hydrocephalus."

Familienanamnese. In der Familie keine auffallenden Krankheiten. Die Großmutter mütterlicherseits hatte gleichgeschlechtliche Zwillingsgeschwister, ebenso der Großvater väterlicherseits.

Anamnese und Befund. Günther (Proband): Zweitgeborener. Gleich nach der Geburt war Proband sehr schwach und hatte einen starken langanhaltenden Ikterus. Der Arzt bemerkte auch bald darnach, daß das Kind krank war. Er soll deshalb angeordnet haben, daß Proband nicht gestillt werden solle. Der Arzt schrieb darüber: „Schon wenige Monate nach der Geburt zeigte es sich, daß in der geistigen Regsamkeit sich zwischen dem Probanden und seiner Partnerin ein Unterschied herausbildete, der von Monat zu Monat größer und auffälliger wurde. Auch beobachtete ich bald, daß Proband mit seinen beiden Ärmchen eigenartige athetotische Bewegungen ausführte." Während sich die Zwillingsschwester normal entwickelte, sich rechtzeitig aufzusetzen, zu stehen und zu laufen begann, wollte dies

[1] GEYER, H.: Die rassenhygienische Bedeutung der Keimschädigung mit besonderer Berücksichtigung der mongoloiden Idiotie. Erbarzt 4, 115 (1937).

dem Probanden nicht gelingen. 1926, im Alter von 2 Jahren, wurde er erstmalig an eine Univ.-Kinderklinik gebracht: „Diagnose: Debilitas capitis infolge Geburtsschädigung (leichte Form von Little). Kann noch nicht sitzen, spricht nicht, reagiert auf äußere Reize. Sehr guter kräftiger Ernährungszustand. Muskulatur kräftig, man hat den Eindruck, daß er am linken Arm schwächer sei, geringe Umfangsdifferenz. Schädel sichtlich etwas zu klein. Deutliche Lähmung des rechten Mundfacialis. PSR gesteigert, ASR lebhaft. Babinski bds. positiv. Eigentliche Spasmen der Extremitäten lassen sich nicht nachweisen, doch besteht gelegentlich ein leichter Achillesklonus. Etwas stärkere Rigidität am rechten Arm. Geringe Adductorenspasmen an den Oberschenkeln. Bei der Lumbalpunktion ist der Druck etwas erhöht, die Zellen nicht vermehrt, die Reaktion negativ. Kann noch nicht allein sitzen, kann kaum den Kopf halten. Mit den Armen athetotische Bewegungen, ziemlich unsicher im Griff. Zweifellos geringe Mikrocephalie."

1927: Bei einer Nachuntersuchung an der gleichen Klinik wurde eine leichte Besserung festgestellt, doch konnte Proband weder allein sitzen, noch allein gehen. Ausgesprochen unsicheres Greifen.

In den folgenden Jahren verschlechterte sich der Zustand. Hatte er vorher einige Worte reden können, so konnte er später nicht mehr sprechen, die Extremitäten wurden immer „verkrampfter", er konnte mit den Händen und Armen nichts machen. Alle Steh- und Laufversuche scheiterten. Der Hausarzt teilte folgendes mit: „Im Laufe der Jahre wurde das Zurückbleiben der geistigen Entwicklung in der Ausdrucksweise immer mehr offenbar. Die geistige Entwicklung machte keinerlei Fortschritte. Das einzige Interesse bestand in der Nahrungsaufnahme, bei der er stets gefüttert werden mußte. Von einer Ausbildung der Sprache oder sonstiger geistiger Fähigkeiten konnte keine Rede sein, auch zum Gehen kam der Kranke nicht, er lag zu Bett oder mußte im Wagen gefahren werden. In den letzten Jahren stellten sich von Zeit zu Zeit epileptoide Anfälle ein; an den Folgen eines derartigen Anfalles ist er auch gestorben." Er starb im Alter von 8 Jahren nach einem epileptischen Anfall.

Meta (Partnerin): Erstgeborene. Vollkommen gesundes, überdurchschnittlich begabtes Mädchen. Außer einiger Kinderkrankheiten stets gesund gewesen. Sie war stets in der Klasse die Erste, auch gegenwärtig in der Realschule. Bei unserer Untersuchung im Sommer 1936 fanden wir ein vollkommen normales und gesundes, sehr begabtes Mädchen.

Zusammenfassung. PZ-Paar mit angeborener spastischer Tetraplegie des Probanden. Partnerin normal und gesund.

11. PZ-Paar: Maria und Heinrich W.

(Angeborene spastische Tetraplegie der Probandin.)

Geburtsbericht. Geburt 1922, 1. Entbindung der 32jährigen Mutter. Die Geburt erfolgte 2 Wochen zu früh und gestaltete sich schwer; die Mutter hatte 2 Tage lang Wehen und auch der Blasensprung soll bereits 2 Tage vor der Geburt eingetreten sein. Der Partner wurde spontan geboren, Probandin soll durch Wendung und Zange zur Welt gebracht worden sein. Probandin wog etwa 3500 g, Partner 3250 g.

Familienanamnese. Die Mutter des Zwillingspaares ist im Alter von 44 Jahren im Anschluß an eine Operation wegen Magenkrebses gestorben. Aus der übrigen Familie ist, mit Ausnahme des Partners, worüber weiter unten eingegangen wird, nichts Auffallendes zu berichten, auch keine weiteren Zwillingsgeburten.

Anamnese und Befund. Maria (Probandin): Zweitgeborene. Schon bald nach der Geburt fiel den Eltern auf, daß sich Probandin nicht so benahm wie ein normales Kind. Im Alter von einigen Wochen und Monaten soll Probandin mehrmals an Krampfanfällen gelitten haben. Als der Partner rechtzeitig laufen und reden lernte, versagte Probandin hierin vollständig, weshalb ärztliche Hilfe in Anspruch genommen wurde. Aus den Befunden.

1931: „Größe unter der Norm, das Gewicht darüber, so daß Patientin adipös aussieht. Starker Speichelfluß. Klumpfußartige Kontrakturen beider Füße, Motorik im ganzen verkrampft, steif und schwerfällig. Spasmen in sämtlichen Extremitäten. Arm- und Beinreflexe bds. gesteigert, bds. Fußklonus. Linker Facialis weniger innerviert als der rechte. Wassermann im Blut negativ. Diagnose: Wahrscheinlich Folgezustand nach geburtstraumatischer Schädigung mit schweren neurologischen Störungen und erheblicher Intelligenzschädigung."

Probandin kam in eine Anstalt, in der sie bis vor ihrem Tode 1935 verblieb. Aus den Befunden ist zu entnehmen, daß die geschilderten Erscheinungen gleich geblieben waren. Der Tod erfolgte unter der Diagnose Coxitis tuberculosa, Sepsis, Herzschwäche. Eine Nachuntersuchung konnte von uns nicht durchgeführt werden, da zur Zeit der Erfassung des Zwillingspaares Probandin bereits verstorben war.

Heinrich (Partner): Erstgeborener. War von Geburt an ein körperlich normal entwickeltes Kind, ein schlechter Schüler, unter dem Durchschnitt, als leicht schwachsinnig zu bezeichnen. Sein Lehrer in der ländlichen Kreisberufsschule urteilte kürzlich folgendermaßen über ihn:

1938: „Seine Allgemeinbegabung liegt weit unter dem Durchschnitt der Klasse. Er ist ein stiller, sehr verschlossener Schüler, der sich kaum am Unterricht beteiligt und daher in seinem Charakter schwer zu erkennen ist. Das Ziel der Volksschule dürfte er nicht erreicht haben."

Abgesehen von dieser psychischen Störung bekam er im Alter von 8 Jahren eine eigentümliche Erkrankung: plötzlich begann er das Gleichgewicht zu verlieren und bekam Sehstörungen, vielleicht im Sinne von Doppelbildern. Fachärzte, deren Befunde uns vorlagen, sprachen den Verdacht auf einen Kleinhirntumor aus, doch verweigerte der Vater die vorgeschlagene Operation. Die Beschwerden besserten sich innerhalb von 2—3 Monaten, um schließlich vollkommen zu verschwinden. Heute ist der Partner, wie wir bei einer Nachuntersuchung im Juli 1938 feststellen konnten, abgesehen von der sicher vorliegenden Debilität, normal und gesund und vor allem neurologisch völlig o. B. Mit allen Vorbehalten wollen wir die Vermutung aussprechen, daß es sich bei jener ungeklärten Erkrankung vielleicht um den ersten Schub einer multiplen Sklerose gehandelt haben könnte.

Auf Grund der einwandfrei diagnostizierbaren Debilität müssen wir dieses Zwillingspaar zu den „schwach konkordanten" zählen; leider konnten wir nicht feststellen, ob der Partner bereits vor der eigentümlichen Nervenerkrankung geistig zurückgeblieben war, oder ob sich unter Umständen seine Debilität erst als Folgeerscheinung nach jener Störung von seiten des Zentralnervensystems eingestellt hatte. Das völlige Fehlen jedes neurologischen Herdsymptoms und die vollkommene körperliche Wiederherstellung ließen sich allerdings im Sinne eines angeborenen Schwachsinns verwerten.

Zusammenfassung. PZ-Paar mit angeborener spastischer Tetraplegie der Probandin, Debilität und einer unklaren vorübergehenden Nervenstörung des Partners.

12. PZ-Paar: Waldemar und Alice O.

(Angeborene spastische Tetraplegie des Probanden.)

Geburtsbericht. Geburt 1929, 1. Entbindung der 38jährigen Mutter. Die rechtzeitige Geburt verlief außerordentlich schwer, bei beiden Paarlingen wurde Zangengeburt durchgeführt. Proband wog 2500 g, Partnerin etwa 3000 g.

Familienanamnese. In der Familie keine auffallenden Krankheiten; eine Kusine des Vaters hatte Zwillinge.

Anamnese und Befund. Waldemar (Proband): Zweitgeborener. Schon bald nach der Geburt merkten die Eltern, daß das Kind „wie gelähmt" war; es konnte auch nicht an die Brust angelegt werden und hatte eine sehr starke Gewichtsabnahme. Auch stellten sich bald nach der Geburt Krämpfe ein, die sich bis zum 10. Lebensmonat oft wiederholten.

Im Alter von 2 Jahren wurde Proband an einer Kinderklinik behandelt (1931): „Imbezillität bei einem 2 Jahre alten Kinde als Folge eines Geburtstraumas (Zange, Krämpfe nach der Geburt bis zum 10. Monat). Es bestehen keine ausgesprochenen Zeichen einer spastischen Diplegie."

Massage und Turnen brachten eine leichte Besserung mit sich; 1936 an einer Univ.-Nervenklinik zur Beobachtung: „Der Mund steht, wenn er sich nicht in Bewegung befindet, gerade, beim Lippenzusammenpressen kein wesentlicher Unterschied zwischen rechts und links. Gehör für Flüstersprache nicht prüfbar. Die Zunge wird gerade herausgestreckt. Bei Hand- und kleinen Fingerbewegungen zeigt sich eine deutliche Athetose, Bewegungen auf ein Ziel hin sind unsicher, es wird vorbeigefaßt, bei der Intention kommt es zu unwillkürlichen Mitbewegungen aller Muskeln. An Armen und Beinen überwiegen die Strecker über die Beuger. Bei Ruhe stehen die Zehen im Grundgelenk in Dorsalflexion, in den anderen kleinen Zehengelenken besteht Plantarflexion. Patient tritt beim Gehen unter

Hebung der Fußballen stark mit den Haken und den äußeren Fußrändern auf, die Füße knicken dabei leicht nach außen. Dies fällt besonders am linken Bein auf, wo die Erscheinungen ausgeprägter sind. Im linken Kniegelenk sind die Bewegungen ruckweise, häufiges Durchknicken. Zwischendurch tritt das Kind beim Gehen nur mit den Zehenspitzen und mit den Ballen auf, setzt an den Fersen und Fußrändern überhaupt nicht auf. Außerdem werden die Beine häufig kreuzweise aufgesetzt. Bei Bewegungen der Arme erfolgen unwillkürliche Bewegungen der Beine und umgekehrt. Bei Bewegungen der Synergisten werden ganze Gruppen der Antagonisten mitbewegt. Die Halsmuskulatur hypotonisch, sie scheint nicht auszureichen, um den großen Kopf zu halten, der nach vorne und links geneigt gehalten wird. Sehnen- und Periostreflexe sehr lebhaft, pathologische Reflexe nicht deutlich nachweisbar. Sprache verwaschen, Unterkiefer wird beim Sprechen und Weinen hin- und hergeschoben, wobei man nicht entscheiden kann, ob mehr nach rechts oder mehr nach links. Bei einer Encephalographie konnten Seitenventrikel und dritter Ventrikel deutlich gefüllt werden; die Seitenventrikel zeigten normale Form und Lage bei geringgradiger Erweiterung. Die Erweiterung betrifft sowohl die vorderen als auch die hinteren Partien. Der dritte Ventrikel zeigt normale Form und Lage. Auf der Seitenaufnahme ist kein sicherer pathologischer Befund zu ersehen. Der Subarachnoidalraum ist vorwiegend in der Stirn- und Schläfengegend dargestellt und zeigt normale Form der Spalten. Übersicht: Leicht hydrocephaler Schädel bei etwas verminderter Dicke der Schädelkapsel. Mäßige Ausprägung der Impressiones digitatae, an der Schädelbasis, insbesondere an der Sella, röntgenologisch nichts sicher Krankhaftes."

Bei unserer Nachuntersuchung im Dezember 1937 konnten wir anamnestisch nachträglich feststellen, daß Proband auch noch in den letzten Jahren an epileptischen Anfällen gelitten hatte. Im letzten Jahre besuchte er die Hilfsschule. Bei unserer Untersuchung fanden wir die früheren Befunde bestätigt, nur hatten wir den Eindruck, daß die spastischen Erscheinungen, die früher nur angedeutet waren, bei unserer Untersuchung recht deutlich waren und ungefähr gleichmäßig alle Extremitäten betrafen. Leichte hydrocephale Schädelbildung, Strabismus convergens. Schwerhörig, Sprache verwaschen, leicht stotternd.

Alice (Partnerin): Erstgeborene. War stets ein völlig gesundes Kind, das an Kinderkrankheiten bisher Parotitis, Masern und Varicellen mitmachte. Durchschnittsschülerin. Wir fanden ein normales und gesundes Mädchen, ohne jedes pathologische Symptom.

Zusammenfassung. PZ-Paar mit angeborener spastischer Tetraplegie und bds. Athetose des Probanden. Partnerin normal und gesund.

13. PZ-Paar: Gertrud und Herbert F.

(Angeborene spastische Hemiplegie der Probandin.)

Geburtsbericht. Geburt 1932, 4. Entbindung der 38jährigen Mutter nach 4jähriger Pause. Die Geburt war sehr schwer, doch war bei der Geburt des erstgeborenen Partners keine ärztliche Hilfe notwendig. Hingegen wurde die zweitgeborene Probandin durch den Arzt manuell zur Welt gebracht. Sie kam scheintot zur Welt und gab erst nach längeren Bemühungen Lebenszeichen von sich. Der Abstand zwischen den beiden Geburten betrug etwa 4 Stunden. Die Geburt erfolgte rechtzeitig, die Kinder waren gut entwickelt, die genauen Geburtsgewichte waren nicht mehr feststellbar.

Familienanamnese. In der großen Verwandtschaft keine Nerven- oder Geisteskrankheiten, auch keine andere Zwillingsgeburt.

Anamnese und Befund. Gertrud (Probandin): Zweitgeborene. Nach der Geburt fiel den Eltern nichts Besonderes am Kinde auf, aber als es die ersten Laufversuche gleichzeitig mit dem Partner unternahm, bemerkten die Eltern, daß Probandin am linken Beine eine Gehstörung hatte. Schon im Alter von 9 Monaten bekam sie den ersten Stützapparat. Mit 1 Jahr lernten die Kinder gleichzeitig sprechen und auch die weitere Entwicklung war, abgesehen von der Lähmung des linken Beines, normal. Sie bekamen nacheinander Masern und Mumps, Probandin stand in langjähriger fachärztlicher Behandlung, es wurden ihr immer wieder neue Stützapparate verordnet, ohne daß eine wesentliche Besserung ihrer Gangstörung eingetreten wäre. Aus Befunden.

1935: „Diagnose: Geburtsschädigung, infantile Hemiplegie, Hydrocephalus. Befunde: Deutliche hydrocephale Schädelbildung, Sprache normal, Intelligenz normal, Reflexe der oberen Extremität nicht wesentlich verschieden. Das linke Bein diffus atrophisch, paretisch verkürzt. Motilität: Spastische Parese des linken Beines, leichte spastische Kontraktur des linken Fußgelenkes. PSR, ASR bds. lebhaft ohne deutlichen Unterschied. Links deutlicher Babinski, rechts Babinski negativ. Keine Sensibilitäts- oder Koordinationsstörungen. Spastisch paretischer Gang links."

In den folgenden Jahren keine wesentliche Änderung des Zustandes. Bei unserer Nachuntersuchung im Frühjahr 1938 fanden wir eine geringe hydrocephale Schädelbildung, eine spastische Parese der linken unteren Extremität mit deutlich positivem Babinski. Die linke obere Extremität nicht deutlich spastisch verändert, vielleicht die motorische Kraft etwas geringer, doch war der Unterschied zwischen rechts und links nicht deutlich als pathologisch anzusehen, da Probandin ausgesprochene Rechtshänderin ist. Die Eltern glaubten freilich, daß Probandin mit der linken Hand etwas ungeschickter wäre.

Herbert (Partner): Erstgeborener. Machte eine völlig normale Kindheitsentwicklung mit, lernte zur rechten Zeit laufen und sprechen, und ist, wie wir bei unserer Nachuntersuchung feststellen konnten, ein aufgewecktes, geistig und körperlich vollkommen normales Kind.

Zusammenfassung. PZ-Paar mit angeborener spastischer linksseitiger Hemiplegie der Probandin, Partner völlig normal und gesund.

14. PZ-Paar: Margot und Heinz Sch.

(Leichte angeborene spastische Paraparese der Probandin.)

Geburtsbericht. Geburt 1934, 1. Entbindung der 30jährigen Mutter. Nach ziemlich beschwerdereicher Schwangerschaft (Schmerzen in der Herzgegend, Ohnmachten, Atembeschwerden) wurde Probandin bei normalem Geburtsverlauf (Frühgeburt im Beginn des 9. Monats) ohne ärztlichen Eingriff aus Schädellage geboren; der Partner wurde fast eine Stunde später aus Querlage durch Wendung und Extraktion zur Welt gebracht (Mutter in Narkose). Die Mutter bekam wegen Blutverlust sofort nach der Entbindung eine Kochsalzinfusion. Probandin wog etwa 2270 g, der Partner 1780 g; Länge: Probandin 43 cm, Partner 42 cm.

Familienanamnese. Die Paarlinge sind die einzigen Kinder des Elternpaares, Vater bis auf zeitweise auftretende geringfügige Magenbeschwerden gesund, Mutter leicht erregbar und gab selbst an, daß sie Zeit ihres Lebens „furchtbar mit den Nerven zu tun hatte". Vor kurzem hatte sie eine Polyarthritis rheumatica. Sie hat eine tuberkulöse Schwester, ein Bruder der Mutter starb an Nabelvereiterung als Säugling. Keine anderen Zwillingsgeburten in der Familie.

Anamnese und Befund. Margot (Probandin): Erstgeborene. Als die Paarlinge mit 10 Monaten ungefähr gleichzeitig zu laufen begannen, fiel den Eltern auf, daß, während der Junge normal lief, das Mädchen sich nur auf den Fußspitzen fortbewegen konnte; wurde auf einer orthopädischen und einer Nervenklinik untersucht und behandelt.

1935 (im Alter von 10 Monaten): „Wahrscheinlich LITTLEsche Krankheit mit lebhaften Reflexen, ASR und PSR gesteigert, Babinski. Beim Aufstellen stellt sich das Kind auf die Zehen; drückt man die Fersen auf die Unterlage, so werden die Beine im Knie nicht ganz gestreckt. Das Becken wird nach hinten gelagert. Der Körper nimmt eine nach vorne gebogene Lage ein und hält so das Gleichgewicht. Die Beine können auch passiv nicht ganz gestreckt werden. Man spürt die gespannten Strecker des Unterschenkels. Der Dorsalflexion des Fußes wird starker Widerstand entgegengesetzt. Zusammenfassend besteht eine beiderseitige Kniebeugekontraktur und Spitzfußstellung, deren Ursache wahrscheinlich in einer LITTLEschen Krankheit begründet ist."

Allgemein roborierende Maßnahmen, Höhensonne, Lebertran u. dgl. besserten im Laufe der Jahre die Gangbeschwerden der Probandin wesentlich. Heute ist kaum mehr etwas von einer Gangstörung zu bemerken. Sprechen und reden lernte Probandin zur rechten Zeit.

Bei unserer Nachuntersuchung im Frühjahr 1938 fanden wir Andeutung von Spasmen an den unteren Extremitäten, gesteigerte ASR und PSR, unsicherer Babinski. In der Funktion ist, wenigstens beim Gehen im Zimmer, kaum eine Störung zu bemerken. Das Kind machte einen aufgeweckten Eindruck.

Heinz (Partner): Zweitgeborener. Machte eine vollkommen normale Kindheitsentwicklung durch, lernte zur normalen Zeit laufen und sprechen. Die Mutter schilderte ihn allerdings als ein „nervöses Kind", das leicht erregbar und schreckbar ist, Pavor nocturnus.

Bei unserer Untersuchung konnten keine pathologischen Befunde erhoben werden, nur fürchtete sich das Kind sehr und war kaum zu beruhigen.

Zusammenfassung. PZ-Paar mit leichter, angeborener spastischer Paraparese (mit Rückbildungstendenz) der Probandin, Partner neurologisch normal.

15. PZ-Paar: Luise und Otto B.

(Schwere Athetose und Spasmen aller Extremitäten der Probandin.)

Geburtsbericht. Geburt 1929, 1. Entbindung der 25jährigen Mutter nach beschwerdereicher Schwangerschaft. Die Geburt erfolgte rechtzeitig ohne ärztlichen Eingriff. Geburtsgewicht der Probandin etwa 2250 g, des Partners 2750 g.

Familienanamnese. Die Paarlinge sind die einzigen Kinder des Elternpaares, die Eltern stammen aus gesunden Familien, in denen sich nichts Auffälliges findet. Die Mutter des Zwillingspaares hat unter ihren Vettern und Basen 3 Zwillingspaare.

Anamnese und Befund. Luise (Probandin): Zweitgeborene. Wurde aus Steißlage geboren, kam scheintot zur Welt und mußte erst durch künstliche Maßnahmen zum Atmen gebracht werden. Schon bald nach der Geburt fiel den Eltern auf, daß Probandin „nicht so war wie normale Kinder“, insbesondere nicht wie ihr Zwillingsbruder. Sie war außerordentlich schwach, konnte nicht von der Brust trinken, „wo man das Köpfchen hinlegte, da blieb es liegen“. Aber schon nach einigen Monaten fiel den Eltern auf, daß sie mit Ärmchen und Beinchen eigentümliche Bewegungen ausführte. Als der Zwillingspartner zu sprechen und zu laufen begann, machte Probandin keinerlei derartige Anstalten und lernte erst spät, mit 5 oder 6 Jahren, sich einigermaßen verständlich zu machen. Richtig laufen lernte sie infolge der schweren Zwangsbewegungen bis heute nicht. Aus Befunden:

1931: „Für sein Alter geistig und körperlich zurück. Kraft in den Händen sehr gering, werden beide überflektiert gehalten, lassen sich aber fast widerstandslos beugen. Arme sind spastisch adduziert und in den Ellenbogen flektiert. Dazu athetotische Bewegungen von Finger und Hand. Rundrücken, nicht ganz ausgleichbar. Adductoren- und Flektorenspasmen der Oberschenkel. Beine werden spontan nicht gestreckt, passiv sind sie gegen einen ziemlichen Widerstand zu strecken. PSR stark gesteigert, Fußklonus bds. Diagnose: Cerebrale Kinderlähmung nach Geburtstrauma, Anämie, Rachitis.“

1933: „Starke Athetose, keine Kontrakturen, einwandfreie Debilität.“

Bei unserer Nachuntersuchung im August 1938 fanden wir schwerste Athetosen in allen 4 Extremitäten, so daß Probandin weder gehen noch stehen kann. Obwohl Arme und Beine fast ständig in Kontrakturstellung gebracht werden, bestehen keine eigentlichen Kontrakturen. Spastische Erscheinungen nur in geringem Maße nachweisbar, beiderseits Babinski angedeutet, Probandin macht hinsichtlich der Intelligenz einen ihrem Alter entsprechenden Eindruck; infolge ihrer körperlichen Behinderung besucht sie keine Schule, soll aber mit ihrem Zwillingsbruder mitlernen und dabei oft ein besseres Gedächtnis und mehr Wissen zeigen als dieser. Beim Versuch zu stehen oder zu gehen werden die athetotischen Bewegungen besonders stark, dabei kommt es auch zu athetotischen Bewegungen im Bereiche des Gesichts. Syndaktylie der Grundphalangen der 2. und 3. Zehe bds.

Otto (Partner): Erstgeborener, hatte Masern und Mumps gleichzeitig mit seiner Zwillingsschwester, war sonst stets völlig gesund. Bei unserer Untersuchung fanden wir einen körperlich vollkommen normalen Knaben, keine Syndaktylie, Linkshänder. Neurologisch vollkommen o. B. Besucht derzeit die Volksschule und ist ein so guter Schüler, daß er zum Besuch der Realschule auf Staatskosten vorgeschlagen wurde.

Zusammenfassung. PZ-Paar mit schwerer Athetose aller Extremitäten der Probandin, Partner neurologisch o. B.

d) Die Zwillingspaare mit kleingestorbenen Partnern.

1. Z-Paar mit kleingestorbenem Partner: Anneliese und Bruno M.

(Pärchen-Zwillingspaar, cerebrale Tetraplegie der Probandin.)

Geburtsbericht. Geburt 1934, 1. Entbindung der 26jährigen Mutter. Frühgeburt im 7. Monat, Geburtsverlauf rasch, Probandin in Steißlage, Probandin war scheintot, was von der Hebamme auf eine Nabelschnurumwicklung zurückgeführt wurde. Beide Paarlinge waren außerordentlich lebensschwach. Probandin wog kaum 1000 g, Partner etwa 1500 g.

Während der Schwangerschaft hatte die Mutter durch viele Monate an unstillbarem Erbrechen mit starkem Speichelfluß (angeblich bis zu 4 Liter täglich) gelitten.

Familienanamnese. In der Familie keine Geistes- oder Nervenkrankheiten; auch keine weitere Zwillingsgeburt.

Anamnese und Befund. Anneliese (Probandin): Zweitgeborene. War unmittelbar nach der Geburt schwer asphyktisch und mußte durch künstliche Handgriffe zum Leben gebracht werden. Mit $2^1/_2$ Jahren wurde sie zu einem Arzt gebracht, da sie noch nicht zu laufen begonnen hatte und auch schlecht sprach. Als Probandin dann doch zu laufen begann, fiel sofort auf, daß sie das rechte Bein nachzog. Aus Befunden:

1937: „Obere Extremität: Reflexe beiderseits gesteigert, r. $>$ l. Untere Extremität: Spastische Parese bds., vor allem rechts, spastisch-paretischer Gang, vielleicht sogar leicht ataktisch. Das Leiden ist als cerebrale Kinderlähmung zu bezeichnen; es ist anzunehmen, daß bei der Geburt multiple Blutungen in das Gehirn erfolgt sind und das jetzige Krankheitsbild ist auf den Restzustand dieser Blutungen zurückzuführen. Für eine Encephalitis im Säuglingsalter besteht kein Anhaltspunkt."

Bruno (Partner): Erstgeborener, war außerordentlich lebensschwach, vermochte nicht zu saugen und starb nach 8 Tagen.

2. Z-Paar mit kleingestorbenem Partner: Helga und Heinz-Jürgen St.

(Pärchen-Zwillingspaar, cerebrale Tetraplegie der Probandin.)

Geburtsbericht. Geburt 1935, 1. Entbindung der 28jährigen Mutter. Frühgeburt im 8. Monat. Die sehr schwere Geburt nahm lange Zeit in Anspruch (über 15 Stunden), kein ärztlicher Eingriff. Die Paarlinge wogen je 3250 g; beide waren sehr lebensschwach, der Partner war ganz blau und mußte durch künstliche Handgriffe zum Leben gebracht werden.

Familienanamnese. In der Familie ist weder eine auffallende Krankheit, noch eine weitere Zwillingsgeburt vorgekommen.

Anamnese und Befund. Helga (Probandin): Erstgeborene. War nach der Geburt sehr lebensschwach, wurde nur mit Mühe am Leben erhalten. Im Alter von einigen Wochen traten kurzdauernde Krämpfe auf. Sie hob erst mit 9 Monaten den Kopf bei Rückenlage. Schon in den ersten Lebensmonaten wäre den Eltern aufgefallen, daß das Kind beim Wickeln die Beine krampfhaft an sich zog und mit dem rechten Arm nicht zufassen konnte. Im Alter von etwa 1 Jahr englische Krankheit, die sich bald gebessert hätte. Es stand seit Geburt in Beobachtung des Hausarztes, der 1937 folgenden Befund mitteilte: „Bei der Patientin zeigten sich im Laufe des 1. Lebensjahres deutliche Zeichen einer spastischen cerebralen Diplegie. Die anfangs scheinbar bestehende Debilitas mentis scheint jedoch zu verschwinden. Rachitische Symptome sind unter antirachitischer Behandlung abgeheilt."

Kurze Zeit später lag Probandin an einer Univ.-Klinik: „LITTLEsche Krankheit, hervorgerufen durch Geburtstrauma oder intrauterine Schädigung. Kein Anhaltspunkt für eine luische Erkrankung. Lähmung beider Beine und beider Arme, dabei besteht der Eindruck, daß rechtsseitig die Lähmung eher schlaff, links leicht spastisch ist. Psychisch munteres Kind, das aber deutlich zurückgeblieben ist, noch kein Sprachvermögen vorhanden. Die Bewegungen des linken Beines vielleicht andeutungsweise ataktisch."

Wenige Wochen nachher wurde an einer anderen Univ.-Klinik folgender Befund erhoben:

„Mimisch bleibt der linke Mundwinkel zurück. Linke obere Extremität etwas spastisch, rechts wohl auch paretisch, aber mehr schlaff. Strampelt links mehr, hantiert links, faßt rechts nicht zu. Sensibilität, soweit prüfbar, normal. Kann nicht allein sitzen. Linke untere Extremität etwas spastisch, rechts mehr schlaff. Der Gang sieht links deutlich spastisch aus, rechts nicht eindeutig zu beurteilen.

Heinz-Jürgen (Partner): Zweitgeborener. Starb 20 Tage nach der Geburt an Lebensschwäche (laut ärztlichem Befund).

3. Z-Paar mit kleingestorbenem Partner: Ursula und Paul B.

(Pärchen-Zwillingspaar, cerebrale Diplegie der Probandin.)

Geburtsbericht. Geburt 1927, 1. Entbindung der Mutter, schwere Frühgeburt im 7. Monat. Probandin wog 1250 g, Partner 1500 g. Probandin wurde spontan geboren, Partner durch ärztlichen Eingriff.

Familienanamnese. Eltern gesund. In der Familie weder eine auffallende Krankheit, noch weitere Zwillingsgeburten.

Anamnese und Befund. Ursula (Probandin): Erstgeborene, war als Siebenmonatskind sehr schwach entwickelt, konnte nur mit vieler Mühe von der Mutter großgezogen werden. Dem Krankenblatt einer Univ.-Kinderklinik, auf der Probandin in den ersten Monaten nach der Geburt lag, entnahmen wir, daß sie außerordentlich schwach war, schlecht gedieh, schwierig gefüttert werden mußte, häufig erbrach. Sie fixierte wohl, war sehr abgemagert, 5 Monate nach der Geburt waren Zeichen von Rachitis angedeutet. Ein eigenartiger Befund wurde am Genitale des Säuglings erhoben: „Klitoris ist auffallend lang, im linken Labium majus bis in die Gegend des äußeren Leistenrings ist deutlich ein überbohnengroßer, länglicher Körper zu tasten, der durchaus als Testikel plus Nebenhoden imponiert." Im Alter von 3 Jahren Keuchhusten, bald danach Stomatitis aphthosa. Bald nach der Geburt fiel eine abnorme Haltung der Füße auf; als Probandin im Alter von fast 3 Jahren endlich zu laufen begann, konnte sie nur mit den Zehenspitzen auftreten. Von den Krankenhausaufenthalten, die das Kind mitmachte, sei der Befund einer chirurgischen Univ.-Klinik mitgeteilt, an der Probandin eine Z-förmige Verlängerung der beiderseitigen Achillessehnen zur Behebung seiner spastischen Lähmung mitmachte: „Imbezill, doppelseitiger Strabismus, beide Füße stehen in Spitzfußstellung, Peroneusschwäche. Das Kind kann überhaupt nicht frei stehen oder laufen. Es macht, wenn es gehalten wird oder sich selbst am Bett oder Wand festhält, mit den Beinen stets un- oder falsch koordinierte Bewegungen, indem es nur die Fußspitzen aufsetzt." Der Operationserfolg war ein mäßiger. Das Kind stand nachher noch zeitweise im Krüppelheim in Behandlung. (1931): „Schwerste Adductorenspasmen der Beine. Geistig zufriedenstellend. Nach operativer Behandlung (intrapelvine extraperitoneale Obturationsresektion bds.). Spasmen weitgehendst beseitigt, Spreizung der Beine gut, keine Spitzfüße, Gang mit stark gekrümmten Knien." Eine wesentliche Besserung der Beschwerden ist nicht eingetreten. Bezüglich der Veränderung am Genitale ist aus den späteren Krankengeschichten nichts Abnormes mehr zu ersehen; die Eltern berichten dazu, daß die auffallende „Drüse" in der linken Leistenbeuge nach einigen Jahren verschwunden sei und daß ihnen von den damaligen Ärzten gesagt worden sei, daß es sich nur um eine belanglose Lymphdrüse gehandelt habe.

Eine Nachuntersuchung der Patientin im Frühjahr 1937 ergab eine ziemlich hochgradige spastische Lähmung der unteren Extremitäten mit starker Funktionsbehinderung, Strabismus, Stottern. An den oberen Extremitäten ist kein sicherer pathologischer Befund erhebbar. In psychischer Beziehung machte Probandin keinen ausgesprochen debilen Eindruck. Sie besucht gegenwärtig die Volksschule und ist eine mittelmäßige Schülerin. Wir entnahmen einer Beurteilung durch den Klassenlehrer Folgendes: „In Anbetracht ihres körperlichen Zustandes sind ihre Leistungen gut zu nennen. Sie hat in jedem Schuljahr bisher ihre Aufgaben befriedigend erfüllt, das Klassenziel erreicht und konnte daher immer versetzt werden."

Paul (Partner): Starb am 2. Tage nach der Geburt an Lebensschwäche.

4. Z-Paar mit kleingestorbenem Partner: Paul B. und totgeborener Knabe.

(Gleichgeschlechtliches Zwillingspaar, cerebrale Diplegie des Probanden.)

Geburtsbericht. Geburt 1930, 4. Entbindung der Mutter. Der Geburtsverlauf war normal, die Geburt erfolgte rechtzeitig. Nach der spontanen Geburt des Probanden hatte die Mutter durch 2 Stunden starke Wehen, nach dieser Zeit wurde das 2. Kind ohne Beihilfe des Arztes tot geboren. Die Nachgeburt soll einfach gewesen sein. Während der Schwangerschaft hatte die Mutter ein etwa 5 Wochen dauerndes Erysipel des Gesichtes und der Kopfhaut mit hohem Fieber, wobei sie alle Haare verlor.

Familienanamnese. Das 1. Kind der Eltern war ein totgeborener Knabe, der mit ärztlicher Hilfe als Steißlage geboren wurde. Die Geburt dauerte abnorm lange, das Geburtsgewicht betrug 4 kg. Das 2. Kind war ein normal geborenes Mädchen, das im Alter von etwa $^1/_2$ Jahr unter Fieber und heftigen Krämpfen starb. Dann folgte ein normal geborenes und gesundes Mädchen und 6 Jahre später die Zwillingsgeburt. In der Familie keine auffallenden Krankheiten. Die Mutter hat Zwillingsgeschwister.

Anamnese und Befund. Paul (Proband): Erstgeborener. Schon bald nach der Geburt stellten die Eltern fest, daß das Kind „nicht wie andere war". Es hatte in der linken Scheitelgegend einen Eindruck, der vom Arzt auf einen Druck im Mutterleib durch Zwillingspartner zurückgeführt wurde. Im Alter von 4 Monaten wurde das Kind auf eine Univ.-Kinderklinik gebracht: „Nach unserer Diagnose handelte es sich um eine angeborene Hirnmißbildung mit Mikrocephalie und Zeichen der cerebralen Kinderlähmung. Spasmen, besonders im Gebiet der Adductoren, der Rückenmuskulatur und wohl auch der Schlundmuskulatur. Die Liquoruntersuchung ergab normalen Befund, Wa.R. sowohl im Liquor als auch im Blut negativ. Die Encephalographie zeigte eine ganz erhebliche Erweiterung der Seitenventrikel und eine völlig abgeflachte Hirnoberfläche."

Nach den Berichten der Eltern wurde der Zustand des Kindes immer schlechter, es starb im Alter von $5^1/_2$ Jahren.

Partner (Totgeburt): Zweitgeborener.

Epikrise. Der Fall ist aus mehrfachen Gründen bemerkenswert. Die Diagnose der Kinderklinik ließ eine angeborene Hirnmißbildung, vielleicht im Sinne einer endogen bedingten Mißbildung vermuten. Dieser Vermutung standen zwei strikte Angaben entgegen: 1. Die Mutter des Kindes machte während der Schwangerschaft einen wochenlangen, hochfieberhaften, infektiösen Prozeß durch. Es wäre eine intrauterine cerebrale Erkrankung des Kindes denkbar. 2. Außerdem wurde bei der Geburt, obwohl keine Zange in Anwendung kam, ein deutlicher dellenförmiger Eindruck am Kopf des Kindes festgestellt, so daß auch ein Geburtstrauma ziemliche Wahrscheinlichkeit für sich hat. Der Fall ist unseres Erachtens beweisend dafür, daß man die klinische Diagnose einer endogenen Hirnmißbildung nur mit größter Vorsicht stellen darf und daß selbst bei Vorliegen eines klinischen Bildes, das für eine endogene Hirnmißbildung zu sprechen scheint, intrauterine Prozesse oder geburtstraumatische Vorgänge nicht ausgeschlossen werden können. Leider wurde das Kind nicht obduziert, so daß die anatomische Kontrolle des klinischen Befundes fehlt.

5. Z-Paar mit kleingestorbenem Partner: Erhard B. und Totgeburt.

(Geschlecht des Partners unbekannt, cerebrale Hemiplegie des Probanden.)

Geburtsbericht. Geburt 1901, 1. Entbindung der Mutter. Normaler Verlauf der rechtzeitigen Geburt. Kein ärztlicher Eingriff, andere Einzelheiten der Geburt waren nicht mehr festzustellen.

Familienanamnese. Es wurden nur briefliche Erhebungen gepflogen; nach diesen sind in der ausgedehnten Sippe weder andere Zwillingsgeburten, noch irgendwelche auffallende Krankheiten vorgekommen; nur eine Schwester der Mutter hatte ebenfalls einmal eine Totgeburt.

Anamnese und Befund. Erhard (Proband): Erstgeborener. Bald merkten die Eltern, daß Proband den rechten Arm nicht so bewegen konnte wie den linken, es fiel eine Lähmung der rechten Körperseite auf. Im 10. Lebensjahr kam es zu schweren Anfällen, die bis heute in unregelmäßigen Abständen, zeitweise sehr gehäuft, wieder kommen. Er befand sich mehrmals in Krankenhäusern, einmal auch im Alter von 14—20 Jahren durch 6 Jahre in einem Krüppelheim. Aus den dort erhobenen Befunden sei nur mitgeteilt, daß er häufig Anfälle hatte, daß eine spastische Lähmung der rechten Körperhälfte bestand, mit besonderem Befallensein des rechten Beines. Die Diagnose lautete: „Angeborene cerebrale Kinderlähmung." Er wurde dort zum Stuhlflechter ausgebildet.

Aus den sonstigen Krankenhausbefunden sei folgendes erwähnt:

1928: „Pupillen rund, gleichweit, reagieren prompt auf Licht und Konvergenz. Konvergenzparese der Augäpfel. Deutliche Parese des rechten Mundastes des Facialis. Rechtsseitige spastische Hemiparese mit starker Atrophie des rechten Armes und des rechten Beines. Hohlspitzfuß leichten Grades rechts. Der rechte Arm wird im Schultergelenk adduziert, im Ellbogengelenk rechtwinkelig flektiert, im Handgelenk maximal im spitzen Winkel dorsal flektiert und etwas supiniert getragen. Die Hand ist besonders stark atrophisch, die Finger werden im Grundphalangen-Interphalangealgelenk dorsal flektiert und gespreizt gehalten. Der Daumen ist maximal adduziert und opponiert. In den Kleinfingergelenken besteht eine leichte Flexionsstellung. Bewegungen im rechten Schultergelenk sind spontan möglich. Der rechte Schultergürtel hängt und ist in der Entwicklung zurückgeblieben. Das rechte Ellbogengelenk ist aktiv maximal flektierbar, passive Streckung nur bis zu einem Winkel von etwa 150° möglich. Aktive und passive Bewegungen im rechten Handgelenk sind völlig unmöglich, das Gelenk ist versteift. In den Kleinfingergelenken ist die Bewegungsmöglichkeit ebenfalls stark beschränkt. Die Muskulatur im rechten Arm ist stark atrophisch. Der Muskeltonus stark vermehrt. Die Muskulatur des rechten Beines ist ebenfalls atrophisch. Spontanbewegungen sind möglich, das rechte Fußgelenk ist etwas unbeweglich, ebenso das rechte Hüftgelenk. Sehnen- und Periostreflexe an der rechten Körperhälfte stark gesteigert, kein Klonus. Babinski positiv. Rechtsseitig spastisch-paretischer Gang. Sensibilität für alle Qualitäten intakt. Schwachsinn. Typisch epileptische Anfälle. Wa.R. negativ. Röntgenaufnahme des Schädels o. B. Diagnose: Porencephalie, rechtsseitige spastische Hemiplegie, Epilepsie."

1935: „Patient wird im Status epilepticus eingeliefert. Schwere tonisch-klonische Krämpfe, die auf der rechten Körperseite beginnen und sich rasch universell ausbreiten. Starke Cyanose, Lichtstarre, weite Pupillen, kein Zungenbiß, kein Einnässen, keine Pyramidenzeichen im Anfall. Lumbalpunktion ergibt einen artifiziell sanguinolenten Liquor mit geringer Gesamteiweißvermehrung. Der körperliche Status entspricht vollkommen dem von 1928. Es handelt sich um eine Porencephalie mit rechtsseitiger spastischer Hemiparese. Als Ursache der Porencephalie ist wohl ein intrauterines Hirntrauma anzunehmen. Es besteht erhebliche Demenz. Sensibilitätsstörungen nicht vorhanden."

In den letzten beiden Jahren sind die Anfälle seltener geworden. Unsere Nachuntersuchung im September 1937 ergab körperlich den schon geschilderten Befund einer rechtsseitigen Hemiparese mit zentraler Facialislähmung rechts. Schwachsinn.

(Partner): Totgeburt, von der nicht einmal das Geschlecht festgestellt wurde.

6. Z-Paar mit kleinverstorbenem Partner: Lothar D. und Totgeburt.

(Gleichgeschlechtliches Zwillingspaar, cerebrale Hemiplegie des Probanden.)

Geburtsbericht. Geburt 1928, 2. Entbindung der Mutter nach 6jähriger Pause. Vom Geburtshelfer erhielten wir folgenden Geburtsbericht: „Zwillinge, beide Querlage, ein Knabe seit Tagen abgestorben, ein Knabe lebend, Länge 51 cm, das Kind ziemlich schwächlich." Andere Einzelheiten der Geburt außer dem angeblichen Geburtsgewicht von fast 2000 g waren nicht erhebbar.

Familienanamnese. Über den unehelichen Vater des Zwillingspaares konnte nichts in Erfahrung gebracht werden. Aus der Familie der Mutter war nichts Auffallendes ermittelbar, die Mutter ist, wie sie selbst sagt, etwas nervös. Keine anderen Zwillingsgeburten in der mütterlichen Sippe.

Anamnese und Befund. Lothar (Proband): Es konnte nicht festgestellt werden, wer der Erstgeborene war. Bald nach der Geburt fiel der Mutter auf, daß das Kind mit dem linken Arm und mit dem linken Bein sich nicht so bewege, wie mit dem rechten. Wegen dieser Halbseitenlähmung wurde er bisher in zahlreichen Krankenhäusern und Anstalten, verschiedentlich auch operativ behandelt. Mit 3 Jahren Rachitis. Aus den vielen Krankengeschichten und Befunden, die uns vorliegen, wollen wir nur kurz erwähnen, daß es sich um eine typische spastische Halbseitenlähmung cerebralen Ursprunges handelte. Wir konnten diese Diagnose auch bei einer Nachuntersuchung im Sommer 1936 bestätigen. Linksseitige Halbseitenlähmung mit zentraler Facialislähmung, Strabismus convergens.

Partner: Totgeburt, männlichen Geschlechts, keine Einzelheiten feststellbar.

7. Z-Paar mit kleingestorbenem Partner: Werner und Walter E.

(Gleichgeschlechtliches Zwillingspaar, cerebrale Hemiplegie des Probanden.)

Geburtsbericht. Geburt 1918, 1. Entbindung der Mutter, Geburt erfolgte 7 Wochen zu früh, beide Paarlinge wurden durch Zange entbunden. Die Geburtsgewichte betrugen bei beiden etwa 1500 g. Über die Nachgeburt war nichts in Erfahrung zu bringen. Gleich nach der Geburt waren beide Paarlinge sehr schwach.

Familienanamnese. In der Verwandtschaft sind angeblich weder Zwillingsgeburten, noch auffallende Krankheiten vorgekommen.

Anamnese und Befund. Werner (Proband): Erstgeborener. Bald nach der Geburt fiel den Eltern bereits eine Lähmung des Kindes auf. Als Proband zu laufen beginnen sollte, gelang ihm dies nicht und erst mit 3 oder 4 Jahren lernte er mühsam, sich fortzubewegen. Im Alter von 9 Jahren wurde er an einer orthopädischen Heilanstalt operiert: „Es handelt sich um eine cerebrale Lähmung des rechten Armes und Spitz- und Hohlfuß rechts. Behandlung: Tenotomie der Plantarfascie und der Achillessehne rechts. Tenotomie der Zehenstrecker rechts.“

Die Operation hatte einen guten Erfolg, Proband ist in der Landwirtschaft tätig, und zwar nicht nur zu Hause, sondern er kann sogar fremde Dienstplätze ganz gut ausfüllen. Er hat die Volksschule besucht, worüber wir folgende Auskunft erhielten: „Seine geistige Begabung ist sehr gering, daher blieb er dauernd in derselben unteren Abteilung sitzen. Er besuchte die einklassige Volksschule vom 1. 4. 24 bis 23. 3. 32. 1931 wurde er von der Abteilung des 1. Schuljahres in die des 2. versetzt. Er erreichte so ziemlich das Ziel des 2. Schuljahres und wurde mit folgendem Zeugnis entlassen: Betragen recht gut, Fleiß und Aufmerksamkeit gut, Religion, Deutsch, Rechnen und Musik genügend, Schreiben im ganzen gut; die gesamte Beurteilung nach Maßstab des 2. Schuljahres.“

1934 wurde der Antrag auf Unfruchtbarmachung wegen angeborenem Schwachsinn gestellt, doch lehnte das Erbgesundheitsgericht den Antrag mit folgender Begründung ab: „Es ist nach dem Gutachten des Kreisarztes anzunehmen, daß nicht angeborener Schwachsinn vorliegt, sondern ein Schwachsinn, der nach der Geburt durch cerebrale Kinderlähmung entstanden ist. Das Gesetz zur Verhütung erbkranken Nachwuchses läßt aber die Unfruchtbarmachung bei erst später erworbenem Schwachsinn nicht zu. Dem Antrag konnte daher nicht stattgegeben werden.“

Walter (Partner): Sowohl bei der schriftlichen Befragung, wie bei einem persönlichen Besuch, gaben die Eltern strikte ihrer Meinung Ausdruck, daß der Partner gleichfalls eine Lähmung gehabt haben müsse und daran gestorben sei. Auf die Frage, woraus sie auf die Lähmung schlossen, konnten sie allerdings nichts Positives angeben; er hätte nach der Geburt immer geschlafen und wäre sehr matt gewesen, hätte aber keine Krämpfe oder Anfälle gehabt. Er starb 2 Woche nach der Geburt an „Lebensschwäche“.

8. Z-Paar mit kleingestorbenem Partner: Johanna und Klara F.

(Gleichgeschlechtliches Zwillingspaar, cerebrale Tetraplegie der Probandin.)

Geburtsbericht. Geburt 1904, 1. Entbindung der Mutter, Geburt im 7. Monat. Probandin wog etwa 2250 g, Partnerin nur 1500 g. Über die Nachgeburt und andere Einzelheiten war nichts in Erfahrung zu bringen.

Familienanamnese. Ein Bruder der Mutter starb in einer Heilanstalt an Dementia praecox im Alter von 37 Jahren. Keine weiteren Zwillingsgeburten in der Familie.

Anamnese und Befund. Johanna (Probandin): Erstgeborene. Die Schwangerschaft der Mutter verlief außerordentlich schwer, die Mutter bekam schwere Ödeme der Beine und des Unterleibs; auch soll sie während der Schwangerschaft Sehstörungen gehabt haben. Die Entbindung erfolgte im 7. Monat, der Geburtsverlauf war ein annähernd normaler. Gleich nach der Geburt bekam Probandin Krämpfe und war auffallend wenig beweglich. Lähmungserscheinungen von seiten aller Extremitäten wurden immer deutlicher, in den ersten Jahren kam es auch zu schweren athetotischen Störungen. Die Lähmungserscheinungen und die Athetose hielten unvermindert bis heute an. Probandin war eine schwere Bettnässerin. Probandin lernte zwar im 4. Jahr ein wenig gehen, doch ist sie bis heute infolge der Lähmungen schwer behindert und hat niemals eine wesentliche Gangfestigkeit gewonnen. Auch psychisch war sie schwach begabt und besuchte die Hilfsschule, konnte dort einiges erlernen, wurde aber von der Hilfsschule als schwachsinnig beschrieben. Von Anfang hatte sie auch schwere Sprachstörungen. Sie war auch bei einer ganzen Reihe von Fachärzten in Behandlung, auch in Krankenhäusern ist sie stets als angeborene cerebrale Kinderlähmung und LITTLEsche Krankheit bezeichnet worden.

Bei unserer Nachuntersuchung fanden wir eine spastische Tetraplegie, besonders hochgradig in den unteren Extremitäten, die linke Seite schwerer befallen als die rechte, athetotische Bewegungen der oberen Extremitäten, des Kopfes und des Oberkörpers; auch schwere Sprachstörungen und Debilität.

Klara (Partnerin): War bei der Geburt wesentlich schwächer als Probandin, hatte keine Krämpfe, starb am 6. Tag nach der Geburt an „Lebensschwäche" ohne besondere Erscheinungen.

9. Z-Paar mit kleingestorbenem Partner: Albert und Otto G.

(Gleichgeschlechtliches, wahrscheinlich zweieiiges Zwillingspaar, cerebrale Tetraplegie des Probanden.)

Geburtsbericht. Geburt 1874, 6. Entbindung der 39jährigen Mutter nach kurzer Pause; Geburt wahrscheinlich rechtzeitig, kein ärztlicher Eingriff. Die Paarlinge sahen sich gleich nach der Geburt nicht ähnlich, da Proband, wie ein älterer Bruder mitteilte, ausgesprochen rote Haare hatte, der Partner hingegen nicht.

Familienanamnese. Der Vater starb an Schlaganfall, die Mutter an Altersschwäche. Keine weiteren Zwillingsgeburten in der Familie.

Anamnese und Befund. Albert (Proband): Ob Erst- oder Zweitgeborener war, ließ sich nicht feststellen; er war ein sehr schwaches Kind, das unmittelbar nach der Geburt die Nottaufe erhielt. Schon in den ersten Monaten nach der Geburt stellten die Eltern fest, daß seine Beine gelähmt waren, er hatte als Kind niemals Krämpfe, jedoch von Kindheit an eine durch die Lähmung bedingte Spitzklumpfußstellung bds., eine spastische Lähmung des rechten Armes, Spasmen im linken Arm und eine zentrale Facialislähmung rechts. Nur mit Krücken konnte er sich fortbewegen; schon in einem der ersten Befunde, der uns zugänglich wurde, heißt es, daß er psychisch minderwertig und nur zu Hilfsarbeiten zu gebrauchen war.

1923: „Pupillen reagieren gut auf Licht und Konvergenz. PSR bds. gesteigert, doch zeitweise schwer auslösbar wegen der starken Spasmen, Biceps- und Tricepsreflex erhöht. Rechter Ober- und Unterschenkel, linker Unterschenkel zeigen spastische Beugekontrakturen in beiden Knien. Klumpfuß bds. Rechter Oberarm sowie linker Oberschenkel paretisch, Spasmen in beiden Hüftgelenken. Die Knie stehen fest aneinandergepreßt. Starker Spasmus im rechten Oberarm. Keine groben Sensibilitätsstörungen. Sprache langsam, gepreßt. Patient hat keine Schulbildung. Ruhig, freundlich, zufrieden, geordnet, leichter Schwachsinn".

Aus einem Befund von 1929: „Rechte Gesichtshälfte schwächer als die linke. Zunge weicht nach links ab, geringe Steifigkeit der Wirbelsäule. Beine verkümmert und gelähmt. Beweglichkeit des rechten Beines schlechter als links, stark behindert, besonders Supination. Die Lähmungen sind spastischer Art. Gehversuche nur mit Krücken. Gemütsstimmung willig und freundlich, macht Hilfsarbeiten."

Bei unserer Nachuntersuchung im November 1937 fanden wir einen gegenüber den angeführten Befund unveränderten Zustand mit allen dazugehörigen Pyramidensymptomen, ohne Sensibilitätsstörungen. Debilität.

Otto (Partner): Über ihn war nur zu erfahren, daß er, wie sein Bruder mitteilte, ein gesundes Kind war, das im Alter von 9 Monaten an einer Kinderkrankheit starb.

10. Z-Paar mit kleingestorbenem Partner: Ursula und Hans H.

(Pärchen-Zwillingspaar, angeborene cerebrale Tetraplegie der Probandin.)

Geburtsbericht. Geburt 1929, 1. Entbindung der Mutter. Frühgeburt im 8. Monat. „Probandin 37 cm lang, 1050 g schwer, schlaffe Haut, kurze dunkelblonde Haare, anstehende Nägel an Finger und Zehen, kleine Labia nicht bedeckt, Kind unreif. Partner 39 cm lang, 1300 g schwer, schlaffe Haut, kurze dunkelblonde Haare, Nägel an Finger und Zehen anstehend, Hoden nicht eingetreten, ein reifes lebendes Kind."

Familienanamnese. Das Zwillingspaar entstammte einer unehelichen Schwangerschaft. Über die Familie des Vaters war nichts in Erfahrung zu bringen. In der Familie der Mutter sind keine auffälligen Krankheiten vorgekommen. Die Mutter hat ein Zwillingsgeschwisterpaar, ein Bruder der Mutter hat auch ein Zwillingspaar.

Anamnese und Befund. Ursula (Probandin): Kam gleich nach der Geburt an eine Kinderklinik, auf der sie sich $^1/_2$ Jahr befand. Von seiten des Nervensystems wurden damals nur sehr lebhafte Reflexe festgestellt. Die Hauptdiagnose lautete: „Frühgeburt, Lebensschwäche"; außerdem wurden während des halbjährigen Klinikaufenthaltes folgende Nebendiagnosen gestellt: Sklerem, Soor, Pyodermie, Pharyngitis, Bronchitis, Bronchopneumonie, Anämie, Rachitis, Nabelhernie.

Die Diagnose der LITTLEschen Krankheit wurde damals noch nicht gestellt, doch gibt die Mutter mit Sicherheit an, daß ihr schon während des Klinikaufenthaltes auffiel, daß das Kind nicht so beweglich war wie andere Kinder. Probandin fing im normalen Alter nicht zu laufen an, schließlich wurde es deutlich, daß sie an beiden Beinen eine Lähmung hatte und sich nur auf den Zehenspitzen mühsam fortbewegen konnte. Die Mutter brachte das Kind wegen dieser Erscheinungen im Alter von 2 Jahren an eine orthopädische Klinik, an der es mit Unterbrechungen bis heute in Behandlung stand. Es wurde damals die Diagnose einer LITTLEschen Krankheit gestellt. Aus Befunden: „Das Kind ist geistig zurückgeblieben, aber nicht ausgesprochen imbezill. Es konnte mit $1^3/_4$ Jahren noch nicht laufen. An beiden Händen geführt, bewegte es sich mit überkreuzten Beinen fort. Beiderseitige Spitzfußstellung, starke Spasmen der Adductoren des Oberschenkels." Im Alter von 2 Jahren und im Alter von 5 Jahren wurden Operationen ausgeführt, die jedoch keinen Erfolg mit sich brachten. Das Gehen wurde eher schlechter.

Bei unserer Nachuntersuchung im Sommer 1936 fanden sich eine schwere spastische Parese beider Beine und leichte Spasmen mit gesteigerten Reflexen in beiden Armen und Händen. Der linke Arm und die linke Hand schienen nicht so spastisch-paretisch zu sein wie die rechte obere Extremität.

Hans (Partner): Starb einen Tag nach der Geburt an Lebensschwäche. Wir konnten den Sektionsbefund erhalten, der folgendermaßen lautet: „Blutungen in die weichen Hirnhäute, in das Corpus striatum rechts und in beide Seitenventrikel. Mangelhafte Durchlüftung der Lungen."

Epikrise. Wir können dieses Paar im Rahmen unserer Untersuchungen als ein besonders wichtiges bezeichnen. Denn wir finden hier die Probandin aus einem Pärchen-Zwillingspaar an einer angeborenen cerebralen Tetraplegie leiden, während ihr Partner am 1. Tage nach der Geburt an einer autoptisch erwiesenen Gehirnblutung starb. Gerade in diesem Fall konnten wir anamnestisch kein sicheres Geburtstrauma nachweisen und keinen abnormen Geburtsbefund erheben außer einer Frühgeburt im 8. Monat. Von um so entscheidenderer Wichtigkeit ist für uns der eindeutige Obduktionsbefund des einen Paarlings, der eine stattgefundene geburtstraumatische Gehirnblutung außer Zweifel stellte. Was liegt näher, als auch das Leiden der Probandin auf einen derartigen geburtstraumatischen Vorgang zurückzuführen, der nur bei ihr keine lebenszerstörende Wirkung zur Folge hatte? Ein klares Beispiel dafür, daß anamnestisch kein Geburtstrauma erhebbar sein muß und doch eine Gehirnblutung vorliegen kann.

11. Z-Paar mit kleingestorbenem Partner: Marianne K. und totgeborenes Mädchen.

(Gleichgeschlechtliches Zwillingspaar, cerebrale Tetraplegie der Probandin.)

Geburtsbericht. Geburt 1925, 3. Entbindung der Mutter nach kurzer Pause. Sie erfolgte im 8. Monat ohne ärztliche Hilfe. Die Nachgeburt soll einfach gewesen sein. Bericht des Hausarztes: „Das 2. Kind war totfaul. Da ich bei der Geburt selbst nicht zugegen war, habe ich nur die Leichenschau des totfaulen Mädchens vorgenommen. Es ist wahrscheinlich, daß das 2. Kind schon länger im Mutterleib abgestorben war, da die Haut sich in Fetzen abgelöst hatte."

Familienanamnese. Ein jüngerer Bruder starb im Alter von 3 Wochen nach ärztlichem Befund an „Lebensschwäche"; er hätte von Geburt an die Nahrung verweigert. In der Verwandtschaft sind keine weiteren Zwillinge vorgekommen.

Die Mutter des Zwillingspaares hatte von Geburt an einen kürzeren rechten Arm, an dem sich keine wesentlichen Lähmungserscheinungen feststellen ließen. Sie sagte selbst, daß sie die Verkürzung des rechten Armes von Geburt an gehabt habe. Sie glaubte aus Gesprächen ihrer Mutter entnehmen zu können, daß ihre Geburt leicht vonstatten gegangen war. Sie konnte von Kindheit an mit dem kürzeren Arm alle Bewegungen ausführen, doch wäre er zweifellos schwächer.

Unsere Nachuntersuchung im Sommer 1936 ergab folgenden Befund: Der rechte Oberarm hat ungefähr den gleichen Umfang wie der linke und scheint auch nicht wesentlich kürzer zu sein. Hingegen ist der rechte Unterarm wesentlich verkürzt und die rechte Hand ausgesprochen kleiner als die linke. Es sind weder Spasmen noch Rigor, noch deutliche Lähmungserscheinungen nachweisbar. Die Pronation und Supination ist einwandfrei, Sensibilitätsstörungen sind nicht nachweisbar. Vielleicht sind Ulnar- und Radialflexion der Hand etwas eingeschränkt.

Eine eingehende Befragung der Mutter, ob noch andere Glieder ihrer Familie diese Erscheinungen zeigten, blieb ergebnislos.

Anamnese und Befund. Marianne (Probandin): Erstgeborene. Schon im Wickelkissen fiel der Mutter auf, daß das Kind die Beine nicht wie normale Kinder an den Leib ziehen konnte. Die Entwicklung war außerordentlich langsam. Von der 8. Woche ab wurde das Kind mit Höhensonne bestrahlt. Als Probandin sitzen lernen sollte, wurde eine Lähmung der Beine bemerkt, auch an den Händen zeigten sich Lähmungserscheinungen. Aus Krankengeschichten: „Doppelseitige spastische Lähmung beider Beine. 1928 in unsere Behandlung gekommen. Konnte nicht selbständig stehen, Füße stehen vollkommen spitz, lassen sich kaum redressieren. Sämtliche Reflexe der Extremitäten erhöht. Erhebliche Spreizbehinderung beider Beine. Die Oberschenkel werden fest aneinandergedrückt gehalten. Im August 1928 Stoffelsche Operation, Bandapparat mit Spreizvorrichtung. Nachher konnte das Kind mit zwei Stöcken gehen und die Füße bis über den rechten Winkel dorsal flektieren. Im Jahre 1931 hatte sich ein leichtes Rezidiv entwickelt, das Kind mußte neue Schienen erhalten. Das Rezidiv wurde durch einfache Redression beseitigt. Im Jahre 1934 machte sich wieder ein Rezidiv bemerkbar, es bestanden bereits wieder Knie- und Fußkontrakturen, die abermals durch Redressionsverband beseitigt werden konnten. Die Intelligenz des Kindes ist herabgesetzt."

Unsere Nachuntersuchung im Sommer 1936 ergab eine ziemlich schwere spastische Lähmung der unteren Extremitäten (sie waren nicht gebrauchsfähig) mit spastischen Kontrakturen; zweifellos auch spastische Erscheinungen der oberen Extremitäten, besonders des rechten Armes. Debilität.

Partner (weibliche Totgeburt): Zweitgeborene. Näheres im Geburtsbericht.

12. Z-Paar mit kleingestorbenem Partner: Emma und Anna K.

(Gleichgeschlechtliches Zwillingspaar, spastische Hemiplegie der Probandin.)

Geburtsbericht. Geburt 1914, 1. Entbindung der Mutter. Die schwere Geburt erfolgte rechtzeitig, Zangengeburt. Über Nachgeburt war nichts festzustellen. Die Paarlinge waren normal entwickelt.

Familienanamnese. Die Mutter des Zwillingspaares hat außerdem noch ein gesundes Kind, aus 1. Ehe des Vaters sind 6 gesunde Kinder entsprungen, von denen 2 im Felde gefallen sind, außerdem starben aus 1. Ehe 1 Kind im Alter von 4 Monaten an unbekannter Ursache und 1 Kind im Alter von $1^1/_2$ Jahren angeblich an Rachitis. Keine weiteren Zwillingsgeburten in der Verwandtschaft.

Anamnese und Befund. Emma (Probandin): Erstgeborene. Schon im ersten halben Jahr fiel eine Lähmung der linken Seite auf. Im Alter von 7 Jahren lag sie mehrfach an einer orthopädischen und an einer Nervenklinik.

Nervenklinik. „Imbezillität, linksseitige cerebrale Kinderlähmung. Linkes Bein verkürzt, links Klumpfußbildung, linker Arm und linkes Bein stark hypertonisch. Reflexe links lebhafter als rechts. Babinski links positiv. Spastisch-paretischer Gang links. Hydrocephalischer Schädel. Psychisch ausgesprochen imbezill, steht auf der Stufe eines 3—4jährigen Kindes (im Alter von 7 Jahren)."

Chirurgische Klinik. „Pes equinovarus congenitus. Der linke Fuß steht in Supination und der vordere Teil des Fußes in Adduktion. Die Achillessehne ist sehr gespannt. Beim Gehen steht der Fuß in Spitzfuß- und Varusstellung. Pronation ist nur in ganz geringem Grade möglich. Dorsalflexion geht nicht ganz bis zu einem rechten Winkel. Operative Korrektur des Klumpfußes."

Gleichzeitig wurde an einer Augenklinik ein Befund erhoben, in dem es heißt: „Pupillenreaktion intakt, wegen dauernder Bewegung des Kopfes etwas unsicher zu beurteilen. Medien klar, beiderseits normale Iris. Papillen etwas unscharf und hell, aber noch in physiologischen Grenzen. Visus: 5/6."

Durch die Operation war eine gewisse Besserung eingetreten, das Mädchen lernte sich in der Landwirtschaft zu betätigen und kann bei vielen Arbeiten verwendet werden.

Unsere Nachuntersuchung im Sommer 1936 ergab eine spastische Halbseitenlähmung links mit zentraler Facialislähmung. Von einer hydrocephalen Bildung war nichts mehr zu bemerken; hingegen bestand Schielen. An der linken unteren Extremität schien eine ganz leichte Hypästhesie zu bestehen. Imbezillität.

Anna (Partnerin): Zweitgeborene. Starb wenige Stunden nach der Geburt an „Lebensschwäche“ ohne Krämpfe.

13. Z-Paar mit kleingestorbenem Partner: Josef und Anton K.

(Gleichgeschlechtliches, vielleicht eineiiges Zwillingspaar, angeborene cerebrale Diplegie des Probanden.)

Geburtsbericht. Geburt 1911, 4. Entbindung der 29jährigen Mutter nach kurzer Pause. Die rechtzeitige Geburt verlief ohne ärztlichen Eingriff, gestaltete sich nur dadurch etwas schwierig, daß der Erstgeborene (Proband) eine Steißgeburt war. Beide Kinder waren unmittelbar nach der Geburt sehr schwach, Proband wog etwa 2500 g, Partner rund 3100 g.

Familienanamnese. Das 1. Kind der Eltern starb am Tage seiner Geburt an unbekannter Ursache, dann folgten 2 gesunde Kinder, dann das Zwillingspaar, dann ein gesundes Kind und schließlich abermals ein gleichgeschlechtliches Zwillingspaar, von dem ein Partner im Alter von $^1/_2$ Jahr an unbekannter Ursache starb.

Anamnese und Befund. Josef (Proband): Erstgeborener. Schon von Geburt an fiel den Eltern auf, daß das Kind stets die Beine an den Leib gezogen hielt. Es konnte sich nicht selbständig aufrichten, weshalb es zum erstenmal im Alter von 3 Jahren in ein Krankenhaus kam, wo folgender Befund erhoben wurde: „Die Rückenmuskulatur ist gut entwickelt und kann auch sichtbar gebraucht werden, aber das Aufsitzen hat Patient offenbar nicht gelernt. Die Wirbelsäule hat noch die Krümmung des Vierfüßlers mit Kyphose der Brust und Lendenwirbelsäule. Die Beine können aktiv bewegt werden. Die Reflexe sind lebhaft, positiver Babinski bds. Beim Gehversuch kommen die Beine übereinander und werden erschwert und unvollkommen bewegt. Spitzfußstellung. Die Knie können nicht gestreckt werden. Keine Sensibilitätsstörung. Nach relativ kurzem Krankenhausaufenthalt lernte Patient ganz ordentlich sitzen.“ Im Alter von 10 Jahren kam er in eine Krüppelanstalt, in der er sich bis jetzt befindet. Aus Befunden: „Patient leidet an sog. LITTLEscher angeborener Krampflähmung. Er ist geistig zurückgeblieben, doch ist Bildungsfähigkeit vorhanden.“

Bei unserer Nachuntersuchung im Sommer 1936 fanden wir schwere spastische Beugekontrakturen der unteren Extremitäten, die Reflexe der unteren Extremitäten, soweit bei den starken Kontrakturen überhaupt prüfbar, gesteigert, Babinski bds. positiv. Keine groben Sensibilitätsstörungen nachweisbar. Die Reflexe der Arme waren lebhaft, doch im Bereiche der Norm. Allerdings gab Proband an, daß er feinere Arbeiten mit den Händen nicht durchführen könnte, sondern daß er sich dabei gehemmt fühlte. Leichte Debilität.

Anton (Partner): Zweitgeborener. Starb im Alter von 5 Stunden an „Lebensschwäche“.

14. Z-Paar mit kleingestorbenem Partner: Berta und Ernst K.

(Pärchen-Zwillingspaar, spastische Diplegie der Probandin.)

Geburtsbericht. Geburt 1929, 3. Entbindung der Mutter nach kurzer Pause. Frühgeburt im 7. Monat, die Geburt war außerordentlich schwer, beide Partner in Steißlage, bei beiden Partnern mußte ein ärztlicher Eingriff vorgenommen werden. Probandin wog etwa 1250 g, Partner 1750 g.

Familienanamnese. Vor der Geburt des Zwillingspaares gebar die Mutter eine vollkommen gesunde Tochter, danach ein Mädchen, das 2 Tage nach der Frühgeburt an „allgemeiner körperlicher Schwäche“ starb. Keine weiteren Zwillingsgeburten in der Verwandtschaft.

Anamnese und Befund. Berta (Probandin): Zweitgeborene. Als sie zu stehen und laufen beginnen sollte, fiel auf, daß sie eine Lähmung der unteren Extremitäten hatte. Es wurde schon damals von den behandelnden Ärzten die Diagnose der LITTLEschen Krankheit gestellt. Aus Krankengeschichten (1934): „Rachitische Symptome, besonders am Brustkorb. Allgemeine Bindegewebsschwäche mit überdehnbaren Gelenken. Das Kind kann nicht selbständig gehen und stehen. Bei passivem Versuch hält es die Knie gebeugt, die Oberschenkel aneinander genähert und belastet nur mit dem Vorderfuß. Die Ferse berührt den Boden nicht. Der passiven Beugung und Streckung der Gelenke wird Widerstand entgegengesetzt. Die Reflexe der Beine sind erheblich gesteigert. Diagnose: Little, spastische Spitzfüße". Damals wurde eine Achillotenotomie durchgeführt, die den Zustand etwas besserte.

Bei unserer Nachuntersuchung im Sommer 1936 fanden wir eine schwere spastische Paraplegie der unteren Extremitäten mit gesteigerten Reflexen, Klonus, positivem Babinski und Oppenheim. Die oberen Extremitäten waren frei, desgleichen schien das Kind psychisch normal zu sein.

Ernst (Partner): Starb einen Tag nach der Geburt an „Lebensschwäche", obwohl er besser entwickelt und kräftiger war als Probandin.

15. Z-Paar mit kleingestorbenem Partner: Anna K. und Totgeburt.

(Gleichgeschlechtliches Zwillingspaar, spastische Tetraplegie und Athetose der Probandin.)

Geburtsbericht. Geburt 1910, 1. Entbindung der Mutter, Frühgeburt im 7. Monat. Die Geburt soll sehr schwer gewesen sein und „drei Tage gedauert" haben, kein ärztlicher Eingriff.

Familienanamnese. Der Vater ist im Kriege gefallen, die Mutter soll an Typhus gestorben sein. Keine weitere Zwillingsgeburt in der Verwandtschaft.

Anamnese und Befund. Anna (Probandin): Ob Erst- oder Zweitgeborene ließ sich nicht feststellen. Soll ohne Störung gezahnt haben, litt als Säugling nicht an Krämpfen, konnte von frühester Jugend an nicht gehen, sprach seit dem 3. Jahr. Im Alter von 10 Jahren wurde sie in eine Heil- und Pflegeanstalt aufgenommen: „Diagnose: Schwachsinn, Little und Athetose double, tetanische Anfälle. Die linke Gesichtshälfte bleibt etwas zurück, an beiden Augen besteht zeitweilig Schielen nach außen. Pupillenreaktion verlangsamt, Pupillen weit, Sehvermögen herabgesetzt, Hörvermögen nicht gestört. Mit beiden Armen macht sie, wenn sie etwas ergreifen will, unsichere, schraubende Bewegungen. Die unteren Extremitäten sind atrophisch, sie kann mit Mühe frei stehen, jedoch nicht gehen. Hilfsschulleistungen schwach." Aus dem Krankheitsverlauf ist noch folgender Befund im Alter von 23 Jahren erwähnenswert: „Vollkommene spastische Lähmung beider Beine; die Pupillen sehr weit, reagieren auf Licht, genaue Untersuchungen der Augenbewegungen unmöglich, kein Nystagmus. Bei der Untersuchung wurde die linke Gesichtshälfte krampfartig verzogen, rechts nur einige Zuckungen. Der Mund wird schnäuzchenförmig verzogen, Chvostek links positiv, rechts angedeutet. Sie bekommt Anfälle mit stark positivem Chvostek, wobei sie den Kopf auf die linke Seite legt; starrblickende Augen mit lichtstarren Pupillen. Der Mund und die linke Gesichtshälfte werden noch verkrampft. Die Arme werden krampfhaft in einem nach links offenen Bogen ausgestreckt, wobei die Finger tonisch-klonisch gestreckt und gedehnt werden. Dabei wird die rechte Hand spastisch eingerollt, dann werden wieder tonisch-klonische Bewegungen ausgeführt, der ganze Körper streckt sich und die Beine werden so steif gestreckt, daß man sie buchstäblich daran aufhängen könnte. Ein solcher Anfall dauert einige Minuten und wird durch Reflexprüfungen ausgelöst. Nach dem Anfall werden die Pupillen wieder lichtreagierend, und zwar prompt und ausgiebig. Kein Trousseau, keine typische Tetaniestellung der Hände. Die Reflexe der oberen und unteren Extremitäten sind gesteigert, beide Hände bzw. die Finger beider Hände machen andauernd athetotische Bewegungen. Der Leib scheint ebenfalls spastisch gelähmt zu sein. Von den Extremitäten sind zweifellos die beiden rechten Extremitäten mehr betroffen als die linken. Das rechte Bein zeigt stärkere trophische Störungen, die Haut ist vollkommen blau, livide verfärbt. Am rechten Fuß Dauer-Babinski-Stellung. Die kleinen Zehen sind plantarwärts flektiert, auch die linken Zehen krallenartig nach unten flektiert. Es bestehen auch andere Zwischenhirnsymptome wie Zwangslachen und Zwangsweinen. Sie ist schwachsinnig, unrein."

Im Alter von 26 Jahren starb die Patientin in der Anstalt an einer „akuten Grippe", ohne daß vorher eine Änderung in den Befunden eingetreten wäre. Sie wurde nicht obduziert.

Partnerin: Totgeburt, soll angeblich nur mit einer Hand zur Welt gekommen sein. Genaueres ließ sich nicht erheben.

16. P-Paar mit kleingestorbenem Partner: Gertrud und Elfriede K.

(Gleichgeschlechtliches Zwillingspaar, cerebrale Tetraplegie der Probandin.)

Geburtsbericht. Geburt 1921, 4. Entbindung der Mutter nach $5^1/_2$jähriger Pause. Die Geburt erfolgte rechtzeitig, der Geburtsverlauf war normal. Probandin wog 2750 g, Partnerin 2500 g. 2 Nachgeburten, die Neugeborenen sahen sich überhaupt nicht ähnlich.

Familienanamnese. Eine Schwester des Zwillingspaares starb im Alter von $1^1/_2$ Jahren angeblich an Herzschwäche. In der Verwandtschaft findet sich sowohl väterlicher-, wie auch mütterlicherseits eine größere Anzahl kleingestorbener Kinder. Die Mutter hat ein gleichgeschlechtliches Zwillingsgeschwisterpaar, von dem beide Paarlinge im 1. Lebensjahr an Krämpfen starben.

Anamnese und Befund. Gertrud (Probandin): Zweitgeborene. War im 1. Lebensjahr besonders müde und schwach, schon in dieser Zeit trat der erste Krampfanfall auf. Diese Krampfanfälle wiederholten sich bis zu ihrem Tode. Als sie laufen lernen sollte, fand man, daß sie schlechter lief als normale Kinder; mit zunehmendem Alter und Häufung der Anfälle wurde auch das Laufen schlechter und es traten deutliche Lähmungserscheinungen auf. Im Alter von 10 Jahren lag sie längere Zeit an einer Univ.-Nervenklinik, an der die Diagnose „cerebrale Kinderlähmung und epileptische Anfälle" gestellt wurde. Aus Befunden: „Anamnestisch ist erhebbar, daß die Anfälle zumeist mit kleinen Zuckungen auf der linken Körperseite beginnen, wobei auch die linke Gesichtshälfte mitinbegriffen ist, die Anfälle können angeblich bis zu 2 Stunden dauern und treten etwa alle 3—4 Monate auf. Die Anfälle gehen mit Bewußtlosigkeit einher, jedoch konnte kein Zungenbiß beobachtet werden. Auch wurden vom 4. Lebensjahr Anfälle vom Typ des petit-mal beobachtet, die durch Parästhesien am linken Arm und Bein und durch Schwindelgefühl und Singultus charakterisiert waren. Eine Wesensänderung oder eine Demenz im Sinne der Epilepsie konnte nicht beobachtet werden. Zeigefingerversuch gelingt links nur unter groben ausfahrenden ataktischen Bewegungen, rechts o. B. Desgleichen Kniehakenversuch unter ataktischen Störungen geringen Grades. Vorwiegend paretische Erscheinungen. Mit linker Hand werden ab und zu spreizende Bewegungen ausgeführt. Grobe Kraft links herabgesetzt. Radius-, Periost- und Tricepsreflex links lebhafter als rechts. Bauchdeckenreflexe positiv in allen Quadranten, in den unteren Quadranten rechts schwächer als links. PSR beiderseits stark gesteigert, links mehr wie rechts. ASR rechts stärker gesteigert als links. Babinski beiderseits positiv, Oppenheim rechts positiv. Hypertonie der linken Extremitäten stärker als die der rechten. Spastisch-ataktischer Tremor der Hände".

2 Jahre nach diesem Klinikaufenthalt starb Probandin unter Krämpfen, ohne daß sich ihr Zustand in der Zwischenzeit gebessert hätte, wie wir aus Angaben der Eltern erfuhren. Darüber konnten wir nichts Näheres in Erfahrung bringen, da der Arzt, der zu dem sterbenden Kind gerufen wurde, keine Krämpfe mehr beobachten konnte, sondern gerade dazu kam, als Probandin verschied.

Elfriede (Partnerin): Erstgeborene, starb mit 5 Monaten nach der Geburt unter Krämpfen.

17. Z-Paar mit kleingestorbenem Partner: Theodor und Paul B.

(Gleichgeschlechtliches, wahrscheinlich zweieiiges Zwillingspaar, spastische Tetraplegie des Probanden.)

Geburtsbericht. Geburt 1927, 2. Entbindung der 41jährigen Mutter nach 7jähriger Pause. Die Schwangerschaft war normal, die Geburt erfolgte am Ende des 8. Monats. Geburtsverlauf schwer, das 2. Kind (Proband) wurde durch ärztlichen Eingriff, 2 Stunden nach der Geburt des Erstgeborenen, zur Welt gebracht. Proband war nach der Geburt schwer asphyktisch und wurde etwa 2 Stunden lang vom Arzt behandelt, um ihn am Leben zu erhalten. Aber noch mehrere Stunden nach der Geburt wurde er mehrmals „blau und kalt", so daß der Arzt den Eltern sagte, er würde wohl noch am Tage der Geburt sterben. Die Nachgeburt soll einfach gewesen sein, doch konnte sich die Mutter nicht mehr genau daran erinnern; aus einer anderen Angabe aber läßt sich auf Zweieiigkeit schließen: Proband war ein starkes Kind, Geburtsgewicht 2250 g, mit rundem Schädel und hellblondem Haar, der Partner hingegen war ein sehr zartes Kind, Geburtsgewicht nur etwa 1600 g, mit spitzem, länglichem Schädel und dunklen Haaren.

Familienanamnese. Die Eltern des Zwillingspaares haben noch einen, 7 Jahre vor dem Zwillingspaar geborenen Sohn, der gesund und normal ist. Irgendwelche auffallende Nervenkrankheiten sind in der Familie nicht vorgekommen, hingegen in der weiteren Verwandtschaft ein Zwillingspaar.

Anamnese und Befund. Theodor (Proband): Zweitgeborener. Über die Asphyxie unmittelbar und mehrere Stunden nach der Geburt wurde bereits berichtet. Proband blieb in geistiger und körperlicher Beziehung zurück. Erst mit 2 Jahren lernte er sitzen, selbständiges Laufen ohne Unterstützung erst mit 5 Jahren. Aber auch da war er im Laufen behindert und hatte schwere Gangstörungen. Aus Befunden:

1934: „Beim Gehen wird das linke Bein schlecht vom Boden erhoben und zirkumduziert. Sehr deutliche spastische Störung des Ganges, der unsicher ist, was sich vor allem beim Treppensteigen bemerkbar macht. Beim Aufrichten aus liegender Stellung hat man aber auch den Eindruck allgemeiner Muskelschwäche, vor allem aber auch im Bereiche des Stammes. Reflexe der oberen Extremitäten nicht gesteigert, hingegen die grobe motorische Kraft gering. Beim Finger-Nasenversuch leichte ataktische Bewegungen. Keine Sensibilitätsstörungen. Spastisch-ataktischer Gang der unteren Extremitäten. PSR und ASR sehr lebhaft, Babinski wegen lebhafter Abwehrreflexe nicht prüfbar, Oppenheim und Gordon links wiederholt positiv, rechts negativ. Kniehakenversuch etwas ungeschickt. Psychisch etwas schwerfällig, Sprachverlangsamung, die Intelligenz ist nicht wesentlich herabgesetzt. Es handelt sich bei dem Patienten zweifellos um eine geburtstraumatische Schädigung, die sich vor allem durch eine Entwicklungsstörung im Sinne der LITTLEschen Krankheit und eine eigentümliche Sprachverlangsamung ausdrückt."

Aus der im gleichen Jahre von einer Univ.-Kinderklinik erstellten Krankengeschichte sei nur die Zusammenfassung mitgeteilt: „LITTLEsche Krankheit bedingt durch asphyktische Geburt."

Wenige Wochen nach dem Aufenthalt auf der Kinderklinik bekam Proband einen Krampfanfall, dem man nach der Beschreibung der Eltern als einen typischen epileptischen Anfall bezeichnen konnte, er fiel mit schweren Krämpfen aller Extremitäten um und war durch längere Zeit bewußtlos. Derartige Anfälle wiederholten sich noch mehrmals und in einem solchen Anfall starb Proband 1934 im Alter von etwas mehr als 7 Jahren.

Paul (Partner): Zweitgeborener. War nach der Geburt, obwohl zarter, so doch nicht so geschädigt wie Proband. Doch begann er schon wenige Tage nach der Geburt zu husten, eine Erscheinung, die sich in den folgenden Monaten nicht verlor, sondern zeitweise besonders heftig wurde. Er starb im Alter von 8 Monaten unter heftigem Husten, wahrscheinlich an Lungenentzündung. Irgendwelche Auffälligkeiten von seiten des Nervensystems oder der Extremitäten waren nicht zu beobachten; vielmehr war er trotz seines Hustens viel lebhafter und aufgeweckter als der Proband und strampelte viel mit Armen und Beinen.

18. Z-Paar mit kleingestorbenem Partner: Ottilie und Henriette L.

(Gleichgeschlechtliches Zwillingspaar, angeborene spastische Parese.)

Geburtsbericht. Geburt 1893, 1. Entbindung der 27jährigen Mutter. Nach normaler Schwangerschaft erfolgte eine Frühgeburt im 7. Monat ohne ärztlichen Eingriff; die Paarlinge wogen zusammen 2500 g und waren sehr schwach, konnten nicht gestillt werden, vielmehr mußte ihnen die Nahrung zugeführt werden. Ob sie sich ähnlich gesehen haben, war nicht mehr feststellbar.

Familienanamnese. In der Verwandtschaft keine auffallenden Krankheiten, auch keine weiteren Zwillingsgeburten.

Anamnese und Befund. Ottilie (Probandin): Erstgeborene. War außerordentlich schwach, wurde mit künstlicher Ernährung im Brutkasten aufgezogen, lernte mit $1^3/_4$ Jahren sprechen, erst mit 7 Jahren infolge einer Beinlähmung, die schon kurze Zeit nach der Geburt in Erscheinung trat, laufen. Sie wurde vom 10. bis zum 17. Jahr privat unterrichtet, dabei waren die Leistungen in ethischen Fächern gut, im Rechnen schlecht. Sie litt zeitweise und zwar bis in die letzten Jahre an starken Depressionen und soll schon als Kind zum Lebensüberdruß geneigt haben, niemals hatte sie Krämpfe.

Aus den Krankengeschichten (1934): „Diagnose: Angeborene spastische Parese beider Beine, LITTLEsche Krankheit. Obere Extremitäten o. B. Gehen möglich, Hohlfußstellung.

PSR stark gesteigert, Probandin kann mit orthopädischen Schuhen kurze Zeit gehen, um nach wenigen Minuten zu ermüden. Die geistige Begabung ist sehr gut, die Gemütsstimmung willig und freundlich."

Bei unserer Nachuntersuchung im November 1937 fanden wir den gleichen Zustand: Schwere spastische Parese beider Beine mit allen Pyramidensymptomen. Arme normal, psychisch völlig intakt.

Henriette (Partnerin): Zweitgeborene. Starb etwa 2 Wochen nach der Geburt an „Lebensschwäche".

19. Z-Paar mit kleingestorbenem Partner: Anneliese und Elsa M.

(Gleichgeschlechtliches Zwillingspaar, cerebrale Tetraplegie der Probandin.)

Geburtsbericht. Geburt 1929, 2. Entbindung der 29jährigen Mutter nach 1jähriger Pause. Der Geburtsverlauf war angeblich glatt, die Geburt erfolgte im 8. Monat. Probandin wurde in Kopflage, Partnerin in Steißlage geboren. Über die Nachgeburt und über allfällige auffallende Ähnlichkeiten oder Verschiedenheiten der Paarlinge konnte nichts in Erfahrung gebracht werden. Probandin wog bei der Geburt etwa 2250 g, Partnerin 2000 g, Probandin soll 42 cm, Partnerin 40 cm lang gewesen sein.

Familienanamnese. Schon bei der 1. Entbindung der Mutter wurde ein Pärchenzwillingspaar geboren von dem beide Paarlinge unmittelbar nach der Geburt starben. Die Mutter soll herzleidend sein, andere Angaben über auffallende Krankheiten in der Familie waren nicht zu erheben.

Anamnese und Befund. Anneliese (Probandin): Erstgeborene. Schon bald nach der Geburt fiel den Eltern auf, daß Probandin sich nicht normal bewegte; der befragte Arzt wies sie an eine Univ.-Kinderklinik ein, an der sie im Alter von $1^1/_4$ Jahren starb; über den Krankheitsverlauf wurde folgendes berichtet: „Es kann kein Zweifel darüber bestehen, daß bei dem Kind eine cerebrale Diplegie bestand, die entweder auf Entwicklungshemmungen vor der Geburt oder auf Schädigung des Gehirns bei der Geburt zu beziehen wäre. Die eigenartige Kielstirne, die das Kind bot, sowie die etwas schräge Stellung der Augen läßt hier an irgendwelche Mißbildung des Zentralnervensystems denken. Die leichten spastischen Erscheinungen an Armen und Beinen sind damit gut in Einklang zu bringen. Es hätte sich jedenfalls mit der Zeit das Bild der LITTLEschen Krankheit entwickelt. Für eine mongoloide Idiotie oder für eine Hypothyreose fanden sich keine Anhaltspunkte. Die Rückständigkeit der statischen und geistigen Entwicklung war beträchtlich. Das Kind hat noch nicht einmal richtig greifen können. Daraus läßt sich mit Sicherheit sagen, daß die geistige Entwicklung sehr rückständig geblieben, wahrscheinlich über das Stadium der Idiotie nicht hinausgekommen wäre. Bei dem Kind trat noch am Tag der Aufnahme hohes Fieber auf, das am nächsten Tag bis zu 42° anstieg. Der Exitus erfolgte unter Krämpfen, die durch Antipyretica nicht zu beeinflussen waren. Das Fieber ist am ehesten durch eine Erkältung beim Transport in die Klinik und eine rasch verlaufende Grippe zu erklären. Möglicherweise hat auch eine Encephalitis mitgespielt, die in dem minderwertigen Zentralnervensystem des Kindes eines Locus minoris resistentiae gefunden hat. Eine Obduktion erfolgte nicht."

Else (Partnerin): Zweitgeborene. Starb angeblich, ohne vorher auffällig gewesen zu sein, im Alter von 8 Wochen. Aus dem Arztbericht: „Lag im Alter von 8 Wochen tot im Bett. Ursache: Schleimschlag?"

20. Z-Paar mit kleingestorbenem Partner: Paul und Frieda M.

(Pärchen-Zwillingspaar, spastische Tetraplegie des Probanden.)

Geburtsbericht. Geburt 1921, 2. Entbindung der 27jährigen Mutter nach 5jähriger Pause. Die Geburt erfolgte rechtzeitig. Der Geburtsverlauf war normal. Proband wog rund 3000 g, Partnerin rund 2000 g.

Familienanamnese. Keine auffallenden Krankheiten in der Familie, auch keine weiteren Zwillingsgeburten.

Anamnese und Befund. Paul (Proband): Zweitgeborener. Bald nach der Geburt merkte man, daß Proband nicht normal war. Schon im Alter von einigen Monaten stellte der Arzt die Diagnose LITTLEsche Krankheit und Idiotie. Das Kind kam in verschiedene Anstalten.

1927: „Es handelt sich um einen schweren Fall von LITTLEscher Krankheit. Befallen sind beide Arme und Beine, außerdem die Muskulatur des Gesichts. Das Kind kann weder sprechen noch sich sonst äußern, die Intelligenz des 6jährigen Kindes entspricht noch nicht derjenigen eines Kindes von $1^{1}/_{2}$ Jahren."

1927/28: „Schädel leicht vergrößert, Trigonocephalus, breite Distanz der Tubera parietalia. Spricht nur einige Worte, kann nicht stehen und gehen, Spasmen in Armen und Beinen. Zeitweise leichte athetotische Bewegungen in den Fingern, Spasmen in den oberen Extremitäten, starke Spasmen in den unteren Extremitäten. Das Kind steht festgehalten auf den Zehenspitzen mit angedeuteter Beugung des Oberschenkels. PSR bds. gesteigert, desgleichen ASR. Babinski bds. positiv. Zeitweise spontane Babinskihaltung."

1929 starb Proband an einer Lungenentzündung. Eine Sektion wurde nicht durchgeführt.

Frieda (Partnerin): War schwächer entwickelt als der Knabe, doch wurde nichts Auffälliges an ihr bemerkt, starb 3 Wochen nach der Geburt an „Lebensschwäche".

21. Z-Paar mit kleingestorbenem Partner: Heinrich und Max M.

(Gleichgeschlechtliches Zwillingspaar, leichte angeborene Spasmen der unteren Extremitäten und angeborener Hydrocephalus des Probanden.)

Geburtsbericht. Geburt 1925, 1. Entbindung der Mutter. Die rechtzeitige Geburt war sehr schwer, Steißgeburt, ein Bein vorgefallen, dann Extraktion durch den Arzt; Proband kam scheintot zur Welt. Die Eltern machten die strikte Aussage, daß die Nachgeburt einfach gewesen sein soll. Beide Zwillinge hatten fast das gleiche Gewicht, nämlich etwa 1250 g. Die Kinder waren durch die Schädelform zu unterscheiden, während sie in den Farben einander glichen.

Familienanamnese. Der Großvater väterlicherseits des Zwillingspaares hat im Alter von 46 Jahren Suicid begangen. Eine Schwester der Mutter des Zwillingspaares hat ebenfalls Zwillinge (Pärchen) geboren, desgleichen eine Base der Mutter.

Anamnese und Befund. Heinrich (Proband): Erstgeborener. Von Anfang an war Patient sehr schwach, hatte gleich nach der Geburt eine starke Gelbsucht, die etwa 6 Wochen dauerte. Im Alter von 2 Jahren konnte er noch nicht sitzen, doch war die Intelligenz niemals besonders herabgesetzt. Wegen seiner schlechten Entwicklung brachten ihn die Eltern im Alter von 2 Jahren auf eine Univ.-Klinik:

„Breiter Schädel, eingesunkene Nasenwurzel, abgeflachtes Hinterhaupt, große Fontanelle noch offen. Geringer Rosenkranz und Epiphysenauftreibungen, starke, noch ausgleichbare Sitzkyphose. Kind sitzt nur mit aufgestützten Armen. Keine deutlichen Spasmen, Reflexe regelrecht, Pupillenreaktionen normal. Encephalographie ergibt Hydrocephalus internus, Liquorbefunde normal. Psychisch ist das Kind etwas eigentümlich und seinem Alter nicht ganz entsprechend entwickelt."

Der Zustand des Probanden besserte sich nur langsam, er lernte später stehen und gehen, doch läuft er noch heute, im Alter von 12 Jahren, schlecht.

Bei Nachuntersuchung im Sommer 1937 fanden wir einen beträchtlichen Hydrocephalus, Patient lief schlecht, doch war der Gang nicht als typisch spastisch zu bezeichnen, auch war nur eine ganz leichte angedeutete Spastizität der unteren Extremitäten nachweisbar; Reflexe der unteren Extremitäten sehr lebhaft, Oppenheim und Babinski bds. deutlich; Stottern. In der Schule soll Proband begabt sein, die Nachuntersuchung ergab nichts, was für einen gröberen Intelligenzdefekt des Kindes gesprochen hätte.

Max (Partner): Zweitgeborener. War gleichfalls sehr schwach und starb 7 Tage nach der Geburt unter Krämpfen.

Epikrise. Wir haben etwas gezögert, diesen Fall als typische cerebrale Kinderlähmung zu bezeichnen; doch war er nach genauem Studium der Entwicklungsgeschichte des Kindes und mit Berücksichtigung der Befunde bei der Nachuntersuchung kaum anders aufzufassen.

22. Z-Paar mit kleingestorbenem Partner: Anton und Georg M.

(Gleichgeschlechtliches, wahrscheinlich zweieiiges Zwillingspaar, angeborene cerebrale Monoplegie des Probanden.)

Geburtsbericht. Geburt 1912, 7. Entbindung der Mutter nach 3jähriger Pause. Geburt rechtzeitig, ohne ärztlichen Eingriff. Der Geburtsverlauf war normal. Die gleichgeschlechtlichen Zwillinge sahen sich nach Angabe der Mutter nicht ähnlich.

Familienanamnese. Proband hat 9 gesunde Geschwister, außer seinem Partner sind 2 Geschwister bald nach der Geburt an unbekannter Ursache gestorben, darunter auch der Paarling eines Zwillingspaares. Im übrigen war in der sehr zahlreichen Sippe keinerlei auffallende Krankheit zu erheben. Zwillingsgeburten fanden sich in der Geschwisterreihe des Zwillingspaares selbst und in der Geschwisterschaft der Mutter.

Anamnese und Befund. Anton (Proband): Zweitgeborener. Proband hat sein Leiden von Geburt an. Besonders fiel es auf, als er zu laufen beginnen sollte, doch wurde gleich nach der Geburt eine leichte Krampfstellung des linken Beines bemerkt. Er hat dann stets sein linkes Bein nachgeschleppt. Im Alter von 19 Jahren wurde Patient an einer chirurgischen Univ.-Klinik operiert:

„Diagnose: LITTLEsche Erkrankung, Kontrakturstellung des linken Kniegelenkes, Spitzfuß links. Befunde: Während das rechte Bein vollkommen freie Bewegung hat, steht das linke Hüftgelenk in leichter Beugestellung von etwa 165°. Der linke Oberschenkel wird aktiv nur bis 120°, passiv bis 90° gebeugt. Die Streckung gelingt aktiv und passiv nur um 10°. Das Abspreizen gelingt aktiv und passiv um 45°. Die Außenrotation gelingt besser, aber nur um 30°. Das Hüftgelenk selbst ist nicht druckempfindlich. Das Kniegelenk steht in einem Beugewinkel von 130° und kann weder aktiv noch passiv gestreckt werden. Der linke Fuß steht in leichter Spitzfußstellung, die Beugung ist frei, die Streckung gegenüber rechts um $^1/_3$ eingeschränkt. Die Rollbewegung ist links nur 20° möglich. Die Muskulatur des linken Oberschenkels ist gegenüber rechts deutlich atrophisch. Es finden sich starke Anspannungen des Psoas, der Oberschenkelbeuger und der Wadenmuskulatur."

Die Operation (Z-förmige Verlängerung der linken Achillessehne, Durchtrennung motorischer Äste des Gastrocnemius und des Soleus) hatte nicht viel Erfolg bezüglich der Funktion, doch wurde die alte Kontrakturstellung wesentlich gebessert. Patient ist von normaler Intelligenz und kann seinem Beruf als Fabrikarbeiter und als landwirtschaftlicher Arbeiter mit den durch sein Leiden bedingten Einschränkungen nachkommen.

Nachuntersuchung im Herbst 1936 ergab eine typische spastische Parese des linken Beines bei vollkommen intaktem linken Arm und vollkommen intakter rechter Körperseite; leichte Hypästhesie im Bereiche des gelähmten Beines.

Georg (Partner): Erstgeborener. Starb 1 Jahr nach der Geburt. Über die Ursache oder über irgendwelche Erscheinungen, die er geboten hat, konnte nichts Bestimmtes in Erfahrung gebracht werden; die Mutter teilte nur mit, „daß er ungefähr 2 Monate vor dem Tode krank wurde, keine Krämpfe hatte, aber immer so mutlos und lebensschwach war".

23. Z-Paar mit kleingestorbenem Partner: Johanna und Edmund P.

(Pärchen-Zwillingspaar, angeborene spastische Hemiplegie der Probandin.)

Geburtsbericht. Geburt 1920, 4. Entbindung der Mutter nach 7jähriger Pause. Die Geburt erfolgte rechtzeitig. Der Geburtsverlauf war normal und ohne ärztliche Hilfe, beide Paarlinge in Schädellage. Sonst keine weiteren Einzelheiten über den Geburtsverlauf erhebbar.

Familienanamnese. Keine auffälligen Krankheiten in der Familie. Auf Befragen teilte die Mutter mit, daß noch andere Zwillingsgeburten in der Familie vorgekommen sind, doch war der Verwandtschaftsgrad dieser anderen Zwillinge zur Probandin nicht ermittelbar.

Anamnese und Befund. Johanna (Probandin): Zweitgeborene. Von Geburt an Lähmung des rechten Armes und des rechten Beines. Rachitis. Lernte erst mit 2 Jahren laufen, noch später sprechen, stotterte. In der Dorfschule kam sie nicht mit, war sehr vergeßlich, aber sonst munter, artig und sauber. Klagte schon in früher Jugendzeit über starke Kopfschmerzen im Bereich der linken Kopfhälfte. Probandin stand mehrmals in Behandlung von Ärzten und Kliniken:

„Diagnose: Angeborener Schwachsinn mäßigen Grades, Epilepsie, angeborene halbseitige Lähmung."

1930: „Spastische Parese der ganzen rechten Seite, auch des Facialis. Rechter Arm wird gebeugt gehalten, Hand hängt herunter. Rechtes Knie etwas gebeugt. Fuß in Spitzfußstellung. Pupillenreaktion normal, Augenbewegungen unbehindert. Zunge weicht etwas nach rechts ab. PSR rechts gesteigert, links normal, ASR links normal, rechts nicht auslösbar. Armreflexe rechts lebhafter als links. Babinski rechts positiv, Oppenheim rechts negativ. Kein Klonus. Abgesehen von der spastischen Parese des rechten Armes und des rechten Beines zeigte die rechte Hand athetotische Bewegungen. Die psychische Prüfung ergibt einen leichten Schwachsinn."

Im Verlauf des Anstaltsaufenthaltes machte Probandin psychisch Fortschritte, während sich der körperliche Befund nicht wesentlich besserte, sie lernte linkshändig leserlich schreiben. Selten bekam sie typische epileptische Anfälle, manchmal sogar sehr schwere. 1934 wurde sie aus der Anstaltsschule entlassen, zu keiner Arbeit fähig.

1935 wurde Probandin wegen angeborenem Schwachsinn sterilisiert. Die Sterilisation wurde vom Erbgesundheitsgericht beschlossen, obwohl es in dem fachärztlichen Gutachten des Sterilisationsaktes zusammenfassend hieß, daß es sich bei der Probandin um eine geistige Schwäche mit körperlichen Störungen als Folge einer intrauterin durchgemachten Gehirnentzündung handelte.

1936 wurde Patientin auf einer chriurgischen Univ.-Klinik operiert: „Diagnose: Angeborene spastische Lähmungen rechts, rechts Spitzfuß und Beugekontraktur des Armes und der Hand. Die obere und untere Extremität der rechten Seite weisen in ihren distalen Abschnitten starke Bewegungseinschränkungen auf. Die Hand steht in ihrem Grundgelenk in ungefähr 90° flektiert. Eine Streckung aus dieser Stellung ist aktiv und passiv nicht möglich. Die Finger stehen in leichter Krallenstellung. Streckung und Faustbildung durch die Flexoren ist weder aktiv noch passiv möglich. Im Bereiche des Unterarmes und der Hand fällt eine starke Muskelatrophie auf. Die Füße befinden sich in ausgesprochener fixierter Spitzfußstellung. Eine Plantarflexion ist unmöglich, auch die Zehen können nicht mehr plantarflektiert werden, nur eine leichte Spreizung ist möglich. Außerdem ist diese Extremität links verkürzt. „Im Anschluß an diesen operativen Eingriff wurde noch eine ganze Reihe weiterer operativer Eingriffe am rechten Arm und rechten Bein vorgenommen, deren Folge nur als mäßig zu bezeichnen war.

Edmund (Partner): Erstgeborener. Starb 1 Woche nach der Geburt ohne Krämpfe. Aus einer Eintragung im Sterberegister geht hervor, daß er an „Schwamm" gestorben sein soll. Genaueres war darüber nicht erhebbar.

24. Z-Paar mit kleingestorbenem Partner: Franz und Hedwig P.

(Pärchen-Zwillingspaar, angeborene spastische Tetraplegie des Probanden.)

Geburtsbericht. Geburt 1929, 2. Entbindung der 25jährigen Mutter nach kurzer Pause. Frühgeburt im 7. Monat, schwerer Geburtsverlauf, ärztlicher Eingriff, über den die Mutter nichts Näheres mehr angeben kann. Von den Geburtsgewichten ist der Mutter nur mehr das Gewicht des Probanden erinnerlich: etwa 1500 g.

Familienanamnese. Wenige Jahre vor der Geburt des Zwillingspaares gebar die Mutter ein ebenfalls uneheliches Kind, das unmittelbar nach der Geburt starb. Sonst ist in der sehr umfangreichen Familie nichts Auffallendes festzustellen, auch keine weitere Zwillingsgeburt.

Anamnese und Befund. Franz (Proband): Erstgeborener. Schon wenige Monate nach der Geburt bekam er Anfälle und Krämpfe, auch fiel der Mutter auf, daß vor allem die Beine steif und unbeweglich waren. Aus Befunden: Die Anfälle wiederholten sich in späteren Jahren nicht mehr.

1931: „Beiderseitige Krampflähmung, hauptsächlich der Beine, vorwiegend rechts. Schwerer Spitzklumpfuß rechts."

1933: „Nach Abnehmen der Gipsverbände kehren die Beine in die spastische Krampfstellung zurück."

1935: „Operativer Eingriff zur Beseitigung der schweren beiderseitigen Spitzfußstellung."

Bei unserer Nachuntersuchung im Sommer 1936 fanden wir schwerste spastische Erscheinungen von seiten der unteren Extremitäten, leichtere Spasmen der Arme, wobei der rechte Arm schwerer befallen war als der linke. Nicht schwachsinnig, folgte dem Unterricht in der Krüppelanstalt wie ein normaler Schüler. Strabismus convergens links.

Hedwig (Partnerin): Zweitgeborene. Starb 2 Tage nach der Geburt unter Krämpfen.

25. Z-Paar mit kleingestorbenem Partner: Georg und Karl P.

(Gleichgeschlechtliches Zwillingspaar, angeborene spastische Paraplegie des Probanden.)

Geburtsbericht. Geburt 1921, 2. Geburt der 25jährigen Mutter nach 2jähriger Pause. Die Geburt erfolgte im 7. Monat. Der Vater berichtete folgendes über den Geburtsverlauf: „Ich entsinne mich des Vorganges noch sehr genau; nach normalem Einsetzen der Wehen wurde Partner verhältnismäßig schnell und glatt geboren. Danach setzten die Wehen aus, so daß die Hebamme mit ihren Händen nachhalf. Sie drückte von oben her stark auf den Leib der Mutter und schob den 2. Knaben hinaus. Dieser Vorgang dauerte nur ganz kurze Zeit. Sie äußerte dann mir gegenüber, daß sie die Kinder nicht für lebensfähig halte." Die Paarlinge wogen beide gleich viel, nämlich etwa 1250 g. Über die Ähnlichkeit konnte nichts in Erfahrung gebracht werden.

Familienanamnese. Aus der Familie ist nur ein Suicid des Großvaters der Paarlinge erwähnenswert. Die väterliche Großmutter der Zwillinge war selbst Zwillingskind (mit kleinverstorbenem männlichem Partner). Auch in der Ascendenz der Mutter des Paares fand sich eine Zwillingsgeburt.

Anamnese und Befund. Georg (Proband): Zweitgeborener. War nach der Geburt ziemlich schwächlich, erholte sich aber dann. Als er zu laufen beginnen sollte, bemerkten die Eltern, daß es nicht so ging wie bei anderen Kindern. Er trat nur mit den Spitzen der Füße auf. Schon im Alter von 3 Jahren wurde er das erstemal operiert.

„Kam wegen bds. Spitzfuß zur Operation, Spasmen an beiden Beinen, gesteigerte PSR der beiden Beine, besonders rechts, aber auch links ausgesprochener Spitzfuß infolge spastischer Kontraktur der Achillessehnen. Bei der Entlassung bestanden noch hauptsächlich Spasmen im Adductorengebiet. Hingegen wurde die Fußsohle gut aufgesetzt und abgerollt. „Im Alter von 6 Jahren war eine neuerliche Operation nötig: „LITTLEsche Krankheit, Spitzfüße, Adductorenspasmen, rechts noch eine Verkürzung vorhanden." Nach dieser zweiten Operation hat sich der Zustand des Probanden sehr gebessert, er kann sogar in der Hitlerjugend mitmachen und kommt auch im Schulturnen einigermaßen mit. Im Gymnasium ist er ein mittelmäßiger Schüler.

Bei unserer Nachuntersuchung im November 1937 fanden wir einen aufgeweckten Jungen, der an den unteren Extremitäten typische Zeichen einer spastischen Parese aufwies mit den dazugehörigen Pyramidensymptomen, keine Sensibilitätsstörungen. Die oberen Extremitäten vollkommen intakt. An den unteren Extremitäten selbst waren die Spasmen vorwiegend im Gebiete der Unterschenkel, während die spastischen Erscheinungen an den Oberschenkeln wesentlich geringer waren. Psychisch war Patient völlig intakt.

Karl (Partner): Erstgeborener. War nach der Geburt außerordentlich schwach und starb 9 Tage nach der Geburt an Lebensschwäche, nachdem er durch einige Tage keinen Stuhlgang gehabt hatte. Übrigens hatte auch der Proband durch mehrere Tage nach der Geburt keinen Stuhl. Er hatte keine Krämpfe oder Anfälle.

26. Z-Paar mit kleingestorbenem Partner: Wolfgang und Günther R.

(Gleichgeschlechtliches, vermutlich zweieiiges Zwillingspaar, konkordante angeborene spastische Tetraplegie beider Paarlinge.)

Geburtsbericht. Geburt 1935, 4. Geburt der 34jährigen Mutter, nach 1jähriger Pause. Geburt rechtzeitig, verlief nach Aussage der Hebamme leicht. 1. Kind in Schädellage, 2. in Steißlage, beide Kinder wurden ziemlich schnell geboren. Geburtsgewicht etwa 3000 g bei jedem Paarling. Die Hebamme erinnerte sich mit Bestimmtheit, daß 2 Nachgeburten vorhanden waren. Von der Schwangerschaft war folgendes erwähnenswert: Die Mutter machte während der Schwangerschaft viele Aufregungen mit ihrem Manne mit, der sie sehr grob behandelte, mehrmals schlug und einmal durch heftige Schläge so verletzte, daß sie sich in ärztliche Behandlung begeben mußte; es war ihr durch einen starken Schlag eine Haarnadel in die Kopfhaut gedrungen. Diese Aufregungen hielten Wochen lang vor der Geburt an.

Zur Frage der Eiigkeit ist, abgesehen von dem erwähnten Befund der doppelten Nachgeburt, folgendes beachtenswert. Die Hebamme schrieb: „Die 2 Knaben sahen sich wohl ähnlich, doch ich konnte sie trotzdem gut unterscheiden." Die Mutter gab an, daß sich die Kinder vor allem dadurch ähnlich sahen, daß sie die gleiche Haar- und Augenfarbe hatten, doch waren sie schon durch die Gesichtsform gut voneinander zu unterscheiden, da der eine ein rundliches, der andere ein längliches Gesicht hatte. Leider waren keinerlei Bilder vorhanden, aus denen wir uns selbst ein Urteil über die Eiigkeit hätten bilden können. Auch die Auskünfte von 2 Ärzten, die die Kinder öfters sahen, sprachen sich hinsichtlich der Eiigkeit unbestimmt aus; die Ärzte behaupteten, daß sie sich nicht mehr erinnern könnten, ob es sich um ein- oder um zweieiige Zwillinge gehandelt hätte. Auch die ausführlichen Krankengeschichten einer Univ.-Kinderklinik, in der die beiden Zwillinge längere Zeit in Beobachtung standen, sprechen sich hinsichtlich der Eiigkeit nicht aus. Schließlich sei noch eine Aussage des Vaters erwähnt, der angab, daß sich die Kinder gar nicht ähnlich gesehen hätten und von jedem Fremden unterschieden werden konnten.

Familienanamnese. Die Mutter der Zwillinge war im Alter von 19 und 27 Jahren zweimal durch längere Zeit in Irrenanstalten; den uns vorliegenden Krankengeschichten ist die eindeutige Diagnose einer hebephrenen Form der Schizophrenie zu entnehmen. Über den Vater schrieb uns der Hausarzt der Familie folgendes: „Der Mann hat meiner Ansicht nach einen psychischen Defekt; er ließ seine erste Braut, die ein Kind von ihm hatte, wenige Tage vor der Hochzeit im Stich und hat, wie er mir selbst sagte, seine jetzige Frau, als bei dieser ein Kind von ihm vorhanden war, nur geheiratet, um sich um die Alimente zu drücken. Er behauptet aber nach wie vor, dieses Kind und die späteren seien nicht von ihm und versucht dauernd, von mir Ungünstiges über seine Frau zu erfahren.“ 2 uneheliche Kinder der Mutter und 2 eheliche Geschwister des Zwillingspaares scheinen gesund zu sein. Soweit man den Angaben der Familie trauen kann, sind sonst keinerlei Nerven- und Geisteskrankheiten in der Familie vorgekommen. Es konnten zahlreiche Zwillingsgeburten in der näheren und weiteren Verwandtschaft nachgewiesen werden, und zwar hat eine Kusine des Mannes Zwillinge, weiterhin hat die Mutter selbst Zwillingsgeschwister und eine ihrer Schwestern 1 Zwillingspaar, eine andere 2 Zwillingspaare.

Anamnese und Befund. Wolfgang: Erstgeborener. Schon als er zur Welt kam, hatte er schwere spastische Erscheinungen in der gesamten Muskulatur, was schon der Hebamme auffiel: „Die Kinder hatten alle beide sehr steife Glieder, bei dem einen war das so schlimm, daß der Kopf immer nach hinten gezogen wurde.“ Auch aus zwei ärztlichen Briefen geht hervor, daß schon von der Geburt an oder bald darnach die schweren spastischen Erscheinungen beobachtet wurden. Der eine Arzt schrieb: „Als ich den Zwilling Wolfgang wenige Wochen nach der Geburt erstmalig sah, war er sehr elend und lag in einem schweren Krampfzustand. Bei dem anderen Zwilling war eine Krampfbereitschaft vorhanden, ohne ausgesprochene Krämpfe.“ Im 4. Lebensmonat wurde Wolfgang an eine Univ.-Kinderklinik gebracht, an der er 2 Wochen nach der Aufnahme starb. „Diagnose: Cerebrale Kinderlähmung, allgemeine cerebrale Starre, Dystrophie, Leistenhernie rechts. Befund: Kind in elendem Gesamtzustand, es befindet sich in andauerndem Krampf, Opisthotonus und Lordose. Hypertonie der Extremitätenmuskulatur, von klonischen Zuckungen mit anschließender allgemeiner Streckung des Körpers unterbrochen, unkoordinierte Bulbusbewegungen, Gesichtszuckungen. Kopf länglich, stark ausgeprägte Occipital-Schuppe. Leistenhernie rechts, reicht daumenballengroß bis ins Scrotum, reponiert. PSR bds. sehr lebhaft, Radialis- und Peroneusphänomen bds. positiv. Ergebnis der Lumbalpunktion o. B. Aus dem Verlauf der Krankheit ist bemerkenswert, daß die allgemeinen Krämpfe zeitweise etwas abnahmen bei bestehender allgemeiner Muskelrigidität und Opisthotonus. Augenbefund: Bds. Strabismus divergens und grobe undulierende Bewegungen vor allem in der Richtung nach unten. Im Augenspiegelbefund vielleicht eine unerhebliche Blässe der Sehnerven, sonst o. B. Der Exitus erfolgte ungefähr 4 Monate nach der Geburt unter dem Bild einer allgemeinen Starre mit motorischen Reizerscheinungen.

Sektionsbericht. Einzelne sklerotische Hirnherde in den Temporallappen und im Bereiche des Thalamus (mikr. Gliazellvermehrung). Hydrocephalus externus. Starke Hämosiderose von Leber und Milz. Stauungsblutungen in der Nierenrinde. Kleine Cyste der einen Niere. Schleimige Otitis media bds. Allgemeine Abzehrung. Diagnose: Allgemeine cerebrale Hirnstarre (Freud), Dystrophie, Leistenhernie.

Mikroskopische Untersuchung. Es wurden beide Temporallappen und der Thalamus untersucht, und zwar wurden vorgenommen die Gliazellfärbung nach Holzer, die Markscheidenfärbung nach Spielmeyer, eine Hämatoxylinfärbung, Kresylviolettfärbung und Hämatoxylin-Sudanfärbung. Ganz entsprechende Präparate wurden von einem gleichaltrigen Kinde angefertigt, das an einer Capillarbronchitis gestorben war. Vergleichsweise fand sich in dem vorliegenden Fall eine gewisse Gliazellvermehrung im Bereich der Temporallappen und des Thalamus. Wegen der im vorliegenden Alter noch wenig vorgeschrittenen Differenzierung der Gliafasern gestaltete sich die feinere Analyse sehr schwierig. Eine Polymorphie der Gliazellen ist nicht festzustellen. Die Ganglienzellen zeigen keine auffälligen Veränderungen. Vielleicht ist ihre Zahl in dem vorliegenden Fall gegenüber den Vergleichspräparaten im Thalamus etwas reduziert.“

Günther: Zweitgeborener. Anamnestisch ist im wesentlichen das gleiche zu berichten wie bei Wolfgang, nur waren die Krampfzustände nicht so ausgesprochen. Günther wurde ebenfalls im 4. Lebensmonat an einer Univ.-Kinderklinik aufgenommen. „Diagnose: Cerebrale Kinderlähmung, allgemeine cerebrale Starre, Dystrophie, rechtsseitige Leistenhernie. Befand sich in etwas besserem Allgemeinzustand als Wolfgang. Schädel ausgesprochen brachicephal mit hoher Stirn. Starke Muskelrigidität der Extremitäten, besonders der Arme und auch des Rumpfes. PSR und ASR etwas gesteigert. Lumbalpunktionsbefund o. B. Augenbefund: Strabismus divergens. Aus dem Verlauf der Erkrankung ist nur zu berichten, daß die allgemeine Muskelrigidität graduelle Schwankungen zeigte, daß öfters motorische Reizerscheinungen auftraten, daß aber das Gesamtbild keine wesentliche Veränderung erfuhr.“ Das Kind wurde nach mehrwöchiger Klinikaufnahme entlassen und starb 1 Woche später unter Fortbestehen der bisherigen Erscheinungen.

Epikrise. Das geschilderte gleichgeschlechtliche Zwillingspaar ist hinsichtlich der angeborenen cerebralen Kinderlähmung konkordant. Es ist darum besonders bedauerlich, daß wir gerade in diesem Fall hinsichtlich der Eiigkeit nur eine Vermutungsdiagnose stellen konnten. Hebamme und Mutter gaben mit Bestimmtheit an, daß zwei Nachgeburten vorhanden waren; auch sollen sich die Kinder nicht ähnlich gesehen haben und von jedem Fremden unterscheidbar gewesen sein. Sie sollen verschiedene Gesichtsformen und dem klinischen Befund nach auch verschiedene Kopfformen gehabt haben. Alle diese Momente sprachen für Zweieiigkeit. Demgegenüber ist festzuhalten, daß beide Paarlinge gleiche Haar- und Augenfarben hatten und daß beide konkordant eine rechtsseitige Leistenhernie aufwiesen.[1] Trotzdem glaubten wir nicht fehl zu gehen, wenn wir bei diesen Paaren die Vermutungsdiagnose eines zweieiigen Zwillingspaares stellten.

Wenn wir in diesem Falle fragen, wie wir den pathologischen Zustand der allgemeinen cerebralen Starre ätiologisch beurteilen können, so stehen wir hier vor einem schwierigen Problem. Geburtstraumatische Vorgänge waren wohl auszuschließen. Bei der Suche nach einer Ursache während des intrauterinen Lebens findet man glaubwürdige Angaben der Mutter, daß sie in den letzten Monaten der Schwangerschaft nicht nur schwerste Aufregungen durchgemacht hatte, sondern daß sie auch von ihrem Manne körperlich bedroht wurde und es nicht ausgeschlossen wäre, daß auf diese Weise exogene Schädigungen an das Zwillingspaar im intrauterinen Leben herantraten. Lues konnte ausgeschlossen werden, da die Mutter in der letzten Zeit gelegentlich einer Untersuchung eine negative Wa.R. zeigte, die Wa.R. bei ihren seinerzeitigen Anstaltsaufenthalten negativ war und die Wa.R. im Blut und Liquor der Paarlinge gleichfalls negativ war. Wir wollen aber andererseits nicht verkennen, daß wir es hier mit einer belasteten Familie zu tun haben; selbst die wenigen vertrauenswürdigen Angaben, die wir über die näheren Familienmitglieder erheben konnten, ergaben Schizophrenie der Mutter und ein psychopathisches Verhalten des Vaters. Wir könnten uns daher nicht damit begnügen, in den fraglichen exogenen Einflüssen, denen die Paarlinge während ihres intrauterinen Lebens ausgesetzt waren, die vermutliche Ursache des schweren cerebralen Prozesses zu sehen, sondern müssen hier die Frage offen lassen, ob es sich bei diesem Paar nicht tatsächlich um einen erbbedingten Prozeß gehandelt haben könnte. Leider gibt uns auch die anatomische Untersuchung des Gehirns des einen Paarlings keine Antwort auf diese entscheidende Frage.

---

[1] Bei Hernien spielt wahrscheinlich die Erbbedingtheit eine größere Rolle als die Entstehung durch äußere Ursachen, was insbesondere durch die Zwillingsforschung wahrscheinlich gemacht wurde (Lenz, v. Verschuer, Kaufmann u. a.). Es sei auch darauf hingewiesen, daß Leisten- und Nabelbrüche nach Ylppö zu den „Spezialitäten“ der Frühgeburten gehören; so konnte er z. B. bei kleineren Frühgeburten bis 1500 g Geburtsgewicht im Alter von 3 Monaten bei 84% Leisten- und Nabelbrüche nachweisen; bei etwas höhergewichtigen Frühgeburten geht die Frequenz herab. Nun handelte es sich bei dem vorliegenden Paare, wenn wir den anamnestischen Angaben vertrauen dürfen, allerdings um keine Frühgeburten, doch wollten wir diese Beobachtung Ylppös nicht unerwähnt lassen.

27. Z-Paar mit kleingestorbenem Partner: Vitus und Gerhard Sch.

(Gleichgeschlechtliches, vielleicht eineiiges Zwillingspaar, spastische Paraplegie des Probanden.)

Geburtsbericht. Geburt 1926, 1. Entbindung der 21jährigen Mutter, die Geburt erfolgte im 8. Monat; der Geburtsverlauf war sehr langwierig, nach etwa 14stündiger Wehentätigkeit beendete der Arzt die Geburt durch einen Zangeneingriff beim Erstgeborenen (Partner), während der Proband kurz nachher spontan geboren wurde. Von den beiden Paarlingen war der Partner etwas schwerer, er wog etwa 1750 g, der Proband rund 1500 g. Die Nachgeburt soll nach bestimmter Angabe der Eltern einfach gewesen sein, über die Ähnlichkeit konnte nichts Genaueres in Erfahrung gebracht werden, die Hebamme soll sie als eineiig bezeichnet haben.

Familienanamnese. Ein Bruder der Mutter des Paares litt an einer schweren spastischen Lähmung der unteren Extremitäten, leicht schwachsinnig. Wir selbst konnten uns davon überzeugen und hatten den Eindruck einer spastischen Paraplegie der unteren Extremitäten mit Imbezillität. Allerdings soll die Lähmung nicht gleich von Geburt an bestanden haben, vielmehr behaupten seine Angehörigen, sie sei erst im Alter von etwa 1 Jahr im Anschluß an die Impfung nach einer fieberhaften Erkrankung aufgetreten. Von einem Facharzt, der diesen Onkel der Paarlinge einige Male zu untersuchen Gelegenheit hatte, erhielten wir folgende Auskunft: „Die Geburt soll normal gewesen sein. Früher soll er geistig beweglicher gewesen sein. Er wurde zur Schule getragen und auch zu Hause unterrichtet, aber ohne wesentlichen Erfolg, er verfiel geistig immer mehr und war dann später überhaupt nicht mehr aufnahmefähig. Befunde: Strabismus. Beide Oberschenkel sind hochgradig adduziert und nach innen rotiert. Die Versteifung der Muskulatur, die besonders in den unteren Gliedmaßen, in leichterem Grade auch an den Armen vorhanden ist, ist vielleicht nicht rein spastisch, sondern hat auch eine Komponente von Rigor. Spitzfußstellung nur wenig, mehr rechts als links ausgebildet. Psychisch stark imbezill, körperlich völlig hilflos. Diagnose: LITTLEsche Erkrankung?“ Sonst sind auffallende Krankheiten in der näheren Verwandtschaft nicht vorgekommen, die Mutter der Paarlinge hat gesunde eineiige Zwillingsgeschwister.

Anamnese und Befund. Vitus (Proband): Zweitgeborener. Während Proband in den ersten Monaten nach der Geburt unauffällig war, fiel den Eltern, als er zu laufen beginnen sollte, eine gewisse Steifigkeit der Beine auf; die ersten Gehversuche mißlangen, er konnte nur mit den Fußspitzen auftreten und kam mehrmals in ärztliche Behandlung.

1928: „Das Kind leidet an Spitzfuß, der durch Spasmus bedingt ist. Dieselben Veränderungen an beiden Füßen.“

1933: „Diagnose: LITTLEsche Krankheit. Gang spastisch, nur mit Unterstützung möglich, starke Spasmen der unteren Extremitäten, Adductorenspasmus, Spitz- und Knickfußstellung beiderseits. Dabei ist die Muskulatur des Unterschenkels, besonders rechts stark atrophisch. Der rechte Fuß steht in ausgesprochener Spitzfußstellung, Bewegungen im rechten Fußgelenk nur gering möglich. Linker Fuß in Spitzklumpfußstellung. Bewegungen im linken Fußgelenk etwas eingeschränkt. Reflexe der unteren Extremitäten stark gesteigert, beiderseits positiver Babinski. Sonst ist das Nervensystem o. B.“ Mehrere operative Eingriffe mit langanhaltender Anstaltsbehandlung hatten eine mäßige Besserung der spastischen Lähmungen zur Folge.

Bei unserer Nachuntersuchung im November 1937 stand eine spastische Beugekontraktur in beiden Kniegelenken im Vordergrund, während er mit den Füßen ganz gut auftrat. Die Spasmen erstreckten sich auf beide Ober- und Unterschenkel, mit allen typischen Pyramidensymptomen. Die Arme und der übrige Körper vollkommen frei von spastischen Erscheinungen. Psychisch schien er normal zu sein und machte den Eindruck eines aufgeweckten Jungen. Er geht regelmäßig in die Schule und ist ein guter Schüler.

Gerhard (Partner): Erstgeborener. Starb im Alter von 10 Tagen an unbekannter Ursache ohne auffallende Erscheinungen; es wurde „Lebensschwäche bei Frühgeburt“ angenommen.

Epikrise. Es wäre nicht gänzlich ausgeschlossen, daß es sich im vorliegenden Fall um eine familiäre Form handeln würde. Die anamnestische Angabe, daß der Onkel des Zwillingspaares erst im Alter von 1 Jahr nach der Impfung unter fieberhaften Erscheinungen erkrankt ist, lassen an der Möglichkeit einer familiären Little zweifeln. Auch spricht gegen die Annahme eines familiären Little, daß sich Onkel und Neffen sehr wesentlich im Krankheitsbild voneinander unterschieden, da der Neffe (Proband) psychisch vollkommen intakt, der Onkel ausgesprochen imbezill ist. Dieser ist kein Erstgeborener, vielmehr das letzte Kind einer langen Geschwisterreihe, in der die beiden zuerst Geborenen klein gestorben, die übrigen Geschwister gesund sind.

28. Z-Paar mit kleingestorbenem Partner: Helene und Wilhelm Sch.

(Pärchen-Zwillingspaar, angeborene spastische Paraplegie der Probandin.)

Geburtsbericht. Geburt 1909, 2. Entbindung der Mutter nach 2jähriger Pause. Frühgeburt im 7. Monat. Die Geburt verlief schwer unter ärztlicher Hilfeleistung. Probandin scheint in Kopflage, Partner in Steißlage gewesen zu sein. Die Geburt dauerte ziemlich lange, Partner starb unmittelbar nach der Geburt, Probandin war außerordentlich lebensschwach.

Familienanamnese. Vater entstammte selbst einer Zwillingsschwangerschaft. 1 Onkel väterlicherseits starb an Geisteskrankheit mit Krämpfen (?). Einer unsicheren, bisher nicht nachprüfbaren Angabe zufolge soll der Vater der Probandin an einer Kieferspalte leiden, eine Mißbildung, die auch seine im Alter von 10 Jahren verstorbene und körperlich etwas verwachsene Zwillingsschwester gezeigt haben soll.

Anamnese und Befund. Helene (Probandin): Erstgeborene. Sie war nach der Geburt außerordentlich schwach und wurde nur mit größter Mühe am Leben erhalten; infolge der Frühgeburt konnte sie nicht einmal gestillt werden, so daß ihr die Nahrung eingeflößt werden mußte. Sie soll unmittelbar nach der Geburt etwa 1500 g gewogen haben. Bald nach der Geburt fiel den Eltern auf, daß mit dem Kind „etwas nicht richtig" war. Aus Krankengeschichten: „Von Geburt an idiotisch. Kam im 3. Lebensjahr zur Aufnahme in hiesige Anstalt als stark skrophulöses und kachektisches Kind. Hat sich im Laufe der Jahre körperlich etwas entwickelt. Geistig ist sie nicht auf der allertiefsten Stufe stehengeblieben. Sie hat, wenn auch nur unvollkommen, sprechen gelernt, schwätzt manchmal sogar auffallend viel mit einer eigentümlich lauten Stimme. Sie nimmt gewissen Anteil an dem, was um sie vorgeht und beteiligt sich besonders gern am gemeinsamen Gesang. Die Melodien einfacher Lieder singt sie richtig, den Text reproduziert sie zumeist unvollkommen. Sie zeigt zuweilen ein häßliches Verhalten gegen ihre Mitpfleglinge und das Personal, indem sie, wenn ihr etwas gegen den Strich geht, in übler Weise schimpft, auch unter Umständen kratzt und spuckt."

1923: „Größe nicht ganz dem Alter entsprechend. Schädel mikrocephal, Stirn schmal, steil, Stirnhöcker vorspringend. Zähne schlecht gebildet und schlecht gestellt. Motilität der Augenmuskeln nicht zu prüfen, Nystagmus in Mittelstellung. Pupillen von normaler Form, Reaktion nach Belichtung nicht sehr ausgiebig. Reflexe der oberen Extremitäten o. B. BDR in allen Partien auslösbar. Beide Knie in Beugekontraktur, PSR beiderseits stark erhöht, beiderseits Fußklonus, Babinski beiderseits positiv, Füße in Spitzfußstellung, Gehen nicht möglich. Sprache undeutlich lallend. Schwachsinnig, obwohl sie sich bei der Untersuchung nicht unzweckmäßig verhält."

1935: „Die Kranke befolgt willig alle Aufforderungen. Die Sprache ist undeutlich, stotternd, sie gibt sinngemäß Antwort, ist grob über sich, Ort und Zeit orientiert. Schwachsinniges Mädchen bei guter körperlicher Entwicklung; spastische Paresen beider Beine hindern es am Gehen; kann nicht lesen und nicht schreiben. Ohne höhere Interessen, doch an ihrer Umgebung nicht uninteressiert. Völlig hilflos, hochgradig pflegebedürftig."

1936: „Dem Alter entsprechend körperlich gut entwickeltes Mädchen. Beide Beine im Hüftgelenk und Kniegelenk gebeugt. Adductorenspasmus beider Beine und spastische Parese beider Beine. Unterschenkel in Beugestellung, Spitzfußstellung beiderseits. Geringgradiger Strabismus divergens, horizontaler Spontannystagmus. Linksskoliose der gesamten Wirbelsäule. Reflexe der oberen Extremitäten normal, PSR und ASR gesteigert, Fußklonus, Babinski beiderseits positiv. Pupillen normal geformt, reagieren auf Licht."

Es wurde auch einmal die Frage der Sterilisation aufgeworfen; doch wurde mit Rücksicht auf die Kombination von LITTLEscher Krankheit mit hochgradigem Schwachsinn die Auffassung vertreten, daß hier ein nichterblicher Prozeß vorläge und die Sterilisation nicht angebracht wäre.

Nachuntersuchung im Juni 1936 ergab das gleiche, schon mehrfach beschriebene Bild einer schweren, spastischen Paraplegie mit Beugekontrakturen der unteren Extremitäten, hochgradigem Schwachsinn.

Wilhelm (Partner): Zweitgeborener. Starb unmittelbar nach der Geburt (1—2 Stunden) an Lebensschwäche.

29. Z-Paar mit kleingestorbenem Partner: Arthur und Robert Sch.

(Gleichgeschlechtliches, wahrscheinlich zweieiiges Zwillingspaar, angeborene spastische Tetraplegie des Probanden.)

Geburtsbericht. Geburt 1908, 1. Entbindung der 32jährigen Mutter, Frühgeburt im 7. Monat. Geburt schwer, konnte aber ohne Eingriff in Gegenwart eines Arztes beendet werden. Der Arzt hielt beide Kinder nicht für lebensfähig. Proband wog 2000 g, Partner 1500 g. Die Paarlinge sahen sich nicht ähnlich, Proband hatte dunkle Haare, Partner helle Haare. Über die Nachgeburt nichts erhebbar.

Familienanamnese. Die Mutter des Probanden und ein lebender, sonst gesunder Bruder, waren bzw. sind stark kurzsichtig, wie Proband selbst. Die Mutter starb im Alter von 59 Jahren an einem Erysipel, das sich im Anschluß an einen Oberlippenfurunkel eingestellt hatte. In der väterlichen Familie ist einmal eine Zwillingsgeburt vorgekommen und zwar hatte der Großvater des Probanden Zwillingsgeschwister. Sonst war nichts Besonderes aus der Familienanamnese erhebbar.

Anamnese und Befund. Arthur (Proband): Erstgeborener. War gleich nach der Geburt außerordentlich schwach, so daß ihn der Arzt nicht für lebensfähig hielt; er war auch fast im ganzen 1. Lebensjahr dauernd in ärztliche Behandlung. Mit $^3/_4$ Jahren wurde bemerkt, daß Proband seine Ärmchen und Beinchen nicht so bewegte wie andere Kinder. Der Arzt meinte, daß Rachitis vorliege, auch schon deshalb, weil Proband erst sehr spät sich aufsetzen lernte. Als er zu laufen beginnen sollte, stellten die Eltern fest, daß er immer auf den Zehenspitzen lief. Er wurde deshalb im Alter von 5 Jahren zum erstenmal auf eine chirurgische Klinik gebracht, wo eine Operation vorgenommen wurde, deren Erfolg als gut zu bezeichnen war; er konnte nun mit dem ganzen Fuß auftreten, allerdings standen die Knie nach innen, er entwickelte sich im Anschluß an diese Operation im allgemeinen gut. Als er mit 7 Jahren in die Schule kam, fiel auf, daß er mit der rechten Hand nicht schreiben konnte. Schon vorher hatten die Eltern bemerkt, daß er scheinbar ein ausgesprochener Linkshänder war. Nun stellte sich heraus, daß der rechte Arm gelähmt war. Er kam dann in die Hilfsschule, wo er gut mitkam und sich nur infolge seiner körperlichen Beschwerden (auch der linke Arm erwies sich als nicht ganz normal) und infolge seiner starken Kurzsichtigkeit behindert fühlte. Mit 16 Jahren verschlechterte sich sein Gang auffallend.

1925: „Littlesche Gliederstarre. Die unteren Extremitäten sind viel stärker von Spasmen befallen als die oberen, bei denen eigentlich nur ein erhöhter Tonus feststellbar ist. Irgendwelche Kontrakturen sind nicht vorhanden. Der Gang ist recht unsicher, scheinbar sogar etwas ataktisch."

Neuerliche operative Eingriffe konnten keine wesentliche Besserung mehr erzielen. Er wurde von verschiedenen Anstalten zur Erlernung von einfachen handwerklichen Arbeiten angehalten, doch konnte er weder die Schuhmacherei, noch das Korbflechten erlernen. Auch 1929 wurde noch einmal ein Versuch gemacht, ihn einer Berufsausbildung zuzuführen; aus den Aufzeichnungen des diesbezüglichen Krüppelheimes sei nur erwähnt, daß das Leiden als Littlesche Krankheit bezeichnet und er zu einer Berufsausbildung als unfähig erkannt wurde.

Nach diesem letzten fehlgeschlagenen Versuch brachten ihn die Eltern zum Zeitungshandel und er bringt sich heute als Straßen-Zeitungsverkäufer in einer Großstadt ganz gut durch. Trägt starke Brillen.

Aus äußeren Gründen konnten wir ihn nicht neurologisch untersuchen, sondern ihn nur während seiner Tätigkeit als Straßenzeitungsverkäufer aufsuchen. Er zeigte noch immer einen ausgesprochenen spastischen Gang, auch sein rechter Arm ist zweifellos ziemlich hochgradig spastisch gelähmt. Psychisch konnte man ihn wohl als leicht debil bezeichnen.

Robert (Partner): Zweitgeborener. War nach der Geburt außerordentlich schwach und starb 3 Tage nach der Geburt an „Lebensschwäche", ohne daß sich irgendwelche Krämpfe oder andere Erscheinungen eingestellt hätten.

30. Z-Paar mit kleingestorbenem Partner: Rolf und Jutta St.

(Pärchen-Zwillingspaar, symptomatische Athetose double, angeborene Spasmen der Extremitäten des Probanden.)

Geburtsbericht. Geburt 1921, 3. Entbindung der Mutter nach 1jähriger Pause. Während der Schwangerschaft soll die Mutter 12 krampfartige Anfälle gehabt haben, von denen jeder etwa 15 Minuten gedauert und in klonischen Erscheinungen bestanden haben soll. Nach der Geburt des Zwillingspaares haben sich diese Anfälle nicht wiederholt, auch sollen sie nur während dieser Zwillingsschwangerschaft bestanden haben. Frühgeburt im 8. Monat, sehr schwerer Verlauf; beide Paarlinge in Steißlage, ärztlicher Eingriff. Proband wog etwa 3000 g, Partnerin rund 4000 g. Kam scheintot zur Welt und soll erst durch künstliche Maßnahmen Lebenszeichen von sich gegeben haben.

Familienanamnese. Eine ältere Schwester ist im Alter von $^1/_2$ Jahr an Keuchhusten und Lungenentzündung gestorben. Der Vater des Probanden starb im Alter von 52 Jahren nach einer Operation wegen eines Gallenblasenkrebses. Die Mutter stand im Alter von 24 Jahren in Krankenhausbehandlung wegen eines Genitalekzems. Wa.R. negativ. Ein Onkel des Probanden ist im jugendlichen Alter an einer Schilddrüsenerkrankung gestorben, ein anderer Onkel hat Suicid begangen. Der Vater des Probanden hat unter seinen zahlreichen Geschwistern 1 Zwillingspaar.

Anamnese und Befund. Rolf (Proband): Erstgeborener. Bald nach der Geburt soll der Arzt zu den Eltern gesagt haben: „Wir werden ihm doch nicht das Rückenmark verletzt haben?“ Erst mit $2^1/_2$ Jahren begann er zu sitzen, ließ aber dabei immer den Kopf nach hinten fallen. Schon bevor er die ersten Laufversuche machte, war der Mutter aufgefallen, daß das rechte Ärmchen weniger beweglich, schwächer und kraftloser als das linke war. Erst mit $4^1/_2$ Jahren begann er zu laufen und mit 5 Jahren zu sprechen. Auch jetzt spricht er noch nicht vollständig. Das Laufen bereitete ihm ziemliche Schwierigkeiten, er lief nicht wie ein normales Kind und knickte oft zusammen. Im Alter von 4 Jahren hatte er das erstemal einen Krampfanfall mit klonischen Zuckungen, vor allem im Gesicht. Er war anscheinend bewußtlos und erkannte nachher die Eltern nicht. Es bestand nach dem Anfall starkes Schlafbedürfnis. Diese Anfälle wiederholten sich in den späteren Jahren ziemlich häufig; sie kamen meist nachts in Abständen von wenigen Wochen. Erst im Alter von etwa 8 Jahren wurden die Anfälle spärlicher und sind in den letzten Jahren nur mehr ganz selten in großen Abständen gekommen. In jener Zeit, in der er allmählich sitzen lernte, fielen den Eltern eigentümliche Bewegungen auf, die er zuerst seltener, später aber immer häufiger mit den Armen ausführte. In seinem 4. Lebensjahr machte er eine kurz dauernde hochfieberhafte Erkrankung durch, über die wir nichts Näheres mehr in Erfahrung bringen konnten. Nach dieser Erkrankung soll er schwerhörig geworden sein, was er bis heute geblieben ist; außerdem sollen sich die eigentümlichen Bewegungen mit den Armen und Händen nach dieser Krankheit wesentlich verstärkt haben. Wegen seiner körperlichen Hinfälligkeit wurde er 2 Jahre vom Schulunterricht zurückgestellt. Im Alter von 8 Jahren wurde erstmalig der Versuch unternommen, ihm eine normale Schulbildung angedeihen zu lassen. Aber schon nach etwa 1 Woche mußte er wieder aus der Schule genommen werden, da er unfähig war, dem Unterricht zu folgen und durch seine motorische Unruhe erhebliche Störungen verursachte. Er soll im Schulunterricht mehrmals aus der Bank gefallen sein. Es wurde dann der Versuch mit Privatstunden unternommen, doch haben ihn Unterricht und Schulweg außerordentlich angestrengt. Mit 9 Jahren wurde er erstmalig in eine Univ.-Klinik gebracht.

„Hirnnerven: Geringe Facialisschwäche beiderseits, mäßiges Grimmassieren. Die Zunge wird gerade herausgestreckt, doch dabei nicht ruhig gehalten, es besteht ein wenn auch mäßiger, doch auffallender Speichelfluß. Geringe spastische Erscheinungen in allen Extremitäten, die Reflexe der oberen Extremitäten sind lebhaft, aber noch in normalen Grenzen, PSR gesteigert, rechts mehr als links, ASR sehr lebhaft, Babinski bds. positiv, manchmal Spontan-Babinski. Oberflächensensibilität, soweit prüfbar, o. B. Der Gang wird vor allem durch die motorische Unruhe stark beeinträchtigt. Die Sprache ist etwas verwaschen, vor allem durch die motorische Unruhe der Zunge beeinträchtigt. Patient befindet sich in allgemeiner motorischer Unruhe, in allen Gliedmaßen werden dauernd schlenkernde, ausfahrende, über das Ziel hinausschießende Bewegungen ausgeführt. Dabei werden in den Armen, besonders im rechten, eigenartige, drehende, geschraubte, an Torsionsspasmus erinnernde Bewegungen ausgeführt. Die Finger werden oft dabei gespreizt. Die Füße und Beine werden oft nach innen rotiert gehalten, der innere Fußrand ist dabei gehoben. Sich selbst überlassen ist Proband fast dauernd in motorischer Unruhe, sitzt kaum still, nimmt eigenartige Lagen ein, legt sich mit Vorliebe auf den Bauch. Die beschriebenen athetoid geschraubten Bewegungen sind rechts ausgesprochen stärker als links. Im Schlaf vollkommene Ruhe. Psychisch macht Patient einen imbezillen Eindruck, versteht aber Aufträge, führt sie auch prompt aus. Wa.R. im Blut und Liquor negativ. Im Liquorbefund eine geringe Eiweißvermehrung und eine unspezifische Goldsolkurve. Encephalographie: Keine Luftfüllung der Ventrikel, Aufnahme sehr verwackelt, Knochen mitteldünn, Schädelform etwas blasig, Sella o. B. Keine eindeutigen Druckzeichen erkennbar. Ohrenbefund: Es finden sich blasse retrahierte Trommelfelle. Außerdem eine sehr stark hypertrophische Rachenmandel."

Auch in der Folgezeit änderte sich sein Zustand nicht wesentlich, die Eltern behaupteten zwar, daß die eigentümlichen Bewegungen seiner Arme etwas nachgelassen hätten, doch hätte er sich sonst nicht geändert. In der Taubstummenanstalt wurde er nicht angenommen, da der Gehörbefund nicht den Bestimmungen der Taubstummenanstalt entsprach. Er wurde seither öfters von Privatlehrern unterrichtet ohne großen Erfolg, in der letzten Zeit lernte er Korbmachen.

Wir selbst konnten Proband nicht untersuchen, da er zur Zeit unseres Besuches nicht daheim war und wir ihn aus äußeren Gründen nicht erreichen konnten. Da sich aber sein Zustand gegenüber den uns zur Verfügung stehenden Befund einer Psychiatrischen Univ.-Klinik nicht wesentlich gebessert haben sollte, verzichteten wir auf eine Nachuntersuchung.

Jutta (Partnerin): Zweitgeborene. Starb im Alter von 4 Monaten an Brechdurchfällen, an der beide Paarlinge gelitten hatten, obwohl Partnerin viel kräftiger als Proband war. Sie hatte vor ihrem Tode keinerlei Krämpfe oder Anfälle.

31. Z-Paar mit kleingestorbenem Partner: Margarete und Karl St.

(Pärchen-Zwillingspaar, angeborene spastische Hemiplegie der Probandin.)

Geburtsbericht. Geburt 1921, 3. Entbindung der 34jährigen Mutter nach 5jähriger Pause. Die Mutter machte während der Schwangerschaft große Aufregungen durch und hustete fast während der Dauer der ganzen Schwangerschaft stark. Sie hatte während der Schwangerschaft häufig beträchtliche Blutungen. Frühgeburt im 7. Monat, Geburt ziemlich schwer, da es sich um eine Steißgeburt beider Zwillinge handelte. Kein ärztlicher Eingriff.

Familienanamnese. Probandin hat 2 Brüder, von denen der eine vollkommen gesund ist, der andere im Alter von 4 Jahren angeblich an einer Coxitis behandelt wurde, über die nichts Näheres erhoben werden konnte. Sie heilte völlig aus. Ein Onkel der Probandin beging Suicid. Die Mutter der Probandin hatte gleichgeschlechtliche Zwillingsgeschwister, von denen der eine bald nach der Geburt starb, eine Kusine der Mutter hat ebenfalls ein Zwillingspaar, außerdem entstammt der Ehe eines Bruders des Vaters der Probandin ein Zwillingspaar.

Anamnese und Befund. Margarete (Probandin): Zweitgeborene. Schon sehr bald nach der Geburt fiel der Mutter auf, daß der linke Arm und das linke Bein der Probandin nicht in Ordnung waren, der Arm wurde nach hinten und etwas nach einwärts gedreht gehalten, das Bein wurde fast stets nach einwärts gedreht. Probandin entwickelte sich langsam, lernte erst mit $2^1/_2$ Jahren einigermaßen laufen. Um diese Zeit stellten sich im gelähmten linken Arm eigentümliche, zwangsmäßig ablaufende Bewegungen ein. Erst mit 7 Jahren kam sie in die Schule, wo sie ganz gut mitkam und nur durch ihren körperlichen Zustand stark behindert war. Sie stand fast dauernd in ärztlicher Behandlung, schon wenige Jahre nach der Geburt stellte der behandelnde Hausarzt die Diagnose einer LITTLEschen Krankheit. Auch war sie mehrmals in Kinderkliniken und Anstalten untergebracht:

1935: „Diagnose: Hemiplegia spastica infant. cerebralis mit extrapyramidalem dystonischem Komplex. Die Dystonien im linken Bein veranlassen das Mädchen, beim Sitzen das linke Bein mit auf den Stuhl hochzunehmen. Der linke Arm ist stets in der Ellenbeuge gebeugt, am Thorax angelehnt und im Handgelenk gebeugt, führt bei Berührungen athetotische Bewegungen aus. Wenn das Mädchen erregt oder ängstlich ist, gerät der ganze Körper, auch der Kopf und die Wirbelsäule in einen spastisch-ataktischen Unruhezustand. Geistig macht das Mädchen einen wenig reduzierten Eindruck, sie kommt in der Volksschule angeblich ganz gut mit. Wa.R. negativ. Leichte Kyphoskoliose, linkes Bein wesentlich kürzer als das rechte, Dystonien in beiden linken Extremitäten. Athetose der Finger und Zehen, Pupillen und ihre Reaktionen normal. Bauchdeckenreflexe lebhaft, ASR gesteigert, Armreflexe gut auslösbar. Beurteilung: die besonderen atypischen Begleiterscheinungen der vorliegenden spastischen Hemiplegie bestehen in ganz grobschlägigen choreatischen Bewegungen. Die Ursache des Leidens dürfte ein in den ersten Lebenstagen bis -wochen durchgemachter Infekt oder eine Geburtsblutung sein."

Die verschiedenen ärztlichen Behandlungen und Klinikaufenthalte hatten keinen Einfluß auf das Krankheitsbild, Probandin ist jetzt zu Hause, ist aber unfähig, etwas zu arbeiten.

Bei Nachuntersuchung im Sommer 1936 fanden wir eine typische spastische Halbseitenlähmung der linken Körperhälfte einschließlich Facialis, eine geringgradige Hemihypästhesie links (bei genauen Fragen schien es sich zu ergeben, daß Probandin auch an Parästhesien leidet), typische Pyramidensymptome links. Fast die ganze linke Körperseite führte athetotisch-choreatische Bewegungen aus, die bei Beobachtung des Kindes nicht stärker wurden. Selbst im Gesicht, im Gebiete des linken Facialis, eigentümliche Bewegungen; zeitweise geriet sogar der ganze Kopf in Bewegung. Psychisch machte Probandin einen ihrem Alter entsprechenden normalen Eindruck, sie war vielleicht etwas gedrückt.

Karl (Partner): Erstgeborener. Starb schon 2 Wochen nach der Geburt an Lebensschwäche, ohne daß Krämpfe oder Zuckungen aufgetreten wären. Der Mutter fiel lediglich auf, daß er dauernd ein lautes Ziehen des Atems gezeigt hatte.

32. Z-Paar mit kleingestorbenem Partner: Ernst und Luise S.

(Pärchen-Zwillingspaar, angeborene spastische Halbseitenlähmung des Probanden.)

Geburtsbericht. Geburt 1897, 6. Entbindung der 34jährigen Mutter. Der Geburtsverlauf soll normal gewesen sein, die Geburt selbst trat rechtzeitig ein. Sonst konnte nichts Besonderes über den Geburtsverlauf in Erfahrung gebracht werden.

Familienanamnese. Proband hat 4 gesunde Geschwister; eines davon ist ebenfalls ein Zwillingskind, dessen Partner bald nach der Geburt an Lebensschwäche starb. 1 Schwester ist im Alter von 1 Jahr an unbekannter Ursache gestorben.

Anamnese und Befund. Ernst (Proband): Erstgeborener. Schon bald nach der Geburt sollen die Lähmungen bemerkt worden sein. Auch soll er im Alter von einigen Jahren Rachitis gehabt haben: „Schwachsinnig, hinkt auf dem rechten Bein, das gelähmt und verkrüppelt ist; Lähmung des rechten Armes mit einer starken Beugekontraktur der rechten Hand." Im jugendlichen Alter schon soll sich eine starke Erregbarkeit gezeigt haben und eine ausgesprochen hysterische Reaktion, wie wir einem fachärztlichen Gutachten entnahmen. Es wurden mehrmals ausgesprochen hysterische Anfälle beobachtet. Er befindet sich seit langen Jahren in einer Heil- und Pflegeanstalt.

1930: „Proband ist schwachsinnig und steht auf der Stufe eines Imbezillen. Der Schwachsinn ist auf eine früher durchgemachte Encephalitis zurückzuführen, da eine Lähmung der rechten Hand und eine teilweise Lähmung des rechten Beines vorhanden sind. Er ist nicht imstande, einen Beruf auszuüben, sondern beschäftigt sich in der Anstalt mit Holzmachen bei sehr geringer Leistung. Er ist im Gefühlsleben empfindlich und wechselnd, zeitweise ist er schwermütig und neigt zum Weinen. Außerdem ist er ungemein leicht reizbar und wird dann erregt. In früheren Jahren wurden nach solchen Erregungen hysterische Reaktionen bei ihm beobachtet; in letzter Zeit blieben diese aus oder beschränkten sich auf ein leichtes Zittern. Sein körperlicher Zustand ist durch eine teilweise Lähmung der rechten Seite, Verkrüppelung der rechten Hand und Hinken auf dem rechten Beine gekennzeichnet."

Zu der Bemerkung des damals untersuchenden Facharztes, daß er eine Encephalitis durchgemacht haben müsse, „weil" er eine Lähmung der rechten Körperseite habe, sei nur unsererseits bemerkt, daß über einen fieberhaften Prozeß in den ersten Monaten oder Jahren nach der Geburt nichts zu erheben war, daß aber aus den Angaben seiner Verwandten und aus den im ersten amtsärztlichen Befund festgelegten Erhebungen einwandfrei hervorgeht, daß schon bald nach der Geburt eine Drehung und Verkrüppelung der rechten Hand bemerkt wurde.

Eine Nachuntersuchung durch Frl. Dr. Hell[1] von unserem Institut im Sommer 1935 ergab folgende Befunde:

[1] Dieses Paar gehört auch der Zwillingsserie „Anstalts-Schwachsinniger" von Frl. Dr. Hell an.

Wa.R. negativ. An der rechten Hand reizlose 20 cm lange Operationsnarbe in der Handwurzelgegend. (Operativer Eingriff im Kindesalter zur Behebung der Beugekontraktur.) Hand selbst in Beugekontraktur. Muskulatur des rechten Ober- und Unterarmes und des rechten Beines leicht spastisch-paretisch. Kleiner Finger der rechten Hand amputiert nach Blutvergiftung. Rechts grobe Kraft wesentlich geringer als links. Zeitweise leichter Tremor des rechten und linken Beines. Psychisch: Stark debiler Gesichtsausdruck, macht einen ängstlichen ratlosen Eindruck, ist kontaktfähig und leicht fixierbar. Die Intelligenzprüfung ergibt den Befund eines Schwachsinnigen an der Grenze von Debilität und Imbezillität.

Luise (Partnerin): Zweitgeborene. Starb etwa 2 Wochen nach der Geburt an Lebensschwäche. Irgendwelche auffallende Beobachtungen, Krämpfe, Anfälle oder dgl. konnten nicht ermittelt werden.

33. Z-Paar mit kleingestorbenem Partner: Paul und Friedrich W.

(Gleichgeschlechtliches, wahrscheinlich eineiiges Zwillingspaar[1]*, angeborene spastische Hemiplegie des Probanden.)*

Geburtsbericht. Geburt 1898, 2. Entbindung der 25jährigen Mutter. Geburt rechtzeitig, unkomplizierter Verlauf. Proband wog etwa 4000 g, sein Partner etwas über 3000 g. Entwicklungszustand des Probanden verhältnismäßig gut, während der Partner von Geburt an stets etwas schwächlicher war. Die Kinder sahen sich außergewöhnlich ähnlich und wurden leicht verwechselt. Uns wurde ein Bild gezeigt, auf dem die Kinder etwa 4 Jahre alt waren; wir zweifeln nicht daran, daß es sich um ein eineiiges Paar gehandelt hat. Außerdem soll die Angabe, daß nur eine Nachgeburt vorhanden war, sicher sein.

Familienanamnese. Die Mutter des Zwillingspaares starb im Alter von 26 Jahren plötzlich an unbekannter Ursache. Der einzige gesunde Bruder des Zwillingspaares ist im Alter von 17 Jahren spurlos verschwunden. Von 10 Geschwistern des Probanden sind 7 im Alter von höchstens 1 Jahr gestorben an Unterernährung, hochgradiger Rachitis, vollkommener Verwahrlosung. Aus der übrigen Verwandtschaft ist der Tod eines 5jährigen Mädchens durch Ermordung erwähnenswert. Auch eine ganze Reihe kleingestorbener Kinder in der weiteren Verwandtschaft sind anzuführen, bei 2 ist die Diagnose „Kinderkrämpfe" erwähnt. Ein Vetter des Zwillingspaares starb wegen ungenügender Nahrungsaufnahme infolge Hasenscharte und Wolfsrachen. Den Großeltern des Paares wurden 3mal Zwillinge geboren.

Anamnese und Befund. Paul (Proband): Erstgeborener. War von Geburt etwas stärker als sein Partner. Eine genaue und einwandfreie Anamnese ist allerdings mit ihm nicht aufzunehmen und zwar deshalb, weil Proband 1919 einen Betriebsunfall erlitten hat, auf den er nun ständig alle Beschwerden zurückführen will und nur ungern zugibt, daß an seiner rechten Körperseite schon bald nach Geburt eine Schwäche bemerkt wurde. Diese Schwäche hinderte ihn allerdings nicht, sich als Erdarbeiter fortzubringen. Seit seinem Unfall, der scheinbar eine schwere Rentenneurose auslöste, war er mehr als 10mal in verschiedenen Krankenhäusern und Heilstätten.

Gutachten 1927: „Patient hat durch einen Unfall einen Bruch des rechten Fußes erlitten. Der Knöchelbruch ist gut geheilt, Folgen sind jetzt nicht mehr nachzuweisen, die Röntgenaufnahmen haben einen völlig normalen Befund ergeben. Die Beweglichkeit des rechten Fußes ist, soweit Unfallfolgen in Frage kommen, nicht beeinträchtigt. Hingegen bietet Patient die deutlichen Zeichen einer sog. cerebralen Kinderlähmung. Die Muskulatur des rechten Armes und Beines ist deutlich abgemagert, die Kraft im rechten Arm und Bein ist vermindert, die rechte Hand ist kleiner, das rechte Schulterblatt steht höher und weit nach außen abgerückt, der rechte Fuß steht in Spitzfußstellung. Dazu kommen die äußerst charakteristischen Reflexstörungen im Sinne einer spastischen Lähmung: rechts besteht das Babinskische, Oppenheimsche und Gordonsche Zeichen, außerdem langdauernder Fußklonus, rechte PSR und ASR sind deutlich lebhafter als die linken; rechter BDR abgeschwächt. Alle diese Zeichen deuten mit Bestimmtheit auf eine Erkrankung der linken

[1] Dieses Paar wurde infolge fehlerhafter Angaben über das Sterbealter des Partners in unseren vorläufigen Mitteilungen über diesen Gegenstand (Thums 4, 5, 7) zu den EZ gezählt.

Großhirnrinde hin und es ist wahrscheinlich, daß diese Erkrankung seit früher Kindheit besteht. Daß dies bisher in manchen Befunden nicht zum Ausdruck kam, hängt zweifellos damit zusammen, daß diese angeborene cerebrale Kinderlähmung von den bisherigen, nicht nervenärztlichen ausgebildeten Untersuchern nicht richtig erkannt und gedeutet worden ist. Diese Erkrankung hat natürlich mit dem Unfall nichts zu tun und ist durch ihn weder hervorgerufen, noch verschlimmert worden.“

Proband prozessierte immer wieder um seine Renten, allerdings ohne Erfolg. Bei Nachuntersuchung im Sommer 1936 fanden wir einen leicht erregbaren hysterischen Psychopathen mit den Resten einer alten cerebralen Kinderlähmung, die sich streng halbseitig auf die rechte Seite beschränkte, den rechten Arm und das rechte Bein betraf und eine Facialislähmung von zentralem Typ rechts bewirkte. Auf genaues Befragen gibt er dann ungern zu, daß er von Kindheit an im rechten Arm und Bein viel schwächer war, daß er stets nur die linke Hand gebrauchen konnte und daß er immer schon das rechte Bein leicht nachgezogen hätte.

Friedrich (Partner): Zweitgeborener. War von Geburt an etwas schwächer als Proband, hatte aber keine Lähmungserscheinungen oder eine auffallende Schwäche einer Extremität. Im Alter von etwa 5 Jahren erkrankte er an einer Lungenentzündung und starb.

34. Z-Paar mit kleingestorbenem Partner: Günther und Horst G.

(Gleichgeschlechtliches, wahrscheinlich zweieiiges Zwillingspaar, angeborene spastische Tetraplegie des Probanden.)

Geburtsbericht. Geburt 1932, 1. Entbindung der 25jährigen Mutter. Geburt im 7. Monat, normaler Verlauf, Dauer 4 Stunden; die Entbindung erfolgte in einem Krankenhaus. Kein ärztlicher Eingriff. Proband soll über 2000 g, Partner über 1500 g gewogen haben. Über die Nachgeburt konnten die Eltern nichts Bestimmtes angeben, doch erzählten sie in diesem Zusammenhang, daß die Hebamme die Neugeborenen als eineiige Zwillinge bezeichnet haben soll. Dagegen sprachen die Angaben der Eltern über das Aussehen der Paarlinge; diese sollen sich überhaupt nicht ähnlich gesehen haben. Niemals kam eine Verwechslung vor; Proband hatte blondes bis rötlich blondes Haar, blaue Augen, einen runden Kopf mit stark ausgeprägtem Hinterkopf, eine runde Gesichtsform mit rundem Kinn; Partner dagegen hatte dunkles Haar, blaue Augen, runden Kopf ohne besondere Ausprägung des Hinterhauptes, längliche Gesichtsform, auffallend spitzes Kinn. Zweieiigkeit ist wohl wahrscheinlich[1].

Familienanamnese. Ein Bruder der Mutter des Zwillingspaares ist Epileptiker, eine Schwester ist im epileptischen Anfall gestorben. Andere Zwillingsgeburten sind in der näheren Verwandtschaft nicht vorgekommen.

---

[1] Nachträglich erhielten wir den Geburtsbericht des Entbindungsheimes, dem wir folgendes entnehmen: „Spontangeburt von Zwillingen aus erster und zweiter Hinterhauptslage. Erstgeborener: 1800 g, 42 cm Körperlänge, Kopfumfang 31 cm. Zweitgeborener: 2200 g, 42 cm Körperlänge, Kopfumfang 32 cm. Spontangeburt der Placenta (eineiig). Normaler reaktionsloser Verlauf des Wochenbettes. Entlassungsgewicht des Erstgeborenen 1780 g, des Zweitgeborenen 1900 g.“

Trotz dieser Angabe des Placentabefundes möchten wir unsere Meinung aufrechterhalten, daß es sich um zweieiige Zwillinge gehandelt hat. Ob bei der Angabe „eineiig“ in der Krankengeschichte des Entbindungsheimes ein Irrtum vorgefallen ist, oder ob es sich um einen ähnlichen Vorgang handelt, wie wir ihn an Hand des 7. EZ-Paares ausführlich erörtert haben, sei dahingestellt. An sich ist für die Fragestellungen unserer Arbeit die Feststellung der Eiigkeit bei diesem Zwillingspaar mit kleingestorbenem Partner unerheblich. Der relativ große Unterschied in der Körpergröße läßt sich für die Frage der Eiigkeit nicht verwerten. Bekanntlich verhalten sich EZ bezüglich Gewicht und Länge bei der Geburt nicht ähnlicher als ZZ, was nach v. Verschuer nach zwei Richtungen hin gedeutet werden könnte: „1. Die für das Körperwachstum spezifischen Erbanlagen, die den Individualunterschieden zugrunde liegen, treten vor der Geburt noch nicht in Erscheinung. 2. Die Körperentwicklung der EZ und vielleicht auch der ZZ wird intrauterin stark peristatisch beeinflußt, daß die Unterschiede zwischen den Früchten entstehen.“ Zahlreiche Hinweise lassen die zweite Möglichkeit wahrscheinlicher erscheinen.

Anamnese und Befund. Günther (Proband): Zweitgeborener. Gleich nach der Geburt kamen die Paarlinge in ein Säuglingskrankenhaus, weil sie als Siebenmonatskinder sehr schwach waren; sie wurden im Brutofen am Leben erhalten, Proband war von Geburt an der stärkere von beiden. Beide Kinder hatten bis 3 Wochen nach der Geburt Gelbsucht, Proband bekam am Hinterkopf und am Gesäß Furunkel, die zum Teil inzidiert wurden. Gleichzeitig bestand eine eitrige Bindehautentzündung auf beiden Augen. Die Mutter hat angeblich seit dieser Geburt einen ständigen, unbehandelten, gelben Ausfluß. Wir erhielten von der Kinderklinik, in der Proband in den ersten Lebensmonaten lag, folgenden Befund: „Typischer Frühgeborener, starker Ikterus. 4 Monate nach der Geburt Zeichen der Frühgeburt noch vorhanden, große Fontanelle ziemlich weit offen.“ Schon in den ersten Monaten fiel den Eltern auf, daß Proband keinerlei Anstalten machte, lebhafter zu werden oder sich aufzusetzen. Beim Versuch, ihn passiv aufzusetzen, fiel er stets um. Im Alter von etwa $1^1/_2$ Jahren kam er in eine Univ.-Klinik. „Es fällt auf, daß das Kind auf Versuch, es passiv hinzusetzen, zu schreien beginnt und der Oberkörper zusammenfällt; dabei fällt er manchmal nach hinten, dann wieder nach vorn, dann nach den Seiten. Dabei macht das Kind keinerlei Versuche, sich zu stützen. Gehen ist unmöglich. Wird es auf den Bauch gelegt, so kann es sich nicht wieder herumdrehen. Alle Gelenke in Beugestellung, beide Arme nach aufwärts gebeugt, rechts mehr als links; dabei sind zweifellos Spasmen feststellbar. Schädelumfang 49 cm (Norm in diesem Alter 47,8 cm), Schädel soll früher verhältnismäßig etwas größer gewesen sein. Hirnnerven, soweit prüfbar, o. B. Reflexe der oberen Extremitäten lebhaft, desgleichen die der unteren Extremitäten lebhaft. Beim Bestreichen der Fußsohlen werden alle Zehen dorsalflektiert. Hydrocephalus.“ In den folgenden Jahren lernte er weder stehen noch laufen. Wenn man den Versuch machte, ihn aufzustellen, setzt er die Füße mit den Spitzen auf den Boden und war unfähig, die flache Sohle aufzusetzen. Auch lernte er nicht richtig sprechen. Mit mehr als 5 Jahren konnte er dann sitzen, wenn er mit einem Tuch an seinem Kinderstühlchen angebunden wurde. Er stand dauernd in ärztlicher Behandlung; aus den uns vorliegenden Befunden sei nur die Mitteilung eines Arztes erwähnt, der Probanden durch 3 Jahre beobachtete und zeitweise choreatisch-athetoide Bewegungen feststellte. Der Facharzt, in dessen Behandlung Proband zuletzt stand, schrieb:

1937: „Angeborene Gliederstarre, LITTLEsche Krankheit. Spastische Parese der Arme und vor allem der beiden Beine mit Unfähigkeit zu gehen und zu stehen. Auch die Sprechmuskulatur, sowie die kopfbewegenden Muskeln zeigen spastische Erscheinungen. Willensantriebe scheinen völlig zu fehlen, das Gefühlsleben bietet keine Besonderheiten.“

Nachuntersuchung im November 1937 ergab den oben geschilderten Befund, besonders stark waren die choreatisch-athetotischen Bewegungen; psychisch machte das Kind einen für sein Alter aufgeweckten Eindruck.

Horst (Partner): Erstgeborener. War außerordentlich schwächlich, schwächer als der Proband, lag viele Wochen im Brustkasten, starb im Alter von 3 Monaten an einer Lungenentzündung. Er lag von Geburt an in einer Säuglingsklinik: „Ziemlich intensiver Ikterus, über dem rechten Scheitelbein eine Geschwulst, kein Sklerem. Im Februar 1933 Auftreten von hohem Fieber und einer intensivsten Dämpfung des rechten Oberlappens. Exitus letalis an Lungenentzündung.“

35. Z-Paar mit kleingestorbenem Partner: Paul und Kurt P.

(Gleichgeschlechtliches Zwillingspaar mit angeborener spastischer Paraplegie des Probanden.)

Geburtsbericht. Geburt 1907, 5. Entbindung der 26jährigen Mutter nach $1^1/_2$jähriger Pause. Frühgeburt im 7. Monat. Geburtsgewichte: Proband etwa 1300 g, Partner etwa 2000 g. Partner wurde durch Zange zur Welt gebracht. Die Paarlinge waren außerordentlich schwach. Über die Nachgeburt war nichts festzustellen. Sie glichen sich hinsichtlich der Haarfarbe, sollen aber eine verschiedene Kopfform gehabt haben. Proband soll bei der Geburt Nabelschnurumschlingung gezeigt haben.

Familienanamnese. Das Zwillingspaar hat 6 gesunde Geschwister. 2 Schwestern sind im Alter von etwa 1 Jahr an unbekannter Ursache gestorben, auch von 1 Schwester, die mit 27 Jahren starb, konnte die Todesursache nicht festgestellt werden. Der väterliche Großvater des Zwillingspaares starb im Alter von 71 Jahren an Apoplexie, seine Krankengeschichte lag uns zur Einsicht vor, Wa.R. negativ. In der ziemlich ausgedehnten Sippe konnte sonst keine auffallende Krankheit nachgewiesen werden, auch keine weitere Zwillingsgeburt.

Anamnese und Befund. Paul (Proband): Erstgeborener. War nach der Geburt sehr schwach, schon nach einigen Monaten bemerkten die Eltern, daß er an beiden Beinen gelähmt war. Lernte nicht gehen, sondern sich mit einem Bänkchen sprungweise fortbewegen, besuchte die Schule in einem Krüppelheim und war längere Zeit in einer Landesanstalt (1925): „Diagnose: Imbezillität mit LITTLEscher Krankheit. Macht einen durchaus kindlichen Eindruck. Die Beine sind gelähmt, die Gelenke der unteren Extremitäten durch spastische Kontrakturen versteift, namentlich die Knie- und Fußgelenke. Ein eigentliches Gehen ist unmöglich, vielmehr bewegt er sich mit Hilfe einer Gehbank gleichsam vorwärtsschnellend fort. Wa.R. im Blut und Liquor negativ. Lumbalpunktion o. B. Typischer Adductorenspasmus der LITTLEschen Krankheit."

Der Zustand blieb im wesentlichen gleich. In den letzten Jahren stellten sich, besonders bei Aufregung, auch eigentümlich zitternde Bewegungen der Arme und Beine ein.

Kurt (Partner): Zweitgeborener. Starb 6 Stunden nach der Geburt an Lebensschwäche.

36. Z-Paar mit kleingestorbenem Partner: Bruno und Karl St.

(Gleichgeschlechtliches, vielleicht eineiiges Zwillingspaar mit angeborener spastischer Hemiplegie des Probanden.)

Geburtsbericht. Geburt 1912, 3. Entbindung der 27jährigen Mutter nach kurzer Pause. Normale Schwangerschaft, schwerer Geburtsverlauf, kein ärztlicher Eingriff, Geburt rechtzeitig. Proband wog etwa 2750, Partner 3250 g. Die Nachgeburt soll einfach gewesen sein. Die Säuglinge sahen sich sehr ähnlich, wenn auch Proband etwas schwächer war als der Partner, sie hatten die gleiche Haar- und Augenfarbe.

Familienanamnese. Aus der Familienanamnese ist nichts Auffallendes zu berichten, auch keine weiteren Zwillingsgeburten.

Anamnese und Befund. Bruno (Proband): Zweitgeborener. War nach der Geburt sehr schwach, schon wenige Monate nach der Geburt fiel den Eltern auf, daß das Kind eine abnorme Kopfform hatte. Die Mutter befragte die Hebamme, die bei der Geburt anwesend war, und diese soll sich geäußert haben, daß der Kopf unmittelbar nach der Geburt „wie zusammengedrückt" ausgesehen hätte. Patient stand lange in Behandlung eines Fürsorgearztes, der der Mutter öfters sagte, daß die Veränderungen des Probanden durch Druck seines Zwillingspartners während der Schwangerschaft und bei der Geburt hervorgerufen worden wären. Aus Krankengeschichten:

1913: „Diagnose: Hydrocephalus, Amaurose? Lues hereditaria?"

1920: „Rechtsseitig gelähmt, kann stehen, wenn er unterstützt wird oder sich festhalten kann. Die rechte Hand wird in Flexionsstellung gehalten. Hydrocephalus."

1921: „Asymmetrischer hydrocephaler Hochkopf, uncharakteristisch vorspringende Stirnhöcker. Die gleich weiten Pupillen reagieren auf Licht und Konvergenz, Nystagmus, Strabismus convergens. Rechte Schulter hängt. Atrophie der rechtsseitigen Extremitäten, ebenfalls des Beckens. Rechter Arm steht in rechtwinkeliger Beugestellung, kann aber aktiv gestreckt werden. Rechte Hand in Palmar- und Pronationskontraktur. Rechter Daumen eingeschlagen, Finger leicht gebeugt, aber ohne jede Kontraktur. Lassen sich extrem dorsal flektieren. Rechtes Bein zeigt leichte Beugekontraktur. Gang sehr unsicher. Typischer Steppergang. PSR, ASR rechts stark gesteigert. Babinski rechts positiv. Örtlich und zeitlich ungenau orientiert, macht einen ruhigen Eindruck, starrt vor sich hin, gibt aber Antwort auf gestellte Fragen, ist völlig hilflos, muß angezogen werden, kann aber allein essen. Diagnose: Imbezillität, Hydrocephalus, cerebrale Halbseitenlähmung."

Bei unserer Nachuntersuchung im November 1937 fanden wir keinerlei Veränderungen seines körperlichen und psychischen Zustandes gegenüber den früheren Befunden: Imbeziller Patient mit schwerer spastischer Kontraktur der rechten Körperseite und allen typischen Pyramidensymptomen. Er sieht schlecht, aber wahrscheinlich nicht infolge einer Refraktionsanomalie, sondern infolge von Schwachsichtigkeit, doch konnte kein ophthalmologischer Befund durch uns erhoben werden. Da bei dem Krankenhausaufenthalt, den Proband im Alter von 1 Jahr mitgemacht hatte, der Verdacht auf eine Lues hereditaria geäußert worden war, ein Verdacht, für den bei den späteren Krankenhaus- und Anstaltsaufenthalten keinerlei Anhaltspunkte bestanden, ließen wir zur Zeit unserer Nachuntersuchung die Blutuntersuchung wiederholen, mit folgendem Ergebnis: Wa.R. negativ, Ausflockungsreaktion negativ, Pallidareaktion negativ."

Karl (Partner): Erstgeborener. War nach Angabe der Eltern ein gesundes Kind, das sich gut entwickelte. Er erkrankte im Alter von 7 Monaten gleichzeitig mit einem älteren Bruder an Scharlach und starb an dieser Erkrankung unter hohem Fieber und Krämpfen.

37. Z-Paar mit kleingestorbenem Partner: Wilhelm und Anton L.

(Gleichgeschlechtliches, wahrscheinlich zweieiiges Zwillingspaar mit angeborener spastischer Tetraplegie des Probanden.)

Geburtsbericht. Geburt 1920, 4. Entbindung der 28jährigen Mutter nach 4jähriger Pause. Die Geburt verlief schwer; es war eine Frühgeburt im 8. Monat. Ob Eingriffe vorlagen, ließ sich nicht feststellen, da die Mutter nur anzugeben weiß, daß sie in Narkose lag. Es besteht aber eine gewisse Wahrscheinlichkeit, daß eine Zangengeburt vorlag, weil die Eltern übereinstimmend angaben, daß der Neugeborene eine tiefe Eindellung auf der vorderen Schädelseite gehabt haben soll. Gewicht des Probanden 2000 g, das des Partners 2100 g. Die Nachgeburt soll doppelt gewesen sein. Die Kinder waren sehr klein und schwach und sahen sich nicht ähnlich, da Proband hellblonde, Anton aber dunkelbraune Haare hatte.

Familienanamnese. Der älteste Bruder der Zwillinge ist als Säugling an Kinderkrämpfen gestorben. In der nächsten Verwandtschaft der Mutter sind zweimal Zwillingsgeburten vorgekommen.

Anamnese und Befund. Wilhelm (Proband): Erstgeborener. Proband war von Geburt an sehr schwach und schon frühzeitig wurde bemerkt, daß er nicht so beweglich war wie andere Kinder, insbesondere daß er mit der rechten Hand nicht greifen konnte. Schon als Kleinkind kam er deshalb in ein Krankenhaus und war dann fast ununterbrochen in Krankenhäusern und Heimen.

1929: „Dauernde choreatisch-athetotische Bewegungsunruhe, die im Affekt stärker wird. Im Bereiche der mimischen Gesichtsmuskulatur, besonders beim Sprechen, choreatischticartige Zuckungen. Spasmus mobilis in allen vier Extremitäten. Der Gang ist spastisch schleudernd, von weit ausladenden Mitbewegungen der Arme begleitet. Beim Gehen wird die linke Hüfte seitlich und vorne ausgebogen, das rechte Bein wird nachgeschleppt. Der rechte Arm ist deutlicher paretisch, mit geringer Muskelatrophie, die in der Hand am deutlichsten ist. Die rohe Kraft ist im ganzen rechten Arm herabgesetzt. Beinreflexe gesteigert, PSR sehr lebhaft. Häufig Spontanbabinski, auch prompt auslösbar. Starke Hyperflexibilität und Hypotonie sämtlicher Gelenke. Beim Gehen maximaler Pes planus und Adduktion beider Füße. Wa.R. im Blute negativ. Intelligenzschädigung mittleren Grades. Diagnose: Geburtstraumatische Schädigung, rechtsseitige Hemiparese, Chorea-Athetose. Imbezillität."

1930: „Körperlicher Befund nicht wesentlich verändert, kann vielleicht etwas besser gehen, macht geistig einige Fortschritte."

1934: „Keine wesentliche Änderung des körperlichen Befundes. Der Gang ist durch die Behinderung der rechten Seite sehr schwerfällig und wird ausgeführt, indem die rechte Seite gleichsam halbkreisförmig um das linke Bein gedreht wird, während die Körperlast auf dem linken Bein ruht. Die Sprache ist undeutlich, was aber zum Teil durch die Lähmung bedingt ist, die auch das Gebiet des Facialis erfaßt hat und auch die Zungenmuskulatur in ununterbrochener choreatisch-athetotischer Bewegung erhält; doch deuten auch Satzbau und Inhalt des Gesprochenen darauf hin, daß die motorische Sprechfähigkeit wesentlich schlechter ist als die Entwicklung der Intelligenz. Die Intelligenzschädigung ist mäßigen Grades, doch liegt bei ihm zweifellos die Möglichkeit einer weiteren Entwicklung bei entsprechender Schulung vor."

Bei unserer Nachuntersuchung im November 1937 fanden wir den schon in den früheren Befunden skizzierten Zustand vor, nämlich eine spastische Tetraplegie mit vorwiegendem Befallensein der rechten Körperseite und vor allem der rechten unteren Extremität. Psychisch lag ein Übergang von einfacher Debilität zu Imbezillität vor.

Anton (Partner): Zweitgeborener. War gleichfalls ein sehr schwächliches Kind und starb etwa 2 Monate nach der Geburt an Brechdurchfall.

38. Z-Paar mit kleingestorbenem Partner: Christel H. und totgeborenes Mädchen.

(Gleichgeschlechtliches, vielleicht eineiiges Zwillingspaar, angeborene spastische rechtsseitige Hemiplegie der Probandin.)

Geburtsbericht. Geburt 1932, 1. Entbindung der 26jährigen Mutter. Während der Schwangerschaft hatte die Mutter starke Schwellungen der Beine, nach Meinung eines Arztes angeblich von einer Nierenschädigung herrührend. 3 Tage vor der Geburt Abgang von Fruchtwasser. Geburt rechtzeitig, gestaltete sich außerordentlich schwer. Bei beiden Paarlingen Zangengeburt. Die Nachgeburt soll einfach gewesen sein, beide Paarlinge wogen etwa 2600 g, die zweitgeborene Partnerin kam tot zur Welt. Die Paarlinge sollen sich, trotzdem der Vergleich mit dem toten Paarling ja nicht ganz angebracht war, sehr ähnlich gesehen und die gleiche Kopfform und Haarfarbe gehabt haben.

Familienanamnese. Auffallende Nerven- oder Geisteskrankheiten kamen in der Familie nicht vor. Die Großmutter des Vaters des Zwillingspaares hatte Pärchen-Zwillinge zur Welt gebracht, von denen der weibliche Paarling unmittelbar nach der Geburt starb.

Anamnese und Befund. Christel (Probandin): Erstgeborene. Schon gleich nach der Geburt fiel den Eltern auf, daß Probandin das rechte Auge nicht so weit öffnen konnte als das linke und mit der rechten Hand nicht zufaßte. Als Probandin laufen lernen sollte, schleifte sie das rechte Bein nach. Auch fiel der Mutter auf, daß Probandin auf der rechten Seite schwitzte und daß die rechte Körperhälfte stets weiß blieb, wenn auch die linke stark gerötet war. Probandin stand in häufiger ärztlicher Behandlung.

1934: „Narben an der linken Schädelseite, wahrscheinlich von der Zangengeburt herrührend. Heterochromie der Iris. Rechte Lidspalte eine Spur kleiner als linke, rechter Mundwinkel steht höher als linker. Keine ausgesprochene Parese der rechten oberen Extremität, keine Reflexdifferenzen der oberen Extremität. PSR, ASR bds. lebhaft ohne deutliche Seitendifferenz. Rechtsseitig Babinski, gelegentlich auch links. Beim Gang wird, wie überhaupt habituell, der rechte Arm eingewickelt gehalten. Wenn Probandin etwas in die rechte Hand bekommt, nimmt sie es sofort mit der linken heraus. Greift nur mit der linken Hand nach vorgehaltenen Gegenständen. Rechtes Bein wird nachgezogen. Diagnose: Rechtsseitige Hemiplegie auf dem Boden einer bei der Geburt erlittenen Hirnschädigung."

1935: „Spastische Hemiplegie der rechten Körperseite."

1936: „Hemiplegia spastica. Geistig normal."

Partnerin: Zangengeburt, totgeboren.

39. Z-Paar mit kleingestorbenem Partner: Vera H. und unbenanntes Mädchen.

(Gleichgeschlechtliches, vielleicht eineiiges Zwillingspaar, angeborene spastische Paraparese der Probandin.)

Geburtsbericht. Geburt 1923, 2. Schwangerschaft der 26jährigen Mutter nach kurzer Pause (die 1. Schwangerschaft hatte mit einer Fehlgeburt im 3. Monat geendigt). Nach normaler Schwangerschaft kam es im 7. Monat zu einer sehr schweren Entbindung mit ärztlichem Eingriff bei Probandin, Zange beim Partner. Über die Nachgeburt war nichts in Erfahrung zu bringen. Geburtsgewicht der Probandin rund 1250 g. Die Paarlinge sollen sich außerordentlich ähnlich gesehen haben, die Mutter behauptet „zum Verwechseln", doch war Partnerin am Körper „ganz blau" und „lebensschwächer" als Proband.

Familienanamnese. Vater Suicid, Mutter „sehr nervös". Sonst in der Familie keine auffallenden Nerven- oder Geisteskrankheiten, auch keine weiteren Zwillingsgeburten.

Anamnese und Befund. Vera (Probandin): Erstgeborene. War nach der Geburt sehr schwach, auch fiel der Mutter auf, daß sie die Beinchen weniger bewegte als andere Kinder. Als sie zu laufen beginnen sollte, konnte sie nur mit den Zehenspitzen auftreten. Lernte zur normalen Zeit sprechen und war geistig sehr rege und aufgeweckt. Aus Befunden:

1930: „Morbus Little höheren Grades, Gang nur auf Zehenspitzen, starke Adduktionsspasmen. Intelligenz nicht wesentlich herabgesetzt. STOFFELsche Operation, SELIGsche Operation mit befriedigendem Erfolg."

1931: „Tritt nun mit voller Sohle auf, keine wesentlichen Adduktionsspasmen.

1934: „Zustand nach STOFFELscher Operation, die vor 3 Jahren an beiden Beinen ausgeführt wurde. Linkes Bein stets schlechter als das rechte. Derzeit findet sich neurologisch eine spastische Paraparese beider Beine, links wesentlich stärker ausgeprägt als rechts mit Babinski und Oppenheim beiderseits. Links typische LITTLE-Lähmung bei der besonders im Kniegelenk die Beuger wesentlich besser sind als die Strecker. Die auffallend starke Gangunsicherheit erscheint nicht allein durch die Paraparese bedingt. Möglicherweise haben seinerzeit bei der Geburt mehrere zentrale Blutungen bestanden."

1935—1937: „In beiden Knien knarrende Geräusche. Der Versuch vollkommener Streckung des linken Kniegelenkes gelingt nach Überwindung eines leichten spastischen Widerstandes. Die Klumpstellung des linken Fußes ist manuell leicht auszugleichen, dagegen nicht die Spitzfußstellung. Der Gang erfolgt mit gebeugtem Knie links, das Bein wird dabei innen rotiert gehalten, der Fuß in Spitz-Klumpstellung aufgesetzt. Intelligenz befriedigend. Neuerliche Operation am linken Bein mit mäßigem Erfolg. 1937 ist der Gang noch unsicher, das linke Knie wird beim Gehen gestreckt. Der linke Fuß wird in Klumpstellung aufgesetzt. Die Spitzstellung ist aktiv und passiv bis zum rechten Winkel ausgleichbar, wogegen die manuelle nicht ausgleichbare Klumpstellung zugenommen hat. Redression links mit mäßigem Erfolg."

Unsere Nachuntersuchung im Juli 1938 ergab eine mäßige spastische Parese des linken Beines, dem ersten Anschein nach von monoplegischem Typus. Eine genaue neurologische Untersuchung ergab jedoch auch geringe Pyramidenzeichen am rechten Bein. Intelligenz normal, Arme neurologisch o. B. Hochgradige Kurzsichtigkeit. (Nach fachärztlichem Befund: rechts — 11,0 D. sph. = cyl. — 1,0 D. Achse 180° 5/20 knapp, links — 9,0 D. sph. = cyl. — 1,5 D. Achse 170° 5/15 knapp.)

Unbenanntes Mädchen (Partnerin): Zweitgeborene. War bei der Geburt schwer asphyktisch und starb nach 36 Stunden ohne Krämpfe an Lebensschwäche.

40. Z-Paar mit kleingestorbenem Partner: Rudolf G. und totgeborener Knabe.

(Gleichgeschlechtliches, wahrscheinlich zweieiiges Zwillingspaar, angeborene spastische Tetraplegie des Probanden.)

Geburtsbericht. Geburt 1926, 2. Entbindung der 28jährigen Mutter nach 2jähriger Pause. Nach normaler Schwangerschaft kam es im 8. Monat zu einer schweren Entbindung. Beide Paarlinge hatten Querlagen und mußten gewendet werden. Am Schädel des erstgeborenen Partners soll eine tiefe Eindruckstelle zu sehen gewesen sein. Die Nachgeburt soll nach bestimmter Aussage der Mutter doppelt gewesen sein. Geburtsgewicht des Probanden etwa 2250 g, des Partners 1250 g.

Familienanamnese. Die Mutter leidet seit ihrem 32. Lebensjahr an epileptischen Anfällen, die angeblich nach Trauma aufgetreten sein sollen; sie wurde jedoch vor kurzem auf Grund des Gesetzes zur Verhütung erbkranken Nachwuchses unfruchtbar gemacht. Sonst sind in der sehr weitverzweigten Familie keine Nerven- oder Geisteskrankheiten festzustellen; der mütterliche Großvater des Zwillingspaares ist selbst Zwilling (PZ).

Anamnese und Befund. Rudolf (Proband): Zweitgeborener. Soll nach der Geburt scheintot gewesen sein und entwickelte sich nur sehr langsam. Machte erst mit 4 Jahren Lauf- und Sprechversuche. Wurde mit 7 Jahren eingeschult, jedoch nicht versetzt; sollte eigentlich eine Hilfsschule besuchen, da es jedoch in der Nähe des Wohnortes keine gab, blieb er in der gleichen Klasse sitzen; er zeigte sehr schlechte Schulerfolge. Bei den Laufversuchen bemerkte die Mutter eine Lähmung, was ihr vorher nicht aufgefallen war. Aus Befunden:

1937: „Füße knicken stark ab, spastischer Gang vorwiegend rechts, Babinski bds., lebhafte PSR."

1938: „Spastische Parese und Debilität nach Geburtsschädigung."

Unsere Nachuntersuchung im Juli 1938 ergab eine rechtsseitige spastische Hemiplegie mäßigen Grades, leichte Pyramidensymptome auch links; im Vordergrund des Erscheinungsbildes stand die Lähmung der rechten unteren Extremitäten. Ausgesprochene Debilität.

Totgeborener Knabe (Partner): Erstgeborener. Kam tot zur Welt, an seinem Köpfchen war angeblich eine tief eingedrückte Stelle deutlich sichtbar.

41. Z-Paar mit kleingestorbenem Partner: Johanna H. und unbekannter Partner.

(Angeborene spastische Hemiplegie und Athetose der Probandin.)

Geburtsbericht. Geburt 1908, 1. Entbindung der Mutter. Aus der sehr spärlichen Anamnese ging nichts über einen schweren Geburtsverlauf, Asphyxie u. dgl. hervor.

Über Geburtsgewichte, Nachgeburt, Geschlecht des Partners konnte aus äußeren Gründen nichts in Erfahrung gebracht werden.

Familienanamnese. Die Mutter soll stets gesund gewesen sein, sie hatte nach der Geburt des Zwillingspaares 2 Fehlgeburten. Sonst nichts erhebbar.

Anamnese und Befund. Johanna (Probandin): Schon bald nach der Geburt fiel eine Schwäche des linken Armes und des linken Beines auf, ebenso war das Gesicht von Geburt an schief. Sprechen und Laufen verspätet zu lernen begonnen, blieb immer geistig zurück. Aus einem Befund:

1916: „Strabismus convergens links. Zentrale Facialisparese links. Undeutliche Sprache. Abweichen der Zunge nach rechts. Athetoide Unruhe in den linksseitigen Gliedmaßen. Spasmen in der linken oberen und unteren Extremität. Imbezillität mäßigen Grades. Cerebrale Kinderlähmung."

Aus äußeren Gründen konnte der gegenwärtige Aufenthaltsort der Eltern und der Probandin nicht festgestellt werden.

Partner: Soll 3 Tage nach der Geburt gestorben sein; andere Feststellungen konnten nicht gemacht werden.

42. Z-Paar mit kleingestorbenem Partner: Hans W. und totgeborener Knabe.

(Gleichgeschlechtliches Zwillingspaar, angeborene spastische Hemiplegie des Probanden.)

Geburtsbericht. Geburt 1923, 1. Entbindung der 35jährigen Mutter. Nach normaler Schwangerschaft kam es Ende des 9. Monats zu einer verhältnismäßigen leichten Geburt, bei der kein ärztlicher Eingriff notwendig war. Proband befand sich in Kopflage. Mit der angeblich einfachen Nachgeburt ging ein abgestorbener und verkalkter Fetus ab, den der bei der Geburt anwesende Arzt als „Steinkind" bezeichnete und die Vermutung äußerte, daß es 3—4 Monate vor der Geburt abgestorben sei. Geburtsgewicht des Probanden 2750 g.

Familienanamnese. Der Vater des Probanden ist „stark nervös", ein Bruder dieses Vaters starb im Alter von $1^1/_2$ Jahren an Krämpfen. Sonst sind in der weitverzweigten Familie keine Nerven- oder Geisteskrankheiten festzustellen, auch keine Zwillingsgeburten.

Anamnese und Befund. Hans (Proband): Erstgeborener. Schon wenige Wochen nach der Geburt fiel den Eltern auf, daß das Kind nicht normal, der linke Arm unbeweglich war. Es machte verspätet Lauf- und Sprechversuche. Aus zahlreichen Befunden:

1926: „Spastische Hemiparese links mit allen entsprechenden Zeichen. Schwachsinn."

1927: „Halbseitige cerebrale Lähmung nach Geburtsschädigung, auffallend kleiner Kopf, links ausgesprochener Spitzfußspasmus und Adduktionskontraktur. Die linke Hand wird kaum benützt, Schulterhebung links nicht ausgiebig. Linker Ellenbogen in Beugestellung. Unterarm in halber Auswärtsdrehung. Geistig etwas zurückgeblieben, geringer Wortschatz."

1928: „Littlesche Krankheit, Hemiplegie links. Spastische Parese der linken Extremitäten, linker Arm im Ellenbogengelenk gebeugt, Unterarm stark proniert, Daumen eingeschlagen, Finger zur Faust geballt. Alle Stellungen sind durch Überwindung des Spasmus zu korrigieren, keine ausgesprochene Kontraktur. Linker Fuß in Spiztfußstellung bei Beugung des Kniegelenkes zu überwinden. Sehr starker Spasmus mit gesteigerten Reflexen." Kein wesentlicher Erfolg des operativen Eingriffes.

1936: „Spastische Hemiplegie ausgeprägten Grades und Intelligenzdefekt. Infolge Achillessehnendurchtrennung steht der Fuß in schwerer Hakenfußstellung. Unterarmpronationskontraktur."

Unsere Nachuntersuchung im August 1938 ergab eine hochgradige linksseitige Hemiplegie, desgleichen linksseitige Facialisparese von zentralem Typus, Athetose der linken Hand, leichter Strabismus, Sprachstörung, Mikrocephalie.

Hinsichtlich seiner geistigen Fähigkeit standen uns ausführliche Befunde der Hilfsschule und seines langjährigen Hauslehrers zur Verfügung, in denen sein Schwachsinn als Imbezillität mittleren Grades bezeichnet wurde.

Partner: Lithopädion (s. Geburtsbericht).

43. Z-Paar mit kleingestorbenem Partner: Siegfried und Wolfgang H.

(Gleichgeschlechtliches, vielleicht eineiiges Zwillingspaar, angeborene spastische Hemiplegie des Probanden.)

Geburtsbericht. Geburt 1921, 1. Entbindung der 20jährigen Mutter. Nach normal verlaufener Schwangerschaft kam es im 7. Monat zu einer schweren Geburt; die Hebamme wünschte die Herbeiziehung eines Arztes, doch ging die Geburt dann ohne ärztlichen Eingriff vonstatten. Beide Paarlinge wogen fast gleich viel, kaum etwas mehr als 1000 g. Die Nachgeburt soll einfach gewesen sein, die Hebamme soll von eineiigen Zwillingen gesprochen haben.

Familienanamnese. Außer dem kleingestorbenen Zwillingspartner starb 1 Schwester des Probanden (Frühgeburt von 8 Monaten) wenige Tage nach der Geburt, während 3 gesunde Geschwister leben. Die Eltern des Probanden sind gesund, 2 Geschwister der Mutter sind klein gestorben, desgleichen 4 Geschwister des Vaters; 2 Geschwister des Vaters sind Linkshänder, 2 Geschwisterkinder stottern. 1 Vetter der Mutter beging Suicid, 1 Schwester dieses Vetters ist seit vielen Jahren wegen Schizophrenie in einer Anstalt. Andere Zwillinge konnten in der weitverzweigten Sippe nicht festgestellt werden.

Anamnese und Befund. Siegfried (Proband): Zweitgeborener. Er hatte, wie sein Partner, gleich nach der Geburt und während der ersten Lebenstage Zuckungen und Krämpfe. Während sein Partner daran starb, blieb Proband am Leben, obwohl der Arzt auch ihn bereits eine schlechte Prognose gestellt hatte und stündlich mit seinem Tode rechnete. Einige Wochen nach der Geburt hörten die Krämpfe auf und es fiel der Mutter in den ersten Lebensmonaten dann nur mehr auf, daß Proband die Beinchen immer fest angezogen an den Körper hielt und sich dabei anders verhielt als normale Kinder. Als er zu laufen beginnen sollte, stellte es sich heraus, daß er Lähmungen hatte. Aus Befunden:

1927: „Little mit Bevorzugung der rechten Seite, Mikrocephalie. Mäßiger Schwachsinn. Spastische Erscheinungen im Bereiche der rechten Körperhälfte."

1933: „Rechtsseitige Lähmung, schwachsinnig, hilfsschulfähig.

1937: Hilfsschulbericht: „Behindert durch die Lähmung, körperlich sehr ungeschickt, kann aber, wenn auch sehr langsam, so doch gut und sauber schreiben. Gedankenablauf und Sprache sind sehr schwerfällig, Gedächtnis gut. Vernunftbegabung sehr schwach. Arbeitswillig, aber arbeitsunfähig."

1938: Begutachtung durch ein Erbgesundheitsamt: „Typische cerebrale Kinderlähmung von der Art einer Hemiplegie. Wenn auch bei diesem Leiden ursächlich eine Auslösung durch das Geburtstrauma angenommen werden muß, so wird nach den Erfahrungen der letzten Jahre eine unterwertige Anlage des Zentralnervensystems die Voraussetzung dafür abgegeben haben. Dafür spricht in diesem Falle auch, daß der sehr wahrscheinlich eineiige Zwillingsbruder 6 Wochen nach der Geburt gestorben ist. Desgleichen, daß bei der Schwester Waldtraut des Prüflings ein Offenbleiben des knöchernen Wirbelkanals im Bereich der Lendenwirbelsäule festgestellt werden konnte. Ein Hinweis auf eine gewisse Unterwertigkeit der linken Stirnhälften ist durch die Tatsache gegeben, daß 2 Geschwister des Vaters Linkshänder waren und bei 2 Geschwisterkindern des Vaters Stottern aufgetreten ist."

Unsere Nachuntersuchung im Juli 1938 ergab eine rechtsseitige spastische Lähmung mit zentraler Facialisparese rechts, allen entsprechenden Pyramidenzeichen im Bereiche der rechtsseitigen Extremitäten. Leichte Debilität. Andeutung von Mikrocephalie. Verlangsamte, aber deutlich artikulierte Sprache. Psoriasis am rechten Oberarm, rechten Oberschenkel und im Bereiche des Kopfes.

Wolfgang (Partner): Erstgeborener. Starb etwa 6 Wochen nach der Geburt unter Zuckungen und Krämpfen, die unmittelbar im Anschluß an der Geburt aufgetreten waren.

44. Z-Paar mit kleingestorbenem Partner: Hildegard und Edith Sch.

(Eineiiges Zwillingspaar, angeborene spastische Tetraplegie der Probandin.)

Geburtsbericht. Geburt 1921, 1. Entbindung der 21jährigen Mutter. Die Schwangerschaft verlief mit starken Beschwerden, starkem Erbrechen, starken Schmerzen. Frühgeburt im 8. Monat, Geburtsverlauf normal. Dem Befund der Gebärklinik war zu entnehmen, daß es sich um eineiige Zwillinge gehandelt hatte, von denen der erste Paarling in Hinterhauptslage, der zweite in Vorderhauptslage spontan geboren wurde. Einfache

Nachgeburt. Geburtsgewichte: Probandin 1615 g, Partnerin 1630 g; Länge: Probandin 40 cm, Partnerin 42 cm. Auch die Mutter gab an, daß sich die Paarlinge sehr ähnlich sahen und nicht auseinander zu kennen waren, insbesondere soll es bei beiden auffallend gewesen sein, daß sie in völlig gleicher Weise eine ziemlich dichte Behaarung der Hinterhaupts- und Schläfengegend zeigten, daß die dichte Behaarung wie bei einer Tonsur mit einer scharfen Grenze nach oben zu abschnitt und die Scheitelgegend bei beiden nur sehr schwach mit Lanugohaaren bedeckt waren. Die Geburtsgewichte sollen je 1500 g betragen haben.

Familienanamnese. In der Familie keine auffallenden Nerven- oder Geisteskrankheiten nachweisbar. Die Großmutter des Vaters der Zwillinge hatte Zwillinge geboren, von denen ein Partner klein gestorben war.

Anamnese und Befund. Hildegard (Probandin): Erstgeborene. Nahm unmittelbar nach der Geburt stark an Gewicht ab, soll nur mehr unter 1000 g gewogen haben. Schon in der ersten Woche hatte sie Krämpfe, die mehrmals des Tages kamen, angeblich durch einen Schrei eingeleitet; Probandin wurde blau im Gesicht, die Glieder wurden steif, sie schlug um sich. Diese Krämpfe dauerten mit Bewußtlosigkeit 1—2 Minuten. Dabei beschmutzte sie mehrmals das Bett. Die Krämpfe hielten mehrere Wochen an, setzten dann bis zum 6. Lebensjahr aus; nur während einer Woche im 3. Lebensjahr, als Probandin an Keuchhusten litt, hatte sie gleichfalls einige der beschriebenen Krämpfe. Sprechen mit 2 Jahren. Im 6. Lebensjahr traten die Anfälle wieder auf, kamen in wechselnden Abständen von Tagen bis mehreren Wochen, manchmal bestanden sie nur in Zuständen von Bewußtlosigkeit, Blauwerden, röchelndem Atem und unwillkürlichem Harnabgang. Hinterher stundenlang Erbrechen und Würgen. Probandin merkte meist, daß ein Anfall kommen würde und legte sich noch rasch zu Bett. Im Alter von 10 Jahren häuften sich die Krämpfe derart, oft 6—7mal innerhalb eines Tages, daß die Eltern das Kind auf eine Universitäts-Nervenklinik brachten; in den letzten Tagen vor der Klinikaufnahme betrafen die Krämpfe hauptsächlich die linke Körperseite, das Zucken begann im Bein, hernach ein leichtes zuckendes Bewegen des linken Armes, dann wurden Kopf und Augen nach links gedreht. Vorher und hinterher Erbrechen. Zungenbiß, unwillkürlicher Harnabgang. Aus Befunden:

1928: „Andeutung von Nystagmus, Heterophorie. Facialis ungestört. Sprache etwas undeutlich, leicht skandierend. An den oberen Extremitäten keine gröberen Störungen nachweisbar. Die unteren Gliedmaßen in deutlicher Spitzfußstellung. PSR und ASR nicht sicher gesteigert, Fußklonus. Babinski bds. deutlich positiv. Spastisch paretischer Gang. Psychisch leicht debil, die Epilepsie ist als symptomatisch aufzufassen.“ Ein Jahr später wurde Probandin auf derselben Klinik nachuntersucht und ein ziemlich unveränderter Befund erhoben.

Medikamentöse Behandlung ließen die Anfälle zurücktreten, sie wurden immer seltener und verschwanden in ihren schweren Formen mit Eintreten der Menstruation. Seither hatte Probandin von Zeit zu Zeit eine Art von Anfälle, die sie folgendermaßen schildert: „Es schieße ihr plötzlich etwas ins Bein, sie bekäme ziehende und drückende Schmerzen im Bein, sie werde aber nicht benommen oder bewußtlos, die Dauer dieser Erscheinungen betrüge wenige Minuten.“ Die jetzige Form der Anfälle soll besonders im Sommer bei großer Hitze auftreten.

Nachuntersuchung im Frühling 1938 ergab gegenüber den klinischen Befunden eigentlich nur insofern eine Änderung, als zweifellos eine gewisse motorische Schwäche der Arme bestand, die in den klinischen Befunden nicht angeführt worden war. Auf Befragen erklärte die Mutter dazu, daß eine gewisse Schwäche und Ungeschicklichkeit der Arme immer schon bestanden habe und daß das Kind nicht nur auf Grund seiner Gangstörungen, sondern auf Grund seiner allgemeinen Ungeschicklichkeit zu keinerlei Arbeit zu gebrauchen wäre. An den Beinen fand sich eine deutliche spastische Paraparese mit gesteigerten Reflexen und positiven Babinski. Strabismus convergens, normale Sprache.

Edith (Partnerin): Zweitgeborene. War nach der Geburt sehr schwach und starb 4 Tage nach der Geburt an Lebensschwäche. Sie soll keine ausgesprochenen Krämpfe gehabt, wohl aber sich vor ihrem Tode blau verfärbt haben.

e) Ausgeschiedene Zwillingspaare.

Wie bereits an anderer Stelle kurz erwähnt, mußten aus unserem Zwillingsmaterial eine Reihe von Fällen ausgeschieden werden, so vor allem 2 Fälle, die durch versehentliche

Meldungen von Standesämtern als Zwillinge genannt worden waren, deren genauere Beforschung aber ergab, daß es sich um Einlingsgeburten gehandelt hatte.

11 Paare wurden ausgeschieden, weil sie den Anforderungen, die wir an die Definition der Restgruppe der cerebralen Kinderlähmung stellten, nicht entsprachen, da es sich bei genaueren Erhebungen herausstellte, daß es sich um keine angeborene Zustände handelte, sondern um frühkindliche Erkrankungen, an deren exogener postnataler Genese nicht gezweifelt werden konnte. Diese 9 Fälle wollen wir im folgenden kurz beschreiben, um darzutun, daß es gerechtfertigt war, sie entsprechend unserer Definition auszuscheiden.

1. Weibliches EZ-Paar, von dem die Probandin im Alter von 4 Monaten unter hochfieberhaften Erscheinungen erkrankte, die bei genauer Beobachtung durch eine Univ.-Kinderklinik als Encephalomeningitis aufgefaßt wurden; im Anschluß an diese Erkrankung entwickelte sich eine spastische Diplegie der unteren Extremitäten und ein Hydrocephalus.

2. Männliches EZ-Paar, dessen Proband bis zum 8. Monat völlig normal war und sich in keiner Weise anders verhielt als der Partner. Im 8. Monat erkrankten beide an Keuchhusten und im Rahmen dieser Erkrankung trat bei Probanden plötzlich eine Lähmung auf, die alle vier Extremitäten und auch die Körpermuskulatur ergriff, so daß Proband nicht mehr den Kopf heben konnte. Der Hausarzt, von dem uns ein genauer Bericht aus jener Zeit vorlag, hielt die Lähmung für einen encephalitischen Prozeß im Rahmen des Keuchhustens[1]. Wir hatten keinerlei Ursache, an der Richtigkeit dieser Auffassung zu zweifeln.

3. Weibliches GG-Paar, von dem die Probandin im Alter von 2 Jahren an einer klinisch genau beobachteten Encephalomyelitis erkrankte, von der eine halbseitige, vorwiegend schlaffe Lähmung mit Athetose zurückblieb.

4. Weibliches GZ-Paar; beide Paarlinge erkrankten im 2. Lebensjahr gleichzeitig an Otitis media acuta mit hohem Fieber. Während bei der Partnerin die Otitis ohne Komplikationen abheilte, fieberte die Probandin wesentlich länger und plötzlich stellten sich halbseitige Krampfanfälle ein, in deren Verlauf sich eine linksseitige spastische Hemiparese herausbildete.

5. Weibliches GZ-Paar, von dem die Probandin im Alter von etwa 2 Jahren unter hochfieberhaften Erscheinungen erkrankte, Anfälle mit Verdrehen der Augen und Krämpfe bekam, in deren Verlauf sich ganz allmählich in wochenlanger Progredienz eine rechtsseitige spastische Hemiparese herausbildete.

6. PZ-Paar, von dem die Probandin im 3. Lebensjahr eine auf einer Universitäts-Kinderklinik gut beobachtete, schwere Encephalitis durchmachte, in deren Gefolge es zu einer linksseitigen spastischen Hemiparese kam. Vor dieser Erkrankung war die Probandin unauffällig, konnte laufen und springen und war völlig gesund.

7. PZ-Paar, von dem die Probandin, nachdem sie bis dahin das kräftigste und gesündeste Kind ihrer Geschwisterschaft war und bereits laufen und sprechen konnte, im Alter von 2 Jahren aus der Höhe von etwa $1^1/_2$—2 m auf den Kopf stürzte, längere Zeit bewußtlos war, im Anschluß daran mehrere Tage hoch fieberte. Seither war sie auf der rechten Seite gelähmt. Unmittelbar im Anschluß an das Trauma verlor sie auch für einige Zeit die Sprache, die sie erst nach 2—3 Wochen wieder erlernte. Die Lähmung blieb bis zu ihrem Tode bestehen. Seit dem Sturz hatte sie auch zeitweise heftige Anfälle von Jackson-Typus. Die Patientin wurde klinisch beobachtet, es lagen uns einwandfreie Berichte vor.

8. Gleichgeschlechtliches weibliches, vielleicht eineiiges Zwillingspaar, dessen Partnerin im Alter von 4 Wochen an „Lebensschwäche" starb; beide Paarlinge waren sehr schwach gewesen, Probandin selbst konnte nur mit Mühe aufgezogen werden. Probandin bekam im Alter von etwa $^1/_2$ Jahr im Rahmen einer größeren Poliomyelitisepidemie eine hochfieberhafte Erkrankung mit Benommenheit, Bewußtlosigkeit, Nackensteifigkeit; sie wurde an

[1] Nach Freud und Rie ist der Keuchhusten die häufigste Infektionskrankheit, die als Ursache der nicht angeborenen cerebralen Kinderlähmung in Betracht kommt. Husler und Spatz beschrieben dabei degenerative, angeordnete Gewebsausfälle, die früher als Giftwirkung des Erregers, heute auf Grund funktioneller Kreislaufstörungen erklärt werden (Yamaoka); Wohlwill (8) nimmt aber doch eine unmittelbare Schädigung der nervösen Elemente als mitwirkend an. Auch kommen intracerebrale Blutungen beim Keuchhusten in Betracht, die von Singer gleichfalls durch funktionelle Zirkulationsstörungen erklärt wurden.

einer Universitäts-Kinderklinik beobachtet und die Erkrankung als „cerebrale Poliomyelitis“[1] diagnostiziert; flüchtige Lähmungserscheinungen gingen bald zurück und Probandin gesundete vollkommen.

9. Männliches, vielleicht eineiiges gleichgeschlechtliches Zwillingspaar, dessen Partner im Alter von etwa 2 Jahren, wahrscheinlich an Diphtherie, starb, während der Proband im Alter von 19 Monaten eine hochfieberhafte Erkrankung bekam, nachdem er vorher normal laufen und sprechen gelernt hatte. Als Folge dieser Erkrankung blieben ihm eine rechtsseitige Lähmung und Störungen der Augenmuskeln zurück. Er wurde vielfach klinisch und fachärztlich beobachtet, wobei die Diagnose nicht ganz einheitlich war, sondern zwischen einer Encephalomyelitis und einer cerebralen Poliomyelitis schwankte.

10. Weibliches, vielleicht zweieiiges, gleichgeschlechtliches Zwillingspaar, von dem die Partnerin im Alter von 4 Jahren an Diphtherie in einer Kinderklinik starb, während die Probandin, nachdem sie bis zu ihrem 2. Lebensjahr normal laufen und sprechen gelernt hatte und sich als völlig gesundes Kind benahm, mit etwa 2 Jahre unter Fieber mit Lähmungserscheinungen des linken Armes und 2—3 Tage später auch des linken Beines erkrankte. Probandin, die mehrfach klinisch und ambulatorisch behandelt wurde, wurde als Poliomyelitisfall diagnostiziert.

11. Weibliches, gleichgeschlechtliches Zwillingspaar, dessen Partnerin totgeboren wurde. Die Probandin erkrankte im Alter von $2^1/_2$ Jahren unter hohem Fieber an einer Lähmung des rechten Beines, die als Poliomyelitis aufgefaßt wurde.

Schließlich mußten wir auch noch ein weibliches GZ-Paar aus diagnostischen Gründen ausscheiden, da es sich bei der Probandin überhaupt um keine Form angeborener oder erworbener cerebraler Kinderlähmung, sondern um eine im Rahmen einer hochgradigen rachitischen Kyphoskoliose aufgetretene spastische Paraparese handelte.

Soweit die ausgeschiedenen Paare; wir haben, wie aus der Kasuistik ersichtlich, zwei andere Fälle mit klarer exogener Genese, nämlich 2 Fälle von kongenitaler Lues (EZ 9, GZ 15) in der Serie belassen, da sie dem Begriff der angeborenen cerebralen Kinderlähmung entsprachen.

E. Ergebnisse und Folgerungen.

a) Zur Klinik unseres Materials.

Wenn wir nun unsere Fälle nach klinischen Gesichtspunkten zu ordnen versuchen, so gelangen wir zu folgenden Ergebnissen, die aus den Tabellen 19, 20 und 21 ersichtlich sind.

Tabelle 19 zeigt die Verteilung nach klinischen Formen: 24 Probanden (25,7%) waren Hemiplegiker, davon zeigten $^2/_3$ eine rechtsseitige, $^1/_3$ eine linksseitige Hemiplegie. 20 Probanden hatten eine Paraplegie der unteren Extremitäten (22,2%), 39 Probanden (43,7%) hatten diplegische Formen, meist unter dem Bilde der Tetraplegie. 7 Probanden ließen sich in keiner der genannten Gruppen einreihen und wurden von uns als „andere Formen“ gezählt.

Zum Vergleich seien folgende Zahlen erwähnt: Sachs fand nach Kraepelin unter 225 Fällen von cerebralen Kinderlähmungen 156 (69,3%) Hemiplegien, davon 81 rechtsseitige (36% der Gesamtzahl), ferner 39 Diplegien (17,3%) und 30 Paraplegien (13,3%). Wachsmuth beobachtete nach Kraepelin unter 22 Fällen von cerebraler Kinderlähmung 10 rechtsseitige (45,4%) und 10 linksseitige (45,4%) Hemiplegien und 2 Diplegien (9,2%). Lange[2] fand unter 107 Fällen geburtstraumatischer cerebraler Kinderlähmung 31% spastische Hemiplegien und 69% spastische Diplegien.

---

[1] Vgl. den bemerkenswerten zwillingskasuistischen Beitrag von Hofmeier und Dinckler über ein konkordantes EZ-Paar mit Poliomyelitis vom cerebralen Typ [K. Hofmeier u. K. Dinckler: Z. menschl. Vererb.- u. Konstit.lehre 22, 224 (1938)].

[2] Lange, M.: Wie groß ist die Zahl der Krüppel, deren Leiden auf ein Geburtstrauma zurückgeht? Münch. med. Wschr. **1929 II**, 1211.

Tabelle 19. Verteilung nach klinischen Formen.

	Rechtsseitige angeb. spast. Hemiplegie	Linksseitige angeb. spast. Hemiplegie	Paraplegie der unteren Extremitäten	Diplegie	Andere Formen: „Leichte Spasmen"	Andere Formen: Monoplegie	Andere Formen: Tremor, Athetose, gesteigerte Reflexe	Summe
EZ	2	1	3	4	1	—	2	13
	3							
GZ	4	1	1	11	—	—	1	18
	5							
PZ	1	1	4	8	—	—	1	15
	2							
Paare mit kleingestorbenen Partnern	9	5	12	16	—	1	1	44
	14							
Summe	16	8	20	39	1	1	5	90
	24							

Tabelle 20. „LITTLEsche Krankheit".

	Monoplegie und Hemiplegie	Paraplegie der unteren Extremitäten	Diplegie	Athetose	Summe
EZ	1	3	3	—	7
GZ	1	1	8	1	11
PZ	—	3	5	—	8
Paare mit kleingestorbenen Partnern	5	11	11	—	27
Summe	7	18	27	1	52
% der Gesamtzahl der betreffenden Form	28%	90%	69,2%	20%	—
% der Gesamtzahl der als „Little" bezeichneten Fälle (52)	13,4%	34,6%	51,9%	1,9%	—
% der Gesamtzahl aller Fälle (90)	7,8%	20%	30%	1,1%	57,8%

Im Zusammenhang mit den klinischen Formen untersuchten wir die Frage, welche Fälle in Kliniken oder von fachärztlicher Seite als „LITTLEsche Krankheit" bezeichnet worden waren; das Ergebnis dieser Auszählung wurde in Tabelle 20 zusammengestellt; dieser Zusammenstellung kommt zwar nur ein gewisser Wert hinsichtlich der heutigen Nomenklatur zu, immerhin ist es interessant, festzustellen, daß über $^1/_4$ der mono- oder hemiplegischen Fälle als „Little" bezeichnet wurde, daß die mono- und hemiplegischen Fälle von der Gesamtzahl der als „Little" bezeichneten 13,4% ausmachten, das sind von unserem Gesamtmaterial 7,8%. Auch ist es weiterhin für die heute übliche Nomenklatur kennzeichnend, daß nicht etwa die Paraplegien den Hauptanteil der als Little bezeichneten Krankheitsbilder ausmachten, sondern nur etwa 35%, während die diplegischen Formen, im wesentlichen also die Tetraplegien mit über 50% die vorherrschende Gruppe waren. Verständlich ist es weiterhin, daß die Paraplegien der unteren Extremitäten fast durchwegs als Little bezeichnet wurden

(90% der paraplegischen Formen); aber auch über $^2/_3$ aller Diplegien fielen unter diese Bezeichnung. Es folgt aus dieser Betrachtung über die heute gebräuchliche Bezeichnung eines Syndroms als LITTLEsche Krankheit, daß ebenso wie die cerebrale Kinderlähmung selbst weder symptomatologisch, noch überhaupt klinisch ein einheitlicher Begriff ist, das gleiche auch für die LITTLEsche Krankheit gilt, als welche bald Hemiplegien, bald Paraplegien, bald Diplegien bezeichnet werden, so daß man annehmen muß, daß diese Bezeichnungen nicht oder wenigstens nicht nur von klinischen Erwägungen bestimmt sind, sondern daß dabei auch andere Momente, wie etwa das Angeborensein oder die wahrscheinliche Verursachung durch ein Geburtstrauma u. dgl. eine Rolle spielen.

Tabelle 21. Neurologisch-psychiatrische Begleitsymptome des Probanden.

	EZ	GZ	PZ	Paare mit kleingestorbenen Partnern	Summe	% der Gesamtzahl
Schwachsinn aller Grade	8	13	9	29	59	65,5
Anfälle, Krämpfe	7	6	4	13	30	33,3
Sprachstörungen aller Art	6	10	6	15	37	41,1
Schielen	3	5	6	8	24	26,6
Mikrocephalie auch leichtester Grade	2	2	1	4	9	10
Schädelasymmetrie	—	—	1		1	1,1
Hydrocephalus auch leichtester Grade	1	2	3	6	12	13,3
Athetose, Chorea, Tremor	3	9	4	14	30	33,3
Taubstummheit	—	1	—	—	1	1,1
Schwerhörigkeit	—	—	1	1	2	2,2
Sensibilitätsstörungen	—	1	1	4	6	6,7
Ataxie	—	—	1	5	6	6,7
Psychosen	—	1	—	—	1	1,1
Psychopathie, Hysterie	—	—	—	1	1	1,1
Frei von neurologisch-psychiatrischen Begleitsymptomen	3	—	6	8	17	18,9

Wir kommen nun zur Besprechung eines klinisch wichtigen Abschnittes, nämlich zu jenen Begleitsymptomen, die an sich nicht regelmäßig und nicht unbedingt mit der cerebralen Kinderlähmung vergesellschaftet auftreten müssen, von denen sich aber manche so häufig bei der cerebralen Kinderlähmung finden, daß man ihnen in vielen Arbeiten der Literatur wie Selbstverständlichkeiten begegnet. Wir haben sämtliche neurologisch-psychiatrische Begleitsymptome in der Tabelle 21 zusammengestellt; vorausgeschickt muß werden, daß die angeführten Begleitsymptome in vielen Fällen gemeinsam auftraten, daß sie sich also nicht etwa gegenseitig ausschlossen und daß man die angegebenen Zahlen daher nicht summieren darf; doch haben wir auch eine Auszählung jener Fälle von cerebraler Kinderlähmung vorgenommen, die außer den geschilderten Lähmungserscheinungen keinerlei psychiatrisch-neurologische Begleitsymptome zeigten: es zeigte sich, daß dies immerhin 17 der 90 Fälle waren, also 18,9%.

Von der praktisch größten Bedeutung sind die Korrelationen zwischen cerebraler Kinderlähmung einerseits und Schwachsinn bzw. Epilepsie andererseits, Beziehungen, die schon seit vielen Jahrzehnten das Interesse der Bearbeiter hervorgerufen haben und die heute, da der angeborene Schwachsinn und die erbliche Fallsucht im Gesetz zur Verhütung erbkranken Nachwuchses enthalten sind, eine vordringliche rassenhygienische Bedeutung für sich beanspruchen dürfen. So heißt es im Kommentar zum genannten Gesetz von Gütt-Rüdin-Ruttke: „Sobald sich für eine äußere Verursachung des Schwachsinns Anhaltspunkte ergeben, kann sich das Gericht nicht mit der Diagnose ‚angeborener Schwachsinn‘ begnügen, sondern muß nunmehr in die Beweisaufnahme darüber eintreten, ob dieser Schwachsinn nicht doch erworben ist. Bei Störungen wie früherworbener cerebraler Kinderlähmung oder bei Meningitis purulenta und dergleichen ist z. B. deshalb nicht auf Schwachsinn im Sinne des Gesetzes zu erkennen, weil diese Zustände stets oder in der überwiegenden Zahl der Fälle eine klar nachweisbare exogene Ursache (bakterieller Art z. B.) haben. Das heißt *nicht* etwa, daß jedes exogene Ereignis, welches nachweisbar den Schwachsinnigen betroffen hat, ohne weiteres als Ursache seines Leidens anzusprechen ist. Von einer Unfruchtbarmachung soll dem Geiste des Gesetzes entsprechend also nur da abgesehen werden, wo der Schwachsinn als *sicher exogen*, d. h. durch Schädigungen des Kindes innerhalb oder außerhalb des Mutterleibes bedingt erwiesen ist.“ Diese Ausführungen lassen die große Bedeutung der Frage des Schwachsinns bei cerebraler Kinderlähmung und der cerebralen Kinderlähmung bei Schwachsinn klar erkennen. Ähnliche Überlegungen gelten für die Epilepsie. Somit ist es ein nicht unwesentliches Ergebnis unserer Auszählung, daß $^2/_3$ unserer Fälle an Schwachsinn aller Grade litten. Wir haben die Schwachsinnsformen selbst nicht weiter differenziert, können aber behaupten, daß die weitaus überwiegende Mehrzahl Debile und Imbezille waren, während sich schwere Grade von Idiotie in unserem Material seltener fanden. Wir erinnern in diesem Zusammenhang an die vorne besprochenen Ergebnisse der klinischen und anatomischen Untersuchungen Ylppös (1, 2, 3, 4) an einem umfangreichen Frühgeburtenmaterial; er vertrat die Ansicht, daß der Littlesche Symptomenkomplex bei Frühgeburten in mindestens 75% der Fälle mit nachweisbaren Intelligenzstörungen verbunden zu beobachten ist, eine Ziffer, die von der unseren nur unbeträchtlich abweicht.

In der Gruppe „Anfälle und Krämpfe“ wurden nicht nur die echten epileptischen Anfälle ausgezählt, sondern auch jene Fälle, in denen nach klinischen Befunden von länger dauernden „Kinderkrämpfen“[1] oder von irgendwelchen Krampfanfällen anderer Art die Rede war. Allerdings stellt die weitaus überwiegende Mehrzahl der in dieser Gruppe angeführten Krämpfe einwandfreie epileptische Anfälle dar.

In der Gruppe „Sprachstörungen aller Art“ wurden Stottern, Stammeln und andere Sprachstörungen miteinbegriffen, die z. B. auch nur durch die

[1] Kürzlich veröffentlichte Fischer (Münch. med. Wschr. **1938 II**, 1582) die Ergebnisse einer Nachuntersuchung über das spätere Schicksal von 18 Kindern mit geburtstraumatischen Krämpfen: nur 8 Kinder sind bis auf belanglose Fehler körperlich und geistig normal entwickelt; von 5 gestorbenen Kindern waren die Todesursachen in 4 Fällen Krankheiten des Zentralnervensystems mit Krämpfen; 5 Kinder zeigten Dauerschäden, und zwar Herzsymptome (Jackson-Epilepsie, Sprachstörungen, Schwerhörigkeit) und verschiedene Grade von Schwachsinn.

Hässler nannte als Ursache der in den ersten Lebenstagen und -wochen auftretenden „Kinderkrämpfe“ an erster Stelle das Geburtstrauma, wenn er auch betonte, „daß die Bedeutung des Geburtstraumas im allgemeinen überschätzt worden ist und viel häufiger ein mit schwerem Intelligenzdefekt verbundenes Vitium primae formationis vorliegt, dessen Prognose schlecht ist“.

Lähmungserscheinungen im Bereiche der Hirnnerven bedingt waren. Allerdings stellte in dieser Gruppe das Stottern das Hauptkontingent.

Über $^1/_4$ des Gesamtmaterials wies Schielen auf, worunter nur der echte Strabismus verstanden werden soll und nicht zentral bedingte Augenmuskellähmungen.

Außerordentlich hoch ist die Zahl jener Veränderungen der Kopfform, die unter den Begriff der Mikrocephalie und des Hydrocephalus fallen; sie machen zusammen fast $^1/_4$ aller Fälle aus. Dazu muß erläuternd bemerkt werden, daß bei diesen Schädelveränderungen auch ganz leichte Grade mitgezählt wurden, so daß zumindest die Zahl der Mikrocephalie keine Minimalzahl darstellt; für den Hydrocephalus kann dies nicht mit Sicherheit behauptet werden, da wir in einigen Fällen die Diagnose Hydrocephalus nur auf Grund des vorliegenden Röntgenbildes mitgezählt haben — da jedoch bei weitem nicht in allen Fällen Schädelröntgenbefunde vorlagen, ist es wahrscheinlich, daß diese Zahl eine Erhöhung erfahren hätte, wenn in jedem Fall ein Schädelröntgenbefund zur Verfügung gestanden hätte.

Überhaupt muß die Auszählung der Fälle mit Hydrocephalus mit Vorsicht betrachtet werden; da alle jene Fälle mitgezählt wurden, in denen sich im Krankenblatt ein betreffender Vermerk fand (also nicht nur jene Fälle, die wir selbst gesehen haben und bei denen daher die im folgenden geschilderte Fehlerquelle nicht in Frage kommt), können auch Fälle berücksichtigt worden sein, die wohl früher als „Hydrocephalus der Frühgeburten" bezeichnet wurden, bei denen aber Ylppö die Berechtigung dieser Bezeichnung bestritt, da nach seinen Untersuchungen der große Kopf in den meisten dieser Fälle von einem im Verhältnis zum Körper sehr großen Gehirn (bis $^1/_4$ des Körpergewichtes) mit makroskopisch normalem Aussehen und normaler Beschaffenheit herrührte. Ylppö (1, 2, 3, 4) schlug dafür die Bezeichnung Megacephalus vor, dessen Entstehung dadurch erklärt wird, daß das Gehirn bei den kleinsten Frühgeburten auch im extrauterinen Leben normalerweise ungestört weiterwächst, wenn auch der übrige Körper in seinem Wachstum deutlich zurückbleibt.

Daß Athetose, Chorea u. a. extrapyramidale Bewegungsstörungen zum Bilde der cerebralen Kinderlähmung gehören, wurde bereits eingehend erörtert. Die Auszählung ergab allerdings, daß nur in einem Drittel aller Fälle derartige Begleitsymptome aufzufinden waren.

Nicht groß waren die von uns gefundenen Zahlen hinsichtlich Störungen des Gehörs, ebenso waren die Sensibilitätsstörungen zahlenmäßig sehr gering, desgleichen die ataktischen Störungen. Daß Störungen des Gehörs, Taubstummheit u. dgl. in pathogenetischem Zusammenhang mit intrakraniellen und intracerebralen geburtstraumatischen Blutungen gebracht werden können, hat Voss nachgewiesen (s. auch Küper).

Die Ziffern von Psychosen und Psychopathien gehen wohl nicht über einen Zufallsbefund hinaus.

b) Konkordanz und Diskordanz in unserem Material.

Tabelle 22 bringt die Befunde hinsichtlich Konkordanz und Diskordanz; die Paare mit kleingestorbenen Partnern sind zunächst weggelassen. Zur Tabelle ist folgendes zu erklären: Als konkordant wurden ausschließlich jene Fälle bezeichnet, bei denen sich beim Partner organische Symptome fanden, die als

Tabelle 22. Ausscheidung nach Konkordanz und Diskordanz.

	Konkordant		Schwach konkordant		Diskordant		Summe	
EZ	1	7,7%	3	23%	9	69,3%	13	
GZ	1[1]	6%	—	6%	17	88%	18[1]	33[1]
PZ	1		2		12		15	
Summe	3[1]	6,5%	5	10,8%	38	82,7%	46[1]	

angeborene cerebrale Kinderlähmung anzusprechen waren; dabei haben wir auch die sehr geringen spastischen Zeichen des einzigen konkordanten eineiigen Zwillingspaares in diesem Sinne aufgefaßt, worauf wir weiter unten noch zurückkommen. Als schwach konkordant wurden jene Fälle bezeichnet, bei denen der Partner an angeborenem Schwachsinn, epileptischen Anfällen u. dgl. litt, was noch eingehend erörtert werden soll; als diskordant schließlich alle jene Fälle, bei denen der Partner frei von Erscheinungen oder Symptomen von seiten des Zentralnervensystems war, die man im Sinne einer angeborenen cerebralen Kinderlähmung hätte deuten können.

Nun zu unseren *konkordanten Fällen:*

1. Unter den eineiigen Paaren fand sich eines (EZ 4), das konkordant angeborene spastische Störungen leichtester Art zeigte. Diese spastischen Störungen waren noch dazu rückbildungsfähig, was — worauf wir an verschiedenen Stellen der Literaturbesprechung eingegangen sind — nicht unbedingt gegen das Vorliegen einer angeborenen cerebralen Kinderlähmung spricht; immerhin führen wir dieses Paar nur mit größter Vorsicht und mit dem Vorbehalt unter den konkordanten an, daß wir einen klinisch derart fraglichen Zustand bei einem eineiigen Zwillingspaar nicht dazu verwenden wollen, um aus dieser Beobachtung weittragende Schlüsse zu ziehen. Hätten wir jedoch dieses Paar von der Beobachtungsserie ausgeschlossen, so hätten wir uns eines Auslesefehlers in der anderen Richtung schuldig gemacht, weshalb wir es für besser hielten, dieses Paar mit dem nötigen Vorbehalt in der Serie zu behalten und als konkordant zu zählen. Dazu fühlten wir uns, abgesehen von den geschilderten leichtesten spastischen Zeichen der unteren Extremitäten, auch durch die anamnestisch erhebbare langsame und verzögerte Entwicklung mit gleichfalls verzögerter Sprachentwicklung beider Partner berechtigt. Irgendwelche geburtstraumatische Einwirkungen oder andere ätiologische Momente konnten bei diesem Paare nicht erhoben werden.

2. Bei unserem konkordanten gleichgeschlechtlichen zweieiigen Zwillingspaar (GZ 18) handelt es sich um eine beträchtlichere rechtsseitige spastische Halbseitenlähmung beim Probanden und um eine rechtsseitige Halbseitenaffektion des Partners von vorwiegend monoplegischem spastischem Typus (rechter Arm). Der Fall erhält seine besondere Note dadurch, daß kein Geburtstrauma bei den Paarlingen, wohl aber eine angeborene Verkürzung des rechten Armes beim Vater und eine Epilepsie der Mutter nachweisbar waren, also um einen Befund, der an eine familiäre-hereditäre Erkrankung denken läßt. Da es sich um ein höchstwahrscheinlich zweieiiges Paar handelt, brauchen wir vom

[1] Dazu kommt ein *konkordantes,* vermutlich zweieiiges, gleichgeschlechtliches kleingestorbenes Paar (Nr. 26 der Paare mit kleingestorbenem Partner).

Standpunkt der Bedeutung dieses Falles im Rahmen einer Zwillingsuntersuchung nichts Weiteres anzufügen.

3. Weiter handelte es sich bei dem konkordanten Pärchenzwillingspaar (PZ 9) um zwei schwere spastische Diplegien mit vorwiegendem Befallensein der unteren Extremitäten, also wenn man will, um das Syndrom der LITTLEschen Krankheit, wobei der weibliche Paarling außerdem noch schwere Sprachstörungen bei ungefähr normaler Intelligenz zeigte, während der männliche Paarling schielte, einen Hydrocephalus aufwies und als debil zu bezeichnen war. Dabei handelte es sich um eine außerordentlich verzögerte schwere Geburt mit Steiß- bzw. Querlage und ärztlichem Eingriff. In den ersten Wochen nach der Geburt zeigten beide Paarlinge Krampfanfälle. Geburtstraumatische Einwirkungen sind daher als das ätiologische Moment bei diesem Paar als außerordentlich wahrscheinlich anzunehmen.

4. Wir haben aus Tabelle 22 mit Absicht die Paare mit kleingestorbenen Partnern weggelassen, da bei diesen die Frage der Konkordanz oder Diskordanz durch das Wesen der cerebralen Kinderlähmung als eines angeborenen, ätiologisch meist ungeklärten Leidens sich besonders schwierig gestaltete und einer besonderen Erörterung bedürfte, auf die wir später im Zusammenhang mit Tabelle 24 eingehen wollen. Doch muß gleich jetzt bei der Besprechung der konkordanten Paare der Fall Nr. 26 der Paare mit kleingestorbenen Partnern erwähnt werden, bei dem es sich zweifellos um ein konkordantes, vermutlich zweieiiges, gleichgeschlechtliches kleingestorbenes Paar gehandelt hat. Gerade bei diesem Paar konnten weder geburtstraumatische Einwirkungen noch andere exogene, vielleicht während der Schwangerschaft vorhandene Einwirkungen ausgeschlossen oder bewiesen werden, so daß die kasuistische Betrachtung des Paares an sich die Frage durchaus offenließ — auch trotz anatomischer Untersuchung des einen Paarlings —, ob es sich um einen erb- oder umweltbedingten Prozeß gehandelt haben könnte.

Somit haben wir 3 sichere und 1 fraglich konkordantes Paar gefunden, wobei es sich bei den 3 sicheren Paaren um zweieiige gehandelt hat.

Als *schwach konkordant* haben wir 5 Fälle bezeichnet:

1. Bei einem eineiigen Paar (EZ 3) zeigte der Proband einen sehr geringen pathologischen Befund: Im Vordergrund standen im ersten Lebensjahr epileptiforme Krampfanfälle, die nur mit geringen spastischen Erscheinungen vergesellschaftet waren. Bei der Einreihung dieses Probanden unter die cerebrale Kinderlähmung hatten wir ähnliche Bedenken wie bei unserem konkordanten EZ-Paar sowohl hinsichtlich des Belassens in der Serie als auch hinsichtlich einer etwaigen Entfernung aus der Serie. Wir bezeichneten dieses Paar als schwach konkordant, weil der Partner bald nach der Geburt gleichfalls einmal einen Krampfanfall gezeigt hatte; sonst wies er keinerlei Zeichen einer cerebralen Schädigung auf. Hatten wir bei Belassen dieses Paares in der Serie die gleichen Bedenken wie bei unserem konkordanten EZ-Paar, so gilt für dieses schwach konkordante Paar auch der gleiche Vorbehalt, keine weittragenden Schlüsse auf diese Beobachtung aufzubauen.

2. Weiter glaubten wir ein EZ-Paar als schwach konkordant bezeichnen zu müssen (EZ 6), von welchem der Proband an einer schweren spastischen Tetraplegie und epileptischen Krämpfen litt, während der Partner bei normalem neurologischem Befund im 2. Lebensjahr durch kurze Zeit gleichfalls epilepti-

forme Krampfanfälle gezeigt haben soll. Beide Paarlinge hatten eine schwere Kyphoskoliose und Zeichen des Status dysraphiscus.

3. Dann zählten wir ein kongenital luisches eineiiges Paar (EZ 9) als schwach konkordant; wir haben uns in der Kasuistik über dieses Paar eingehend geäußert, so daß wir hier von weiteren Ausführungen absehen können; als „schwach konkordant" zählten wir dieses Paar deshalb, weil die neurologisch gesunde Partnerin an angeborenem Schwachsinn litt.

Tabelle 23. Konkordanz und Diskordanz bei den einzelnen klinischen Formen.

		Konkordant	Schwach konkordant	Diskordant	Summe
EZ	Hemiplegie rechts	—	—	2	2
	Hemiplegie links	—	—	1	1
	Paraplegie der unteren Extremitäten	—	—	3	3
	Diplegie	—	1	3	4
	„andere Formen"	1	2	—	3
GZ	Hemiplegie rechts	1	—	3	4
	Hemiplegie links	—	—	1	1
	Paraplegie der unteren Extremitäten	—	—	1	1
	Diplegie	—[1]	—	11	11[1]
	„andere Formen"	—	—	1	1
PZ	Hemiplegie rechts	—	—	1	1
	Hemiplegie links	—	—	1	1
	Paraplegie der unteren Extremitäten	—	1	2	3
	Diplegie	1	1	7	9
	„andere Formen"	—	—	1	1
	Summe	3[1]	5	38	46[1]

4. Weiter haben wir ein Pärchen (PZ 6) als schwach konkordant bezeichnet, von dem der Proband eine angeborene spastische Diplegie und Schwachsinn, die Partnerin eine „genuine" Epilepsie aufwies. Gerade das klinische Bild dieses Probanden ließ übrigens an eine progrediente heredodegenerative Systemerkrankung denken und hatte Ähnlichkeit mit den Hanhartschen Fällen der einfach recessiven Diplegia spastica infantilis.

5. Endlich zählten wir noch ein Pärchen (PZ 11) als schwach konkordant, von dem die Probandin an einer angeborenen spastischen Tetraplegie litt, während der Partner als zweifellos debil zu bezeichnen war. Wir mußten es leider in diesem Falle dahingestellt sein lassen, ob es sich beim Partner um einen richtigen angeborenen Schwachsinn leichteren Grades oder um die Folgeerscheinung einer eigentümlichen Störung von seiten des Zentralnervensystems handelte, die im Alter von 8 Jahren aufgetreten und von fachärztlicher Seite als Verdacht auf Kleinhirntumor bezeichnet worden war, während wir epikritisch an die Möglichkeit eines Schubes einer multiplen Sklerose dachten.

Hatten wir es bei den Paaren mit lebenden Partnern verhältnismäßig leicht, über Konkordanz oder Diskordanz zu entscheiden — da es sich ja bei der von uns untersuchten „Restgruppe" der cerebralen Kinderlähmung um ein angeborenes, im weiteren Verlauf meist nicht progredientes Leiden handelt, so daß wir hier keine Überlegung wegen einer Gefährdungsperiode u. dgl. anstellen mußten —, so bildete die Frage nach Konkordanz oder Diskordanz bei den Paaren

[1] Dazu kommt 1 *konkordantes*, vermutlich zweieiiges, gleichgeschlechtliches kleingestorbenes Paar (Nr. 26 der Paare mit kleingestorbenem Partner).

mit kleingestorbenen Partnern ein besonders schwieriges Problem, wie wir bereits angedeutet haben. Wäre es doch an sich denkbar, daß gerade konkordante Partner infolge der cerebralen Kinderlähmung bzw. des ihr zugrunde liegenden pathologischen Prozesses durch Absterben unmittelbar nach der Geburt unseren Untersuchungen in gehäuftem Maße entgangen wären und somit die Ergebnisse unserer Serie wesentlich verfälscht hätten. So kam z. B. YLPPÖ (8) zu dem Schlusse, daß gerade die gehirngeschädigten Kinder bereits sehr früh absterben. Auch BRANDER (7) vertrat erst kürzlich wieder die Ansicht, daß trotz aller Einwendungen gegen YLPPÖs Anschauungsweise, nach welcher das intrakranielle Geburtstrauma der primären Sterblichkeit und den cerebralen Funktionen der Frühgeborenen sein Gepräge gebe, diese dennoch in einheitlicher und durch pathologisch-anatomische Befunde gesicherter Weise die Klinik und vor allem die primäre Sterblichkeit der Frühgeburten zu erklären vermöchte.

Um diese Fehlerquellen einigermaßen auszuschalten bzw. um sie nicht zu übersehen, sondern ihre Größe abzuschätzen, haben wir ein besonderes Augenmerk auf eine genaue Befragung der Eltern, Hebammen und Ärzte gerichtet, um festzustellen, ob die kleingestorbenen Partner irgendwelche auffällige Erscheinungen boten, die im Sinne einer cerebralen Kinderlähmung hätten gedeutet werden können, ob sie an Krampfanfällen litten und woran sie gestorben waren. Nebenbei versuchten wir auch, soweit dies überhaupt möglich war, aus den Angaben der Eltern einen Hinweis auf die Eiigkeitsdiagnose zu erhalten. In Tabelle 24 wurden die feststellbaren Todesursachen der kleingestorbenen Partner zusammengefaßt; daraus geht hervor, daß in etwa 10% keine Todesursache festzustellen war, daß fast 20% tot zur Welt kamen, daß sich bei 55% kein Anhaltspunkt für das Vorliegen eines cerebralen Prozesses finden ließ („Lebensschwäche", Brechdurchfall, Lungenentzündung u. dgl.) und daß schließlich nur 15% im Sinne unserer Fragestellung gedeutet werden konnten („cerebrale Kinderlähmung", „Lähmung und Lebensschwäche", „Gehirnblutung", „Kinderkrämpfe" usw.). Allerdings sind die Ergebnisse dieser Tabelle nur mit Vorbehalten zu verwerten; „denn 1. ist die häufigste Gruppe der Todesdiagnose des Partners ein vollkommen unsicherer, ätiologisch nicht faßbarer Begriff, nämlich die „Lebensschwäche"[1]. Er kann alles enthalten oder nichts, was zu unserer Fragestellung hinsichtlich des häufigeren Absterbens in Beziehung zu

---

[1] Mit der Fragwürdigkeit des Begriffes der „Lebensschwäche" oder „Lebensunfähigkeit" setzte sich insbesondere YLPPÖ (1, 2, 3, 4, 8) ausführlich auseinander, wobei er an Hand seiner eingehenden Untersuchungen über Anatomie, Physiologie, Klinik und Schicksal der Frühgeborenen nachwies, daß es unzulässig sei, die überaus große Mortalität der frühgeborenen Kinder mit einem Geburtsgewicht unter 2500 g einfach durch eine „Unfähigkeit" zum Leben erklären zu wollen, sondern daß vielmehr in den allermeisten Fällen augenfällige pathologische Veränderungen vorlägen, die große Gesetzmäßigkeiten zeigten und deren Intensität weitgehend vom Geburtsgewicht des Kindes abhängig wäre. Nach ENNEPER fällt ein großer Teil der an „Lebensschwäche" zugrunde gehenden Frühgeburten dem Geburtstrauma zum Opfer. Vgl. auch die ausgezeichnete, heute noch nicht überholte Studie über „Lebensschwäche" von THOMAS. (E. THOMAS: Beitrag zur Physiologie, Pathologie und sozialen Hygiene des Kindesalters. Berlin: Julius Springer 1919.)

Immerhin zeigt unser Material, wie sehr gebräuchlich heute noch dieser uncharakteristische Ausdruck ist, den YLPPÖ nicht mit Unrecht als „leeres Schlagwort" bezeichnet hat und der sich im Fachschrifttum vor allem in den geburtshilflichen Arbeiten findet und dort vielfach völlig gleichbedeutend mit dem Begriff der Frühgeburt gebraucht wird; ähnlich ergeht es dem Ausdruck „debile Kinder", der sich gleichfalls häufig als gleichbedeutend mit der Bezeichnung „Frühgeborene" findet.

Tabelle 24. Todesursachen und Sterbealter der kleingestorbenen Partner.

	Totgeburt	Unmittelbar	1—2 Wochen	3—8 Wochen	nach 8. W. im 1. Jahr	im 2.—5. Jahr	Summe	%
		nach der Geburt						
Nicht feststellbar	—	—	3	1	1	—	5	11,3
Totgeburt	7	—	—	—	—	—	7	15,9
Lithopädion	1	—	—	—	—	—	1	2,2
Cerebrale Kinderlähmung: Konkordant	—	—	—	—	1	—	1	2,2
Lähmung? und „Lebensschwäche“	—	—	1	—	—	—	1	2,2
Gehirnblutung	—	1	—	—	—	—	1	2,2
Ärztlicher Eingriff beim Partner	—	1	—	—	—	—	1	2,2
„Lebensschwäche“	—	7	5	3	1	—	16	36,3
„Kinderkrämpfe,“ „Gichtern“, „Fraisen“	—	—	2	1	1	—	4	9,1
Krämpfe bei Scharlach	—	—	—	—	1	—	1	2,2
Brechdurchfall	—	—	—	1	1	—	2	4,5
Lungenentzündung	—	—	—	—	2	1	3	6,8
„Schwamm“	—	—	1	—	—	—	1	2,2
Summe	8	9	12	6	8	1	44	
%	18,1	20,4	27,2	13,6	18,1	2,2		
% der Gesamtzahl (90)[1]	8,9	10	13,3	6,7	8,9	1,1	48,9	

setzen wäre; 2. ist auch die Summe der Totgeburten mit fast 20% eine beachtliche Gruppe, hinter der sich gleichfalls konkordante Fälle verbergen können[2]. Es soll aus dieser Zusammenstellung nur gefolgert werden, daß irgendein auffallender, in die Augen springender Befund, der für eine erhöhte Kleinsterblichkeit infolge Konkordanz der Partner hinsichtlich cerebraler Kinderlähmung sprechen würde, nicht eindeutig ermittelt werden konnte. Mit diesem negativen — und unsicheren — Resultat wollen wir uns aber noch nicht zufrieden geben; wir können gewisse Folgerungen, die zu unserer Fragestellung in Beziehung stehen, aus den Zahlenverhältnissen der Eiigkeitsverteilung ziehen (s. Tabelle 3). Diese Zahlenverhältnisse haben uns nämlich gezeigt, daß keine auffallenden Verschiebungen in dem Verhältnis zwischen Gleichgeschlechtlichen zu Pärchen,

[1] Hell zählte an einem Schwachsinnigenzwillingsmaterial das Sterbealter der Zwillingspartner aus und verfuhr ebenso an einem Durchschnittszwillingsmaterial; wir wollen diese Zahlen bringen, obwohl sie infolge anderer Einteilung der Zeitabschnitte nicht unmittelbar mit unseren „Prozenten der Gesamtzahl“ in Tabelle 24 zu vergleichen sind: Am 1. Tag starben von den Partnern des Schwachsinnsmaterials 3%, des Durchschnittsmaterials 0,9%, vom 2.—5. Tag betrugen die entsprechenden Ziffern 0,8% und 0,7%, vom 6. Tage bis Ende des 1. Monats 5,6% und 2,4%, vom 2.—6. Monat 4,4% und 6,1%. vom 7. Monat bis Ende des 2. Jahres 6% und 5,6%. [K. Hell: Zur Frage der Zusammenhänge zwischen Schwangerschaft, Geburtsverlauf, Geburtstrauma und Schwachsinn. Kongreßber. Z. Neur (im Druck).]

[2] In einer Morbiditätsstatistik des Säuglingsalters (Meier) wurden für 2 kleine Länder (Lippe und Mecklenburg-Strelitz) und für 2 Städte (Kassel und Augsburg) folgende Totgeborenenziffern ermittelt: Etwa 10‰ der Geborenen waren schon vor dem Einsetzen der Geburt abgestorben, etwa 5‰ starben in der Geburt durch verfrühte Entbindung, etwa 10‰ starben als ausgetragene Früchte in der Geburt durch mechanische Geburtshindernisse. Nach dem Statistischen Jahrbuch für das Deutsche Reich 1932 waren von 100 Geborenen 3,1% Totgeborene.

auch nicht innerhalb der Gruppe der Zwillingspaare mit kleingestorbenem Partner zu finden waren. Wenn aber Zwillingspartner von Probanden mit cerebraler Kinderlähmung häufiger absterben würden als die Partner gesunder Paarlinge, so müßte sich dies in dem Zahlenverhältnis zwischen Paaren mit überlebenden Partnern und Paaren mit kleingestorbenen Partnern ausdrücken; und wenn weiterhin daran zu denken wäre, daß nicht nur die Partner von erbgleichen Paaren mit cerebraler Kinderlähmung häufiger absterben würden, weil es sich angenommenerweise bei der cerebralen Kinderlähmung um einen erbbedingten Prozeß handeln könnte, sondern daß uns überhaupt erbgleiche Paare entgehen, weil beide Paarlinge infolge konkordanter cerebraler Kinderlähmung absterben und daher nicht in unserer Serie aufscheinen könnten, so müßte sich dies im Verhältnis der Pärchen zu den Gleichgeschlechtlichen in der Gruppe der Zwillingspaare mit kleingestorbenen Partnern ausdrücken. Keine dieser Möglichkeiten hat auf Grund unseres Zahlenmaterials irgendeine Wahrscheinlichkeit für sich.

Auf Grund dieser Überlegungen können wir mit einem gewissen Grad von Wahrscheinlichkeit behaupten, daß die Paare mit kleingestorbenen Partnern das Gesamtergebnis unseres Materials nicht verfälschen und daß wir daher berechtigt sind, aus den Ergebnissen unserer Untersuchungen an den Zwillingspaaren mit lebenden Partnern Folgerungen hinsichtlich der Erb- oder Umweltbedingtheit der cerebralen Kinderlähmung zu ziehen, ohne fürchten zu müssen, durch Nichtbeachtung der erwähnten Möglichkeiten entscheidenden Irrtümern zu unterliegen.

Nicht uninteressant ist es, in diesem Zusammenhang einen kurzen Blick auf die Mortalitätsstatistiken bei Frühgeburten zu werfen. Nach STRASSMANN sterben 3% aller Kinder an ihrem Geburtstag. Das größte Kontingent dieser Totgeburten stellen die Frühgeburten; allerdings gibt es, wie YLPPÖ betonte, noch keine nach den Geburtsgewichten geordnete Statistik und es ließe sich auch sonst aus den allgemeinen Statistiken schwer herauslesen, welche große Rolle die Frühgeburten bei der hohen Säuglingssterblichkeit überhaupt spielen. Aus zahlreichen Statistiken geht hervor, daß die Mortalität der Frühgeburten mit zunehmendem Geburtsgewicht rapid sinkt (YLPPÖ, HENRY, PORAK und DURANTE, MAYGRIER, FRANÇOIS, LICHTENSTEIN u. v. a.). Als Beispiel sei eine Statistik v. PFAUNDLERs gebracht, der aus verschiedenen Statistiken folgende Durchschnittswerte berechnete (Tabelle 25):

Tabelle 25. Mortalität und Geburtsgewicht nach einer Zusammenstellung v. PFAUNDLERS[1].

Alter, Fetalmonate	Körpergewicht in g von		Körperlänge	Mortalität in den ersten beiden Lebenswochen in %
	normalen Feten	Frühgeburten		
6	1300 (1220)[2]	1000	35 (37)	95
$6^1/_2$	—	1200	37	82
7	1800 (2100)	1500	39 (42)	63
$7^1/_2$	—	1800	42	42
8	2500 (2800)	2200	45 (47)	20

Noch interessanter ist die folgende Mortalitätstabelle, die YLPPÖ (3) auf Grund seiner Untersuchungen an 668 Frühgeburten aufstellte (Tabelle 26).

Diese Tabelle (26) zeigt, daß die Mortalität nach dem 1. Lebensjahr verhältnismäßig gering ist und daß der Gipfel der Mortalitätskurve innerhalb der ersten 5 Lebenstage liegt; auch

[1] YLPPÖ: Z. Kinderheilk. 24, 1 (1919).
[2] Eingeklammerte Zahlen für männliche Feten (nach FRIEDENTHAL).

Tabelle 26. Mortalitätstabelle

	Anzahl	Es starben			
		am 1. Tage	bis zum 5. Tage	im 1. Monat	bis zum 6. Monat
Sämtliche Kinder . .	668	62 = 9,28%	120 = 17,96%	206 = 30,84%	275 = 41,17%
600—1000 g	37	14 = 37,84%	27 = 72,9%	31 = 83,8%	33 = 89,2%
1001—1500 g	183	28 = 15,3%	57 = 31,1%	88 = 48,1%	111 = 60,6%
1501—2000 g	240	16 = 6,7%	26 = 10,8%	56 = 23,3%	83 = 34,5%
2001—2500 g	208	4 = 1,9%	10 = 4,8%	31 = 14,9%	48 = 23,1%

Tabelle 27. Mortalitätstabelle

	Anzahl	Es starben			
		am 1. Tage	bis zum 5. Tage	im Monat	bis zum 6. Monat
Sämtliche Kinder . .	128	11 = 8,59%	19 = 14,84%	30 = 23,43%	38 = 29,68%
600—1000 g	4	2 = 50,00%	3 = 75,00%	4 = 100,00%	—
1001—1500 g	36	5 = 13,59%	12 = 33,33%	16 = 44,44%	18 = 50,00%
1501—2000 g	51	4 = 7,84%	4 = 7,48%	6 = 11,76%	11 = 21,57%
2001—2500 g	37	—	—	4 = 10,81%	5 = 13,51%

diese Erscheinung zeigt, wie Ylppö (3) betonte, daß für die Mortalität jener ersten Lebenstage die verschiedensten Schädigungen im Anschluß an die Geburt eine wichtige Rolle spielen.

Zu Vergleichszwecken mit unserem Material sind aber Auszählungen noch wesentlich wichtiger, die Ylppö (3) an seinem Material dadurch vorgenommen hat, daß er die 128 Zwillingskinder seines Materials als eine besondere Gruppe behandelt hat (Tabelle 27).

Die Mortalitätsziffern in den einzelnen Gewichtsgruppen des Ylppöschen Zwillingsmaterials war nun sichtbar kleiner als die entsprechenden Zahlen des gesamten Frühgeburtenmaterials: die Mortalität erreichte bei den Zwillingen nicht dieselbe Höhe wie bei den anderen Frühgeburten, woraus Ylppö den Schluß zog, daß neben den bei und nach der Geburt entstandenen Schädigungen auch konstitutionelle Momente, intrauterine Erkrankungen und der Gesundheitszustand der Mutter bei der Mortalität der Frühgeburten eine nachweisbare Rolle spielte.

Ylppö (3) hat aber noch weiterhin die Sterblichkeit und die Aufwuchszahlen bei den gesamten Frühgeburten und bei den Zwillingskindern berechnet und tabellarisch festgehalten (Tabelle 28 und 29).

nach Ylppö (3).

Nicht ermittelt	Es starben im 1. Jahre	im 2. Jahre	im 3. Jahre	im 4. Jahre	im 5. Jahre	über 5 Jahre
70	301 = 50,33%	315 = 52,67%	319 = 53,34%	320 = 53,51%	—	—
1	34 = 94,4%	—	—	—	—	—
8	114 = 65,1%	117 = 66,8%	—	118 = 67,4%	—	—
26	96 = 44,9%	102 = 47,7%	103 = 48,1%	—	—	—
35	58 = 33,5%	62 = 35,8%	65 = 37,5%	—	—	—

(Zwillinge) nach Ylppö (3).

Nicht ermittelt	Es starben im 1. Jahre	im 2. Jahre	im 3. Jahre	im 4. Jahre	im 5. Jahre	über 5 Jahre
12	43 = 37,07%	47 = 40,52%	48 = 41,38%	—	—	—
—	4 = 100,00%	—	—	—	—	—
—	19 = 52,78%	20 = 55,5%	—	—	—	—
4	15 = 31,91%	16 = 34,04%	—	—	—	—
8	5 = 13,51%	7 = 24,14%	8	—	—	—

Tabelle 28. Sterblichkeit und Aufwuchszahlen unter den Frühgeburten nach Ylppö (3).

Kinder mit einem Geburtsgewicht bis 2500 g in den ersten 8 Lebensjahren.

Kinder geboren im Jahre	Gesamtzahl	Davon Schicksal nicht zu ermitteln	Ermittelt	Im Jahre 1918 am Ende des Lebensjahres	Davon noch am Leben	Davon gestorben
1918	49	—	49	$^1/_2$	16 = 32,65%	33 = 67,35%
1917	57	2 = 3,51%	55	1	35 = 63,64%	20 = 36,36%
1916	98	3 = 3,06%	95	2	46 = 48,42%	49 = 51,58%
1915	90	5 = 5,56%	85	3	42 = 49,41%	43 = 50,59%
1914	101	11 = 10,89%	90	4	40 = 44,44%	50 = 55,56%
1913	85	13 = 15,29%	72	5	30 = 41,67%	42 = 58,33%
1912	83	10 = 12,05%	73	6	30 = 41,10%	43 = 58,90%
1911	57	16 = 28,07%	41	7	19 = 46,34%	22 = 53,66%
1910	48	10 = 20,83%	38	8	20 = 52,63%	18 = 47,37%
	668	70 = 10,48%	598		278 = 46,49%	320 = 53,51%

Aus diesen Tabellen geht hervor, daß z. B. bei Berücksichtigung der Aufwuchszahlen für 3, 4 und 5 Jahre alte Kinder (in den Tabellen eingerahmt)

Tabelle 29. Sterblichkeit und Aufwuchszahlen unter den Zwillingen nach YLPPÖ (3). Kinder mit einem Geburtsgewicht bis 2500 g in den ersten 8 Lebensjahren.

Kinder geboren im Jahre	Gesamtzahl	Davon Schicksal nicht zu ermitteln	Ermittelt	Im Jahre 1918 am Ende des Lebensjahres	Davon noch am Leben	Davon gestorben
1918	9	—	9	$^1/_2$	5 = 55,56%	4 = 44,44%
1917	14	—	14	1	10 = 71,43%	4 = 28,57%
1916	26	—	26	2	15 = 57,69%	11 = 42,31%
1915	15	—	15	3	7 = 46,67%	8 = 53,33%
1914	18	5 = 27,78%	13	4	7 = 53,85%	6 = 46,15%
1913	14	—	14	5	7 = 50%	7 = 50%
1912	11	2 = 18,18%	9	6	4 = 44,44%	5 = 55,56%
1911	11	3 = 27,27%	8	7	7 = 87,50%	1 = 12,50%
1910	10	2 = 20%	8	8	6 = 75%	2 = 25%
	128	12 = 9,38%	116		68 = 58,62%	48 = 41,38%

nur etwa 40—45% aller Frühgeburten das Schulalter erreichen, von den Zwillingskindern hingegen etwa 50%; YLPPÖ fand diesen Unterschied wenn auch nicht sehr groß, so doch beachtlich. Zusammenfassend betonte er mit Recht, daß, wenn er auch durch Betrachtung der Mortalitäts- und Aufwuchszahlen bei den Frühgeburten die Feststellung machen konnte, daß mindestens etwa 40—50% der sog. lebensfähigen Frühgeburten (über etwa 800 g Geburtsgewicht) die ersten kritischen Jahre überstanden haben, damit keineswegs gesagt sein sollte, daß das überlebende Material in körperlicher und geistiger Beziehung eine Elitegruppe darstellte: „Im Gegenteil, von diesen 40% zeigen auffallend viele verschiedene körperliche und geistige Defekte."

Bevor wir uns abschließend zu unseren Ergebnissen hinsichtlich Konkordanz und Diskordanz äußern, müssen wir noch die Zusammenstellungen der Tabelle 30 besprechen, weil sie zum Konkordanzproblem in gewissen Beziehungen steht. Bei der Besprechung der Zwillingsliteratur der cerebralen Kinderlähmung wurde über die Arbeit von BOETERS und DITTEL berichtet, die bei 2 eineiigen Partnern von LITTLE-Probanden zwar keinen konkordanten Befund hinsichtlich der grobneurologischen Erscheinungen, wohl aber Störungen bzw. Verzögerungen in der gesamten frühkindlichen Entwicklung, in der Ausbildung der sprachlichen und statischen Funktionen beobachten konnten. BOETERS und DITTEL dachten auf Grund dieser Beobachtungen an die Möglichkeit, daß bei der LITTLEschen Krankheit eine anlagebedingte erbliche Kerngruppe von den übrigen, rein exogenen Formen abgetrennt werden könnte. Wir haben diese wichtige Beobachtung zum Anlaß genommen, ein besonderes Augenmerk auf derartige Störungen der frühkindlichen Entwicklung zu richten und durch genaues Befragen der Eltern, der Angehörigen usw. ähnliche Verzögerungen der sprachlichen und statischen Funktionen u. dgl. aufzufinden[1]. In Tabelle 30 wurden aber weiterhin auch alle anderen pathologischen Befunde der Partner zusammengestellt, um auf diese Weise ein Bild zu erhalten, ob unter Umständen irgendwelche „Mikroheredodegenerationen", psychische oder organische Abwegigkeiten u. dgl. in irgendeiner Korrelation zum pathologischen Prozeß der Probanden stünden. Die Tabelle 30 zeigt, daß sich derartige Störungen in be-

[1] Dazu ist festzustellen, daß Verzögerungen im Sprechenlernen und Laufenlernen ein Zeichen von Frühgeburten ist bzw. sich bei diesen häufiger findet als bei normal aus-

trächtlicherem Maße nicht auffinden ließen und daß außer den Störungen, die wir bei den als konkordant oder schwach konkordant bezeichneten Partnern bereits besprochen haben, nur bei zwei erbgleichen Paaren der eine Partner eine verzögerte Gangentwicklung, der andere Partner Enuresis hatte. Jedenfalls lassen unsere Untersuchungen analoge Beobachtungen entsprechend der Arbeit von Boeters und Dittel vermissen, weshalb uns auch dieser Hinweis auf eine anlagebedingte Kerngruppe der Littleschen Krankheit, wie ihn Boeters und Dittel aus ihren 2 Fällen erschlossen hatten, fehlt, wenn wir einen solchen nicht in den Prozentziffern unserer „schwach konkordanten" Fälle sehen wollen: denn hier stehen 23% bei EZ nur 6% bei ZZ gegenüber. Gewiß verdient dieses Verhältnis Beachtung. Daraus jedoch eine, wenn auch nur *unspezifische Anlagebedingtheit*[1] erschließen zu wollen oder auf eine „Minderwertigkeit des Zentralnervensystems" (z. B. Hofmeier), erschiene uns — noch dazu bei dem negativen Ergebnis der in Tabelle 30 festgehaltenen Auswertung — zu verfrüht und zu gewagt, wenn auch eine derartige Möglichkeit nicht ganz von der Hand zu weisen ist.

Somit stehen zusammenfassend in unserem Material der lebenden eineiigen Paare 1 (unsicheres) konkordantes 3 schwachkonkordanten und 9 diskordanten Paaren gegenüber, wobei nochmals betont werden muß, daß gerade das eine konkordante Paar aus den verschiedenen erwähnten Gründen sehr wenig beweiskräftig ist (1 ? 3 : 9). Unter den lebenden zweieiigen Paaren stehen 2 klassisch konkordante 2 schwachkonkordanten und 29 diskordanten Paaren gegenüber; zu unseren konkordanten Paaren muß auch noch ein zweieiiges gleichgeschlechtliches kleingestorbenes Paar (Nr. 26 der Paare mit kleingestorbenen Partnern) gezählt werden (3 : 2 : 29). *Es kann demnach als Ergebnis festgestellt werden,*

---

getragenen Kindern. Dies geht z. B. aus den beiden folgenden Tabellen (31 und 32) Ylppös (3) hervor:

	Kind lernte die ersten Worte sprechen im Alter von Jahren											Unbekannt
	3/4–1	1	1 1/4	1 1/2	1 3/4	2	2 1/4	2 1/2	2 3/4	3 1/2	4	
Anzahl	3	9	5	48	18	54	1	10	1	1	1	37

Tabelle 31 nach Ylppö (3).

	Kind lernte laufen im Alter von Jahren												Unbekannt
	3/4–1	1	1 1/4	1 1/2	1 3/4	2	2 1/4	2 1/2	2 3/4	3	3 1/4	4	
Anzahl	3	15	46	52	28	25	8	4	2	4	1	1	26

Tabelle 32 nach Ylppö (3).

Bei dem ersten der beiden EZ-Paare von Boeters und Dittel handelte es sich um eine Frühgeburt im 7. Monat, so daß die Entwicklungsverzögerung vielleicht auch auf die Frühgeburtseigenschaft bezogen werden kann und nicht unbedingt im Sinne von Anlageanomalien gedeutet werden müßte.

Vgl. übrigens auch die im Rahmen der Zwillingskasuistik besprochenen Untersuchungsergebnisse von Hannes (s. S. 61) hinsichtlich der geringen Bedeutung von Asphyxie und schwerer Geburt für Entwicklungshemmungen und -verzögerungen in der Erlernung des Gehens und Sprechens.

[1] Im Sinne der ausgezeichneten Ausführungen v. Verschuers (6) über „unspezifische Erbveranlagungen".

Tabelle 30. Störungen der frühkindlichen Entwicklung, verschiedene Erkrankungen und pathologische Zustände der Partner.

		EZ	GZ	PZ	Paare mit kleingestorbenen Partnern	Summe
1. Störungen der frühkindlichen Entwicklung außer den in Tabelle 22 und 24 aufgeführten Affektionen	Enuresis	1	—	—	—	1
	Verzögerte Gangentwicklung.	1 + 2[1]	—	1[1]	—	1 + 3[1]
	Verzögerte Sprachentwicklung.	2[1]	—	1[1]	—	3[1]
	Zurückbleiben gegenüber normalen Kindern	3[1]	—	—	—	3[1]
	„Schwächlich" . . .	—	—	1	—	1
2. Störungen im Bereiche des Nervensystems, Auffälligkeiten der Konstitution außer den in Tabelle 24 aufgeführten Affektionen	Spinale Kinderlähmung	—	—	1	—	1
	Kinderkrämpfe, Gichtern, Fraisen. . .	1[1]	—	—	4[2]	1[1] + 4[2]
	Krämpfe, Anfälle. .	1[1]	—	1[1]	—	2[1]
	Status dysraphicus .	2	—	—	—	2
	Sprachfehler	—	1	1[1]	—	1 + 1[1]
	Schwachsinn	1[1]	—	1[1]	—	2[1]
	„Physiologisch dumm"	1	—	—	—	1
	„Nervöses Kind". .	—	—	1	—	1
	Vagabund	1	—	—	—	1
	Turricephalus . . .	—	1	—	—	1
	(?) Fehlen eines Armes bei Totgeburt . .	—	—	—	1	1
	Multiple Sklerose? .	—	—	1	—	1
	Kongenitale Lues .	1	—	—	—	1
3. Sonstige Erkrankungen und pathologische Zustände	Myopie	—	1	1	—	2
	Hypermetropie . . .	—	—	1	—	1
	Rachitis	2	—	1	—	3
	Kyphoskoliose . . .	1	—	—	—	1
	Alterskyphose . . .	—	1	—	—	1
	Arteriosklerot. Cerebralstörungen . .	1	—	—	—	1
	Tod an Lungenentzündung	2	—	1	3[2]	3 + 3[2]
	Bronchialasthma . .	—	—	1	—	1
	Adenoide Vegetation	—	1	—	—	1
	Appendicitis	1	—	—	—	1
	Magenbeschwerden .	—	1	—	—	1
	Ekzem	1	—	—	—	1

daß diese Untersuchungen mit der Zwillingsserienmethode keine Anhaltspunkte für eine vorwiegende Erbbedingtheit der cerebralen Kinderlähmung erbrachten, ja daß man nicht einmal die Folgerung ziehen kann, daß sich in dem ätiologischen Sammeltopf der cerebralen Kinderlähmung noch irgendeine kleinere erbliche Kerngruppe befinden könnte, wenigstens nicht innerhalb der von uns definierten „Restgruppe". Somit haben unsere erbbiologischen Untersuchungen mit der ihnen eigenen, bisher in der Ursachenforschung bei der angeborenen cerebralen Kinder-

[1] Auch in Tabelle 22 enthalten. [2] Auch in Tabelle 24 enthalten.

lähmung noch nicht angewandten Zwillingsserienmethode eine Bestätigung dessen gebracht, was von anatomischer Seite schon mehrfach geäußert worden war, daß man nämlich den anatomischen Zustandsbildern bei cerebraler Kinderlähmung die exogene Genese wohl ansehen könne, wenn man auch nicht entscheiden könne, welches besondere pathologische Geschehen bei ihrer Entstehung gespielt hat [SCHOLZ (1)]. LANGES (4) Worte, „daß es kaum mehr zweifelhaft sei, daß erbliche Momente hier (beim Little) eine wesentliche Rolle spielen" (1937), können durch unsere Ergebnisse wohl als überholt bezeichnet werden.

c) Zur Frage des Nachweises von ätiologisch-pathogenetischen Umweltfaktoren in unserem Material.

Nach diesem hinsichtlich der Erbbedingtheit der cerebralen Kinderlähmung negativen Ergebnis mußten wir uns die Frage vorlegen, ob wir in unserem Material Anhaltspunkte für exogene Ursachen finden könnten; freilich waren wir uns von Anfang an bewußt, daß unser Zwillingsmaterial für eine statistische Fragestellung dieser Art zu klein sein mußte und nicht mit den großen Statistiken konkurrieren können würde, aus denen die Bedeutung von Geburtsschädigungen erschlossen wurde. Immerhin hat unser Material in dieser Beziehung auch einen Vorteil: die große Genauigkeit unserer Erhebungen, die persönlichen Besuche bei den Paarlingen, ihren Eltern und Angehörigen, die umfangreichen Anfragen bei Behörden, Krankenhäusern, Ärzten und Hebammen brachten es mit sich, daß aus unserem Material so gut wie alles ausgeschöpft wurde, was überhaupt einer nachträglichen Exploration und Erhebung zugänglich sein konnte; ob eine solche Genauigkeit bei großen Statistiken, die viele Hunderte von Ausgangsfällen umfassen, überhaupt möglich ist und ob sie in den im einschlägigen Schrifttum enthaltenen Arbeiten auch nur annähernd erreicht wurde, mag dahingestellt bleiben. Jedenfalls glaubten wir aus dem weitgehenden Durchforschungsgrad unseres Materials die Berechtigung ableiten zu können, trotz der Kleinheit die ursächliche Bedeutung von geburtstraumatischen Vorgängen für die Entstehung der cerebralen Kinderlähmung daran nachprüfen zu dürfen — und dies um so mehr, als — wie wir es vorne bereits ausführlich dargetan haben — früher und auch neuerdings immer wieder beachtliche Stimmen laut geworden sind, die die ursächliche Bedeutung des Geburtstraumas für die Ätiologie der cerebralen Kinderlähmung leugnen oder zumindest als unwesentlich erscheinen lassen wollen [PEIPER[1], GOHRBRANDT-KARGER[1], NAUJOKS (1), SELLHEIM[1], v. JASCHKE[1], LANDE[1], CATEL-KRAUSPE[1] u. a.]. CATEL[1] äußerte sich folgendermaßen: „Es geht nicht an, bei einem Kinde, das z. B. durch Zange oder aus Steißlage geboren wurde, und das später Symptome vom LITTLEscher Krankheit oder Imbezillität bietet, beide Faktoren ohne weiteres in einen Kausalnexus zu bringen."

An Hand einiger Tabellen wollen wir nun den Geburtsverlauf und andere Eigentümlichkeiten, die mit der Geburt zusammenhängen[2] und die wir ausgezählt haben, eingehend besprechen:

---

[1] Zit. nach NAUJOKS (1).

[2] Es entspricht dies der folgenden Forderung BRANDERS (5): „Die verhältnismäßig große Anzahl der Geburtskomplikationen bei Zwillingsgeburt in Verbindung mit der Tatsache, daß ein beträchtlicher Teil aller Zwillinge mehr oder weniger unreif zur Welt kommt, scheint zu fordern, daß man beim Studium der Ätiologie solcher cerebraler Affektionen,

Tabelle 33. Zeit der Geburt.

	Frühgeburt im			Recht-zeitig	Zu spät	Nicht feststellbar	Summe
	7. Monat	8. Monat	9. Monat				
EZ	1 7,7%	3 23%	2 15,4%	5 38,4%	— —	2 15,4%	13
GZ	3 16,7%	3 16,7%	1 5,6%	9 50%	1 5,6%	1 5,6%	18
PZ	2 13,3%	1 6,7%	2 13,3%	10 66,7%	— —	— —	15
Paare mit klein-gestorbenen Partnern	15 34,1%	11 25%	1 2,3%	15 34,1%	— —	2 4,5%	44
Summe %	21 23,3%[1]	18 20%	6 6,7%	39 43,3%	1 1,1%	5 5,6%	90

1. Tabelle 33 bringt eine Auszählung hinsichtlich der Vor- und Rechtzeitigkeit der Geburt der Zwillingspaare; daraus ist ersichtlich, daß nur 43% der Geburten rechtzeitig erfolgten, während in rund 50% Frühgeburten stattfanden, von diesen Frühgeburten etwa die Hälfte im 7. Monat und weitere $^2/_5$ im 8. Monat.

Zum Vergleich mit diesen Zahlen seien einige statistische Ziffern gebracht. Miller berichtete 1886, daß er unter 121626 Geburten in Moskauer Findelhäusern 6036 Kinder mit einem Geburtsgewicht von weniger als 2500 g und kleiner als 45 cm gefunden habe, also 5% Frühgeburten. In einer großen französischen Sammelstatistik befanden sich unter 188204 Geburten 29071, also 15,4% Frühgeburten (Pinard, Hahn, François). Im Kaiserin Auguste-Viktoria-Hause in Berlin kamen nach Ylppö (3) auf 2168 Geburten 114 Frühgeburten, also 5,3%; Ylppö selbst warnte aber, diese Zahl als Norm für die deutschen Verhältnisse zu betrachten, da in der genannten Entbindungsanstalt nur Frauen aufgenommen wurden, die bei der vorangehenden Untersuchung als gesund befunden wurden und in bezug auf den Geburtsverlauf keine Komplikationen erwarten ließen. In anderen Statistiken fanden sich 11,8% (Haase)

die sowohl auf endogener Grundlage wie auch infolge eines Geburtstraumas oder anderer mit frühzeitiger Geburt zusammenhängender peristatischer Umstände entstehen können, unbedingt jene *primären obstetrischen Faktoren* in Betracht ziehe; denn wegen der Einwirkung konkordant auftretender ungünstiger Momente im Anschluß an die Geburt können zum überwiegenden Teil exogen bedingte, cerebrale Störungen der erwähnten Art konkordant auch bei eineiigen Zwillingen entstehen, was ja im allgemeinen für Erblichkeit sprechen soll." Nun sind wir ja an unserem Material zu einem Ergebnis gelangt, das eine derartige Nachprüfung wegen einer bedenklich hohen Konkordanz der Eineiigen nicht gerade erfordern würde; wir konnten vielmehr die Folgerung ziehen, daß die Ätiologie der angeborenen cerebralen Kinderlähmung von exogenen Faktoren beherrscht werden müsse: um unter diesen die pathogene Rolle des Geburtsvorganges zu studieren, haben wir die nun im folgenden eingehend geschilderten Untersuchungen in Richtung auf jene „primären obstetrischen Faktoren" Branders durchgeführt.

[1] Diese Ziffer stimmt gut mit einer Ermittlung Langes überein, der in einem großen Material spastischer Erkrankungen des Kindesalters 20% Frühgeburten im 7. Monat fand; beim Vergleich dieser Ziffern ist allerdings zu bedenken, daß es sich in unserem Material um Zwillinge, im Material Langes jedoch um Einlinge gehandelt hat. Epstein fand nach Kranz (3) unter 4 Little-Fällen 27% Frühgeburten.

und 11,5% (ZMUDZINSKI) Frühgeburten, so daß YLPPÖ eine Durchschnittshäufigkeit der Frühgeburten in Deutschland von etwa 10% schätzte. Es braucht wohl nicht betont zu werden, wie sehr unser Material von dieser Durchschnittsfrühgeburtenhäufigkeit abweicht, wodurch ein Schlaglicht auf die Korrelation zwischen Frühgeburt und cerebraler Kinderlähmung geworfen wird. Allerdings muß in diesem Zusammenhang die Frage geprüft werden, ob nicht unser Material als Zwillingsmaterial ganz besonders zur Frühgeburt neigt. Dieser Frage ist schon häufig Beachtung geschenkt worden; trotzdem fehlen uns Vergleichsziffern, zu denen wir die 46% Frühgeburten unseres Materials in Beziehung setzen könnten, es stehen uns lediglich einige Ziffern zur Verfügung, die gewisse Schlüsse in dieser Richtung zu ziehen gestatten: nach YLPPÖ machen die Zwillingskinder in verschiedenen Ländern $^1/_5$—$^1/_3$ aller Frühgeburten aus, in YLPPÖs Material 19,2% und in MILLERs Material 29% [1].

Tabelle 34.
Stellung des Probanden innerhalb der Geburt.

	Proband ist		Nicht feststellbar	Summe
	Erstgeborener	Zweitgeborener		
EZ	8 61,5%	5 38,5%	— —	13
GZ	10 55,6%	6 33,3%	2 11,1%	18
PZ	5 33,3%	10 66,7%	— —	15
Paare mit kleingestorbenen Partnern	28 63,6%	13 29,5%	3 6,8%	44
Summe %	51 56,6%	34 37,8%	5 5,6%	90

Einer umfangreichen Morbiditätsstatistik des Säuglingsalters (MEIER) seien folgende Ziffern entnommen: In einem Lippeschen Material verteilten sich die Geborenen nach dem Fruchtalter folgendermaßen: 94,3% Ausgetragene, 1,3% Frühgeborene im 9. Monat, 2,5% im 8. Monat und 1,8% im 7. Monat; die entsprechenden Ziffern lauteten in einem Material von Mecklenburg-Strelitz: 92,5% bzw. 1,9% bzw. 3,1% bzw. 2,5%; in einem Kasseler Material: 91,1%, bzw. 2,7% bzw. 3,1% bzw. 3,1%; schließlich in einem Augsburger Material: 88,6% bzw. 2,0% bzw. 2,7% bzw. 3,6%.

Mit gewissen Vorbehalten ließe sich folgender Schluß ziehen: Mehrlingsgeburten neigen weit häufiger zur Frühgeburt als Einlingsgeburten, die Frühgeburten wieder weit mehr zu geburtstraumatischen Schädigungen und ihren Folgen in bezug auf das Zentralnervensystem.

2. Tabelle 34 zeigt die Stellung der Probanden innerhalb der Zwillingsgeburt: 56,6% waren die Erstgeborenen, 37,8% die Zweitgeborenen innerhalb der Zwillingsgeburt. Wir haben diese Auszählung von dem Gedanken ausgehend vorgenommen, daß es nicht unerheblich sein kann, wenn geburtstraumatische Vorgänge eine Rolle spielen, welcher der beiden Paarlinge als Erstgeborener vielleicht dem Trauma stärker ausgesetzt war. Nun besteht tatsächlich, wie die

[1] Kürzlich veröffentlichte HELL folgende Ziffern: Von Geburtshelfern (BUMM) werden etwa 25% Frühgeburten bei Zwillingsschwangerschaften angegeben, HELL selbst fand in einem Zwillingsdurchschnittsmaterial 24,6% Frühgeburten, in einem Material von Schwachsinnszwillingen 26,9% [K. HELL: Zur Frage der Zusammenhänge zwischen Schwangerschaft, Geburtsverlauf, Geburtstrauma und Schwachsinn. Kongreßber. Z. Neur. (im Druck).]

Ziffern 56,6 : 37,8 zeigen, ein nicht unbeträchtlicher Unterschied. Um daraus jedoch Folgerungen ziehen zu können, müssen wir untersuchen, ob dieser Unterschied als gesichert anzusehen ist, d. h. ob er den mittleren Fehler aushält. Die Berechnung des mittleren Fehlers ergibt folgendes:

$$m = \pm \sqrt{p\% \cdot q\%}$$
$$p\% = 50\% \text{ (Erwartung)}$$
$$q\% = 50\% \text{ (Erwartung)}$$
$$n = 90 - 5^{1} = 85$$
$$m = \pm \sqrt{\frac{50 \cdot 50}{85}} = \pm 5{,}4.$$

Unter den 85 verwertbaren Paaren war bei 51, also in 60% der Proband der Erstgeborene, in 34 Fällen, also in 40% der Proband der Zweitgeborene. Da der mittlere Fehler ± 5,4% beträgt, so hält die Differenz wohl den einfachen, aber schon gerade nicht mehr den zweifachen Fehler aus, so daß die Wahrscheinlichkeit, daß der Unterschied nicht dem Zufall unterliegt, sondern in einer Gesetzmäßigkeit des Materials begründet ist, $^2/_3$ beträgt.

3. Weiter prüften wir in Tabelle 35, ob bei der Geburt des Zwillingspaares Geburtsschwierigkeiten sozusagen physiologischer Natur anzunehmen waren, d. h. ob die Mütter der Zwillingspaare Erstgebärende, Mehrgebärende nach einer kurzen Pause nach der letzten Schwangerschaft oder Mehrgebärende nach einer langen Pause nach der letzten Schwangerschaft waren; letztere sollen sich ja, wenn die Pause zwischen zwei Schwangerschaften mehr als 5 Jahre beträgt, vom Standpunkt der Geburtsschwierigkeiten durch Rigidität der Geburtswege nicht anders verhalten als Erstgebärende. Das Ergebnis dieser Auszählung zeigte, daß in 40% die Mütter Erstgebärende, in 37% Mehrgebärende nach langer Pause und in 22% Mehrgebärende nach kurzer Pause waren; somit betrug die Zahl jener Fälle, bei denen von vornherein eher Geburtsschwierigkeiten in Frage kamen fast 80% gegenüber jenen Fällen, bei denen durch die Eigenschaft der Mutter als einer Mehrgebärenden nach kurzer Pause keine der oben angedeuteten Schwierigkeiten von seiten der Geburtswege, bedingt durch straffes Gewebe u. dgl., anzunehmen waren. Gewiß müßten wir auch bei dieser Auszählung die Wertigkeit des Unterschiedes zwischen den beiden Ziffern durch Berechnung des mittleren Fehlers prüfen; dies ist uns aber nicht möglich, da keine Erwartungsziffern für das Verhältnis von Erstgeborenen plus Mehrgebärenden nach langer Pause zu Mehrgebärenden nach kurzer Pause anzunehmen sind; die einzige Möglichkeit, diese Schwierigkeit zu überwinden, bestünde in der Verwendung der Ziffern eines großen Durchschnittszwillingsmaterials (wenn ein solcher Vorgang vom mathematischen Standpunkt aus vielleicht nicht ganz gerechtfertigt wäre, da es sich bei einem solchen Durchschnittsmaterial gleichfalls um empirische Ziffern handeln würde, die zur Berechnung des mittleren Fehlers möglichst nicht herangezogen werden sollten); doch stehen unseres Wissens auch derartige Ziffern eines großen Durchschnittsmaterials nicht zur Verfügung, so daß wir in diesem Falle auf die Berechnung des mittleren Fehlers verzichten müssen. Immerhin wollten wir dem Befunde,

[1] 5 = Zahl der Paare, bei denen sich die Stellung des Probanden innerhalb der Geburt nicht feststellen ließ.

Tabelle 35. Stellung des Zwillingspaares in der Geburtenreihe.

	Die Mutter ist bei der Geburt des Zwillingspaares			Nicht feststellbar	Summe
	Erstgebärende	Mehrgebärende nach langer Pause	Mehrgebärende nach kurzer Pause		
EZ	3 23%	7 53,8%	2 15,4%	1 7,7%	13
GZ	7 38,9%	6 33,3%	5 27,8%	— —	18
PZ	7 46,7%	5 33,3%	3 20%	— —	15
Paare mit kleingestorbenen Partnern	19 43,2%	15 34,1%	10 22,7%	— —	44
Summe %	36 40,0%	33 36,7%	20 22,2%	1 1,1%	90

daß fast 80% der Mütter bei der Geburt des Zwillingspaares Erstgebärende oder Mehrgebärende nach langer Pause waren, einige Bedeutung schenken.

Es ließe sich nun unsere Ziffer von 40% Erstgebärenden mit verschiedenen Ziffern vergleichen; so fand z. B. DOLLINGER (2) im Schwachsinnsmaterial des Kaiserin Auguste-Viktoria-Hauses eine ,,überraschend große Zahl" von erstgeborenen Kindern: 37%, wozu er sich folgendermaßen äußerte: ,,Neben dem selbstverständlichen höheren Anteil der Erstgeborenen überhaupt und der größeren Häufigkeit der Frühgeborenen unter diesen ist sicherlich die ceteris paribus schwerere Erstgeburt, wie LANGDON DOWN schon vor langem nachgewiesen hat, nicht ohne Einfluß" (zu ergänzen: hinsichtlich der Ätiologie des angeborenen Schwachsinns). NEVINNY zählte unter den Müttern von 93 durch Leichenöffnung sichergestellten Fällen von Geburtstraumen des Zentralnervensystems $^2/_3$ Erstgebärende.

Noch einige andere Ziffern seien zum Vergleich angeführt. Nach KRAEPELIN fand LANGDON DOWN unter 2000 Schwachsinnigen 24% Erstgeborene, von ihnen waren 40% bei der Geburt asphyktisch gegenüber dem gewöhnlichen Satze von 20%. LEY fand unter Hilfsschülern 15,6% Erstgeborene, HENNEBERG 4,7%, unter 400 normalen Zwillingen (unter diesen befanden sich außerdem 7,2% Zweitgeborene). In einem Idiotenmaterial fand KÖNIG 17,6% Erstgeborene, unter Fällen von Hirnlähmung 27,1%, während FUCHS in einem Material von Hirnlähmung nach KRAEPELIN nur 12% Erstgeborene fand.

SHARPE zählte nach NAUJOKS (1) unter 5192 Patienten im Alter von 34 Tagen bis zu 23 Jahren, die an verschiedenen Formen ,,cerebraler spastischer Paralyse mit und ohne geistige Störungen" litten, 81% Erstgeborene, JENSEN [zit. nach NAUJOKS (1)] unter 152 Fällen von angeborener spastischer Paraplegie 65% Erstgeborene. In einem Material von 150 asphyktisch geborenen und wiederbelebten Kindern zählte HANNES[1] unter den Müttern 34% Erstgebärende, in einer Vergleichsserie von 150 lebensfrisch, aber mit Kunsthilfe geborenen Kindern

[1] HANNES, W.: Zur Frage der Beziehungen zwischen asphyktischer und schwerer Geburt und nachhaltigen psychischen und nervösen Störungen. Z. Geburtsh. 68, 689 (1911).

51% Erstgebärende und in einer weiteren Vergleichsgruppe von 150 lebensfrisch und nach regelrechtem Geburtsablauf ohne Kunsthilfe, also spontan geborenen Kindern, 38% Erstgebärende.

Einige Autoren zählten unter den Müttern asphyktisch geborener Kinder das Verhältnis von Erstgebärenden zur Mehrgebärenden aus; so fand POPPEL[1] 35,5% Erstgebärende und 64,5% Mehrgebärende, WICKE[2] 51,6% bzw. 48,4%, WUTH[3] 36,9% bzw. 63,1%, ECKHARD[4] 49,8% bzw. 50,3%. Dieses Verhältnis weist nach ECKHARD auf eine Mehrbeteiligung Erstgebärender unter den Müttern asphyktischer Kinder hin, wenn man bedenkt, daß z. B. in Preußen nach VEIT[5] auf 3,48 Mehrgebärende eine Erstgebärende kommt. ECKHARD sah den Grund dieser Mehrbeteiligung in der größeren Straffheit der Weichteile Erstgebärender, die eine Verzögerung des Austrittes des Kindes bedingt und damit die Gefahr für das kindliche Leben erhöht.

Wenn wir von der vorhin besprochenen Frage der Mehrgebärenden nach langer Pause absehen und nur unsere Ziffer der Erstgebärenden bzw. der erstgeborenen Zwillingspaare betrachten und sie mit den eben genannten vergleichen wollen, stoßen wir auf große Schwierigkeiten, die mit der mathematischen Prüfung der Stellung von Merkmalsträgern in der Geburtenreihe zusammenhängen. Dabei handelt es sich um ein außerordentlich wichtiges Problem. Kann man doch, wenn sich ein Merkmal in gleichen Prozentsätzen bei allen Geburtennummern findet, auf Erblichkeit dieses Merkmals schließen; findet man andererseits ein Merkmal bei den Erstgeborenen eines Materials erhöht gegenüber dem Durchschnitt, so wird man nach SCHULZ an geburtstraumatische Einflüsse denken können, „oder man wird, etwa bei Hysterikern, an die besondere Art der Erziehung oder Verziehung denken, die Erstgeborenen leicht zuteil wird" (wenn Zufallsergebnisse und absichtliche Kinderbeschränkung nach Geburt eines sofort als Merkmalsträger erkennbaren Kindes ausgeschlossen werden können). „Findet man die Letztgeborenen mehr befallen, so wird man fragen, ob Produktionserschöpfung der Mutter eine Rolle spielen kann, oder wird auch wieder an Erziehungseinflüsse denken" (SCHULZ).

Die Prüfung von Merkmalsträgern auf ihre Stellung in der Geburtenreihe wird, trotzdem sich zahlreiche Autoren in vielen Arbeiten um die Klarstellung und praktische Anwendung der richtigen Methodik bemüht haben (WEINBERG, RÜDIN, SCHULZ, BRUGGER, LUXENBURGER, CONRAD u. a.), auch in jüngster Zeit auf unrichtige Weise vorgenommen. So war KLEINDIENST auf Grund von Untersuchungen über die Bedeutung des Alters der Eltern sowie der Reihenfolge der Geburtenzahl der Kinder für ihre geistige und körperliche Minderwertigkeit zu dem Ergebnis gelangt, daß für die geistige Minderwertigkeit die Erstgeburt eine Rolle spiele, da besonders häufig das erste Kind einer Geschwisterreihe geistig minderwertig sei; sie stützte sich bei dieser Behauptung auf ein Material von 64 geistig minderwertigen Personen, von denen 30 Erstgeborene waren. Diese Zahl erschien KLEINDIENST auffallend hoch. LUXEN-

[1] POPPEL J.: Über den Scheintod Neugeborener. Mschr. Geburtskunde **25** (Suppl.-H.).

[2] WICKE, H.: Über den Scheintod der Neugeborenen. Inaug.-Diss. München 1906.

[3] WUTH, O.: Scheintod und Tod unter der Geburt in der Praxis. Inaug.-Diss. München 1911.

[4] ECKHARD, H.: Über den Tod und Scheintod der Neugeborenen. Inaug.-Diss. München 1914.

[5] VEIT: Zit. nach ECKHARD (s. S. 216).

BURGER (13) prüfte jedoch in einer eingehenden Studie von statistischen Gesichtspunkten aus die von KLEINDIENST mitgeteilten Ziffern nach und kam dabei zu dem Ergebnis, daß sich unter den 64 geistig Minderwertigen KLEINDIENSTs eher weniger Erstgeborene befanden, als nach den Regeln der Wahrscheinlichkeit zu erwarten war. LUXENBURGER (13) bediente sich dabei eines Verfahrens, das WEINBERG 1913 in seiner bekannten Monographie „Die Kinder der Tuberkulösen" (4) angegeben hatte. Diese statistischen Überlegungen und Berechnungen sind auch für unser Material von großer Bedeutung und wir prüften es daher an Hand dieses Verfahrens nach, was aus Tabelle 36 und 37 ersichtlich ist.

Tabelle 36.

Geburtenzahl	Geburtenfolge der Zwillingspaare											
	1	2	3	4	5	6	7	8	9	10	11	Summe
1	17											17
2	12	13										25
3	2	5	11									18
4	2	1	1	5								9
5	2	1	2	2	—							7
6	1	—	—	1	1	1						4
7	1	—	—	—	—	1	1					3
8	—	—	1	1	1	—	—	—				3
9	—	—	—	—	1	—	—	—	—			1
10	—	—	—	—	1	—	—	—	—	1		2
11	—	—	—	—	—	—	1	—	—	—	—	1
Summe	37	20	15	9	4	2	2	—	—	1	—	90

Tabelle 36 gibt einen zahlenmäßigen Überblick über unser Material hinsichtlich Kinderzahl und Geburtenfolgenummer. Wir konnten uns insoferne nicht völlig genau an die WEINBERG-LUXENBURGERschen Berechnungen halten, als wir es nicht wie diese Autoren mit Einlingen, sondern mit Zwillingspaaren zu tun haben. Um das Verfahren auf unser Material anzuwenden, durften wir hier nicht von den realen Kinderzahlen ausgehen, sondern mußten die Paare als *eine* Geburtennummer zählen, also von Geburtenzahlen, oder noch besser gesagt, von Schwangerschaftszahlen ausgehen; die einfache Zählung der Paarlinge eines Paares mußte aber außerdem auch bei der Auszählung der Geburtenfolgenummer in Anwendung gebracht werden, so daß in den Tabellen 36

Tabelle 37.

Geburtennummer	Zahl der Zwillingspaare in der Familie von der Größe dieser Geburtsnummer	Zahl der Zwillingspaare, die für jede Geburtennummer nach den Regeln der Wahrscheinlichkeit zu erwarten ist	Zahl der wirklich gefundenen Zwillingspaare
1	17	41,01	37
2	25	24,01	20
3	18	11,51	15
4	9	5,51	9
5	7	3,26	4
6	4	1,86	2
7	3	1,20	2
8	3	0,77	—
9	1	0,40	—
10	2	0,29	1
11	1	0,09	—
Summe	90	89,91	90

und 37 jedes einzelne Zwillingspaar mit einem Paarling mit cerebraler Kinderlähmung gleichsam als ein mit dem Merkmal behafteter Einling gezählt wurde. Der zahlenmäßige Überblick über das Material in Tabelle 36 zeigt z. B., daß 17 Einzelkinder vorhanden sind, daß sich in den Geschwisterschaften mit 4 Köpfen 2 erstgeborene, 1 zweitgeborenes, 1 drittgeborenes und 5 viertgeborene Zwillingspaare finden, daß im ganzen 7 Zwillingspaare in den Geschwisterschaften mit 5 Köpfen vorhanden sind, daß sich 4 fünftgeborene Zwillingspaare finden usw. Zum Vergleich, ob auf die einzelnen Nummern der Geburtenfolge soviel Zwillingspaare mit cerebraler Kinderlähmung treffen, als es der rein zufallsmäßigen Erwartung entspricht, wurde nach dem Verfahren von WEINBERG [entsprechend der Darstellung LUXENBURGERs (13) in der Kritik zu der Arbeit KLEINDIENSTs] Tabelle 37 aufgestellt. Die zu erwartenden Ziffern erhält man dadurch, daß man zuerst die Zahl der Zwillingspaare mit cerebraler Kinderlähmung in den Familien mit der höchsten Geburtenzahl durch diese Geburtenzahl dividiert (1 : 11 = 0,09), dieselbe Operation mit der nächstniedrigeren Kopfzahl vornimmt (2 : 10 = 0,20) und die erhaltenen „Zwischenwerte" addiert (0,09 + 0,20 = 0,29). Damit hat man die Erwartungsziffern für die letzte und vorletzte Geburtennummer erhalten. Hierauf schreitet man wieder um eine Größenklasse zurück, stellt den Zwischenwert fest (1 : 9 = 0,11) und addiert ihn zu der vorhergehenden Erwartungsziffer (0,11 + 0,29 = 0,40). Diese Operation (Division und fortlaufende Addition) führt man solange durch, bis man die unterste Größenklasse erreicht hat. Will man lediglich die Erwartungsziffer für die Erstgeborenen wissen, so genügt es, einfach sämtliche Zwischenwerte zu addieren, was in unserem Beispiel folgende Reihe ergibt: 0,09 + 0,20 + 0,11 + 0,37 + 0,43 + 0,66 + 1,40 + 2,25 + 6,0 + 12,50 + 17,0 = 41,01. Aus dieser Ziffer ist deutlich ersichtlich, daß von einer erhöhten Belastung der Erstgeburt mit cerebraler Kinderlähmung in unserem Material keine Rede ist, sondern daß die Zahl der wirklich gefundenen erstgeborenen Zwillingspaare (37) sogar etwas unter der zu erwartenden Zahl liegt (41,01). Den 24 zu erwartenden Zweitgeborenen stehen 20 gefundene gegenüber, den 11 zu erwartenden Drittgeborenen 15 tatsächlich vorhandene. Bei der Kleinheit des Materials (hinsichtlich derartiger statistischer Berechnungen) ist die Übereinstimmung zwischen Erfahrung und Erwartung als sehr gut zu bezeichnen.

Wir wollen noch kurz auf die Feststellung KLEINDIENSTs eingehen, die in bezug auf körperliche Minderwertigkeit eine Höchstbelastung des 5. und 6. Kindes fand, wenn also die Mutter meist über 30 Jahre alt war; im Material KLEINDIENSTs verhielt sich bei den 5. Kindern die Erfahrung zur Erwartung nach LUXENBURGER (13) wie 4 : 1,21, bei den 6. Kindern wie 1 : 0,61. Es fand sich also tatsächlich eine allerdings mit Rücksicht auf die kleinen Zahlen kaum zu verwertende Erhöhung der Erfahrung gegenüber der Erwartung. Noch geringfügiger sind die dementsprechenden Unterschiede unseres Materials: hier verhält sich Erfahrung zu Erwartung bei den 5. Kindern wie 4 : 3,26, bei den 6. Kindern wie 2 : 1,86, ein Ergebnis, das an eine Übereinstimmung von Erfahrung und Erwartung nahe heranreicht.

4. Ist schon die Eigenschaft der Mutter als Erst- oder Mehrgebärende von einer gewissen Bedeutung für das Vorhandensein von Geburtsschwierigkeiten, so wird diese Möglichkeit noch verstärkt, wenn man das Alter der Mutter in Betracht zieht. Es ist eine bekannte Tatsache, daß „alte Erstgebärende", d. h.

Frauen, die 28 Jahre oder darüber sind, wenn sie das erstemal entbunden werden, mit erheblich größeren Geburtsschwierigkeiten von vornherein zu rechnen haben als jüngere Erstgebärende; hier sei nur als besonders maßgebender und erfahrener Autoren der Ausführungen v. JASCHKEs und SELLHEIMs gedacht, die z. B. bei der Aussprache über die Bedeutung des Schädeltraumas bei der Geburt auf der Tagung der Deutschen Gesellschaft für Kinderheilkunde in Düsseldorf 1926 den rigiden, schlecht entfalteten Geburtswegen der alten Erstgebärenden eine maßgebende Bedeutung für die Geburtstraumen zuerkannten.

Um der Frage nachzugehen, wie häufig oder wie selten „alte Erstgebärende" als Mütter der Zwillingspaare unseres Materials aufscheinen, haben wir das Alter der Mutter zur Zeit der Geburt des Zwillingspaares (Tabelle 38) ausgezählt und ferner in Tabelle 39 das Alter der Mutter bei der Zwillingsgeburt und die Stellung des Zwillingspaares in der Geburtenreihe in Beziehung zueinander gesetzt; anschaulicher als die Ziffern dieser beiden Tabellen zeigt aber die graphische Darstellung der gleichen Verhältnisse in Abb. 28, daß

Tabelle 38. Alter der Mutter zur Zeit der Geburt des Zwillingspaares.

Altersjahre der Mutter zur Zeit der Geburt des Zwillingspaares	EZ	GZ	PZ	Paare mit kleingestorbenen Partnern	Summe
20	—	—	—	1	1
21	1	—	—	2	3
22	—	—	—	1	1
23	1	1	—	—	2
24	1	—	—	1	2
25	—	1	1	6	8
26	—	1	—	6	7
27	—	2	1	4	7
28	—	—	1	4	5
29	1	2	2	2	7
30	—	2	2	2	6
31	—	—	—	1	1
32	1	1	2	1	5
33	1	2	—	1	4
34	3	—	—	4	7
35	—	2	—	1	3
36	—	1	1	1	3
37	2	—	—	—	2
38	1	1	5	1	8
39	—	1	—	2	3
40	1	1	—	—	2
41	—	—	—	1	1
46	—	—	—	1	1
nicht feststellbar	—	—	—	1	1
Summe	13	18	15	44	90

Tabelle 39. Alter der Mutter bei der Zwillingsgeburt und Stellung des Zwillingspaares in der Geburtenreihe.

	„Alte Erstgebärende"	„Alte Mehrgebärende" nach langer Pause	Summe	% von der Anzahl der über 28jährigen Mütter der betreffenden Gruppe
EZ	2	3	5	(10) 50%
GZ	5	3	8	(13) 61,5%
PZ	5	3	8	(13) 61,5%
Paare mit kleingestorbenen Partnern	7	5	12	(23) 52,2%
Summe	19	14	33	(59) 55,8%
% der Gesamtzahl (90)	21,2%	15,5%		

ein beträchtlicher Teil der 28 Jahre und darüber alten Mütter Erstgebärende oder Mehrgebärende nach langer Pause war, daß also bei 36,7% des Gesamtmaterials der Begriff der „alten Erstgebärenden" bzw. der „alten Mehrgebärenden" nach langer Pause zutraf. 55,8% der 28 Jahre und darüber alten Mütter waren Erstgebärende bzw. Mehrgebärende nach langer Pause. Wenn auch für diese Untersuchung Vergleichszahlen an einem Durchschnittsmaterial fehlen und wir

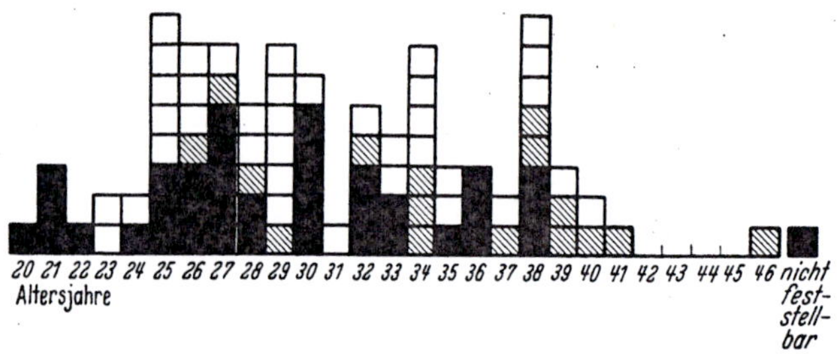

Mehrgebärende nach kurzer Pause. Mehrgebärende nach langer Pause. Erstgebärende.

Abb. 28. Graphische Darstellung des Alters der Mutter bei der Zwillingsgeburt und der Stellung der Zwillingsgeburt in der Geburtenreihe.

daher außerstande sind, mathematisch exakte Aussagen für die Gewichtigkeit dieser Ziffern zu machen, so muß doch zugegeben werden, daß sie beachtliche Verhältnisse aufzeigen, die bei der Untersuchung unseres Materials hinsichtlich der Möglichkeit von geburtstraumatischen Einflüssen nicht übergangen werden dürfen.

5. Dann haben wir die Angaben ausgezählt, die uns von den Eltern, Angehörigen, Ärzten, Hebammen und aus Krankengeschichten über die Möglichkeit oder das Vorhandensein von Geburtstraumen bei der Geburt des Probanden gemacht wurden; wir teilen diese Ziffern, die aus Tabelle 40 ersichtlich sind,

Tabelle 40. Geburtstraumen des Probanden[1].

	Geburtstrauma wahrscheinlich						Kein Geburtstrauma	Nicht feststellbar	Summe
	Zange	Wendung	sonstige Eingriffe	Asphyxie	„Schwere" oder protrahierte Geburt	Summe			
EZ	1	1	2	1	1	6	6	1	13
GZ	3	1	—	3	4	11	6	1	18
PZ	3	1	1	2	6	13	2	—	15
Paare mit kleingestorbenen Partnern	3	1	4	4	17	29	13	2	44
Summe	10	4	7	10	28	59	27	4	90
% der Gesamtzahl	11,1%	4,4%	7,8%	11,1%	31,1%	65,7%	30%	4,4%	

nur mit dem Vorbehalt mit, daß es sich in einem großen Teil der Angaben um solche von Laien handelt, die uns aus ihrer Erinnerung und entsprechend ihrem

[1] Bei Betrachtung der Ziffern von Tabelle 40 halte man sich die Prozentzahlen vor Augen, die NEVINNY auf Grund autoptischer Untersuchungen intrakranieller Blutungen bei Spontangeburten fand: in einem Stuttgarter Material betrugen sie 0,34% aller Spontangeburten, bei einem Innsbrucker Material 0,36%.

Verständnis über die Geburt und ihre Auffälligkeiten berichteten; nur ein kleiner Teil dieser Angaben beruhte, wie dies ja übrigens aus der Kasuistik ersichtlich ist, auf genauen klinischen Geburtsberichten. Wir haben die Wahrscheinlichkeit des Vorliegens eines Geburtstraumas in 5 Gruppen unterteilt, entsprechend den uns gemachten Angaben: Zange, Wendung, sonstige Eingriffe, Asphyxie[1], „schwere" oder protrahierte Geburt; die Auszählung dieser Gruppen ergab zusammen 65,7%, in denen ein Geburtstrauma als wahrscheinlich anzunehmen war, gegenüber 30%, in denen anamnestisch keine Anhaltspunkte für das Vorliegen eines Geburtstraumas zu erheben waren. (In unserem Material fand sich keine „Sturzgeburt".) Immerhin stehen also fast $^2/_3$ der Fälle mit wahrscheinlichem Geburtstrauma weniger als $^1/_3$ der Fälle ohne nachweisbares Geburtstrauma gegenüber. Selbstverständlich ist uns bekannt, daß nicht jede Zange, nicht jede Wendung, nicht jede protrahierte Geburt usw. auch tatsächlich ein Geburtstrauma zur Folge haben. Auch fehlt exaktes Vergleichsmaterial, an dem wir die Bedeutung unserer Ziffern beweisen könnten. Immerhin halten wir sie aber in Zusammenhang mit unserer Fragestellung nach dem Vorliegen geburtstraumatischer Vorgänge für beachtlich.

Zum Vergleich einige Zahlen: In seinem Lehrbuch der Psychiatrie setzte sich KRAEPELIN ausführlich mit der Frage „Schwachsinn—Geburtsschädigung" auseinander; er schrieb folgendes: „Über die Häufigkeit von Geburtsschädigungen liegen sehr verschiedene Angaben vor. TREDGOLD fand sie in 1,5%, HEYN und ebenso SHUTTLEWORTH in etwa 6%, SCHULTZE in 15%. Für Hilfsschüler gibt LEY 7,5%, POTPESCHNIGG 23% an. STOLPER berichtet, daß 13,8% Idioten verzögert oder mit Hilfe der Zange geboren wurden; FLETCHER BEACH spricht sogar von 30,7%. KÖNIG, der sich vielfach mit dieser Frage beschäftigt hat, teilt mit, daß über asphyktische Geburt bei den Idioten in 15%, bei der Hirnlähmung in 11,4% berichtet wurde; FUCHS fand LITTLEs Ätiologie bei letzterer Krankheit in 16%. Bei solchen Angaben ist zu beachten, daß einmal die Abschätzung der Geburtschädigung, abgesehen von der Anlegung der Zange, ziemlich willkürlich ist; schließlich bringt jede Geburt starke Einwirkungen auf das Kind mit sich, die jedoch in der Regel ohne Nachteile überwunden werden." EPSTEIN fand nach KRANZ (3) unter 44 LITTLE-Fällen 11 (25%), die er auf ein Geburtstrauma zurückführen konnte. LANGE stellte schon vor Jahren die Häufigkeit der schweren Geburten unter den Fällen von spastischen Erkrankungen im Kindesalter zusammen und fand in etwa 50% schwere Geburten (darunter in $^1/_3$ der Fälle Zangengeburten) und in weiteren etwa 20% Frühgeburten im 7. Monat. Er folgerte daraus, daß nicht daran zu zweifeln wäre, daß „in vielen Fällen von LITTLE die Ursache der Erkrankung in einer Schädigung des Hirns während der Geburt zu suchen ist. Das Hirn leidet durch Blutungen, durch direkten Druck beim Durchtritt durch ein enges Becken oder auch durch geburtshilfliche Maßnahmen, z. B. eine schlecht angelegte Zange. Wir kennen

[1] Es sei in diesem Zusammenhang an die innigen Beziehungen erinnert, die zwischen Gehirnblutungen und der Asphyxie bestehen; so fand YLPPÖ (1, 2) bei schwersten Fällen von Asphyxie, in welchen Neugeborene tagelang andauernde asphyktische Anfälle bekommen haben, bei der Sektion ausgedehnte Gehirnblutungen. KRAEPELIN gibt in seinem Lehrbuch der Psychiatrie bei der Besprechung der Beziehungen zwischen Asphyxie und Schwachsinn an, daß LANGDON DOWN in einem Schwachsinnsmaterial 24% Erstgeborene fand, von denen 40% bei der Geburt asphyktisch waren, „gegenüber dem gewöhnlichen Satze von 20%".

Kinder, bei denen noch nach Jahren die Eindrücke der angelegten Zangenlöffel am Schädel nachweisbar waren".

ECKHARD fand nach NAUJOKS (1) bei 129 LITTLE-kranken Kindern 68mal anormalen Geburtsverlauf (Frühgeburt, Zange, Asphyxie, lange Geburtsdauer), 45mal normale Geburt, 16mal keine Angaben. Bei 80 Kindern mit spastischer Hemiplegie waren 51 normal geboren, 18 unter pathologischen Bedingungen entbunden, 11mal fehlten Angaben. Von 5192 Patienten SHARPEs [zit. nach NAUJOKS (1)] mit verschiedenen Formen cerebraler spastischer Paralyse (im Alter von 34 Tagen bis zu 23 Jahren) hatten 90% (!) schwierige und langdauernde Geburten durchgemacht, 76% Zangenoperationen, 64% der Kinder waren in den ersten Wochen schläfrig oder stuporös, 17% zeigten generelle Konvulsionen.

In einer umfangreichen Untersuchung über die Beziehungen zwischen asphyktischer und schwerer Geburt und nachhaltigen psychischen und nervösen Störungen fand HANNES[1] unter 62 asphyktisch geborenen und wiederbelebten Kindern 3,2% geistig anormale Kinder, keinen Little, keine Epilepsie, unter 90 lebensfrisch, aber mit Kunsthilfe geborenen Kindern 3,3% anormale Kinder, unter 89 lebensfrisch und nach regelrechtem Geburtsablauf ohne Kunsthilfe geborene Kinder 3,4% anormale. HANNES kam auf Grund dieser Ergebnisse zu dem Schluß, daß „bei Zugrundelegung des objektiven, vom Geburtshelfer registrierten Geburtsgewichts als anamnestischen Faktors bezüglich der Fragestellung, ob schwere und asphyktische Geburt in höherem Maße zu anormaler geistiger Entwicklung oder zu Idiotie disponiere, als regelrechte und spontane Geburt, diese Möglichkeit absolut zu verneinen" wäre; ähnlich äußerte er sich zur Frage der Beziehungen zwischen Asphyxie, schwerer Geburt und LITTLEscher Krankheit. BURCKHARDT[2] fand unter 54 asphyktisch geborenen Kindern 1 LITTLE-Fall (1,9%).

6. BRANDER (6) hat in einer Kritik der vorläufigen Mitteilung unserer Ergebnisse bei LITTLE-Zwillingen [THUMS (4)] bedauert, daß wir bei unseren Auszählungen keine Einzelheiten von Abnormitäten der Kindslagen und auch keine Geburtsgewichte berücksichtigt haben; nun haben wir gerade mit der Auszählung dieser Verhältnisse gezögert, weil uns die solchen Auszählungen zugrunde liegenden Angaben noch unsicherer erschienen als die Laien-Mitteilungen über mögliche Geburtstraumen; die Kritik BRANDERs veranlaßte uns aber doch, auch diese Verhältnisse zu berücksichtigen, wenngleich wir die Ergebnisse dieser Auszählungen, die aus den Tabellen 41 und 45 ersichtlich sind, mit noch größerem Vorbehalt bringen als die Ziffern der Tabelle 40:

a) Tabelle 41 bringt die Geburtsgewichte, gesondert nach Proband und Partner und in Gruppen geteilt, wie dies vielfach in der Literatur üblich ist, so bei BRANDER (1, 5, 6), YLPPÖ (4) und LÖFQVIST. Die Höhe des Geburtsgewichtes wird als ein Kriterium der Frühgeburt überhaupt angesehen und als ein Indikator des Grades der Unreife. Eine Reihe von Erscheinungen, die die Frühgeburtenpathologie charakterisieren, werden um so häufiger beobachtet und sind im allgemeinen, aber nicht ausnahmslos, um so ausgesprochener, je niedriger das Geburtsgewicht ist. In unserem Material ist das Geburtsgewicht von 52%

---

[1] HANNES, W.: Zur Frage der Beziehungen zwischen asphyktischer und schwerer Geburt und nachhaltigen psychischen und nervösen Störungen. Z. Geburtsh. 68, 689 (1911).

[2] BURCKHARDT: LITTLEsche Krankheit als Folge von Geburtsstörungen. Z. Geburtsh. 41 (zit. nach HANNES).

Tabelle 41. Geburtsgewichte.

	600—1000 g		1001—1500 g		1501—2000 g		2001—2500 g		über 2500 g		Nicht ermittelbar	
	Proband	Partner	Proband	Partner	Proband	Partner	Proband	Partner	Proband	Partner	Proband	Partner
EZ.	—	1	2	1	3	1	2	4	4	4	2	2
GZ	—	—	2	1	5	4	1	1	4	6	6	6
PZ	—	1	3	1	—	1	6	2	1	5	5	5
Paare mit kleingestorbenen Partnern . .	1	—	12	12	5	8	5	2	9	7	12	15
Summe	1	2	19	15	13	14	14	9	18	22	25	28
% der Gesamtzahl	1,1%	2,2%	21,1%	16,6%	14,4%	15,6%	15,6%	10%	20%	24,5%	27,7%	31,1%

der Probanden unter 2500 g[1], von 20% über 2500 g, also „normalgewichtig", in mehr als $1/4$ der Fälle konnten wir das Geburtsgewicht nicht ermitteln. Wir möchten bei dieser Gelegenheit neuerlich betonen, daß wir diese Ziffern nur mit größtem Vorbehalt mitteilen, da sie sich zum guten Teil auf Angaben von Laien stützen. Wenn wir diese Prozentziffern mit den von uns ermittelten Ziffern der Frühgeburten vergleichen, so können wir eine verhältnismäßig gute Übereinstimmung feststellen: hatten wir doch rund 50% Frühgeburten ausgezählt, wozu unsere Ziffern der Geburtsgewichte unter 2500 g gut passen.

Als Vergleich sei zu diesen Zahlen eine Statistik YLPPÖs (4) gebracht, der als Prozentzahl der Frühgeburten (der unter-2500 g-Gewichtigen) rund 5% angab. Aus verschiedenen Gründen mußte er annehmen, daß diese von ihm festgestellte Zahl noch unter der Durchschnittszahl bei allen Entbindungen lag; dementsprechend waren auch z. B. 12% aller Kinder, die in der Berliner Charité 1875 geboren wurden, Frühgeburten, d. h. Kinder mit einem Geburtsgewicht unter 2500 g (HAASE), während MILLER in einem großen Moskauer Material nur 5% Frühgeburten fand. YLPPÖ (4) wies darauf hin, daß die meisten sonstigen Literaturangaben über die Häufigkeit von Frühgeburten nicht zu Vergleichszwecken geeignet sind, da sie nicht nach einheitlichen Prinzipien aufgestellt

[1] Zum Vergleich sei das Ergebnis einer Statistik über Entwicklung und Schicksal der im „Kaiser Auguste-Viktoria-Haus zur Bekämpfung der Säuglingssterblichkeit" geborenen Kinder mitgeteilt (LANDÉ): Von 881 Neugeborenen aus den Vorkriegsjahren 1909—1913 wogen nur 42, das sind 4,8%, unter 2500 g, von 807 Neugeborenen der Kriegsjahre 1915—1918 wogen 27, das sind 3,4%, unter 2500 g; während in dieser Statistik bei den häufigsten Gewichtsklassen von 2500—4000 g keine nennenswerte Verschiebung während des Krieges auftrat, war die aus den beiden angeführten Zahlen hervorgehende Verminderung der Untergewichtigen auffallend, was sich jedoch durch ein äußeres Auslesemoment, nämlich eine allmähliche Verschiebung des Materials der genannten Entbindungsanstalt zugunsten wohlhabenderer Schichten zwanglos erklären ließ. Jedenfalls ging aus dieser Statistik eindeutig hervor, daß die Ziffer der Untergewichtigen durch den Krieg keine Verschiebung erlitt. Für unsere Fragestellung ist jedoch nur die geringe Ziffer von rund 4% von Interesse, die einer mehr als das 10fache betragenden Ziffer unseres Materials gegenübersteht.

HELL (s. S. 213) fand bei Schwachsinnszwillingen 36,2% Untergewichtige, in einem Durchschnittszwillingsmaterial 20,1%.

In diesem Zusammenhang sind übrigens auch die Untersuchungsergebnisse BAEDORFS an einem allerdings kleinen Material Unreifgeborener unter 1700 g Geburtsgewicht bemerkenswert, wonach die Frage des „Aufzuchtwertes" solcher kleinster Frühgeburten durchaus in positivem Sinne zu beantworten wäre.

wurden, was seinerzeit schon LICHTENSTEIN betonte. YLPPÖ stellte an Hand der von ihm untersuchten Frühgeburten eine Mortalitätstabelle auf, aus der die Verteilung der Mortalität unter den verschieden schweren Frühgeburten im Laufe des ersten Lebensjahres ersichtlich war und die auch für die vorliegende Arbeit von Interesse ist, weshalb wir sie im folgenden bringen (Tabelle 42).

Tabelle 42. Mortalitätstabelle der Frühgeburten nach YLPPÖ.

Geburts-gewicht g	Anzahl	Gestorben bis zum Alter von				
		1 Tag	5 Tagen	1 Monat	6 Monaten	1 Jahr
600—1000	37	14 = 37,84%	27 = 72,97%	31 = 83,78%	33 = 89,19%	34 = 91,89%
1001—1500	178	28 = 15,73%	57 = 32,02%	88 = 49,43%	111 = 62,36%	114 = 64,04%
1501—2000	233	16 = 6,87%	26 = 11,16%	56 = 24,03%	83 = 35,62%	96 = 41,20%
2001—2500	201	4 = 1,99%	10 = 4,98%	31 = 15,42%	48 = 23,88%	58 = 28,86%

In diesem Zusammenhang muß der Intelligenzprüfungen BRANDERs (6) an 376 frühgeborenen Kindern gedacht werden, wobei gezeigt werden konnte, daß die Frequenz der Schwachsinnigen unter ihnen 11,2% ausmachte und daß der mittlere Intelligenzquotient um so niedriger war, je niedriger man den Durchschnittswert der Geburtsgewichte fand. BRANDER (6) stellte die Ergebnisse dieser Untersuchungen in folgender interessanter Tabelle 43 zusammen:

Tabelle 43. Geburtsgewicht und mittlerer Intelligenzquotient nach BRANDER (6).

Geburts-gewicht g	Mittlerer Intelligenz-quotient
1000—1500	77,5
1510—2000	84,9
2010—2500	91,6

BRANDER (6) betonte, daß die Ursache, warum Frühgeborene mit niedrigerem Geburtsgewicht mehr als solche mit höherem Gewicht zu intrakraniellen Geburtsverletzungen neigten, zum großen Teil darin liege, daß die Gewebe und Organe und insbesondere die Blutgefäße kleinerer Frühgeborener weniger Widerstandskraft gegen Druckdifferenzen besäßen. YLPPÖ wies dies experimentell nach, wie aus der nebenstehenden Tabelle 44 hervorgeht. BERNFELD[1] konnte diesen Sachverhalt jedoch nicht bestätigen.

Tabelle 44. Geburtsgewicht und Hautblutungen nach YLPPÖ.

Geburts-gewicht g	Hautblutungen bei einem negativen Druck von etwa mm Hg
unter 1000	150
1000—1500	250
1500—2000	310
2000—2500	400

b) Wie wenig Laien Jahre nach der Geburt von Probanden über Eigentümlichkeiten dieser Geburt Auskunft geben können, geht aus unserer Zusammenstellung der abnormen Kindslagen hervor (Tabelle 45); in rund $^2/_3$ der Fälle konnten wir keine Auskunft erhalten, in welcher Kindslage die Zwillinge geboren wurden. Wenn auch anzunehmen ist, daß die Laien vor allem auf abnorme Geburtslagen aufmerksam gemacht

[1] Zit. nach BRANDER (6).

werden und sie im Gedächtnis behalten, so daß von diesen $^2/_3$ wohl ein erheblicher Teil auf normale Kopflagen fallen dürfte, so sind doch erfahrene Frauenärzte, wie wir vielfach in der Literatur und in mündlichen Besprechungen feststellen konnten, der Meinung, daß kaum irgendwelche Geburtsangaben so unsicher und unzuverlässig sind, als die Äußerungen von Laien über die Kindslagen. Von diesem Standpunkt aus müssen wir die Ziffern der Tabelle 48

Tabelle 45. Lagen der Paarlinge.

	Kopflagen		Querlagen		Beckenend- oder Steißlagen		Nicht ermittelbar	
	Proband	Partner	Proband	Partner	Proband	Partner	Proband	Partner
EZ	2	4	2	—	2	1	7	8
GZ	—	3	2	2	3	—	13	13
PZ	3	3	2	2	2	2	8	8
Paare mit kleingestorbenen Partnern	6	4	2	2	6	7	30	31
Summe	11	14	8	6	13	10	58	60
% der Gesamtzahl	12,2%	15,5%	8,9%	6,7%	14,3%	11,1%	64,4%	66,7%

betrachten, bei denen es immerhin auffallend ist, daß von den 32 Probanden, über deren Geburtslage wir Angaben ermitteln konnten, etwa $^2/_3$ (21 Fälle) in Quer- und Beckenendlagen und nur $^1/_3$ (11 Fälle) in Kopflage geboren worden sein sollen.

Nach Hell[1] werden von Geburtshelfern (Bumm[2]) als Häufigkeitszahl von Beckenendlagen bei Zwillingsgeburten 33% angegeben, sie selbst fand bei Zwillingen einer Durchschnittsbevölkerung 35,9% Beckenendlagen und 8,9% Querlagen, hingegen in einem Material von Schwachsinnszwillingen aus Anstalten nur 19,5% Beckenendlagen und 7% Querlagen; doch stützen sich diese Angaben — ähnlich unserer Zusammenstellung in Tabelle 45 — auf subjektive Aussagen zum Teil schwachsinniger Mütter. Von Kleinwächter[3] stammt eine alte Zusammenstellung über die Kindslagen von Zwillingsgeburten, die 899 Paare umfaßte und sich auf Arbeiten von Siebold, Braun, Späth, Siekel, Hecker, Winckel und auf sein eigenes Material bezog; es fanden sich darin:

Beide Schädellagen	49,3%
Beide Steißlagen	6,2%
1 Schädellage, 1 Steißlage	34,5%
1 Schädellage, 1 Querlage	6,1%
1 Steißlage, 1 Querlage	3,6%
Beide Querlagen	0,3%

Recht ähnliche Ziffern beobachtete Schapiro[4] an 163 Zwillingsgeburten der Berliner Frauenklinik 1905—1909:

[1] Hell K.: Zur Frage der Zusammenhänge zwischen Schwangerschaft, Geburtsverlauf, Geburtstrauma und Schwachsinn. Kongreßber. Z. Neur. (im Druck).

[2] Bumm, E.: Grundriß zum Studium der Geburtshilfe, 14. u. 15. Aufl. München u. Wiesbaden: J. F. Bergmann 1922.

[3] Kleinwächter: Die Lehre von den Zwillingen. Prag 1871. (Zit. nach Schapiro, s. S. 225.)

[4] Schapiro, B.: Zwillings- und Mehrlingsgeburten in der Königl. Charité-Frauenklinik vom 1. Januar 1905 bis 1. Januar 1910. Inaug.-Diss. Berlin 1912.

Beide Schädellagen	43,6%
Beide Steißlagen	8,6%
1 Schädellage, 1 Steißlage	33,1%
1 Schädellage, 1 Querlage	8,6%
1 Steißlage, 1 Querlage	4,3%
Beide Querlagen	1,2%

Wenn wir alle diese Befunde zusammenfassend betrachten, so ist es wohl nicht zu viel gesagt, wenn wir unserer Meinung Ausdruck geben, *daß in auffallend vielen Fällen abnorme Verhältnisse hinsichtlich des Geburtsverlaufes und verschiedener anderer Eigentümlichkeiten, die mit der Geburt zusammenhängen, zu finden waren.* Daß in unserem Material Erblichkeit keine wesentliche Rolle spielt, geht aus unseren früheren Ausführungen wohl mit großer Wahrscheinlichkeit hervor; wir glauben aber auch, berechtigt zu sein, die auf den letzten Seiten mitgeteilten Untersuchungsergebnisse als ein Glied in die von zahlreichen Autoren und aus Arbeiten mehrerer Jahrzehnte gefertigte Beweiskette einzufügen, *derzufolge unter den exogenen Faktoren, die in der Ätiologie der angeborenen cerebralen Kinderlähmung eine Rolle spielen, geburtstraumatische Vorgänge von hervorragender Bedeutung sind.*

d) Vergleich unserer Ergebnisse mit dem Schrifttum.

Beim Vergleich unserer Ergebnisse mit jenen des Schrifttums wollen wir uns wieder an die drei Gesichtspunkte halten, nach welchen wir das Material beschrieben haben: Klinik, Erbbiologie und Pathogenese.

Klinisch fiel unser Material nicht aus dem Rahmen dessen heraus, was heute unter dem klinischen Begriff der cerebralen Kinderlähmung subsummiert wird. Es fanden sich so gut wie alle Formen, von der einfachen monoplegischen Lähmung bis zur völligen Gliederstarre, der spastischen Tetraplegie, es fanden sich Mitbeteiligungen oder sogar vorwiegende Beteiligungen extrapyramidaler Störungen und vor allem dem Grade nach alle Zwischenformen zwischen leichtesten, kaum merkbaren Paresen, oft nur durch gesteigerte Reflexe oder pathologische Pyramidenphänomene kenntlich, und den schwersten, kompletten spastischen Lähmungen mit Kontrakturen.

An dieser Stelle müssen wir uns zur Nomenklaturfrage äußern. Wenn Wohlwill (8) die Notwendigkeit der Aufrechterhaltung des Begriffs der cerebralen Kinderlähmung bestreitet, diesen Begriff sogar für gefährlich hält, so können wir ihm insoweit folgen, als es zweifellos besser ist, die Fälle mit geklärter Ätiologie auch der Nomenklatur nach auszusondern: anstatt von „familiärem Little" zu sprechen, empfiehlt es sich, wenn man die Hanhartschen Fälle meint, sie als hereditäre infantile Diplegie zu bezeichnen, oder wenn man den Vogtschen Begriff darunter verstehen will, vom „Status marmoratus" zu sprechen; wenn ein infektiöser Prozeß das frühinfantile Gehirn ergreift, ist es besser, nicht von cerebraler Kinderlähmung zu sprechen, sondern ihn beim richtigen Namen zu nennen, also etwa Keuchhustenencephalitis oder Polioencephalitis u. dgl. m. Wenn eine kongenitale Lues nachgewiesen werden konnte, so ist es ebenfalls besser, die alte Bezeichnung der cerebralen Kinderlähmung nicht in Anwendung zu bringen, sondern von einer kongenitalen luischen Paraplegie zu sprechen. Unseres Erachtens deckt sich die Frage der Nomenklatur weitgehend mit dem ätiologischen Problem: Je weiter wir in dieses eindringen, um so weniger wird man den alten Namen der cerebralen Kinderlähmung anzuwenden brauchen. Heute wird aber, so lange wir von der Klärung der Ätiologie in einem großen Prozentsatz noch weit entfernt sind, sich immer wieder die Notwendigkeit ergeben, die ätiologisch ungeklärten Fälle klinisch unter einem Begriff zu registrieren. Anders verhält es sich mit dem Begriff der LITTLEschen Krankheit: hier halten wir es für sehr empfehlenswert, dem Gebrauche mancher Autoren zu folgen, die heute schon nicht mehr von LITTLEscher Krankheit, sondern von LITTLEscher Ätiologie sprechen und darunter geburtstraumatische cerebrale Folgezustände verstehen wollen. Soll ein klinischer Begriff der LITTLEschen Krankheit aber erhalten bleiben, wofür wohl kein zwingender Grund vorliegt, so wird es vorteilhaft sein, ihn nur auf die paraplegischen Formen der unteren Extremitäten anzuwenden, auf keinen Fall aber ihn in einen Gegensatz zur cerebralen Kinderlähmung zu bringen; denn klinisch stellt die LITTLEsche Paraplegie zweifellos nur einen Spezialfall der cerebralen Kinderlähmung dar: Den Morbus Little aber als klinisches Syndrom aus dem Sammelbegriff der cerebralen Kinderlähmung herauszunehmen und ihn wie einen Morbus sui generis zu behandeln, ist keinesfalls gerechtfertigt.

Wir müssen uns nun weiterhin fragen, wie die Diskrepanz zwischen den bisherigen Ergebnissen der Zwillingskasuistik und jenen unserer Serie zu erklären ist, bzw. ob die einander widersprechenden Befunde auf einen gemeinsamen Nenner gebracht werden können. Die 17 erbgleichen Paare des Schrifttums werden durch unser Material auf 29 Paare erhöht: in diesem Gesamtmaterial stünden 12 konkordante 17 diskordanten Paaren gegenüber, wenn es gestattet wäre, die auf zwei grundsätzlich verschiedenen Wegen gewonnenen Paare einfach zu summieren. Ein solches Vorgehen wäre aber ein erbbiologischer Kunstfehler und würde zu einer Verfälschung der an der Serie gewonnenen Ergebnisse führen. Wir haben vorne eingehend auseinandergesetzt, welches Gewicht den Ergebnissen der Zwillingskasuistik gegenüber solchen einer repräsentativen Serie beizumessen ist und brauchen daher an dieser Stelle nicht nochmals darauf einzugehen, sondern lediglich die notwendigen Folgerungen zu ziehen: ein mehr oder weniger endgültiger Schluß auf die Erb- oder Umweltbedingtheit eines Merkmals im allgemeinen oder einer krankhaften Anlage im besonderen kann nur auf Grund der Untersuchungsergebnisse einer repräsentativen Zwillingsserie gezogen werden. Ein unverfälschtes Bild über die Erblichkeitsverhältnisse bei der cerebralen Kinderlähmung wird daher in erster Linie aus unserer Zwillingsserie zu gewinnen sein; diese spricht aber eine ziemlich eindeutige Sprache: die Erbanlage spielt bei der Entstehung der cerebralen Kinderlähmung und ihrer Unterform, vor allem der sog. LITTLEschen Krankheit, keine maßgebende Rolle. Demgegenüber müssen die Ergebnisse der Zwillingskasuistik in den Hintergrund treten, d. h. man darf ihnen kein größeres Gewicht zumessen als irgendeinem ausgelesenen Material; man kann mit einem gewissen Recht behaupten, daß für die Ergebnisse der Zwillingskasuistik zwei Auslesefaktoren eine entscheidende Rolle gespielt haben müssen: Auslese nach Eineiigkeit und vor allem Auslese nach Konkordanz. Daraus kann den Autoren, denen wir die Zwillingskasuistik verdanken, kein Vorwurf gemacht werden: sind wir doch, solange keine Serie zur Verfügung steht, auf Kasuistik angewiesen. Doch zeigt die Zwillingsforschung bei der cerebralen Kinderlähmung wieder einmal mit überzeugender Deutlichkeit, daß vor der Überschätzung zwillingskasuistischer Befunde mit Recht gewarnt werden muß. Steht aber die Zwillingskasuistik zu den Ergebnissen einer Zwillingsserienuntersuchung beim gleichen Merkmal im Widerspruch, dann müssen auch die Folgerungen der Kasuistik revidiert werden. So können wir auf Grund unserer Ergebnisse den Folgerungen NITSCHEs nicht beipflichten, der die vorwiegende Erbbedingtheit der angeborenen halb- oder doppelseitigen Gliederstarre aus 5 Erwägungen erschloß: 1. Die von NITSCHE und manchen anderen Autoren als berechtigt anerkannten Zweifel an der Bedeutung des Geburtstraumas für die Entstehung der cerebralen Kinderlähmung sind unseres Erachtens schon auf Grund eines umfassenden Überblickes über die Literatur nicht gerechtfertigt. Sind doch, man kann sagen, seit fast einem Jahrhundert von der überwiegenden Mehrzahl der Bearbeiter dieses Gebietes unzählige Beobachtungen veröffentlicht worden, die die Rolle des Geburtstraumas in sehr vielen Fällen cerebraler Kinderlähmung untrüglich belegten; selbst unser für diese Fragestellung zu kleines Material konnte bei genauen anamnestischen Erhebungen zweifellos Gesichtspunkte aufzeigen, die die Bedeutung des Geburtstraumas unterstrichen. Als zweites und drittes Beweismoment führte NITSCHE die häufige Kombination der LITTLEschen Krankheit mit der erblichen angeborenen Hüftverrenkung und das häufige Vorkommen anderer Nerven- und Geisteskrankheiten in LITTLE-Familien an; unser Material ergab keine Anhaltspunkte, die in dieser Richtung verwertbar gewesen wären, ganz abgesehen davon, daß es zwar schon mehrmals in der Erbpathologie versucht wurde, aus derartigen Korrelationen genetische Schlüsse zu ziehen, daß diese Versuche aber in der Mehrzahl mißlungen sind. Namhafte Autoren haben immer wieder ihre warnende Stimme erhoben, erst dann genetische Korrelationen als gesichert anzunehmen, wenn sie durch eindeutige und umfangreiche Statistiken belegt werden konnten. Es sei nur auf die diesbezüglichen scharfen Formulierungen von LENZ (4) bezüglich der Heredodegenerationen, des Status degenerativus, dysraphicus usw. hingewiesen: selbst wenn das Zusammentreffen wesensverschiedener Erbleiden in einer Sippe, statistisch einwandfrei nachgewiesen, nicht auf Zufall beruht, muß man zunächst an eine Häufung verschiedener Erbleiden in einer Sippe durch negative geschlechtliche und soziale Auslese denken; um wieviel fragwürdiger wird aber die Bedeutung von Korrelationen, wenn die Zwillingsserienmethode die Rolle der Erblichkeit eines Merkmals in den Hintergrund drängt. Als 4. Argument führte NITSCHE die Familienbeobachtungen an; wir haben uns damit eingehend auseinandergesetzt und kamen zu dem Ergebnis, daß aus den bisherigen Familienbeobachtungen für die weitaus überwiegende Mehrzahl jener Formen der angeborenen cerebralen Kinderlähmung, die wir unter dem Begriff der „Restgruppe“ zusammengefaßt haben, keine Folgerungen hinsichtlich der Erbbedingtheit gezogen werden können. Wie wenig man mit dem 5. und letzten Argument NITSCHEs, der bisherigen Zwillingskasuistik die Erblichkeit der cerebralen Kinderlähmung beweisen kann, geht aus den Ergebnissen unserer Zwillingsserie hervor.

Somit können wir zusammenfassend feststellen: Wenn die bisherige Zwillingskasuistik durch die Art ihrer Auslese zu Ergebnissen führte, die für die Erbbedingtheit der cerebralen Kinderlähmung im allgemeinen, der LITTLEschen Krankheit im besonderen, zu sprechen schienen, so wurden diese Folgerungen durch die Ergebnisse unserer Zwillingsserienuntersuchung überholt: die cerebrale Kinderlähmung ist in der weitaus überwiegenden Mehrzahl ihrer Formen keine Erbkrankheit!

Schließlich haben wir noch jene Ergebnisse unserer Untersuchungen mit dem Schrifttum zu vergleichen, die sich mit der Frage der Rolle des Geburtstraumas bei der Entstehung der cerebralen Kinderlähmung abgegeben haben. Es wurde bereits auseinandergesetzt, welche entscheidende Bedeutung dem Geburtstrauma von zahlreichen Autoren beigemessen wurde und wird. In diesem Zusammenhang muß jedoch noch einiger Arbeiten gedacht werden, insbesondere der Verhandlungen der Deutschen Gesellschaft für Kinderheilkunde in Düsseldorf 1926, wo die Bedeutung des Schädeltraumas bei der Geburt einen ganzen Verhandlungstag ausfüllte. YLPPÖ (7) berichtete über seine einschlägigen Untersuchungen, auf die wir bereits eingegangen sind, und kam zu folgenden Schlußfolgerungen: „Jeder Tag, den man eine vorzeitige oder artefizielle Frühgeburt verschieben kann, bedeutet einen Gewinn in bezug auf die Widerstandsfähigkeit der Gefäße gegenüber dem Geburtsdruck und vermindert die Gefahr der Gehirnblutung. Bei ausgetragenen Kindern wiederum vergrößert im allgemeinen jeder manuelle (Wendung usw.) oder operative Eingriff die Gefahr des Schädeltraumas. Selbstverständlich kann man in jedem Falle von protrahierter Geburt, in welcher man schließlich zur Zange greift, behaupten, ohne Zange wäre das Kind sowieso gestorben. Kleine und kurze Zeitspannen umfassende Statistiken beweisen hier gar nichts. Erst wenn wir aus einer Anzahl größerer Entbindungsanstalten mehrere über viele Jahre sich erstreckende Massenuntersuchungen, nicht nur über die Mortalität der Kinder, sondern auch der Morbidität in den ersten Lebensjahren, verfügen, werden wir entscheiden können, ob die zangenfreudigen oder die konservativen Kliniken das bessere Resultat, bessere Kinder oder gesündere, wertvollere Menschen in die Welt gebracht haben." SCHWARTZ (11) führte aus, daß die neueren Untersuchungen über die traumatische Schädigung des Neugeborenenkopfes vor allem folgende grundsätzlich wichtige Befunde ergeben haben: 1. Die überragende Bedeutung der Minderdruckwirkung, also jener Druckdifferenzen zwischen Uterusinhalt und Atmosphäre, die sich während der Austreibungsperiode entwickeln, 2. das regelmäßige Mitbetroffensein des Zentralnervensystems, insbesondere des Gehirns und 3. die enorme Häufigkeit der geburtstraumatischen Schädigungen des Kopfes und auch des Gehirns. Die Untersuchungen von SCHWARTZ ergaben, „daß kaum Kinder auf normalem Wege zur Welt gefördert werden, ohne Kreislaufstörungen des Gehirns durch die Minderdruckwirkung erlitten zu haben". Wie beim Erwachsenen gehen diese Kreislaufstörungen, Blutungen, Blutstockung, Thrombose auch im Gehirn Neugeborener mit kennzeichnenden Veränderungen der Nervensubstanz einher und führen zu herdförmigen und diffusen Erweichungsprozessen. Die Herde sitzen ausnahmslos in denselben Hirngebieten, die als typische Lokalisationen der geburtstraumatischen Kreislaufstörungen gefunden wurden, nämlich in der frontalen, frontoparietalen und in der occipitalen Marksubstanz, in den Ernährungsgebieten der Vena terminalis und der Vena lateralis ventriculi. Makroskopische Erweichungsherde des Gehirns Neugeborener sind außerordentlich häufig festzustellen. Bei Kindern, die nach dem ersten Lebenstag bis zu Ende des ersten Monats zur Untersuchung gelangen, sind sie fast ausnahmslos vorhanden. Die diffusen Erweichungsprozesse des Neugeborenengehirns sind nach den Untersuchungen von SCHWARTZ vor allem durch das Auftreten von Fettsubstanzen gekennzeichnet, neben denen sich aber ausnahmslos auch andere Zeichen der Gewebsschädigung: Blutungen, Achsenzylindertrümmer, zerfallende

Gliakerne usw. finden. Schon VIRCHOW hatte die Ansicht vertreten, daß sämtliche Verfettungserscheinungen des Zentralnervensystems Neugeborener als Zeichen einer Erkrankung aufzufassen seien, was durch Beobachtungen von SCHWARTZ, der in der eigentlichen Nervensubstanz des Zentralnervensystems Neugeborener unter normalen Verhältnissen keinerlei fetthaltige Elemente fand, bestätigt wurde. Hinsichtlich der Häufigkeit der geburtstraumatischen Schädigung des Zentralnervensystems Neugeborener äußerte sich SCHWARTZ dahingehend, daß diese Erkrankungen der Häufigkeit nach in der Reihe der am meisten verbreiteten Volkskrankheiten neben der Tuberkulose stünden. Ihre Mortalität gehörte zu den größten: etwa 10% sämtlicher Neugeborener, die bei Beginn der Geburt an und für sich lebensfähig waren, verstürben bei der Geburt oder im Anschluß an sie, bis Ende des ersten Lebensmonats. „Die pathologisch anatomischen Untersucher sind sich darüber einig, daß diese großen Verluste an Menschenleben ganz überwiegend durch die traumatische Schädigung des Gehirns bei der Geburt verursacht werden; alle anderen Ursachen, die angeborene Syphilis, Nabelschnurumschlingung, Erstickung durch Anomalien der Geburt, durch primäre Infektionen, Mißbildungen, kommen neben dem Geburtstrauma zahlenmäßig nur sehr wenig in Betracht.“ SCHWARTZ (11) behandelte dann ausführlich die Folgen der geburtstraumatischen Schädigungen des Zentralnervensystems und führte aus, daß die sog. „angeborenen“ Defektbildungen des Großhirns, wie Porencephalien, die sog. diffusen und lobären Sklerosen während des intrauterinen Lebens oder nach der Geburt durch traumatische Schädigungen, durch infektiöse oder toxische Erkrankungen oder durch einstweilig unbekannte Einflüsse entstehen könnten und auch tatsächlich entstünden, daß aber nach seiner Meinung die überwiegende Mehrzahl der bisher durchwegs als angeboren betrachteten anatomischen Veränderungen durch typische traumatische Schädigungen bei der Geburt erzeugt würde; auch der Status marmoratus stelle in vielen Fällen das Endprodukt einer typischen traumatischen Schädigung bei der Geburt dar, dessen wesentlichste Eigenschaften durch Kreislaufstörungen im Bereich der Vena terminalis bedingt würden. Die Pathologie des Neugeborenen und des frühen Kindesalters würde durch die traumatische Schädigung des Zentralnervensystems beherrscht. Eine interessante Statistik teilte in diesem Zusammenhang v. JASCHKE mit: Von 4066 Kindern kamen 168 (4,1%) tot zur Welt, davon waren vor Geburtsbeginn als Folge von Lues, Mißbildungen, schwerer Erkrankung der Mutter 61 (1,5%) abgestorben, so daß also insgesamt 2,6% sämtlicher Kinder überhaupt unter der Geburt ad exitum kamen (nach einer Angabe von SEITZ erlägen etwa 3—4% aller Kinder dem Geburtstrauma). Von den unter der Geburt Abgestorbenen und Totgeborenen fielen aber sicher anderen Ursachen als dem Schädeltrauma zum Opfer 65 (1,6%), so daß also insgesamt 42 Kinder (25%) der Totgeborenen bzw. rund 1% der Gesamtzahl der Geborenen überhaupt für ein Schädeltrauma als Todesursache intra partum in Frage käme. Darunter fanden sich in 33 Fällen Frühgeborene unter 2500 g, so daß für die zu rechtzeitigem Termin geborenen Kinder das Schädeltrauma unter der Geburt, also allerhöchstens in 0,22% der Fälle den Tod des Kindes intra partum zur Folge hatte. Von den überlebenden Kindern starben innerhalb der ersten 2—6 Lebenswochen 225 (5,5%), darunter ließen sich in 102 Fällen (45,3% der Verstorbenen, 2,5% der Gesamtzahl der Geborenen) eine andere Todesursache einwandfrei feststellen, so daß also von den lebend Geborenen

123 (3%) übrig blieben, bei denen überhaupt das Schädeltrauma als Todesursache während der ersten Lebenswochen in Frage kommen konnte. Nachgewiesen wurde ein Schädeltrauma als Todesursache in dieser Statistik nur in 10 Fällen (0,24% der Geborenen, 2,5% der Gestorbenen). Aber auch zur Frage der Spätwirkung des Schädeltraumas auf die Überlebenden äußerte sich v. JASCHKE wesentlich optimistischer als SCHWARTZ: Er erforschte das weitere Schicksal von 357 in den Jahren 1910—1920 durch Zange, Wendung und Extraktion, Manualhilfe und Kaiserschnitt geborenen, lebend aus der Anstalt entlassenen Kindern und konnte feststellen, daß die allgemeinen Lebensaussichten operativ geborener Kinder sich nicht wesentlich von denen der Gesamtheit aller im gleichen Zeitraum geborenen Kinder unterschieden. Ungünstig beeinflußt war die Lebensprognose für das erste Jahr außer durch Untergewichtigkeit hauptsächlich durch Asphyxie, wo hingegen ein nachteiliger Einfluß der Asphyxie auf die spätere körperliche und geistige Entwicklung sich nicht feststellen ließ, so daß v. JASCHKE schließlich zu der Folgerung kam: „So außerordentlich wertvoll die Erkenntnisse sind, die uns SCHWARTZ durch seine Forschungen vermittelt hat, so wenig erscheint es mir berechtigt, nun die Geburt geradezu als eine Katastrophe aufzufassen und selbst den Überlebenden in der Mehrzahl eine trübe oder unsichere Prognose in das Leben mitzugeben.“ Einen vermittelnden Standpunkt nahm auf der genannten Tagung ZAPPERT (1) ein, der über Dauerschäden des Nervensystems nach Geburtsverletzungen des Gehirnes sprach und der aus den weittragenden Ergebnissen von SCHWARTZ und YLPPÖ vor allem die Folgerung gezogen wissen wollte, daß die Lehre der angeblichen fetalen Erkrankungen des Gehirns einer dringenden Revision bedürftig sei und daß die Möglichkeit der Vortäuschung familiärer Erkrankungen durch gehäufte Geburtstraumen noch einer eingehenden Erforschung bedürfe. Zu Detailfragen geburtstraumatischer Schädigungen sprachen VOSS, der klinische und pathologisch-anatomische Folgeerscheinung geburtstraumatischer Schädigungen des Felsenbeines behandelte, wobei er über schwere intrakranielle und intracerebrale Geburtsblutungen berichten konnte, in deren Verlauf das Gehör verloren ging, und BERBERICH, der geburtstraumatische Kreislaufstörungen mit konsekutiven Nekrosen in der Hypophyse beobachten konnte, die zu Folgeerscheinungen für den allgemeinen Organismus führten (Kachexie, Idiotie, Zwergwuchs, Myxödem, Fettsucht, Dystrophia adiposa genitalis, Diabetes mellitus). Als ein klinisches Symptom schwerer geburtstraumatischer Blutungen beobachtete BÜNGELER eine krisenartige Linksverschiebung des roten und weißen Blutbildes, die er als eine Reaktionserscheinung des Organismus auf einen Vorgang auffaßte, der dem Organismus parenteral resorbierbare Eiweißabbauprodukte zuführte.

Wenn auch die Aussprache auf dieser Tagung besonders von seiten der Geburtshelfer sich nicht in vollem Maße zu den Ausführungen von YLPPÖ und SCHWARTZ bekannte, so konnte doch an der entscheidenden Bedeutung des Geburtstraumas für die spätere körperliche und geistige Entwicklung des Kindes, insbesondere aber für die Veränderungen des Zentralnervensystems kein Zweifel mehr bestehen.

Die Ergebnisse der Auszählungen an unserem — wie wir stets wieder betonen wollen, für derartige Auszählungen zweifellos zu kleinen — Material schlagen in dieselbe Kerbe: Frühgeburt, Geburtsschwierigkeiten, Zangengeburt, protrahierte Geburten, spielen bei sehr vielen Fällen cerebraler Kinderlähmung zweifellos eine Rolle; es wäre ebenso falsch, sie zu übersehen, wie es unangebracht wäre, in ihnen die einzige Möglichkeit exogener Noxen in der Ätiologie der cerebralen Kinderlähmung erblicken zu wollen. Das geht sogar aus unserem kleinen Material hervor, das den Vorteil hat, auch für diese Fragestellung nicht ausgelesen zu sein. Sind in ihm doch lediglich von klinischer und fachärztlicher Seite eindeutig gestellte Diagnosen eines pathologischen Zustandes enthalten, der bei der Diagnosenstellung die Frage der Ätiologie gänzlich unberücksichtigt läßt (was wir sogar bei der Erörterung der Nomenklaturfragen als nicht wünschenswert bezeichnet haben). Da unser Material nach der klinischen Diagnose der cerebralen Kinderlähmung gesammelt wurde, läßt es sich leider schwer mit irgendwelchen Durchschnittsstatistiken vergleichen; denn die Veröffentlichungen aus Frauenkliniken, wie überhaupt von geburtshelferischer Seite, die annähernd ähnliche Auszählungen enthalten, wie wir sie durchgeführt haben, lassen sich nicht in dem Maße mit unserem Material vergleichen, wie dies gefordert werden müßte. Das Material der Frauenkliniken ist kein Durchschnittsmaterial, vielmehr ist es wenigstens zum guten Teil nach Gesichtspunkten der Geburtsschwierigkeit ausgelesen: eine „alte Erstgebärende" wird viel eher eine Frauenklinik zur Entbindung aufsuchen als eine junge Erstgebärende, eine Mehrgebärende, die erfahrungsgemäß bei früheren Entbindungen Schwierigkeiten hatte, wird sich viel eher zur Entbindung in die Klinik begeben als eine Mehrgebärende mit bisher glatten Geburtsverläufen; und wie viel Fälle werden von Arzt und Hebamme erst dann der Klinik überwiesen, wenn während der bereits im Gange befindlichen Entbindung Schwierigkeiten von besonderer Art klinisches Eingreifen erforderlich machen. Aus diesen Andeutungen geht wohl zur Genüge hervor, daß von dem Vergleich unserer Auszählungen mit Statistiken von Frauenkliniken keine wesentlichen Ergebnisse erwartet werden könnten, und dies um so mehr, als die angeführten Bedenken für ein Material mit einem Durchschnittsalter von rund 20 Jahren noch extremer gelten müssen als für ein jüngeres Material. Andere Statistiken aber, die den Ansprüchen, die man an den Begriff einer Durchschnittsbevölkerung stellen muß, entsprechen und in denen jene Momente berücksichtigt würden, die wir in unserem Material ausgezählt haben, gibt es unseres Wissens nicht. Es ist ganz klar, daß durch diesen Mangel unsere Auszählungen an Beweiskraft und Wert verlieren. Sie waren aber auch nicht der Hauptzweck der vorliegenden Arbeit, sondern sollten nur den Versuch darstellen, der Frage nachzugehen, ob auch in einem kleinen, aber genau durchuntersuchten Material Anhaltspunkte zu finden wären, die mit den zahlreichen und umfangreichen Untersuchungen, die die Bedeutung des Geburtstraumas für die Entstehung der cerebralen Kinderlähmung wahrscheinlich gemacht haben, in Einklang zu bringen wären. Die Ergebnisse unserer Auszählungen scheinen nun durchaus im Sinne der genannten Fragestellung zu sprechen. Wir haben nicht die Absicht, mehr aus unserem Material folgern zu wollen, als darin enthalten sein kann, wenn wir zusammenfassend behaupten: *Bei der Entstehung der cerebralen Kinderlähmung, nämlich jener angeborenen Formen, die wir unter dem Begriff der „Restgruppe" zu definieren uns bemüht haben, spielt die Erblichkeit keine entscheidende Rolle. Für die durch umfangreiche Arbeiten anderer Autoren wahrscheinlich gemachte Bedeutung von Geburtsschäden für die Entstehung der cerebralen Kinderlähmung lassen sich auch in unserem Material gewisse Belege finden.*

e) Schwachsinn, Epilepsie und angeborene cerebrale Kinderlähmung.

Bevor wir uns der Erörterung rassenhygienischer Folgerungen zuwenden, müssen wir noch auf die Beziehungen eingehen, die zwischen der cerebralen Kinderlähmung einerseits und Schwachsinn und Epilepsie andererseits bestehen; es war ja selbstverständlich, daß diese Beziehungen bereits an zahlreichen Stellen der vorliegenden Monographie zur Sprache kamen, und daß wir sie insbesondere bezüglich unseres eigenen Materials bei der klinischen Beschreibung erörtern mußten.

Wir hatten ursprünglich die Absicht, im Rahmen der vorliegenden Arbeit ausführlich auf die bisher veröffentlichten Zwillingsarbeiten über Schwachsinn und Epilepsie einzugehen und zu prüfen, welche Rolle die cerebrale Kinderlähmung in diesen Materialien spielte und welche Folgerungen aus den Untersuchungsergebnissen dieser Materialien gezogen werden konnten. Daß wir diesen Plan nicht verwirklichten, hängt mit Folgendem zusammen: eine derartige Überprüfung hätte derzeit nur für die Zwillingsarbeiten der Epilepsie eine Bedeutung, weil diesbezüglich ein an Umfang und Vollständigkeit der Durcharbeitung einzigartiges Material von CONRAD (1, 2, 3, 4) vorliegt[1]. Anders beim angeborenen Schwachsinn: hier sind in absehbarer Zeit zwei grundlegende Veröffentlichungen an umfangreichen repräsentativen Serien zu erwarten, nämlich eine Serie von Hilfsschulzwillingen von JUDA, und eine Serie von schwachsinnigen Anstaltszwillingen von HELL. Da wir von diesen beiden Veröffentlichungen wichtige Rückschlüsse hinsichtlich unserer Fragestellungen erwarten, verzichten wir in dieser Monographie auf die beabsichtigte Überprüfung des bisher vorliegenden Schwachsinns- und Epilepsiezwillingsmaterials bezüglich der darin unter Umständen enthaltenen Hinweise auf die cerebrale Kinderlähmung und behalten uns eine ausführliche Erörterung dieser Fragen nach Erscheinen der beiden genannten Arbeiten vor.

Im folgenden müssen wir aber trotzdem noch einige Arbeiten besprechen, die die Beziehungen zwischen Schwachsinn, bzw. Epilepsie und angeborener cerebraler Kinderlähmung beleuchten. Eine Besprechung dieser Beziehungen ist an dieser Stelle nötig, bevor wir auf die Rassenhygiene der angeborenen cerebralen Kinderlähmung eingehen können.

Die Zwillingsforschung hat gerade beim angeborenen Schwachsinn außerordentlich zur Erkenntnis der Bedeutung der Erblichkeit beigetragen. 88% Konkordanz bei erbgleichen stehen 7% Konkordanz bei erbungleichen Zwillingen gegenüber. Dabei hatte gerade beim angeborenen Schwachsinn der erste Autor, der die Zwillingsmethode zur Anwendung brachte (WEICKSEL), seinen Zweifel zum Ausdruck gebracht, ob bei einer Erkrankung, bei der geburtstraumatische Schädigungen als exogene Noxen in Frage kämen, bindende Schlüsse mit Hilfe der Zwillingsuntersuchung gezogen werden könnten, da „Mehrlingsgeburten noch aus einem anderen Grunde eine erhöhte Disposition zu Schwachsinn eigen ist gegenüber Einzelgeburten“, da jene fast stets einen schweren Verlauf zeigten. „Alle Gefahren einer Geburt, Zusammendrücken des Schädels infolge der Enge im mütterlichen Becken, Kopfverletzungen bei

[1] Kollege CONRAD hat uns in liebenswürdiger Weise sein gesamtes einschlägiges Originalmaterial zur Verfügung gestellt, wofür wir ihm auch an dieser Stelle herzlichst danken möchten.

Zangengeburten, und vor allem die lange Dauer der Geburt, durch die die Blutzirkulation des kindlichen Kopfes und damit des Gehirns längere Zeit gestört wird, drohen Zwillingen in viel höherem Maße.“ Zu diesen Argumenten fügte Dollinger (2) noch den bei Schwachsinnigen besonders häufig beobachteten Partus praematurus, bzw. eine in Untergewichtigkeit sich zeigende Unreife trotz neunmonatiger Dauer der Schwangerschaft; er hielt dadurch das ,,gehäufte Auftreten psychischer Anomalien bei Mehrlingen für völlig ausreichend erklärt. Für diese Annahme spricht weiter auch, daß tatsächlich nur selten *beide* Früchte geistig geschädigt sind, was doch sonst, besonders bei eineiigen zu erwarten stünde.“

Wie sehr wurden Dollingers Folgerungen durch die Ergebnisse der Zwillingsserienmethode beim Schwachsinn widerlegt!

Dollinger (2) ging an Hand der lange bekannten Tatsache, daß sich unter Schwachsinnigen eine besonders große Anzahl von Frühgeborenen befindet, der Frage nach, ob diese Kinder imbezill werden, weil sie zu früh (bzw. untergewichtig) geboren wurden, oder werden sie zu früh (bzw. untergewichtig) geboren, weil sie anlagemäßige, ,,intrauterine“ Idioten sind. An seinem Material konnte er nun nachweisen, daß wahrscheinlich beide Annahmen zu Recht bestehen, nämlich daß einerseits bei Anlagestörungen und Entwicklungshemmungen, also bei Mißbildungen im weitesten Sinne eine vorzeitige Unterbrechung der Schwangerschaft besonders häufig ist, daß aber andererseits auch der Geburtenvorgang in der Ätiologie der frühkindlichen Idiotie eine ,,überaus schwerwiegende“ Rolle spielt. Sinnfällig zeigt dies die von Dollinger (2) zusammengestellte Tabelle, die wir im folgenden bringen (Tabelle 46).

Tabelle 46. Schwachsinnigen-Material nach Dollinger (2).

	Gesamtzahl	Ausgetragene mit mehr als 2500 g Geburtsgewicht	Frühgeborene	Ausgetragene mit weniger als 2500 g Geburtsgewicht
1. Anlagestörungen und Entwicklungshemmungen	34	14	16	4
2. Prä- und postnatale Erkrankungen und Traumen einschließlich der Lues	17	16	1	—
3. Geburtsstörungen	19	—	—	—
a) bei Ausgetragenen	—	8	—	—
b) bei Frühgeborenen.	—	—	11	—
	70	38	28	4

Aber nicht nur an Hand dieser Ziffern, sondern vor allem durch eingehendes Studium jener Fälle aus Dollingers (2) Material, die er als ,,cerebrale Kinderlähmung mit Imbezillität“ und als ,,Imbezillität mit cerebraler Kinderlähmung“ bezeichnete, kam er zu dem Schluß, daß dem Geburtsvorgang als traumatischem Faktor im Leben des einzelnen eine Bedeutung zukomme, ,,deren sich Pädiater, Neurologe und Pathologe viel zu wenig bewußt“ würden. Dollinger maß der erblichen Belastung und der Rachitis nur eine verschwindend geringe Rolle bei und setzte daher in diesbezügliche Maßnahmen der Rassenhygiene und der sozialen Fürsorge starke Zweifel; vielmehr forderte er die Revision der Anschauungen über die Harmlosigkeit einer zu früh eintretenden Geburt, einschließlich der künstlich herbeigeführten, und sah in dementsprechenden prophylaktischen Maßnahmen die einzige Möglichkeit praktischer Erfolge.

Vergleicht man diese Anschauungen mit den heutigen über die Ursachen und Ausmerzung des angeborenen Schwachsinns, wie sie etwa in dem modernen Lehrbuch über den jugendlichen Schwachsinn von WEYGANDT (2) in eindrucksvoller Weise dargestellt wurden, so ist es einerseits auffallend, welch große Fortschritte die Ursachenforschung beim Schwachsinn in den letzten 20 Jahren gemacht hat, während andererseits, wie wir dies schon an vielen Stellen dieser Monographie erwähnt haben, die Ursachenforschung bei der cerebralen Kinderlähmung nicht weit über jene Ergebnisse hinausgekommen ist, die FREUD (5) schon vor 40 Jahren im wesentlichen bekannt waren. Heute zweifelt niemand mehr daran, daß „der Löwenanteil" im Ursachenkomplex des angeborenen Schwachsinns der Vererbung zukommt [WEYGANDT (1)] und daß daher die ausmerzende Rassenhygiene das wirksamste Mittel in der Bekämpfung dieser ebenso häufigen, wie bedauerlichen und bedauernswerten Minusvarianten im Erbstrom eines Volkes darstellt. Gerade für die rassenhygienische Seite des Schwachsinnsproblems sind nun jene Formen von angeborenem Schwachsinn von größter Bedeutung, die mit Symptomen der cerebralen Kinderlähmung vergesellschaftet auftreten. Und gerade diesbezüglich herrscht keine Einigkeit bei maßgebenden Autoren. So warnt z. B. DUBITSCHER davor, bei sicherer, erheblicher traumatischer Schädigung und sicherer erblicher Belastung einen endogenen Schwachsinn auszuschließen; nur bei mißlungenem Erblichkeitsnachweis sind schwere geburtstraumatische Schädigungen vor anderen etwa in Frage kommenden Möglichkeiten als Schwachsinnsursache in Betracht zu ziehen: „denn die Wahrscheinlichkeit der ursächlichen Bedeutung eines schweren Geburtstraumas ist größer als die aller anderen Möglichkeiten mit Ausnahme der Erblichkeit" (DUBITSCHER). Demgegenüber kann nach BÜRGER-PRINZ bei Vorliegen gröberer neurologischer Symptome, wie vor allem Anzeichen eines umschriebenen Hirnherdes, eine exogene Verursachung des Schwachsinns nie ausgeschlossen werden. VILLINGER (3) hingegen wieder verlangte, daß die Feststellung von neurologischen Symptomen nicht nur von der Berücksichtigung des Sippenbildes entbinde, besonders dann nicht, wenn eine befriedigende Erklärung für die neurologischen Zeichen durch nachgewiesene Krankheiten oder cerebrale Schädigungen nicht gegeben sei, eine Ansicht, die auch von anderen Autoren geteilt wird [z. B. SCHMITZ[1], GEYER (2), PANSE[2] u. v. a.]. Insbesondere GEYER (2) stellte fest, daß eine umfassende systematische Bearbeitung gerade dieser wichtigen Teilfrage des Schwachsinnsproblems noch ausstünde.

Nicht viel anders liegen die Dinge bei jenen Epilepsien, die mit cerebraler Kinderlähmung vergesellschaftet auftreten. Erst kürzlich hat VILLINGER (2) zusammenfassend über diesen Gegenstand ausgeführt, daß die cerebrale Kinderlähmung das wichtigste Becken bildete, aus dem man die Gründe für die Auflösung der Epilepsie schöpfte und damit eine Wendung in der bisherigen Epilepsielehre herbeiführte. Trotzdem es nach VILLINGER (2) ziemlich sicher ist, daß ätiologisch bei der cerebralen Kinderlähmung endogene Momente kaum

[1] SCHMITZ, H. A.: Öff. Gesundh.dienst **3**, 645 (1937); zit. nach VILLINGER (2).

[2] PANSE, F.: Erbfragen bei Geisteskrankheiten. Staatsmed. Abh., herausgeg. von A. GÜTT, G. FREY, C. CONTI, W. KLEIN, H. 14 (1936).

eine Rolle spielten — abgesehen von der „Ausgestaltung des Krankheitsbildes" —, trotzdem er es weiterhin für gesichert hielt, daß die verlängerte, die Schwer- und die Frühgeburt häufig den Anlaß zu Hirnschädigungen mit folgenden cerebral-motorischen Störungen geben, beantwortete er die Frage, ob das Vorhandensein von Symptomen der cerebralen Kinderlähmung ein sicherer Beweis für die exogene Entstehung einer gleichzeitig bestehenden Epilepsie wäre, dahingehend, daß mit der Feststellung von Erscheinungen infantiler Cerebrallähmung allein noch nichts Sicheres für die ausschließlich exogene Bedingtheit einer Epilepsie bewiesen wäre. Smith hatte schon 1930 festgestellt, daß neurologische Symptome in Verbindung mit angeborenem oder früherworbenem Schwachsinn erbliche Verursachung durchaus nicht ausschlössen und Villinger erklärte, daß ganz das gleiche ohne weiteres auch für die Epilepsie Geltung hätte[1]. So kam er zusammenfassend zu der Formulierung, „daß die cerebrale Kinderlähmung bzw. ihre exogene Ätiologie in ihrer Bedeutung für die Entstehung von epileptischen Syndromen weder über- (wie bis vor wenigen Jahren), noch unterschätzt (wie seit neuestem) werden" dürfte. Dieser Stellungnahme pflichteten zahlreiche Autoren bei, sie entsprach vor allem auch den Ergebnissen der bedeutendsten Epilepsiearbeit der letzten Jahre, nämlich den Zwillingsuntersuchungen Conrads (1, 2, 3, 4). Von großer Bedeutung ist in diesem Zusammenhang die Stellungnahme von Scholz (4) vom Standpunkt des Anatomen, der gröbere Veränderungen des Epileptikergehirns zu dem pathophysiologischen Mechanismus des epileptischen Krampfanfalles in Beziehung setzt: „Es finden sich nämlich nach epileptischen Insulten besonders im frühkindlichen Gehirn außerordentlich schwere, frische Veränderungen, die hinsichtlich ihrer Ausdehnung unbedenklich als morphologische Grundlage einer Idiotie ohne oder auch mit Littleschem Komplex angesprochen werden können." Und weiter: „Es ist nicht mehr angängig, jeden Fall von Epilepsie nur deshalb als symptomatisch aufzufassen, weil er einen makroskopischen Hirnbefund aufweist oder weil organisch-neurologische Symptome vorhanden sind. Für die erbbiologische Forschung ist von Bedeutung, daß ein organischer körperlicher und psychischer Befund eine genuine Epilepsie nicht ausschließt, und daß Schwachsinnszuständen und Idiotie gegebenenfalls eine epileptische Erkrankung zugrunde liegen kann." Während v. d. Heydt sich zu den Epilepsien mit Status nach cerebraler Kinderlähmung dahingehend äußerte, daß er in jenen Fällen, die dem Formenkreis der iktaffinen Konstitution (Mauz) angehören und bei denen sich eine gleichartige Belastung nachweisen läßt, anlagebedingte Epilepsien annehmen zu können glaubte, vertrat Pohlisch[2] in seinem grundlegenden Referat auf der Jahresversammlung der Gesellschaft deutscher Neurologen und Psychiater 1937 die Meinung, daß neurologische

[1] Vgl. die Demonstration Villingers (1) eines epileptischen Geschwisterpaares H. und E. K., das außerdem noch eine idiotische und eine weitere epileptisch demente Schwester hatte. H. litt an einer angeborenen rechtsseitigen Halbseitenlähmung, wozu sich Villinger folgendermaßen äußerte: „Solche Halbseitenlähmungen werden für gewöhnlich auf Encephalitiden embryonaler oder frühkindlicher Art zurückgeführt und als exogene Veranlassungen der Epilepsie aufgefaßt. Die genuine Epilepsie der Schwester E. und einer weiteren Schwester zeigte aber, daß trotz einer solchen Halbseitenlähmung eine erbliche Fallsucht im Sinne des Gesetzes vorliegen kann."

[2] Pohlisch, K.: Epilepsie. Referat, gehalten auf der Jahresverslg dtsch. Ges. Neurol. u. Psychiater München 1937, Erbarzt 5, 4 (1938).

Dauersymptome so gut wie immer für erworbene Schädigungen sprächen. Mehr in Richtung der oben zitierten Meinungen sprachen die Ergebnisse einer Untersuchung über die Epilepsie des Kindesalters von SCHRECK[1]: er konnte zeigen, daß häufig in die erbliche Fallsucht zugleich organische Hirnschädigungen hineinspielten und daß bei zahlreichen Kindern mit nachweisbaren organischen Hirnherden und epileptischen Anfällen genau dieselbe erbliche Belastung nachgewiesen werden konnte, wie bei Kindern mit sog. eindeutiger genuiner Epilepsie. Er stellte deshalb eine neue Gruppe von Epilepsien auf, die er „symptomatische Epilepsie aus erblich belasteter Familie" nannte; allerdings blieben seine Folgerungen nicht unwidersprochen (CONRAD[2]).

Aus diesen Ausführungen geht wohl zur Genüge hervor, warum wir es für nötig hielten, der Bedeutung neurologischer Symptome[3], insbesondere der Bedeutung der Syndrome der cerebralen Kinderlähmung bei Schwachsinn und Epilepsie einmal von einem anderen Standpunkt aus als bisher nachzugehen, nämlich vom Standpunkt dieser Syndrome selbst. Daher wählten wir nicht den Schwachsinn oder die Epilepsie als Ausgangspunkt, sondern die cerebrale Kinderlähmung, in der Hoffnung, daß die Aufhellung des über den Problemen ihrer Erb- oder Umweltbedingtheit liegenden Dunkels auch ein neues Licht auf ihre Beziehungen zum Schwachsinn und zur Epilepsie werfen könnte. Daß die entscheidende Bedeutung unsere diesbezüglichen Ergebnisse auf dem Gebiete der Rassenhygiene liegen würde, war, wie wir es früher bereits auseinandergesetzt haben, von vornherein klar. Welche rassenhygienischen Folgerungen wir aber aus unseren Ergebnissen abzuleiten uns berechtigt fühlen, sei im folgenden abschließenden Kapitel dargetan.

f) Rassenhygienische Folgerungen.

Die praktische Rassenhygiene hat sich bisher nur wenig mit der Frage der cerebralen Kinderlähmung an sich auseinandergesetzt. Diese hatte eigentlich für sie nur insoferne Bedeutung, als sie mit angeborenem Schwachsinn oder Epilepsie kombiniert auftrat, wobei man in vielen Fällen geradezu die Kombination als Beweis der exogenen Ätiologie von Schwachsinn bzw. Epilepsie in dem betreffenden Falle anzusehen geneigt war. So heißt es beispielsweise in der 2. Auflage des Kommentars zum Gesetz zur Verhütung erbkranken Nachwuchses: „Bei Störungen wie früherworbener cerebraler Kinderlähmung oder bei Meningitis purulenta u. dgl. ist z. B. deshalb nicht auf Schwachsinn im Sinne des Gesetzes zu erkennen, weil diese Zustände stets oder in der überwiegenden Zahl der Fälle eine klar nachweisbare exogene Ursache (bakterieller Art z. B.) haben. Das heißt *nicht* etwa, daß jedes exogene Ereignis, welches nachweisbar den Schwachsinn mitbetroffen hat, ohne weiteres als Ursache seines Leidens anzusprechen ist. Von einer Unfruchtbarmachung soll dem Geiste des Gesetzes entsprechend also nur da abgesehen werden, wo der

[1] SCHRECK, E.: Die Epilepsie des Kindesalters. Untersuchungen über das zahlenmäßige Verhältnis der genuinen zur symptomatischen Epilepsie und über das Vorkommen einer „symptomatischen Epilepsie bei Kindern aus erblich belasteten Familien". Stuttgart: Ferdinand Enke 1937.

[2] CONRAD: A. R. G. B. **31**, 267 (1937).

[3] Auch vom anatomischen Standpunkt aus brauchen neurologische Herderscheinungen eine erbliche Epilepsie nicht auszuschließen, da solche Herderscheinungen bei erblichen Epileptikern durch Krampfschäden hervorgerufen werden können [SCHOLZ (4)].

Schwachsinn als *sicher exogen*, d. h. durch Schädigungen des Kindes innerhalb oder außerhalb des Mutterleibes bedingt, erwiesen ist."

Ähnliche Gedankengänge gelten auch für die Epilepsie.

DUBITSCHER äußerte sich zu dieser Frage wie folgt: „Aus dem Vorliegen organischer Ausfallserscheinungen des Zentralnervensystems kann nicht ohne weiteres der Schluß auf einen exogenen Schwachsinn gezogen werden, vielmehr kommen derartige Erscheinungen auch bei einer Reihe endogener erblicher Schwachsinnszustände vor." In der gleichen Arbeit forderte aber DUBITSCHER für Mikrocephalien, Hydrocephalien, Hirngeschwülste und cerebrale Kinderlähmungen zur Sicherstellung der Vererbbarkeit den Nachweis gleichartiger oder verwandter Störungen in der Sippe, da sie, wie DUBITSCHER wörtlich schreibt, „vielfach — zum Teil sogar vorwiegend — exogen bedingt sind".

Doch sind auch radikalere Stimmen laut geworden, welche insbesondere in der LITTLEschen Krankheit ein vorwiegend erbbedingtes Leiden, das unter den gesetzlichen Begriff der schweren erblichen körperlichen Mißbildung fallen sollte, sehen wollten.

KREUZ[1] trennte bei der Besprechung rassenhygienischer Maßnahmen bei den angeborenen Krampflähmungen streng zwischen den nach seiner Meinung vorwiegend exogen bedingten halbseitigen Krampflähmungen („Hirnblutungen infolge Überlastung des Gefäßsystems während des Geburtsvorganges"), bei denen „keine Veranlassung bestünde, diese Kranken im allgemeinen für erbbiologisch minderwertig anzusehen", und den doppelseitigen Krampflähmungen (LITTLE), „deren Bewertung sich nicht mit der gleichen Sicherheit durchführen" ließe. „Neuere Forschungsergebnisse stellen als Ursache dieses Leidens wieder eine ererbte Syphilis in den Vordergrund. Ob und inwieweit die Frucht unter solcher Voraussetzung neben den örtlichen anatomischen Veränderungen des Zentralnervensystems durch toxische Einflüsse auch an Wert ihres Keimplasmas einbüßt, ist bisher unbeklärt. Vermögen wir somit die Frage nach der erbbiologischen Vollwertigkeit dieser Kranken im Einzelfalle bisher nicht mit Sicherheit zu beantworten, so bleibt doch überall dort, wo die Intelligenz des Spastikers offenkundig geschädigt ist, die Ausschaltung der Erbmasse als eine begründete rassenhygienische Vorsichtsmaßregel am Platz." Während sich CURTIUS (4) in seinem Lehrbuch der organischen und funktionellen Erbkrankheiten des Nervensystems zur rassenhygienischen Bewertung der cerebralen Kinderlähmung nicht äußerte, bezeichnete er es bei der Besprechung der doppelseitigen Athetose, bzw. des VOGTschen Status marmoratus als erstrebenswert, daß Athetosekranke an der Fortpflanzung gehindert würden.

Am eingehendsten beschäftigte sich mit der Rassenhygiene der LITTLEschen Krankheit GEYER (1), der nur bei eindeutig somatisch-neurologischen LITTLE-Fällen die Unfruchtbarmachung von vornherein ablehnen möchte, während schwachsinnige LITTLE-Fälle nur dann nicht zu sterilisieren wären, wenn sich die rein exogene Herkunft ihres Schwachsinns sicher nachweisen ließe. GEYER vertrat die Meinung, daß der Schwachsinn bei der LITTLEschen Krankheit als anlagemäßig präformiert, aber meist exogen provoziert aufgefaßt werden müßte, da erbgesunde Gehirne selbst schwere Schädigungen ohne Intelligenzstörung zu überstehen vermöchten. KRANZ (3), dem die Ergebnisse unserer vorläufigen

[1] KREUZ, L.: Die erbbiologische Bewertung angeborener Körperfehler. In „Wer ist erbgesund und wer ist erbkrank?", herausgeg. von W. KLEIN. Jena: Gustav Fischer 1935.

Mitteilungen [THUMS (4 und 5)] bereits bekannt waren, empfahl, bei den nicht schwachsinnigen LITTLE-Fällen mit der Unfruchtbarmachung äußerst zurückhaltend zu sein und auch bei den gleichzeitig schwachsinnigen die Frage der Exogenität ernsthaft zu prüfen. NITSCHE hingegen wollte die Sterilisierung der LITTLE-Fälle nicht von vorhandenen Intelligenzdefekten abhängig machen, da er ja auf Grund seiner im Rahmen der Zwillingskasuistik ausführlich gewürdigten Befunde Erbbedingtheit für sehr wahrscheinlich hielt.

Wir erinnern in diesem Zusammenhang an den bereits zitierten und mehrfach veröffentlichten Fall einer LITTLEschen Krankheit, der sterilisiert wurde, weil das gleiche Leiden bei anderen Familienmitgliedern beobachtet worden war. Aber auch andere Entscheidungen über als sterilisationspflichtig gemeldete cerebrale Kinderlähmung sind veröffentlicht worden. So haben erst kürzlich SCHADE und KÜPER die Entscheidung eines Erbgesundheitsobergerichtes mitgeteilt, der zufolge eine Hemiplegia spastica infantum bei angeborenem Schwachsinn abgelehnt wurde, da eine exogene Verursachung wahrscheinlich gemacht werden konnte. Weiter erörterten SCHADE und KÜPER den Fall eines angeborenen Schwachsinns bei LITTLEscher Krankheit, der von dem zuständigen Erbgesundheitsobergericht gleichfalls abgelehnt worden war, weil ebenfalls die Kombination von LITTLEscher Krankheit und angeborenem Schwachsinn mit großer Wahrscheinlichkeit für eine exogene Genese spräche und dies um so mehr, als eine geburtstraumatische Schädigung sehr wahrscheinlich war und sich außerdem keine anderen Schwachsinnsfälle in der Sippe fanden.

LANGE äußerte sich zur Frage der rassenhygienischen Bedeutung der LITTLEschen Krankheit folgendermaßen: „Die LITTLE-Kinder sind minderwertig, aber es handelt sich um die Wirkung äußerer Schäden, und damit scheiden dem Buchstaben des Gesetzes nach Sterilisierungsmaßnahmen aus. Trotzdem halten wir eine Sterilisierung der LITTLE-Fälle mit ausgesprochenen Intelligenzstörungen für durchaus wünschenswert, obwohl wir uns bewußt sind, daß diese LITTLE-Fälle nicht den bisherigen Bestimmungen des Erbgesetzes entsprechen. Die Erwägungen, auch für die Little die Sterilisation zu fordern, gehen von dem Begriff der „Fruchtverderbnis“ aus. Von Menschen, die die LITTLEsche Krankheit haben, ist kein vollwertiger Nachwuchs mit hochwertigen Erbeigenschaften zu erwarten. Es ist anzunehmen, daß neben der Differenzierungs- und Reifestörung des Zentralnervensystems auch eine solche des vegetativen Nervensystems vorliegt, wodurch auch wieder die Entwicklung der inneren Drüsen, insbesondere der Keimdrüsen, in Mitleidenschaft gezogen wird. Es ist durchaus denkbar, daß auf diese Weise, auch ohne daß eine direkte Erbschädigung vorhanden ist, doch die Keimanlagen in ihrer Gesamtheit nachteilig beeinflußt sind. Die Sexualfunktion ist bei den Spastikern im allgemeinen gut erhalten, und es tritt oft eine frühzeitige Reife auf, so daß man Sterilisierungsmaßnahmen gegen Spastiker mit Intelligenzstörung, wenn man sie überhaupt anwenden will, nicht zu spät ergreifen darf. Sterilisierungsmaßnahmen gegen die Eltern solcher Kinder zur Verhütung eines weiteren erbkranken Nachwuchses, kommen den Bestimmungen des Gesetzes nach nicht in Betracht und wären in der Regel auch unangebracht und ungerechtfertigt. Das zeigt auch die Ansicht PFAUNDLERs, der als beste Behandlung eines LITTLE-Kindes den Eltern empfiehlt, baldmöglichst zu sehen, ein gesundes Kind zu bekommen. Wir wissen, daß mit den Feststellungen über das häufige Vorkommen der LITTLEschen Erkrankungen im Anschluß an schwere Geburten oder Frühgeburten das Problem nach der Ursache der LITTLEschen Krankheit nicht restlos gelöst ist. Es werden noch andere Ursachen für die Entstehung der LITTLEschen Krankheit beschuldigt, wie z. B. Alkoholismus eines Teiles der Eltern, Lues usw. Die Aufgabe der nächsten Jahre wird es sein, durch sorgfältige Familienuntersuchungen der Angehörigen von LITTLE-Kindern der Frage nachzugehen, ob nicht doch vereinzelt Erbschädigungen für die LITTLEsche Erkrankung eine Rolle spielen: in solchen Fällen kämen dann bei Eltern und den Kindern sterilisierende Maßnahmen in Frage."

Überblicken wir nochmals die erbbiologischen Ergebnisse unserer Untersuchung und versuchen daraus zu praktischen rassenhygienischen Folgerungen zu gelangen, so müssen wir zunächst folgendes festhalten:

1. Es gibt in dem großen Sammelbegriff der cerebralen Kinderlähmung eine kleine erbliche Gruppe; zu ihr gehören die HANHARTschen Fälle der einfach recessiven Diplegia spastica infantilis, vielleicht auch die Sippen von WOLFSLAST, DAVIDENKOW und NEWMARK, dazu mag vielleicht auch der eine oder andere Fall von sog. „familiärem Little" nach VOGT (Status marmoratus) zählen. Diese erbbedingte Gruppe, in der zweifellos verschiedene Biotypen[1] enthalten sind, wie das manchmal recessive, manchmal recessiv-geschlechtsgebundene, manchmal dominante Vorkommen in einzelnen Sippen beweist, dürfte zahlenmäßig außerordentlich klein sein und die in ihr enthaltenen Typen zu ausgesprochenen Raritäten gehören. Keiner dieser erbbedingten Typen ist im klinischen Bild durch irgendwelche Besonderheiten derart eindeutig charakterisiert, daß man ihn klinisch als diesen erbbedingten Typus erkennen könnte. Lediglich das familiäre Auftreten gibt einen Hinweis auf die Erbbedingtheit. Bei der genetischen Analyse von familiärem Auftreten von cerebraler Kinderlähmung ist aber vor der endgültigen Diagnose einer erbbedingten Form zu erheben, ob nicht andere Momente ein erbliches Vorkommen vortäuschen; erinnert sei in diesem Zusammenhang an die kongenitale Lues, die sich durch Generationen weitervererben kann, und an vererbbare Beckenanomalien, die durch regelmäßige Erzeugung von Geburtstraumen gleichfalls ein erbliches Bild vortäuschen können.

Daher kann weder aus dem klinischen Bild des Einzelfalles, noch von vornherein aus dem Auftreten mehr als eines Falles in einer Sippe auf eine derartige erbbedingte Form ein Rückschluß gezogen werden.

2. Die weitaus überwiegende Mehrzahl der klinischen Syndrome, die unter den Begriff der cerebralen Kinderlähmung im heutigen Sinne fallen, kann jedoch nach den Ergebnissen unserer Zwillingsserienuntersuchung nicht als vorwiegend erbbedingt gewertet werden. Äußere Ursachen, intra- und extrauteriner Natur, vor allem aber traumatische Einwirkungen während des Geburtsaktes scheinen es zu sein, denen sie ihre Entstehung verdanken.

Eine andere Frage ist es, ob exogene Ursachen *ausschließlich* für die Entstehung dieser Hauptgruppe der cerebralen Kinderlähmung verantwortlich zu machen sind, im Hinblick auf jenes sinnvolle System der Pathologie, auf das wir

[1] Es sei hier nur nebenbei bemerkt, daß sich in dieser kleinen erblichen Gruppe bisher *nur* diplegische Formen fanden; wieweit dies unter Umständen eine Gesetzmäßigkeit darstellt, kann vorläufig nicht entschieden werden. Doch sei auf das interessante „Symmetriegesetz der erblichen Taubheit" LANGENBECKS verwiesen, hinter welchem dieser ein viel allgemeineres Symmetriegesetz für erbliche Erkrankungen vermutete.

einleitend zu sprechen kamen und nach welchem bei jedem pathologischen Geschehen äußere und innere Ursachen, allerdings von verschiedener Gewichtigkeit, zusammenwirken, eine Erkenntnis, die nach den Worten WOHLWILLs (8) heutzutage geradezu schon als banal anzusehen ist. Hinsichtlich dieser Frage halten wir die Hauptgruppe der cerebralen Kinderlähmung *nicht für einheitlich:* zweifellos finden sich darin als exogene Ursachen derart grobe und bezüglich ihres Effektes von endogenen Dispositionen unabhängige äußere Einwirkungen, die für jedes fetale oder frühkindliche Gehirn die gleichen mehr oder minder beträchtlichen Folgen haben müssen; doch ist der Gedanke nicht von der Hand zu weisen, daß bei der Entstehung von cerebralen Kinderlähmungen oft äußere Ursachen den Ausschlag geben, die vielleicht bei einem völlig normal veranlagten Gehirn keine oder mindestens nicht jene schweren Folgezustände hervorrufen könnten, sondern die nur dann zur pathogenetischen Einwirkung gelangen können, wenn es sich um ein entsprechend disponiertes Gehirn handelt. In diesem Sinne sprechen die Untersuchungen von BOETERS und DITTEL, die Störungen der frühkindlichen Entwicklung bei erbgleichen Partnern von Patienten mit cerebraler Kinderlähmung fanden, dafür sprechen bis zu einem gewissen Grade die Untersuchungen der Leipziger orthopädischen Klinik, die in Familien von Patienten mit cerebraler Kinderlähmung alle möglichen Störungen des Zentralnervensystems, allerdings keinen 2. Fall von cerebraler Kinderlähmung selbst, ergaben, dafür mögen manche Geschwisterfälle und vielleicht auch gewisse konkordante Fälle der Zwillingskasuistik sprechen. Ob derartige Fälle, bei denen die äußere Noxe ein irgendwie abnorm veranlagtes, endogen disponiertes kindliches Gehirn treffen muß, um den Effekt der cerebralen Kinderlähmung herbeizuführen, zahlenmäßig eine erhebliche Gruppe ausmachen, sei derzeit noch dahingestellt; unser Material, in dem sich derartige frühkindliche Entwicklungsstörungen oder andere Abnormitäten im Bereiche des Zentralnervensystems nur spärlich fanden, scheint nicht dafür zu sprechen. Von praktischen rassenhygienischen Gesichtspunkten ist dies ziemlich gleichgültig: müssen wir doch auf dem Standpunkt stehen, daß alle jene Erkrankungen, für deren Entstehung eine vage, meist undefinierbare Veranlagung nötig ist, bei denen es jedoch vor allem auf die entscheidende Einwirkung einer äußeren Noxe ankommt, zu den umweltbedingten Krankheiten gehören und damit von vornherein aus dem Rahmen von Maßnahmen der Erbgesundheitspflege herausfallen.

3. Damit kommen wir aber zu folgenden praktischen Vorschlägen:

a) Es ist in jedem Fall von angeborener cerebraler Kinderlähmung, bei dem eine exogene Noxe nicht von vornherein ersichtlich ist (Lues, sicheres Geburtstrauma), eine Durchforschung der Sippe in der Richtung vorzunehmen, ob nicht einer der seltenen erbbedingten Typen vorliegt; wenn dies der Fall ist, sind die betreffenden Patienten entsprechend dem Gesetz zur Verhütung erbkranken Nachwuchses § 1 Abs. 2 Ziff. 8 zu behandeln, da eine familiäre angeborene cerebrale Kinderlähmung zweifellos jenen Forderungen entspricht, die das Gesetz vom Begriff der schweren erblichen körperlichen Mißbildung verlangt. Es ist dabei vom praktischen Standpunkt aus belanglos, ob in der Einzelsippe die Frage geklärt werden konnte, ob es sich wirklich um einen hereditären Little o. dgl. im engeren Sinne oder um einen Übergangsfall zwischen cerebraler Kinderlähmung und anderweitigen hereditären Erkrankungen des Pyramidensystems handelt, die heute von strengen nomenklatorischen Gesichtspunkten nicht mehr zur cerebralen Kinderlähmung gerechnet werden sollten; denn auch die hereditären spinalen Systemerkrankungen fallen nach dem Kommentar zum Sterilisationsgesetz unter dieses, so vor allem die hereditäre spastische Spinalparalyse, die mit ihren frühinfantilen Formen wohl am schwierigsten von dem Begriff des familiären Little abzugrenzen ist.

b) Kann im Falle einer reinen cerebralen Kinderlähmung, und dies wird am häufigsten zutreffen, aus der Durchforschung der Sippe der Nachweis nicht geführt werden, daß es sich um eine erbbedingte Form handelt, so fällt ein solcher Fall weder unter das Gesetz zur Verhütung erbkranken Nachwuchses noch unter irgendwelche sonstige erbpflegerische Maßnahmen. Als umweltbedingte Erkrankung gehört ein solcher Fall in das Aufgabengebiet der Individual- und Sozialhygiene, nicht unter das Sterilisationsgesetz; von anderen rassenhygienischen Maßnahmen kommt dafür höchstens und auch dabei nur für einen Bruchteil ein Eheverbot gemäß § 1c des Ehegesundheitsgesetzes in Frage („wenn einer der Verlobten, ohne entmündigt zu sein, an einer geistigen Störung leidet, die die Ehe für die Volksgemeinschaft unerwünscht erscheinen läßt").

c) Findet sich bei angeborenem Schwachsinn oder Epilepsie das klinische Syndrom der cerebralen Kinderlähmung, so spricht dies wohl im allgemeinen dafür, daß dieser Schwachsinn oder diese Epilepsie der gleichen exogenen Noxe ihre Entstehung verdanken, die auch zur cerebralen Kinderlähmung geführt hat. Obwohl also in diesen Fällen von vornherein eine gewisse Wahrscheinlichkeit dafür besteht, daß es sich um einen exogen bedingten Schwachsinn und um keine erbliche Fallsucht handelt, so darf man unseres Erachtens von vornherein die Möglichkeit einer erblichen Form nicht ausschließen. Es muß vielmehr von einem verantwortungsbewußten rassenhygienischen Standpunkt aus die Forderung erhoben werden, in solchen Fällen, bei denen das Vorliegen einer cerebralen Kinderlähmung den Gedanken einer exogenen Verursachung nahelegt, den Versuch zu unternehmen, aus dem Sippenbild den Nachweis zu führen, ob nicht doch ein endogener Schwachsinn oder eine erbliche Epilepsie vorliegt, die nur zufällig mit einer cerebralen Kinderlähmung kombiniert sind (oder aber, um frühere Gedankengänge nicht unberücksichtigt zu lassen, die deswegen mit einer cerebralen Kinderlähmung kombiniert sind, weil die Anlagen zum endogenen Schwachsinn und zur Epilepsie mit der Disposition in Beziehung stehen, auf Grund welcher eine exogene Noxe die Entstehung einer cerebralen Kinderlähmung bewirken konnte).

Kann also bei angeborenem Schwachsinn oder Epilepsie mit cerebraler Kinderlähmung aus dem Sippenbild der Nachweis geführt werden[1], daß es sich

[1] Einen sinngemäß analogen Standpunkt nahm kürzlich Mayer (Münch. med. Wschr. **1938 II**, 1580) bei der eugenischen Beurteilung eines Falles von angeborenem Schwachsinn mit Schwerhörigkeit ein, der auf ein intrauterines Kopftrauma bezogen wurde; selbst bei eindeutig erwiesenem abdominellen Trauma der Graviden forderte er unter anderem eine genaue Sippendurchforschung hinsichtlich einer erblichen Belastung. Darüber hinaus sollte nicht nur eine sorgfältige Untersuchung des Neugeborenen gleich nach der Geburt auf Geburtsschäden, sondern eine genaue Beobachtung des Neugeborenen während des klinischen Aufenthaltes und die Festlegung eines eingehenden Entlassungsstatus (erneute Feststellung des Kopfumfanges, Prüfung der Fontanellenspannung, sorgfältiger Vermerk über vorhandene oder fehlende Zeichen cerebraler Störungen) erfolgen.

um einen endogenen Schwachsinn bzw. um eine erbliche Fallsucht handelt, so sind diese selbstverständlich nach dem Gesetz zur Verhütung erbkranken Nachwuchses zu behandeln, ohne Rücksicht auf das gleichzeitige Vorliegen einer cerebralen Kinderlähmung.

IV. Zusammenfassung.

1. Die Forschung der letzten Jahrzehnte hat den ursprünglich umfassenden Sammelbegriff der cerebralen Kinderlähmung dadurch eingeengt, daß einzelne Formen klinisch, anatomisch und auch erbbiologisch als selbständige Krankheitseinheiten definiert werden konnten, so z. B. die tuberöse Hirnsklerose, die Pelizaeus-Merzbachersche Krankheit, die hereditäre spastische Spinalparalyse u. a. m. Trotz dieser Einengung des Begriffes verblieb eine „Restgruppe" angeborener cerebraler Kinderlähmung, welche weder klinisch noch anatomisch oder erbbiologisch, weder ätiologisch noch pathogenetisch eine Einheit zu sein schien. Es galt, mit erbbiologischen Methoden eine Klärung oder wenigstens eine weitere Einengung der Restgruppe zu versuchen.

2. Unter den erbbiologischen Methoden, mit Hilfe deren die Anteile von Erbanlage und Umwelt an der Entstehung einer Krankheit gegeneinander abgewogen werden können, ist die Methode der Untersuchung repräsentativer Zwillingsserien am besten geeignet, zu entscheidenden Ergebnissen und endgültigen Schlussen zu gelangen.

3. Es wurde eine repräsentativ gesammelte Zwillingsserie untersucht, von welcher die Ausgangsprobanden eine Form angeborener cerebraler Kinderlähmung zeigten: Unter 90 Zwillingspaaren fanden sich 13 eineiige, 33 zweieiige und 44 Paare, von denen der Partner des Ausgangspaarlings „kleingestorben" war. Hinsichtlich der cerebralen Kinderlähmung war von den eineiigen Paaren 1 Paar konkordant, während sich 9 Paare völlig diskordant verhielten; 3 Paare zeigten ein klinisches Bild, das man unter den Begriff einer „schwachen Konkordanz" einreihen konnte. Von den zweieiigen Paaren waren 2 konkordant, 2 „schwach konkordant" und 29 diskordant. Dieses Ergebnis spricht dafür, daß Erbanlagen am Zustandekommen der cerebralen Kinderlähmung keinen maßgebenden Anteil haben.

4. Das gleiche Material wurde auch hinsichtlich des Geburtsverlaufes und verschiedener anderer Eigentümlichkeiten, die mit der Geburt zusammenhängen, ausgezählt; dabei wurden in auffallend vielen Fällen abnorme Verhältnisse gefunden, so daß die althergebrachte Annahme, daß unter den exogenen Faktoren, die für die Entstehung der cerebralen Kinderlähmung verantwortlich zu machen sind, geburtstraumatische Vorgänge eine nicht unbedeutende Rolle spielen, eine neue Stütze erhielt.

5. Auf Grund dieser Ergebnisse wurden Maßnahmen der praktischen Erbgesundheitspflege erörtert und vorgeschlagen, insbesondere hinsichtlich der so häufigen und von rassenhygienischen Gesichtspunkten so wichtigen Kombination von angeborenem Schwachsinn oder Epilepsie mit cerebraler Kinderlähmung.

Literaturverzeichnis[1].

ABERCROMBIE: (1) Clinical lecture on hemiplegia in children. Brit. med. J. **1887**. (2) A fatal case of hemiplegia in a child with necropsy. Brit. med. J. 1888. — ALBRECHT: Juvenile amaurotische Idiotie. Mschr. Psychiatr. **80**, 240 (1931). — ALTHAUS: Über syphilitische Hemiplegie. Dtsch. Arch. klin. Med. 38, 186. — ANDRAL, M. G.: (1) Précis d'anatomie pathologique, Tome II. 1829. Zit. nach HENOCH. (2) Die Krankheiten des Gehirns. (Deutsch von B. A. KÄHLER.) Königsberg 1837. (3) Die spezielle Pathologie, Bd. III, 1. Lief. (Herausgeg. von A. LATOUR, übersetzt von F. UNGER.) Berlin 1837. (4) Clinique médicale, Tome V: Maladies de l'encéphale. Bruxelles 1837. (5) Vorlesungen über Krankheiten der Nervenherde. (Deutsch unter der Redaktion von FR. J. BEHREND.) 1838. — ANDRÉ-THOMA et JUMENTIÉ: Syndrome atonique-astasique de l'enfance. Revue neur. **21**, 566 (1913). — ANTON: Über die Beteiligung der großen basalen Ganglien bei Bewegungsstörungen und insbesondere bei Chorea. Jb. Psychiatr. **14**, 141 (1895). — ARMAND-DELILLE et GIRY: Revue neur. **1907**. Zit. nach OPPENHEIM. — ASSUM, H. W.: Untersuchungen über die Erblichkeit des angeborenen Klumpfußleidens. Z. Orthop. **65**, 1 (1936). — AUDRY: Les porencéphalies. Rév. Méd. **1888**.

BABONNEIX, L.: L'hémiplégie infantile liée à l'hérédo-syphilis. Arch. Méd. Enf. **29**, No 10, 501 (1926). Ref. Zbl. Neur. **45**, 580 (1927). — BAEDORF, K.: Zur Frage des „Aufzuchtwertes", besonders der geistigen Entwicklung Unreifgeborener unter 1700 g Geburtsgewicht. Z. Kinderheilk. **59**, 218 (1937). — BAKKER, C.: Die Linse bei Arachnodaktylie. Arch. Augenheilk. **109**, 353 (1935). — BALLANTYNE: The diseases and deformities of the foetus. A system of antenatal pathology, Vol. 1. Edinburgh 1895. — BAR, P.: Sur quelques conséquences de la rupture des membres pendant la grossesse. Bull. Soc. Obstétr. Paris **1**, 99 (1898). — BARRE u. VOGT: Zit. nach JOSEPHY. — BATTEN u. WYSS: Zit. nach WOHLWILL. — BAZZICALUPO: Zit. nach WOHLWILL. — BEHR: Zur Histologie der juvenilen Form der familiären amaurotischen Idiotie. Mschr. Psychiatr. **28**, 327 (1910). — BENEDIKT, M.: (1) Elektrotherapie. Wien 1868. (2) Nervenpathologie und Elektrotherapie. Leipzig 1874. — BERBERICH: Geburtstraumatische Veränderungen der Hypophyse. Mschr. Kinderheilk. **34**, 593 (1926). — BERNHARDT, M.: (1) Neuropathologische Beobachtungen. I. Über die von WESTPHAL beschriebene besondere Form von Mitbewegungen bei Hemiplegie. Berl. klin. Wschr. **1874 II**, 441. (2) Ein neuer Beitrag zur Lehre von der Athetose. Dtsch. med. Wschr. **1876 II**, 567. (3) Über den von HAMMOND „Athetose" genannten Symptomenkomplex. Virchows Arch. **67** (1876). (4) Über die spastische Cerebralparalyse im Kindesalter (Hemiplegia spastica infantilis), nebst einem Excurse über „Aphasie bei Kindern". Virchows Arch. **102**, 26 (1885). (5) Beiträge zur Lehre von den familiären Erkrankungen des Zentralnervensystems. Virchows Arch. **126**, 59 (1891). — BEYER, E.: (1) Eine Complication von spinaler und cerebraler Kinderlähmung (Porencephalie). Wanderverslg südwestdtsch. Neur. u. Irrenärzte Baden-Baden 1895. Neur. Zbl. **14**, 620 (1895). (2) Zur Lehre von der Porencephalie. Neur. Zbl. **15**, 823 (1896). — BIELSCHOWSKY, M.: (1) Über spätinfantile familiäre amaurotische Idiotie mit Kleinhirnsymptomen. Dtsch. Z. Nervenheilk. **50**, 7 (1914). (2) Über Hemiplegie bei intakter Pyramidenbahn. J. Psychol. u. Neur. **22**, Erg. H. 1, 225 (1918) (3) Zur Histopathologie und Pathogenese der amaurotischen Idiotie mit besonderer Berücksichtigung der cerebellaren Verhältnisse. Jb. Psychol. u. Neur. **26**, 123 (1920). (4) Amaurotische Idiotie mit lipoidzelliger Splenohepatomegalie. Jb. Psychol. u. Neur. **36**, 103 (1928). — BIELSCHOWSKY u. HENNEBERG: Über familiäre diffuse Sklerose. J. Psychol. u. Neur. **36**, 131 (1928). — BODECHTEL, G. u. GUTTMANN: Zur Pathologie und Klinik diffuser Markerkrankungen. Z. Neur. **138**, 544 (1932). — BOETERS, H. u. R. DITTEL: Zwillingspathologische Ergebnisse bei LITTLEscher Krankheit. Dtsch. med. Wschr. **1936 II**, 1455. — BOGAERT, L. VAN et BERTRAND: Les leucodystrophies progressives familiales. Revue neur. **40 II**, 249 (1933). — BOGAERT, L. VAN u. W. SCHOLZ: Klinischer, genealogischer und pathologisch-anatomischer Beitrag zur Kenntnis der familiären diffusen Sklerose. Z. Neur. **141**, 510 (1932). — BONHOEFFER, K.: (1) Die psychiatrischen Aufgaben bei der Ausführung des Gesetzes zur Verhütung erbkranken Nachwuchses. Mit einem Anhang: Die Technik der Unfruchtbarmachung. Klinische Vorträge im erbbiologischen Kurs. Herausgeg. in Gemeinsch. mit K. ALBRECHT, J. HALLERVORDEN, K. POHLISCH, H. SCHULTE,

[1] Von Arbeiten, die erst während der Korrektur berücksichtigt werden konnten, sind die entsprechenden Literaturangaben als Fußnoten zum Text verzeichnet worden.

H. Seelert, R. Thiele, G. A. Wagner. Berlin: März 1934. (2) Die Erbkrankheiten. Klinische Vorträge im 2. erbbiologischen Kurs Berlin, März 1936. Herausgeg. in Gemeinsch. mit K. Albrecht, H. Barth, W. Betzentahl, H. G. Creutzfeldt, A. Frhr. v. Danckelman, F. Dubitscher, J. Hallervorden, H. Heinze, W. Löhlein, B. Ottow, H. Scheller, J. Zutt. Berlin: S. Karger 1936. — Bonnevie: (1) Erblichkeit von Zwillingsgeburten. Norsk Magaz. Laegevidensk. **80**, H. 8. (2) Vererbbare Mißbildungen und Bewegungsstörungen auf embryonale Gehirnanomalien zurückführbar. Erbarzt **3**, 145 (1935). — Bostroem, A.: Über die Pelizaeus-Merzbachersche Krankheit. Dtsch. Z. Nervenheilk. **100**, 63 (1927). — Bouchaud: (1) Démence progressive et incoordination des mouvements dans les quatre membres, chez deux enfants, le frère et la soeur. Revue neur. **1894 II**, 2. (2) Zit. nach Oppenheim. Rev. Méd. **1895**. — Bourneville: (1) Contribution à l'étude de l'idiotie. Arch. de Neur. **1**, 69 (1880). (2) Comptes-re dus du service de Bicêtre. 1881. Zit. nach Freud. (3) Sclérose cérébrale hémisphérique. Arch. de Neur. **3**, 1897. — Bourneville et Briçon: De l'emploi du curare dans le traitement de l'épilepsie. Arch. de Neur. **9** (1885). — Bourneville, D'Olier et Brissaud: Contribution à l'étude de la démence épileptique. Arch. de Neur. **1**, 213 (1880). — Bourneville et Regnard: Iconographie photographique de la Salpêtrière. Paris 1878—1880. — Bouterwek, H.: (1) Asymmetrie und Polarität bei erbgleichen Zwillingen. Arch. Rassenbiol. **28**, 241 (1930). (2) Asymmetrieproblem und Zwillingsforschung. Arch. Rassenbiol. **29**, 391 (1935). (3) Erhebungen an eineiigen Zwillingspaaren über Erbanlage und Umwelt als Charakterbildner. Z. Konstit.lehre **20**, 265 (1936). (4) Vererbung und Erziehung. Arch. Rassenbiol. **30**, 497 (1937). — Brander, T.: (1) Beobachtungen über die geistige und körperliche Entwicklung bei Zwillingen. Mschr. Kinderheilk. **61**, 414 (1935). (2) Über die Bedeutung der Exogenese für die Entstehung des Schwachsinns, beleuchtet durch Untersuchungen an Zwillingen. Mschr. Kinderheilk. **63**, 276 (1935). (3) Besteht ein Zusammenhang zwischen dem Geburtsgewicht und den Intelligenzquotienten bei Frühgeborenen? Mschr. Kinderheilk. **63**, 341 (1935). (4) Über kongenitale Wortblindheit im Anschluß an Geburtstrauma. Mschr. Kinderheilk. **64**, 55 (1935). (5) Studien über die Entwicklung der Intelligenz bei frühgeborenen Kindern. Beitrag zur Kenntnis der Entstehung insbesondere leichterer Grade der exogen bedingten Unterbegabung. Soc. scient. fennica, commentat. biolog. V. 8. Helsingfors 1936. (6) Über die Zwillingsforschung und ihre Berührungspunkte mit der Kinderheilkunde. Acta paediatr. (Stockh.) **21** (1937). (7) Über die Bedeutung des unternormalen Geburtsgewichtes für die Entstehung intrakranieller Geburtsverletzungen. Zbl. Gynäk. **61**, 645 (1937). — Brauer: Zit. nach Oppenheim. — Bremer, F. W.: Klinischer und erbbiologischer Beitrag zur Lehre von den Heredodegenerationen des Nervensystems. Arch. f. Psychiatr. **66**, 477 (1922). — Breschet: Mémoire sur quelques vices de conformation par agénèse de l'encéphale et de ses adnexes. Arch. gén. Méd. **25**, 455; **26**, 38 (1831). — Bresler: Klinische und pathologisch-anatomische Beiträge zur Mikrogyrie. Arch. f. Psychiatr. **31**, 566 (1898). — Brock, J.: Biologische Daten für den Kinderarzt. Grundzüge einer Biologie des Kindesalters, Bd. I. Berlin: Julius Springer 1932. Bd. II, gemeinsch. mit E. Thomas u. A. Peiper. Berlin: Julius Springer 1934. — Brower: Four cases of diplegia in family of five. Medicine, Jan. **1897**. Ref. Neur. Zbl. **16**, 792 (1897). — Brugger, C.: Die Stellung der Schwachsinnigen in der Geburtenreihenfolge. Z. Neur. **135**, 536 (1931). — Bruns: Demonstration zweier Geschwister mit Diplegia cerebralis spastica. Neur. Zbl. **16**, 511 (1892). — Budin: Le nourrisson. Paris 1900. — Büngeler, W.: Das Blutbild des Neugeborenen und seine Beziehungen zum Geburtstrauma. Mschr. Kinderheilk. **34**, 610 (1926). — Bürger-Prinz, H.: Die Diagnose des angeborenen Schwachsinns. In „Die Diagnose der Erbkrankheiten". Eine Aufsatzreihe, herausgeg. von der Schriftleitung Dtsch. med. Wschr. Leipzig: Georg Thieme 1936. — Burdach: Vom Bau und Leben des Gehirnes. Zit. nach Henoch.

Capite, de: Zit. nach Wohlwill. — Cazauvieilh: (1) Recherches sur l'agénésie cérébrale et la paralysie congéniale. Arch. gén. Méd. **14** (1827). (2) Über Agenesie (angeborene Mißbildung) des Gehirnes und angeborene Lähmung. (Sammlung zur Kenntnis der Gehirn- und Rückenmarkskrankheiten, aus dem Englischen und Französischen von A. Gottschalk. Herausgeg. von F. Nasse.) Stuttgart 1837. — Charcot: (1) De l'athétose. Oeuvres compl., Tome II. 1886, appendice VIII. (2) De l'hémichorée posthémiplegique. Oeuvres compl., Tome II. 1886. — Collier: Zit. nach Oppenheim. — Conrad, K.: (1) Erbanlage und Epilepsie. Untersuchungen an einer Serie von 253 Zwillingspaaren. Z. Neur. **153**, 271 (1935). (2) Erbanlage und Epilepsie. II. Ein Beitrag zur Zwillingskasuistik: die konkordanten Eineiigen. Z. Neur. **155**, 254 (1936). (3) Erbanlage und Epilepsie. III. Ein Beitrag zur

Zwillingskasuistik: die diskordanten Eineiigen. Z. Neur. **155**, 509 (1936). (4) Ergebnisse und Aufgaben der neurologischen Zwillingsforschung. Vortr. Tagg. internat. Federat. of Eugenics Scheveningen 1936. (5) Erbanlage und Epilepsie. IV. Ergebnisse einer Nachkommenschaftsuntersuchung an Epileptikern. (Zur empirischen Erbprognose der Epilepsie.) Z. Neur. **159**, 521 (1937). — Cotard, J.: (1) Étude sur l'atrophie partielle du cerveau. Thèse inaugurale. Paris 1868. (2) Études sur les maladies cérébrales et mentales. Paris 1891. — Cruveilhier: Anatomie pathologique du corps humain. Paris 1830—1842. — Curschmann, H.: Lehrbuch der Nervenkrankheiten. Berlin: Julius Springer 1909. — Curtius, F.: (1) Familiäre diffuse Sklerose und familiäre spastische Spinalparalyse in einer Sippe. Z. Neur. **126**, 209 (1930). (2) Multiple Sklerose und Erbanlage. Leipzig: Georg Thieme 1933. (3) Multiple Sklerose und Zwillingsforschung. Z. Neur. **145**, 748 (1933). (4) Die organischen und funktionellen Erbkrankheiten des Nervensystems. Stuttgart: Ferdinand Enke 1935. — Curtius, F. u. I. Lorenz: Über den Status dysraphicus. Klinisch-erbbiologische und rassenhygienische Untersuchungen an 35 Fällen von Status dysraphicus und 17 Fällen von Syringomyelie. Z. Neur. **149**, 1 (1933).

Danforth, C. H.: Resemblance and difference in twins. J. Hered. **10**, 398 (1919). — Davenport, C. B.: (1) A strain prodneing multiple births. J. Hered. **10**, 382 (1919). (2) Influence of the male on the production of human twins. Amer. Naturalist **54** (1920). — Dawidenkow, S. N.: (1) Die erblichen Krankheiten des Nervensystems (russ.). Staatsverlag der Ukraine 1925. (2) Das Problem des Polymorphismus der Erbkrankheiten des Nervensystems. Klinisch-genetische Untersuchung. Russ. mit deutscher Zusammenfassung. Leningrad 1934. — Decroly: Zit. nach Oppenheim. J. de Neur. **1903**. — Delpech: Die Orthomorphie usw. Weimar 1830. — Dercum, F. X.: Three cases of the family type of cerebral diplegia. J. nerv. Dis. **24**, 396 (1897). Ref. Neur. Zbl. **17**, 416 (1898). — Diehl, K. u. O. Frh. v. Verschuer: (1) Zwillingstuberkulose. Zwillingsforschung und erbliche Tuberkulosedisposition. Jena: Gustav Fischer 1933. (2) Der Erbeinfluß bei der Tuberkulose (Zwillingstuberkulose II). Jena: Gustav Fischer 1936. — Dösseker: Zit. nach Oppenheim. — Dollinger, A.: (1) Zur Klinik der infantilen Form der familiären amaurotischen Idiotie (Tay-Sachs). Z. Kinderheilk. **22**, 167 (1919). (2) Beiträge zur Ätiologie und Klinik der schweren Formen angeborener und früherworbener Schwachsinnszustände. Monographien Neur. **1921**, H. 23. (3) Geburtstrauma und Zentralnervensystem. Erg. inn. Med. **31**, 373 (1927). — Down, Langdon: Zit. nach Kraepelin u. Dollinger. — Dubitscher, F.: Der Schwachsinn. A. Gütts Handbuch der Erbkrankheiten. Leipzig: Georg Thieme 1937. — Dugés: Mémoire sur les altérations intra-utérines de l'encéphale. Éphémérides médicales de Montpellier, 1826. — Dynkin, A. L.: Zur Pathogenese und Klinik der zerebralen postdiphtherischen Lähmungen. Jb. Kinderheilk. **78** (III. F. 28), Erg.-H., 262 (1913).

Eckstein, A. u. H. Schleussing: Über die Auswirkung des intrazerebralen Drucks auf das Gehirn von Kindern mit Hydrocephalus internus chronicus bzw. intrazerebralem Hirntumor. Z. Kinderheilk. **54**, 605 (1933). — Eckstein, E.: (1) Dtsch. med. Wschr. **1935 II**, 627. (2) Was besagt die Zwillingsforschung über den Erbeinfluß bei der Tuberkulose? Z. Tbk. **77**, 20 (1937). — Eiselsberg, F.: Über frühkindliche familiäre diffuse Hirnsklerose. Z. Kinderheilk. 58, 702 (1937). — Enneper, F.: Geburtsschädigungen beim Neugeborenen. Med. Welt **1933 I**. — Epstein: Amaurotische Idiotie. Vier amaurotische Kinder in einer Familie. Arch. of Pediatr. **42**, 236 (1925). — Erb, W.: Über hereditäre spastische Spinalparalyse. Dtsch. Z. Nervenheilk. **6**, 137 (1895). — Erlenmeyer: (1) Über eine durch congenitale Syphilis bedingte Gehirnerkrankung. Zbl. Nervenheilk. **2**, 457 (1891). (2) Klinische Beiträge zur Lehre von der congenitalen Syphilis und über ihren Zusammenhang mit einigen Gehirn- und Nervenkrankheiten. Z. klin. Med. **21**, 343 (1892). — Esquirol: Zit. nach Freud. — Eugster, J.: Zur Erblichkeitsfrage des endemischen Kropfes. III. Die Zwillingsstruma. Untersuchungsergebnisse an 520 Zwillingspaaren mit pathologisch-anatomischen Befunden bei 78 Paaren und wiederholten Untersuchungen an 133 Paaren. Arch. Klaus-Stiftg Zürich **9**, 369 (1936). — Evans Laming: A condition of right-sided hemiplegie in each of similar twins. Proc. roy. Soc. Med. (Lond.), Sect. Orthop. **17**, Nr 10, 37.

Faber: Sippschaftsuntersuchungen bei Little-Kindern. Verh. dtsch. orthop. Ges., 31. Kongreß Königsberg **1936**, 87. — Fairchild, D.: Twins. Their importance as furniching evidence of the limitations of environment. J. Hered. **10**, 387 (1919). — Feer: Über angeborene spastische Gliedertsarre. Inaug.-Diss. Basel 1890. — Fillié: Frühzeitige familiäre spastische Kinderlähmung usw. Med. Klin. **1929 I**, 1066. — Finkelstein: Die durch

Geburtstraumen hervorgerufenen Krankheiten des Säuglings. Berl. Klin., **1902**, H. 168. — Fischer, E. u. K. Saller: Haarfarbentafel. Kiel: O. Berger, D.R.G.M. — Fisher: New data of the genesis of twins. II. internat. Congres of Eugenics, Vol. I. Baltimore. — Fletcher Beach: Zit. nach Kraepelin. — Foerster, O.: (1) Zit. nach Josephys Handbuch. (2) Der atonisch-astatische Typus der infantilen Cerebrallähmung. Dtsch. Arch. klin. Med. **98**, 216 (1909). (3) Über den Lähmungstypus bei corticalen Hirnherden. Dtsch. Z. Nervenheilk. **37**, 349 (1909). — Forster: Striärer Symptomenkomplex. Berl. Ges. Psychiatr. u. Neur., Sitzg 14. März 1921. Zbl. Neur. **25**, 230 (1921). — Franceschetti, A.: Die Vererbung von Augenleiden. Schieck-Brückners Handbuch der Ophthalmologie, Bd. 1. 1930. — François: Zit. nach Ylppö. — Freud, S.: (1) Über Hemianopsie im frühesten Kindesalter. Wien. med. Wschr. **1888 II**, 1081, 1116. (2) Zur Kenntnis der zerebralen Diplegien des Kindesalters (im Anschluß an die Littlesche Krankheit). Kassowitz' Beitr. Kinderheilk., N.F. III, **1893**. (3) Les diplégies cérébrales infantiles. Revue neur. **1893 I**, No 8, 177. (4) Über familiäre Formen von zerebralen Diplegien. Neur. Zbl. **12**, 512, 542 (1893). (5) Die infantile Cerebrallähmung. H. Nothnagels Spezielle Pathologie und Therapie, Bd. IX, Teil II, Abt. II. Wien: Alfred Hölder 1897. — Freud, S. u. O. Rie: Klinische Studien über die halbseitige Zerebrallähmung der Kinder. Beitr. Kinderheilk. (Wien) **1891**, H. 3. — Friedmann: (1) Studien zur pathologischen Anatomie der akuten Encephalitis. Arch. Psychiatr. **21**, 461, 836 (1890). (2) Über einen Fall von mit Idiotie verbundener spastischer Paraplegie im Kindesalter mit Sektionsbefund. Dtsch. Z. Nervenheilk. **3**, 207 (1892). (3) Über recidivierende (wahrscheinlich luetische) sog. spastische Spinalparalyse im Kindesalter. Dtsch. Z. Nervenheilk. **3**, 182 (1892). — Fuchs: Zit. nach Kraepelin. — Futer, D.: Zur Klinik und Erbbiologie der hereditären spastischen Spinalparalyse. Z. Neur. **118**, 722 (1929).

Galton, F.: The history of twins as a criterion of the relative powers of nature and nurture. Zit. nach R. Schleicher u. M. Schiller. Erbarzt **1/2**, 132 (1935). — Gaudard: Contribution à l'étude de l'hémiplégie cérébrale infantile. Genève 1884. — Gebbing, M.: Interne und neurologische Zwillingsstudien. Dtsch. Arch. klin. Med. **178**, 477 (1936). — Gee: Hereditary infantile spastic paraplegia. St. Barth. Hosp. Rep. **25**. — Geipel: Anleitungen zur erbbiologischen Beurteilung der Finger- und Handleisten. München: J. F. Lehmann 1935. — Geyer, H.: (1) Rassenhygiene und Littlesche Krankheit. Erbarzt **2**, 83 (1935). (2) Die angeborenen und früherworbenen Schwachsinnszustände. Fortschr. Neur. **9**, 1 (1937). — Gibotteau: Notes sur le développement des fonctions cérébrales et sur les paralysies d'origine cérébrale chez les enfants. Paris 1889. — Gierlich, M.: Über Symptomatologie, Wesen und Therapie der hemiplegischen Lähmung. Mit besonderer Berücksichtigung der Entwicklung und Funktion der Bewegungszentren in der Wirbeltierreihe. Wiesbaden: J. F. Bergmann 1913. — Goldscheider: (1) Ein Fall von primärer akuter multipler Encephalitis. Charité-Ann. **1892**. (2) Über Poliomyelitis. Z. klin. Med. **23** (1893). — Good, A.: Hereditäre Formen angeborener spastischer Gliedertsarre. Dtsch. Z. Nervenheilk. **13**, 374 (1898). — Gottschick, J.: (1) Die Zwillingsmethode und ihre Anwendbarkeit in der menschlichen Erb- und Rassenforschung. Arch. Rassenbiol. **31**, 185 (1937). (2) Die beiden Hauptfragen der Zwillingsbiologie. Arch. Rassenbiol. **31**, 377 (1937). — Gowers: (1) On athetosis and posthemiplegic disorders of movements. Med.-chir. Trans. **59** (1876). (2) Clinical lecture on birth-palsies. Lancet **1888**. — Greidenberg: Über die posthemiplegischen Bewegungsstörungen. Arch. f. Psychiatr. **17**, 131 (1886). — Greil, A.: (1) Die Krise der Zwillingspathologie. Ätiologie der mongoloiden Idiotie. Wien. klin. Wschr. **1935 I**, 868. (2) Die Krise der Erbpathologie und Eugenik. Erbpflegerische Richtlinien. Wien. klin. Wschr. **1937 II**, 1054. — Günther, M.: Über erworbene Littlesche Starre bei zwei Schwestern. Inaug.-Diss. Göttingen 1927. — Günther, R.: Zur Kasuistik der amniogenen Mißbildungen. Erbarzt **4**, 158 (1937). — Gütt, A., H. Linden u. F. Massfeller: Blutschutz und Ehegesundheitsgesetz. Gesetz und Erläuterungen. München: J. F. Lehmann 1936. — Gütt, A., E. Rüdin u. F. Ruttke: Zur Verhütung erbkranken Nachwuchses. Gesetz und Erläuterungen, 2. Aufl. München 1936. — Guthrie, R. H. and W. M. Lebowitz: Epilepsy in identical twins. J. nerv. Dis. **81**, 388 (1935).

Haase: Jahresbericht der Entbindungsanstalt der Kgl. Charité Berlin pro 1875. Charité-Ann. **2**, 669 (1875). — Hässler, E.: Fehldiagnosen bei Krämpfen im Kindesalter. Dtsch. med. Wschr. **1935 II**, 1396. — Hahn: Zit. nach Ylppö. — Halban: Zit. nach Oppenheim. — Hallervorden: (1) Juvenile amaurotische Idiotie. Neur. Zbl. **73**, 725 (1934). (2) Das Geburtstrauma als Ursache der Entwicklungshemmung im Kindesalter.

Med. Klin. **1937 II.** — Hammerschlag, V.: Die Polyallelie als Grundlage des Erbganges der spastischen Spinalparalyse. Klin. Wschr. **1934 I**, 803. — Hammond: A treatise on the diseases of the nervous system, 1886. — Hanhart, E.: Eine Sippe mit einfach-rezessiver Diplegia spastica infantilis („Littlescher Krankheit") aus einem Schweizer Inzuchtsgebiet. Erbarzt **3**, 165 (1936). — Heine, J. v.: Spinale Kinderlähmung, 2. Aufl. 1860. — Hellner, H.: Untersuchungen über die amniogene Entstehung der Gliedmaßenmißbildung. Teil I u. II. Arch. klin. Chir. **172**, 133 (1932). — Henneberg: Zit. nach Kraepelin. — Henoch, E.: (1) Beiträge zur Kinderheilkunde. Berlin: August Hirschwald 1801. (2) De atrophia cerebri. Inaug.-Diss. Berlin 1842. (3) Vorlesungen über Kinderkrankheiten, 1890. — Henry: Fondation du pavillon des enfants débiles à la Maternité de Paris. Rev. mens. Mal. Enf. **16**, 142 (1898). — Herz, O.: Familiäre progressive cerebrale Diplegie mit angeborener Katarakt. Mschr. Kinderheilk. **37**, 135. — Heschl: (1) J. Kinderheilk. **15**. (2) Prag. Vjschr. prakt. Heilk. **1859**. (3) Prag. Vjschr. prakt. Heilk. **1868**. (4) Arb. Ges. Ärzte Wien **1878**. — Heubner: Über cerebrale Kinderlähmung. Wien. med. Bl. **1883**, Nr 13. — Heydt, A. v. d.: Die Bedeutung der Erblichkeit bei den symptomatischen Epilepsien. Arch. f. Psychiatr. **106**, 333 (1937). — Heyn: Zit. nach Kraepelin. — Higier, H.: (1) Zur Klinik der familiären Optikusaffektionen. Dtsch. Z. Nervenheilk. **10**, 489 (1897). (2) Weiteres zur Klinik der Tay-Sachsschen familiären paralytischen amaurotischen Idiotie. Neur. Zbl. **20**, 843 (1901). (3) Familiäre paralytisch-amaurotische Idiotie und familiäre Kleinhirnataxie des Kindesalters. Dtsch. Z. Nervenheilk. **31**, 231 (1906). (4) Hereditäre Lues und familiäre Lähmung vom zerebralen Typus. Neur. polska **8**, 15 (1925). Ref. Zbl. Neur. **43**, 103 (1926). — Hoffmann, J.: (1) Der Symptomenkomplex der sogenannten spastischen Spinalparalyse als Teilerscheinung einer hereditär-syphilitischen Affektion des Nervensystems. Neur. Zbl. **13**, 470 (1894). (2) Über einen eigenartigen Symptomenkomplex, eine Combination von angeborenem Schwachsinn mit progressiver Muskelatrophie usw. Dtsch. Z. Nervenheilk. **6**, 150 (1895). — Hofmeier, K.: Die Bedeutung der Erbanlagen für die Kinderheilkunde. Stuttgart: Ferdinand Enke 1938 (Beih. Arch. Kinderheilk. **14**). — Holländer: Die Medizin in der klassischen Malerei. Stuttgart: Ferdinand Enke 1903. — Homén: Zit. nach Freud. — Husler, J. u. H. Spatz: Die Keuchhusteneklampsie. Z. Kinderheilk. **38**, 428.

Ibrahim, J.: (1) Cerebrale Kinderlähmung. Curschmanns Lehrbuch der Nervenkrankheiten, 1. Aufl. Berlin 1909. (2) Zit. nach Curtius. — Ichikawa: Über eine der amaurotischen familiären Idiotie verwandte Krankheit mit histologischer Beschreibung. Klin. Mbl. Augenheilk. **47 I**, 73 (1909).

Jablonski: Zit. nach K. Diehl u. O. v. Verschuer. — Jackson, H.: Zit. nach Freud. — Jacobsohn: Über Littlesche Krankheit an Hand einer Erkrankungsgruppe bei drei Geschwistern. Inaug.-Diss. Basel 1907. — Jaensch, W.: Konstitutions- und Erbbiologie in dei Praxis der Medizin. Leipzig: Johann Ambrosius Barth 1934. — Jahnel, F.: Die kongenitale Syphilis und ihre Beziehungen zu Nerven- und Geisteskrankheiten. Klin. Wschr. **1927 I.** — Jakob, A.: (1) Die extrapyramidalen Erkrankungen. Berlin 1923. (2) Über zerebrale Kinderlähmung. Zbl. Neur. **36**, 301 (1924). Ber. über die Sitzg v. 18. Dez. 1920 der Biol. Abt. ärztl. Ver. Hamburg. (3) Die diffuse Sklerose. Aschaffenburgs Handbuch der Geisteskrankheiten, Bd. II. 1929. (4) Zit. nach Josephys Handbuch. — Jaschke, R. Th. v.: Mechanik und klinische Bedeutung des Schädeltraumas unter der Geburt. Mschr. Kinderheilk. **34**, 538 (1926). — Josephy, H.: (1) Familiäre amaurotische Idiotie. O. Bumke u. O. Foersters Handbuch der Neurologie, Bd. XVI, S. 394. 1936. (2) Familiär-diffuse Sklerose (Pelizaeus-Merzbachersche Krankheit). O. Bumke u. O. Foersters Handbuch der Neurologie, Bd. XVI. 1936. (3) Tuberöse Sklerose. O. Bumke u. O. Foersters Handbuch der Neurologie, Bd. XVI, S. 273. 1936. (4) Lobäre Sklerose. Hemiatrophia cerebri. O. Bumke u. O. Foersters Handbuch der Neurologie, Bd. XVI. 1936. — Juda, A.: (1) Über Anzahl und psychische Beschaffenheit der Nachkommen von Schwachsinnigen und normalen Schülern. Z. Neur. **151**, 244 (1934). (2) Neuere Untersuchungen über Belastung und Nachkommenschaft von Schwachsinnigen. Psychiatr.-neur. Wschr. **36**, 565 (1934). (3) Über die Häufigkeit des Vorkommens der sogenannten „physiologischen Dummheit" in Familien von schwachsinnigen und normalen Schülern. Ist es möglich, derartige Fälle nach ihrer Zugehörigkeit zur einen oder anderen Gruppe erbbiologisch zu werten? Allg. Z. Psychiatr. **104**, 347 (1936).

Kahlden, v.: Beitr. path. Anat. **18** (1895). — Kahler, O. u. A. Pick: Beiträge zur Pathologie und pathologischen Anatomie des Centralnervensystems. III. Über die Localisation der posthemiplegischen Bewegungserscheinungen. Prag. Viertelj. prakt. Heilk. **141** (N.F. **1**), 31 (1879). — KAUFMANN, E.: (1) Lehrbuch der speziellen pathologischen Anatomie für Studierende und Ärzte, 7. u. 8. Aufl. Berlin u. Leipzig: V.W.V. 1922. (2) Zit. nach OPPENHEIM. — KAUFMANN, O.: Zur Frage der Erblichkeit der Hernien. Erbarzt **5**, 74 (1938). — KEHRER, E.: Die Armlähmungen bei Neugeborenen. Stuttgart: Ferdinand Enke 1934. Beil. u. H. z. Z. Geburtsh. **107**. — KEHRER, F.: (1) Die erblichen Nervenkrankheiten. Dtsch. Z. Nervenheilk. **83**, 201 (1924). (2) Nervenarzt **2**, 262 (1929). — KEHRER, H.: Spanische Kunst von Greco bis Goya. München: Schmidt-Verlag 1926. — KINGDON: Zit. nach FREUD. — KLEINDIENST, E.: Bedeutung des Alters der Eltern sowie der Reihenfolge der Geburtenzahl der Kinder für ihre geistige und körperliche Minderwertigkeit. Mschr. Kinderheilk. **64**, 24 (1935). — KNAPP u. KOLLER: Zit. nach FREUD. — KOEHLER, O.: Die hand- und fußlosen brasilianischen Geschwister. Ein Beitrag zur Frage der Erbbedingtheit angeborener Mißbildungen. Z. menschl. Vererbgslehre **19**, 670 (1936). — KÖNIG, W.: Über das Verhalten der Hirnnerven bei den cerebralen Kinderlähmungen nebst einiger Bemerkungen über die bei den letzteren zu beobachtenden Formen von Pseudobulbärparalyse. Z. klin. Med. **30** (1896). — Neur. Zbl. **14**, 797 (1895). — KOENIG, W.: (1) Über eine seltene Form der cerebralen Kinderlähmung. Dtsch. med. Wschr. **1893 II**, 1014. (2) Transitorische Hemianopsie und concentrische Gesichtsfeldeinschränkung bei einem Falle von cerebraler Kinderlähmung. Arch. f. Psychiatr. **27**, 937 (1895). (3) Zit. nach OPPENHEIM. (4) Zit. nach KRAEPELIN. (5) Cerebrale Diplegie der Kinder, FRIEDREICHsche Krankheit und multiple Sklerose. Berl. klin. Wschr. **1895 II**. (6) Über die bei den zerebralen Kinderlähmungen zu beobachtenden Wachstumsstörungen. Dtsch. Z. Nervenheilk. **19**, 63 (1901). — KÖPPEN, M.: Beiträge zur pathologischen Anatomie und zum klinischen Symptomencomplex multipler Gehirnerkrankungen. Arch. f. Psychiatr. **26**, 99 (1894). — KOJEVNIKOFF, A. J.: (1) Diplégie spastique progressive (familiale). Rev. Méd. **1895**, No 4. Ref. Revue neur. **3**, 347 (1895). (2) Diplegia spastica familialis progressiva. Neur. Zbl. **14**, 137, 140 (1895). — KONONOW, E.: Diplegia spastica progressiva familialis. Zbl. Neur. **29**, 208 (1921). Sitzgsber. Ges. Nerven- u. Irrenärzte Moskau. — KOOG, F. H.: Über einen Fall von Heredodegeneration, Typus STRÜMPELL, bei Zwillingen. Dtsch. Z. Nervenheilk. **57**, 267 (1917). — KRAEPELIN, E.: Psychiatrie. Ein Lehrbuch für Studierende und Ärzte, 8. Aufl., Bd. IV. Leipzig: Johann Ambrosius Barth 1915. — KRAFFT-EBING, v.: Familiäre spastische Spinalparalyse. Wien. klin. Wschr. **1892 II**. — KRANZ, H.: (1) Lebensschicksale krimineller Zwillinge. Berlin: Julius Springer 1936. (2) Zwillingsforschung. Klin. Fortbildg, Neue deutsche Klinik, Erg.-Bd. 4, S. 134. 1936. (3) Drei Jahre Erbforschung über den angeborenen Schwachsinn (1935—1937). Fortschr. Erbpath. **1**, 281 (1938). — KRETSCHMER: 3 Fälle von familiärer zerebraler Kinderlähmung. Dtsch. med. Wschr. **1920 II**, 1241. — KREUSER: Zit. nach BEYER. — KÜSTNER: Über die Verletzung des Kindes bei der Geburt. Handbuch der Geburtshilfe, Bd. III, 1889. — KUFS, H.: (1) Über eine Spätform der amaurotischen Idiotie und ihre heredofamiliären Grundlagen. Z. Neur. **95**, 169 (1925). (2) Über die Bedeutung der optischen Komponente der amaurotischen Idiotie usw. und die Existenz „spätester" Fälle bei dieser Krankheit. Z. Neur. **109**, 453 (1927). (3) Über die konstitutions- und vererbungspathologischen Grundlagen der Kombination der lipoidzelligen Splenohepatomegalie (NIEMANN-PICK) mit der infantilen Form der amaurotischen Idiotie. Z. Neur. **117**, 753 (1928). (4) Über einen Fall der amaurotischen Idiotie mit atypischem Verlauf und mit terminalen Störungen des Fettstoffwechsels im Gesamtorganismus. Z. Neur. **122**, 395 (1929). (5) Sind die familiär amaurotische Idiotie (TAY-SACHS) und die Splenohepatomegalie (NIEMANN-PICK) in ihrer Pathogenese identisch? Arch. f. Psychiatr. **91**, 101 (1930). — KUNDRAT: (1) Die Porencephalie. Eine anatomische Studie. Graz 1882. (2) Über die intermeningealen Blutungen Neugeborener. Wien. klin. Wschr. **1900 I**, 887.

LAIBLE, F.: Über ungleiche eineiige Zwillinge und Acardie. Inaug.-Diss. Leipzig 1919. — LALLEMAND: Recherches anatomico-pathologiques sur l'encéphale et ses dépendances, Tome III. Zit. nach FREUD u. HENOCH. — LAMY, H.: Sur un cas d'encéphalite corticale et de poliomyélite antérieur associeés. Revue neur. **2**, 313 (1894). — LANDÉ, L.: Entwicklung und Schicksal der im Kaiserin Auguste-Viktoria-Haus geborenen Kinder. Z. Kinderheilk. **20**, 1 (1919). — LANGE, J.: (1) Leistungen der Zwillingspathologie für die Psychiatrie. Allg. Z. Psychiatr. **90**, 122 (1929). (2) Verbrechen als Schicksal. Studien an kriminellen Zwillingen. Leipzig 1929. (3) Zwillingsbildung und Entwicklung der Persönlichkeit. Naturwiss. **21** (1933). (4) Über die Grenzen der Umweltbeeinflußbarkeit erblicher Merkmale beim Menschen. Ber. XII. Jverslg, Frankfurt a. M. **1937**, 145. — LANGE, M.:

Erbbiologie der angeborenen Körperfehler. Stuttgart: Ferdinand Enke 1935. (Beil.-H. Z. orthop. Chir. **63**.) — LANGENBECK, B.: Das Symmetriegesetz der erblichen Taubheit. Z. Hals- usw. Heilk. **39**, 223 (1936). — LEERS, H.: RECKLINGHAUSENsche Krankheit und zerebrales Syndrom bei einem höchstwahrscheinlich eineiigen Zwillingspaar. Z. menschl. Vererbgslehre **19**, 721 (1936). — LEGRAS, A. M.: (1) Med. Inaug.-Diss. Utrecht 1932. (2) Multiple sclerose bij tweelingen. Nederl. Tijdschr. Geneesk. **78**, 174 (1934). (3) Psychose und Kriminalität bei Zwillingen. Z. Neur. **144**, 198 (1938). — LEHMANN, W.: Die Bedeutung der Erbveranlagung bei der Entstehung der Rachitis. Z. Kinderforsch. **57**, 603 (1936). — LENZ, F.: (1) Zur genetischen Deutung von Zwillingsbefunden. Z. Abstammgslehre **62**, 153 (1932). (2) Zur Frage der Ursachen von Zwillingsgeburten. Arch. Rassenbiol. **27**, 294 (1933). (3) Inwieweit kann man aus Zwillingsbefunden auf Erbbedingtheit oder auf Umwelteinfluß schließen? Dtsch. med. Wschr. **1935 II**, 873. (4) Die krankhaften Erbanlagen. BAUR-FISCHER-LENZ' Menschliche Erblehre und Rassenhygiene, 4. Aufl., Bd. 1. München: J. F. Lehmann 1936. — LEWANDOWSKY, M.: (1) Zentrale Bewegungsstörungen. LEWANDOWSKYs Handbuch der Neurologie, 1. Aufl., Bd. 2, S. 685. (2) Über die Bewegungsstörungen der infantilen cerebralen Hemiplegie und die Athétose double. Dtsch. Z. Nervenheilk. **29**, 339 (1905). — LEY: Zit. nach KRAEPELIN. — LICHTENSTEIN: Zit. nach YLPPÖ. — LIEBENAM, L.: (1) Diskordantes Auftreten multipler Mißbildungen bei einem eineiigen Zwillingspaar. Erbarzt **2**, 150 (1935). (2) Die Bedeutung der Erbbiologie für den Kinderarzt. Arch. Kinderheilk. **112**, 94 (1937). (3) Vorweisungen aus der Zwillingspathologie. Ber. 12. Jverslg dtsch. Ges. Vererbgswiss. Frankfurt u. M. **1937**. — LIEBERS: (1) Zur Histopathologie der amaurotischen Idiotie und Myoklonusepilepsie. Z. Neur. **111**, 465 (1927). (2) Zur Histopathologie des 2. Falles von PELIZAEUS-MERZBACHER. Z. Neur. **115** (1928). — LIMBECK: Z. Heilk. **7** (1886). — LINDON: Neuere Auffassungen über die Pathogenese der familiären amaurotischen Idiotie. Acta psychiatr. (Københ.) **5**, 167 (1930). — LISCH, K. u. K. THUMS: Diskordantes Vorkommen von Mikrophakie mit Schichtstar und LITTLEscher Krankheit bei einem eineiigen Zwillingspaar mit Zeichen des Status dysraphicus. Z. menschl. Vererbgslehre **21**, 220 (1937). — LITTLE: (1) Deformities of human frame, 1853. (2) On the influence of abnormal parturition, difficult labours, premature birth, and asphyxia neonatorum on the mental and physical condition of the child, especially in relation to deformities. Trans. Lond. obstetr. Soc. **3** (1862). (3) HOLMES System of Sugery, 1870. — LOBSTEIN, J.: Über die familiären Formen der spastischen Diplegie. Psychiatr. Bl. (holl.) **1923**, 52. Ref. Zbl. Neur. **33**, 217 (1923). — LÖFQVIST: Klinisch-statistische Untersuchungen über Frühgeburten. Acta obstetr. scand. (Stockh.) **11**, Suppl. II. — Diss. Helsingfors 1931. — LOTZE, R.: Zwillinge. Einführung in die Zwillingsforschung. Schr. dtsch. Naturkdever., N.F. **6** (1937). — LOVETT: A clinical consideration of sixty cases of cerebral paralysis in children. Boston. med. J. **188**. — LÜCKE, H.: Seltene Mißbildung der mittleren Wirbelsäuleanlage bei einem menschlichen Zwillingspaarling. Frankf. Z. Path. **50**, 492 (1937). — LÜTH, K.: Endokrine Störungen bei eineiigen Zwillingen. Z. menschl. Vererbgslehre **21**, 55 (1937). — LUPP: Beitrag zur Klinik und Histopathologie der TAY-SACHSschen familiären amaurotischen Idiotie. Arch. Kinderheilk. **79**, 10. — LUXENBURGER, H.: (1) Vorläufiger Bericht über psychiatrische Serienuntersuchungen an Zwillingen. Z. Neur. **116**, 297 (1928). (2) Psychiatrisch-neurologische Zwillingspathologie. Zbl. Neur. **56**, 145 (1930). (3) Theoretische und praktische Bedeutung der Zwillingsforschung. Nervenarzt **3**, 385 (1930). (4) Zur Frage der Manifestationswahrscheinlichkeit des erblichen Schwachsinns und der Letalfaktoren. (Mit einigen Bemerkungen zur zwillingsstatistischen Methodik.) Z. Neur. **135**, 767 (1931). (5) Leistungen und Aussichten der menschlichen Mehrlingsforschung für die Medizin. Z. Abstammgslehre **61**, 223 (1932). (6) Leistungen der Zwillingsforschung für die Medizin. Forschgn u. Fortschr. 8, 211 (1932). (7) Endogener Schwachsinn und geschlechtsgebundener Erbgang. Z. Neur. **140**, 320 (1932). (8) Über einige praktisch-wichtige Probleme aus der Erbpathologie des cyclothymen Kreises. Studien an erbgleichen Zwillingspaaren. Z. Neur. **146**, 87 (1933). (9) Rassenhygienisch wichtige Probleme und Ergebnisse der Zwillingspathologie. E. RÜDINs Erblehre und Rassenhygiene im völkischen Staat. München: J. F. Lehmann 1934. (10) Die Manifestationswahrscheinlichkeit der Schizophrenie im Lichte der Zwillingsforschung. Z. psych. Hyg. **7**, 174 (1935). (11) Untersuchungen an schizophrenen Zwillingen und ihren Geschwistern zur Prüfung der Realität von Manifestationsschwankungen mit einigen Bemerkungen über den Begriff und die Bedeutung der cytoplasmatischen Umwelt im Rahmen des Gesamtmilieus. Z. Neur. **154**, 351 (1935). (12) Die rassenhygienische Bedeutung der Lehren von den Manifestationsschwankungen erblicher Krankheiten. Erbarzt 3, 33 (1936). (13) Zur Frage der geistigen Minderwertigkeit der Erstgeborenen. Mschr. Kinderheilk. **65**, 109 (1936). (14) Eugenische Prophylaxe. E. BLEULERs Lehrbuch der Psychiatrie, 6. Aufl. Berlin: Julius Springer 1937. (15) Psychiatrische Erbpflege. München u. Berlin: J. F. Lehmann 1938.

MAGNI: Le encefalopatie infantili. Riv. Pat. nerv. **33**, 321. — MALAISÉ, v.: Über familiäre infantile Zerebrallähmung. Neur. Zbl. **27**, 1018 (1908). — MARCHAND: Zwei ungleiche eineiige Zwillinge. Münch. med. Wschr. **1919 I**, 140. — MARESCH, R.: Über einen Fall von Kohlenoxydschädigung des Kindes in der Gebärmutter. Wien. med. Wschr. **1929 I**, 454. — MARIE, P.: (1) Hémiplégie cérébrale infantile et maladies infectieuses. Progrès méd. **1885**. (2) Hémiplégie spasmodique infantile. Dict. encycl. des sciences méd., 1888. — MARINESCO, G. et ST. DRAGANESCO: Contribution anatomo-clinique à l'étude du syndrome de FOERSTER. Encéphale **24**, 685 (1929). — MARINESCO, G., M. MANICATIDE et N. JONESCO-SISESTI: Essai de regroupement des maladies familiales de la moelle. À propos d'un cas particulier de paraplégie spasmodique chez trois sœurs. Revue neur. **1934 I**, 641. — MARTIN, R.: Lehrbuch der Anthropologie in systematischer Darstellung mit besonderer Berücksichtigung der anthropologischen Methoden für Studierende, Ärzte und Forschungsreisende, 2. Aufl., Bd. I, II, III. Jena: Gustav Fischer 1928. — MARTIN, R. u. B. K. SCHULTZ: Augenfarben-Tafel. München: J. F. Lehmann. — MASSALONGO: Sull'attetosi doppia. Gazz. Osp. **1894**, 128. — MAUZ, F.: Die Veranlagung zu Krampfanfällen. Leipzig: Georg Thieme 1937. — MAYER, A. L.: Jusepe de Ribera (Lo spagnoletto). Kunstgeschichtliche Monographien, Bd. X. Leipzig: Hiersemann 1908. — MAYGRIER: Le service des débiles à la Maternité de Paris. Obstétrique **14**, 903 (1909). — McNUTT, S.: Double infantile spastic hemiplegia etc. Amer. J. med. Sci. **89**, 58 (1885). — MEIER, E.: Krankheit und Tod in frühester Kindheit. Methode und Ergebnis einer Morbiditätsstatistik des Säuglingsalters. Leipzig: Johann Ambrosius Barth 1936. (Schriftenreihe des Reichsgesundheitsamtes, herausgeg. von H. REITER, unter Mitarb. von E. SCHÜTT, B. MÖLLERS u. H. HAUBOLD, H. 2.) — MELOTTI, G. e J. CANTALAMESSA: Paraplegia spasmodica familiare. Soc. med.-chir. Bologna 1895, Revue neur. **4**, 203 (1896). — MERZBACHER, L.: (1) Eine eigenartige familiär-hereditäre Erkrankungsform (Aplasia axialis extracorticalis congenita). Z. Neur. **3**, 1 (1910). (2) Über die PELIZAEUS-MERZBACHERsche Krankheit. Zbl. Neur. **32**, 202 (1932). — MEYER, K.: Zur Biologie der Zwillinge. Inaug.-Diss. Berlin 1917. — MILLER: Die Frühgeborenen und die Eigentümlichkeiten ihrer Krankheiten. Jb. Kinderheilk. **25**, 179 (1886). — MOEBIUS: Schmidts Jb. **204**, 135 (1884). Zit. nach FREUD. — MOHR: Die SACHSsche Idiotia amaurotica familiaris. Arch. Augenheilk. **1900**. — MÜLLER, M.: Stammbäume von Kindern mit LITTLEscher Krankheit. Erbarzt **4**, 22 (1937).

NAEF: Die spastische Spinalparalyse im Kindesalter. Diss. Zürich 1885. — NAUJOKS, H.: (1) Die Geburtsverletzungen des Kindes. Stuttgart: Ferdinand Enke 1934. (2) Geburtsverletzungen des Kindes. (Vermeidung, Erkennung, Behandlung und Spätfolgen.) Münch. med. Wschr. **1936 I**, 835. — NEUBURGER, F.: Fall einer intrauterinen Hirnschädigung nach einer Leuchtgasvergiftung der Mutter. Beitr. gerichtl. Med. **13**, 85 (1935). — NEVINNY, H.: Über die geburtstraumatischen Schädigungen des Zentralnervensystems. Stuttgart: Ferdinand Enke 1936. — NEWMARK, L.: (1) A contribution to the study of the family form of spastic paraplegia. Amer. J. med. Sci. **1893**. (2) The relation of abnormal birth to certain cerebral affections in children. Pacific med. J. **1894**. — NITSCHE, F.: LITTLEsche Krankheit bei Zwillingen. Erbarzt **3**, 101 (1936). — NITSCHE, F. u. PH. ARMKNECHT: Orthopädische Leiden bei Zwillingen. Z. orthop. Chir. **58**, 518 (1933). — NONNE, M.: Syphilis und Nervensystem, 5. Aufl. Berlin: S. Karger 1924.

OBERSTEINER: Zit. nach FREUD. — OLLIVIER: Traité de la moelle épinière et de ses maladies. Zit. nach HENOCH. — OPPENHEIM, H.: (1) Über 2 Fälle von Diplegia spastica cerebralis oder doppelseitiger Athetose. Berl. klin. Wschr. **1895 II**. (2) Über Mikrophakie und die infantile Form der zerebralen Glossopharyngeolabialparalyse. Neur. Zbl. **14**, 130 (1895). (3) Lehrbuch der Nervenkrankheiten für Studierende und Ärzte, 6. Aufl., Bd. I u. II. Berlin: S. Karger 1913. — OPPENHEIM u. VOGT: Zit. nach CURTIUS. — ORGLER, A.: (1) Beobachtungen an Zwillingen. IV. Mitt. Zur Feststellung der Eineiigkeit von Zwillingen. Dtsch. med. Wschr. **1924 II**. (2) Über Erbgleichheit eineiiger Zwillinge. (Nach Beobachtungen im Säuglingsalter.) Med. Klin. **1935 I**. — ORRICO, J.: Zit. nach WOHLWILL. — OSLER: (1) The cerebral palsies of children. Med. News **1888**. (2) Idiocy and felble-mindedness in relation to infantile hemiplegia. Alien. Neur. **10** (1889). (3) On chorea and choreiform affection. London 1894. — OSTERTAG, B.: (1) Entwicklungsstufen des Gehirns und zur Histologie und Pathogenese, besonders der degenerativen Markerkrankung bei amaurotischer Idiotie. Arch. f. Psychiatr. **75**, 355 (1925). (2) Die erbbiologische Beurteilung angeborener Schäden des Zentralorgans. Dtsch. Z. Nervenheilk. **139**, 49 (1936). (3) Die erbbiologische Beurteilung angeborener Miß- und Fehlbildungen und die Frage gegenseitiger Abhängigkeit. Verh. dtsch. orthop. Ges. **31**, 30 (1937). — OTTO: Lehrbuch der pathologischen Anatomie des Menschen und der Tiere. Zit. nach HENOCH, 1830. — OULMONT: Étude clinique de l'athétose. Thèse de Paris **1878**.

PAECH u. TREMBUR: Zur Rechtsprechung der Erbgesundheitsobergerichte. Dtsch. med. Wschr. **1936 II**, 1922. — PAUL: Über Augenspiegelbefunde bei Neugeborenen. Inaug.-Diss. Halle 1900. — PAULY et CH. BONNE: Maladie familiale à symptomes cérébello-médullaires. Rev. Méd. **1897**, 200. Ref. Neur. Zbl. **17**, 416 (1898). — PELIZAEUS: Über eine eigentümliche Form spastischer Lähmung mit Cerebralerscheinungen auf hereditärer Grundlage. Arch. f. Psychiatr. **16**, 698 (1885). — PERITZ: Pseudobulbär- und Bulbärparalysen des Kindesalters. Berlin 1902. — PFAUNDLER, v. M.: (1) Über die Behandlung der angeborenen Lebensschwäche. Münch. med. Wschr. **54 II**, 1417 (1907). (2) Physiologie des Neugeborenen, DÖDERLEINS Handbuch der Geburtshilfe. Wiesbaden 1915. (3) Säuglingssterblichkeit und Erblichkeit. Münch. med. Wschr. **1936 I**, 395. — PINARD: Zit. nach YLPPÖ. — PINEL: Recherches d'anatomie pathologique sur l'endurcissement du système nerveux. J. Physiol. de Magendie **2**, 191 (1822). — POLL: Über Zwillingsforschung als Hilfsmittel menschlicher Erbkunde. Z. Ethnol. **46**, 87 (1914). — PORAK et DURANTE: Arch. Méd. Enf. **5**, 641 (1902) Zit. nach YLPPÖ. — POTPESCHNIGG: Zit. nach KRAEPELIN.

RANKE, H.: (1) Über zerebrale Kinderlähmung. Jb. Kinderheilk. **24** (1886). (2) Über zerebrale Kinderlähmung, Hemiplegia cerebralis spastica (HEINE), Poliencephalitis acuta (STRÜMPELL). Münch. med. Wschr. **1886 I**. — RAYMOND: (1) Etude anatomique, physiologique et clinique sur l'hémichorée. Thèse de Paris **1876**. (2) Maladies du système nerveux. Scléroses systématiques de la moelle. Paris 1894. — REDLICH: Beitrag zur pathologischen Anatomie der Poliomyelitis anterior acuta i fantum. Wien. klin. Wschr. **1894 I**, 285. — REIL: Zit. nach HENOCH. Reils Arch. Physiol. **2**, 34. — REMAK: Zit. nach CURTIUS. — REY: Referat über EVANS LAMING A condition of rightsided hemiplegia in each of similar twins. Proc. roy. Soc. Med., Sect. Orthop. **17**, 37. — Z. orthop. Chir. **46**, 621 (1924). — RIBERA, J.: Spanischer Maler (1588?—1652?). Der Klumpfuß. Louvre Paris. — RITTER, F. H.: Klinischer Beitrag zum Formenkreis der familiären amaurotischen Idiotie. Abgrenzung gegen das LAWRENCE-BIEDL-Syndrom. Z. Neur. **141**, 402 (1932). — RÖSSLE, R.: (1) Die innere (oder anatomische) Ähnlichkeit blutsverwandter Personen. Verh. dtsch. path. Ges. **29**, 112 (1936). (2) Zur Frage der Ähnlichkeit des Windungsbildes an Gehirnen von Blutsverwandten, besonders von Zwillingen. Sitzgsber. preuß. Akad. Wiss., Berl., Physik.-math. Kl. **14** (1937). — ROGER et SMADJA: Syndrôme de LITTLE à prédominance médullaire chez deux sœurs prématurées hérédospécifiques. Bull. Soc. méd. Hôp. Paris **38**, 72 (1922). — ROMBERG, M. H.: Lehrbuch der Nervenkrankheiten, Bd. I. Zit. nach HENOCH. — ROSANOFF, A. J., L. M. HANDY and J. A. ROSANOFF: Etiology of epilepsy with special reference to its occurence in twins. Arch. de Neur. (Amer.) **31**, 1165 (1934). — ROSENBERG, L.: Kasuistische Beiträge zur Kenntnis der cerebralen Kinderlähmung und der Epilepsie. Kassowitz' Beitr. Kinderheilk., N.F. **4**, 92 (1893). — ROSENFELD: Zur Frage der vererblichen Anlage zu Mehrlingsgeburten. Z. Geburtsh. **50** (1903). — ROSTAN: Zit. nach FREUD. — RÜDIN, E.: (1) Studien über Vererbung und Entstehung geistiger Störungen. I. Zur Vererbung und Neuentstehung der Dementia praecox. Monographien Neur. **1916**. (2) Erblehre und Rassenhygiene im völkischen Staat. München: J. F. Lehmann 1934. — RUSSELL: Familial progressive diffuse cerebral sclerosis of infants. Arch. Dis. Childh. **12**, 71 (1937).

SACHS, B.: (1) Zit. nach KRAEPELIN. (2) On arrested cerebral development, with special reference to its cortical pathology. Dtsch. med. Wschr. **1887**. (3) Anatomischer Befund in einem Falle vom Typus TAY-SACHS. Dtsch. med. Wschr. **1903**. (4) Die amaurotische familiäre Idiotie. Dtsch. med. Wschr. **1903**. (5) On amaurotic family idiocy. J. nerv. Dis. **1903**. (6) Amaurotic family idiocy and general lipoid degeneration. Arch. Neur. **21**, 247 (1929). — SACHS and PETERSON: A study of cerebral palsies of carly life based upon on analysis of one hundred and forty cases. J. nerv. Dis. **1890**. — SCHADE, H. u. M. KÜPER: Der angeborene Schwachsinn in der Rechtsprechung der Erbgesundheitsobergerichte. Erbarzt **5**, 66 (1938). — SCHAFFER, K.: (1) Weitere Beiträge zur pathologischen Histologie der familiären amaurotischen Idiotie. J. Psychol. u. Neur. **6**, 84 (1905). (2) Über das morphologische Wesen und die Histopathologie der hereditär systematischen Nervenkrankheiten.

Berlin 1926. (3) Sind die familiäre amaurotische Idiotie (TAY-SACHS) und die Splenohepatomegalie (NIEMANN-PICK) in ihrer Pathogenese identisch? Arch. f. Psychiatr. **89**, 814 (1930). (4) Das Verhältnis der Splenohepatomegalie zur amaurotischen Idiotie. Zbl. Neur. **61**, 501 (1931). (5) Epikritische Bemerkungen zur Frage des Verhältnisses zwischen NIEMANN-PICK und TAY-SACHS, sowie über die letztere Form im allgemeinen. Arch. f. Psychiatr. **93**, 767 (1931). (6) Grundsätzliche Bemerkungen zur Pathogenese der amaurotischen Idiotie. Mschr. Psychiatr. **84**, 117 (1932). — SCHAFFER, K. u. D. MISKOLCZY: Anatomische Wesensbestimmung der hereditär-organischen Nerven-Geisteskrankheiten. Acta med. scand. (Stockh.), Suppl. **75** (1936). — SCHATTENBERG: Über einen umfangreichen porencephalitischen Defekt des Gehirns bei einem Erwachsenen. Beitr. path. Anat. **5**, 119 (1889). — SCHERP, R.: Die Bedeutung des Quadrizepsphänomens für die Entwicklung der Gehfähigkeit LITTLE-Kranker. Z. orthop. Chir. **48**, 526 (1927). — SCHILDER, P.: (1) Zur Kenntnis der sogenannten diffusen Sklerose. Z. Neur. **10**, 1 (1912). (2) Die Encephalitis periaxialis diffusa. Arch. f. Psychiatr. **71**, 327 (1924). — SCHILLER, M.: Zwillingsprobleme, dargestellt auf Grund von Untersuchungen an Stuttgarter Zwillingen. Z. menschl. Vererbgslehre **20**, 284 (1936). — SCHLEICHER, R. u. M. SCHILLER: Die Geschichte der Zwillinge als Prüfstein der Krankheiten von Anlage und Umwelt von FRANCIS GALTON, F.R.S. abgedruckt in den Anthropologischen Miscellen des J. Anthrop. Inst. of Great Britain a. Ireland (Lond.), Jan. **1876**. Erbarzt **1/2**, 132 (1935). — SCHLESINGER: Zit. nach KRAEPELIN. — SCHMITZ, W.: Die Rechtssprechung der Erbgesundheitsgerichte II. Med. Welt **1936 I**. — SCHOB, F.: (1) Kongenitale früherworbene und heredofamiliäre organische Nervenkrankheiten. KRAUS-BRUGSCH' Spezielle Pathologie und Therapie innerer Krankheiten, Bd. 10, Teil 3, S. 789. (2) Pathologische Anatomie der Idiotie. BUMKEs Handbuch der Geisteskrankheiten, Bd. XI, Spez. Teil 7, S. 779. 1930. — SCHOLZ, W.: (1) Zur Kenntnis des Status marmoratus (C. u. O. VOGT) (infantile partielle Striatumsklerose). Z. Neur. 88, 355 (1924). (2) Klinische, pathologisch-anatomische und erbbiologische Untersuchungen bei familiärer diffuser Hirnsklerose im Kindesalter. Z. Neur. **99**, 651 (1925). (3) Pathologische Anatomie des Zentralnervensystems. W. WEYGANDTs Lehrbuch der Neurologie und Psychiatrie, S. 135. Halle 1935/36. (4) Anatomische Anmerkungen zu den Beziehungen zwischen Epilepsie und Idiotie. Verh. Ges. dtsch. Neur. u. Psychiatr. 1, 205 (1936). — SCHRÖDER, H.: Die Sippschaft der mongoloiden Idiotie. Z. Neur. **160**, 73 (1937). — SCHÜLLER: Zit. nach OPPENHEIM. Wien. klin. Rdsch. **1905**. — SCHULTE, H.: Die Zwillingsgemeinschaft (bei eineiigen und zweieiigen Paaren. Med. Welt **1934 I**. — SCHULTZE: Beitrag zur Lehre von den angeborenen Hirndefekten (Porencephalie). Heidelberg 1886. — SCHULZ, B.: (1) Zur Genealogie des Mongolismus. Z. Neur. **134**, 268 (1931). (2) Methodik der medizinischen Erbforschung unter besonderer Berücksichtigung der Psychiatrie. Leipzig: Georg Thieme 1936. — SCHWARTZ, PH.: (1) Die Ansaugungsblutungen im Gehirn Neugeborener. Z. Kinderheilk. **29**, 102 (1921). (2) Die Geburtsschädigungen des Gehirns und die VIRCHOWsche Encephalitis interstitialis neonatorum. Zbl. Path. **32**, 57 (1921). (3) Die traumatische Gehirnerweichung bei Neugeborenen. Z. Kinderheilk. **31**, 51 (1921). (4) Die traumatische Geburtsschädigung des Gehirns. Münch. med. Wschr. **1922 I**, 292. (5) Die traumatische Geburtsschädigung des Gehirns. Münch. med. Wschr. **1922 II**, 1431. (6) Erkrankungen des Zentralnervensystems nach traumatischen Geburtsschädigungen. Anatomische Untersuchungen. Z. Neur. **90**, 263 (1924). (7) Traumatische Schädigung des Gehirns bei der Geburt und Pathologie des frühesten Kindesalters. Dtsch. med. Wschr. **1924 II**, 1375. (8) Zur anatomischen Lokalisation und Ausdehnung von Erkrankungen des Großhirns. Klin. Wschr. **1925 I**, 349. (9) Die traumatischen Schädigungen des Zentralnervensystems durch die Geburt. Erg. inn. Med. **31**, 165. (10) Erkrankungen des Zentralnervensystems durch traumatische Geburtsschädigung. Münch. med. Wschr. **1925 II**, 1056. (11) Die geburtstraumatische Schädigung des Kopfes Neugeborener und ihre Bedeutung für die Pathologie. Mschr. Kinderheilk. **34**, 511 (1926). — SEELIGMÜLLER: Sklerose der Seitenstränge des Rückenmarks bei vier Kindern derselben Familie. Dtsch. med. Wschr. **1876 I**. — SEEMANN, M.: Die Bedeutung der Zwillingspatholcgie für die Erforschung von Sprachleiden. Arch. Sprach- u. Stimmheilk., II. Abt. Arch. vergl. Phon. **1**, 88 (1937). — SEITZ, L.: (1) Über die Genese intrakranieller Blutungen bei Neugeborenen. Zbl. Gynäk. **36**, 1 (1912). (2) Zit. nach JASCHKE. — SELLHEIM: Aussprache. Mschr. Kinderheilk. **39**, 617 (1926). — SHAW: Zit. nach WOHLWILL. — SHUTTLEWORTH: Zit. nach KRAEPELIN. — SIEGMUND, H.: Die Entstehung von Porencephalien und Sklerose aus geburtstraumatischen Hirnschädigungen. Virchows Arch. **241**, 237. — SIEMENS, H. W.: (1) Einführung in die allgemeine und spezielle

Vererbungspathologie des Menschen, 2. Aufl. Berlin: Julius Springer 1923. (2) Erythrodermie ichthyosiforme congénitale. Klin. Wschr. **1923 II**, 2058. (Dem.). (3) Die Zwillingspathologie. Ihre Bedeutung. Ihre Methodik. Ihre bisherigen Ergebnisse. Berlin: Julius Springer 1924. (4) Die Leistungsfähigkeit der zwillingspathologischen Arbeitsmethode für die ätiologische Forschung. Münch. med. Wschr. **1924 I**, 11. (5) Über die Bedeutung der Erbanlagen für die Entstehung der Muttermäler. Arch. f. Dermat. **1924**. (6) Einige Bemerkungen über die Ähnlichkeitsdiagnose der Eineiigkeit. Arch. Rassenbiol. **31**, 211 (1937).— SIMS: Über Hypertrophie und Atrophie des Gehirns. Sammlg. z. Kenntnis d. Gehirn- und Rückenmarkskrankheiten (aus dem Englischen und Französischen von A. GOTTSCHALK). Herausgeg. F. NASSE. Stuttgart 1837. — SINGER, L.: Zur Pathogenese der Keuchhustenapoplexie und Keuchhusteneklampsie. Virchows Arch. **274**, 645 (1930). — SJÖGREN, T.: Die juvenile amaurotische Idiotie. Klinische und erblichkeitsmedizinische Untersuchungen. Hereditas (Lond.) **14**, 197 (1931). — SMITH, J. CH.: Das Ursachenverhältnis des Schwachsinns beleuchtet durch Untersuchungen von Zwillingen. Z. Neur. **125**, 678 (1930). — SOBOTTA: Eineiige Zwillinge und Doppelmißbildungen des Menschen im Lichte neuerer Forschungsergebnisse der Säugetierembryologie. MEYER-SCHWALBEs Studien zur Pathologie der Entwicklung, 1, 3. 1914. — SOUQUES, A.: Contribution à l'étude de la forme familiale de la paraplégie spasmodique spinale. Revue neur. **3**, 1 (1895). — SPATZ, H.: (1) Physiologie und Pathologie der Stammganglien. Handbuch der normalen und pathologischen Physiologie, Bd. X, S. 318. 1924. (2) Morphologische Grundlagen der Restitution im Zentralnervensystem. Ref. 20. Verslg. Ges. dtsch. Nervenärzte 1930, S. 53. (3) Über die Vorgänge nach experimenteller Rückenmarksdurchtrennung mit besonderer Berücksichtigung der Unterschiede der Reaktionsweise des reifen und des unreifen Gewebes. NISSLs und ALZHEIMERs Arbeiten über die Großhirnrinde, Erg.-Bd., S. 49, 1921. — SPIELMEYER, W.: (1) Klinische und anatomische Beiträge über eine besondere Form von familiärer amaurotischer Idiotie. Nissls Beitr. **2** (1905). (2) Der anatomische Befund bei einem 2. Fall von PELIZAEUS-MERZBACHERscher Krankheit. Zbl. Neur. **32**, 203 (1923). (3) Vom Wesen des anatomischen Prozesses bei der familiären amaurotischen Idiotie. J. Psychol. u. Neur. **38**, 120 (1929). (4) Familiäre amaurotische Idiotie. Zbl. Ophthalm. **10**, 161. (5) Störungen des Lipoidstoffwechsels bei Erbkrankheiten des Nervensystems. (Am Beispiel der familiären amaurotischen Idiotie.) Klin. Wschr. **1933 II**, 1273. — STERTZ, G.: Cerebrale Kinderlähmung. CURSCHMANNs Lehrbuch der Nervenkrankheiten, 2. Aufl. Berlin **1909**. — STOLPER: Zit. nach KRAEPELIN. — STIEFLER, G.: LITTLEsche Krankheit bei Geschwistern und bei Zwillingen. J. Psychol. u. Neur. **37**, 362 (1928). — STRASSMANN: Das Leben vor der Geburt. Slg klin. Vortr., N.F. Nr 353 (1903). — STRÜMPELL, A.: (1) Über die akute Encephalitis der Kinder. (Poliencephalitis acuta, cerebrale Kinderlähmung.) Jb. Kinderheilk. **22**, 173 (1885). (2) Über eine bestimmte Form der primären kombinierten Systemerkrankung des Rückenmarks, im Anschluß an einen Fall von spastischer Spinalparalyse mit vorherrschender Degeneration der Pyramidenbahnen und geringerer Beteiligung der Kleinhirn-Seitenstrangbahnen und der GOLLschen Stränge. Arch. f. Psychiatr. **17**, 217 (1886). (3) Über primäre akute Encephalitis. Dtsch. Arch. klin. Med. **47**, 53 (1891). (4) Über die hereditäre spastische Spinalparalyse. Dtsch. Z. Nervenheilk. **4**, 173 (1893). (5) Lehrbuch der speziellen Pathologie und Therapie der inneren Krankheiten, 23./24. Aufl., Bd. II. Leipzig: F. C. W. Vogel 1922. (6) Zit. nach WOHLWILL. — STUMPF u. SICHERER: Beitr. Geburtsh. **13**. — STUMPFL, F.: Die Ursprünge des Verbrechens. Dargestellt am Lebenslauf von Zwillingen. Leipzig: Georg Thieme 1936. — SUTHERLAND: Paralysie congénitale avec tremblements disséminés. Ann. Méd. chir. **1899**, No 22. Ref. Neur. Zbl. **19**, 321 (1900).

THOMALLA, C.: Ein Fall von Torsionsspasmus mit Sektionsbefund usw. Z. Neur. **41**, 311 (1918). — THORNDIKE: (1) Measurements of twins. Arch. of Philos. a. Psychol. **1905**, Nr 1. (2) The resemblence of young twins in handwriting. Amer. Naturalist **49**, 377 (1914). — THUMS, K.: (1) Zur Klinik und Erbbiologie der spastischen Heredodegeneration des Nervensystems. Z. Konstit.lehre **16**, 513 (1932). (2) Neurologische Zwillingsstudien. I. Mitteilung. Zur Erbpathologie der multiplen Sklerose. Eine Untersuchung an 51 Zwillingspaaren. Z. Neur. **155**, 185 (1936). (3) Vorläufige Mitteilung über Zwillingsuntersuchungen bei multipler Sklerose. Dtsch. Z. Nervenheilk. **139**, 34 (1936). (4) Zwillingsuntersuchungen bei zerebraler Kinderlähmung (LITTLEscher Krankheit, angeborener spastischer Hemi-, Di- und Tetraplegie). Z. Neur. **158**, 151 (1936). Ber. 2. Jverslg Ges. dtsch. Neur. u. Psychiatr. Frankfurt a. M., 22.—25. Aug. **1936**. (5) Zwillingsuntersuchungen bei zerebraler Kinderlähmung (LITTLEsche Krankheit, angeborene spastische Hemi-, Di- und Tetraplegie).

Verh. dtsch. orthop. Ges., 31. Kongreß Königsberg, 28.—30. Aug. **1936**, 100. (6) Zur Praxis der neurologischen Erbforschung. Nervenarzt **10**, 441 (1937). (7) Zwillingsforschung in der Neurologie. Zbl. inn. Med. **59**, 2, 33 (1938). (8) Myatonia congenita (OPPENHEIM) bei eineiigen Zwillingen. II. Mitt. Z. Neur. **162**, 233 (1938). — TIEDEMANN: Zit. nach HENOCH. — TOOTH: Hereditary spastic paraplegie. St. Barth. Hosp. Rev. **27** (1891). Ref. Neur. Zbl. **1892**, 246. — TREDGOLD: Zit. nach KRAEPELIN. — TSCHUGUNOFF, S.: Diplegia spastica familiaris. Neur. Zbl. **31**, 1194 (1912). Sitzgsber. Ärztekonf. Klinik Nervenkranke Moskau. TÜRCK: Zit. nach FREUD. — TURNER: Zit. nach FREUD.

VALENTIN, B.: Beiträge zur Ätiologie der kongenitalen Mißbildungen. Verh. dtsch. orthop. Ges. **21**, 406 (1927). [Beil.-H. Z. orthop. Chir. **48** (1927)]. — VARIOT u. ROY: Zit. nach OPPENHEIM. — VELLGUTH, L.: Amniogene Mißbildungen? Erbarzt **4**, 73 (1934). — VERSCHUER, FRH. O. v.: (1) Ein Fall von Monochorie bei zweieiigen Zwillingen. Münch. med. Wschr. **1925 I**, 184. (2) Die vererbungsbiologische Zwillingsforschung, ihre biologischen Grundlagen. Studien an 102 eineiigen und 45 gleichgeschlechtlichen zweieiigen Zwillings- und 2 Drillingspaaren. Erg. inn. Med. **31**, 35 (1927). (3) Ergebnisse der Zwillingsforschung. Verh. Ges. phys. Anthrop. **6** (1931). (4) Die erbbiologischen Grundlagen der Mehrlingsforschung. Z. Abstammgslehre **61** (1932). (5) Neue Ergebnisse der Zwillingsforschung. Arch. Gynäk. **156**, 1934. (6) Die Krankheitsvererbung vom allgemein medizinischen Standpunkt. Ber. ophthalm. Ges. **51**, 17 (1936). (7) Die biologischen Grundlagen der Zwillingsforschung. Erbarzt **4**, 1 (1937). (8) Erbpathologie. Ein Lehrbuch für Ärzte und Medizinstudierende, 2. Aufl. Dresden u. Leipzig: Theodor Steinkopff 1937. — VILLINGER, W.: (1) Die Versorgung erbbiologisch minderwertiger Kinder (einschließlich Demonstration erbbiologisch interessanter Fälle aus dem Gebiet der Epilepsie). Z. Gesdh.verw. **5**, 544 (1934). (2) Zur Frage der erblichen Fallsucht. Münch. med. Wschr. **1937 I**, 461. (3) Angeborener Schwachsinn (nach Erscheinungsbild und Abgrenzung) und das Erbkrankheitenverhütungsgesetz. Z. Kinderforsch. **47**, 36 (1938). — VIRCHOW, R.: Zit. nach SCHWARTZ. — VIZIOLI, R.: Quattro casi di diplegia spastica familiare infantile eredo-sifilitica. Ann. Neur. **16**. Ref. Neur. Zbl. **19**, 79 (1900). — VOGT, C.: Sur l'état marbré du striatum. J. Psychol. u. Neur. **31**, 256 (1925). — VOGT, C. u. O.: (1) Zur Lehre der Erkrankungen des striären Systems. J. Psychol. u. Neur. **25**, Erg.-H. 3 (1920). (2) Die nosologische Stellung des Status marmoratus des Striatums. Psychiatr.-neur. Wschr. **1926 I**, 85. (3) Zur psychiatrischen Würdigung der ANTONschen Entdeckung und Wertung des Status marmoratus. J. Psychol. u. Neur. **37**, 387 (1928). — VOGT, H.: (1) Über familiär-amaurotische Idiotie und verwandte Krankheitsbilder. Mschr. Psychiatr. **18**, 161, 310 (1906). (2) Quelques considérations générales à propos du syndrome du corps strié. J. Psychol. u. Neur. **12**, Erg.-H. (1909). — VOSS, O.: Klinische und pathologisch-anatomische Folgeerscheinungen geburtstraumatischer Schädigungen des Felsenbeines. Mschr. Kinderheilk. **34**, 568 (1926).

WACHSMUTH: Zit. nach KRAEPELIN. — WALL: Über die Weiterentwicklung frühgeborener Kinder mit besonderer Berücksichtigung späterer nervöser, psychischer und intellektueller Störungen. Mschr. Geburtsh. **37**, 456 (1913). — WALLENBERG: Ein Beitrag zur Lehre von den cerebralen Kinderlähmungen. Jb. Kinderheilk. **24**, 384 (1886). — WEBER, E.: (1) Neuere Ergebnisse der Zwillingsforschung. (I. Die Varietäten der menschlichen Wirbelsäule. — II. Die LITTLEsche Krankheit.) Volk u. Rasse **12**, 145 (1937). (2) Neue Ergebnisse der Zwillingsforschung auf dem Gebiete der Nervenkrankheiten. Volk u. Rasse **13**, 287 (1938). — WEBER, P.: Complete mindlessnes and cerebral diplegia etc. Brit. J. Childr. Dis. **28**, 14 (1931). — WEICKSEL, M.: Angeborener Schwachsinn bei Zwillingen. Z. Neur. **15**, 220 (1913). — WEINBERG, W.: (1) Pflügers Arch. **88**, 346 (1902). (2) Probleme der Mehrlingsgeburtenstatistik. Z. Geburtsh. **47** (1902). (3) Die Anlage zur Mehrlingsgeburt beim Menschen und ihre Vererbung. Arch. Rassenbiol. **6**, 28 (1909). (4) Die Kinder der Tuberkulösen. Leipzig: S. Hirzel 1913. — WEIR MITCHELL, S.: Post-paralytic Chorea. Zit. nach FREUD. — WEISSENBERG, S.: (1) Referat von S. N. DAVIDENKOW, die erblichen Krankheiten des Nervensystems. Arch. Rassenbiol. **19**, 102 (1927). (2) Erbliche Nervenkrankheiten. Arch. Rassenbiol. **19**, 425 (1927). — WEITZ, W.: (1) Studien an eineiigen Zwillingen. Z. klin. Med. **101**, 115 (1924). (2) Die Vererbung innerer Krankheiten. Stuttgart: Ferdinand Enke 1936. — WERNICKE, C.: Lehrbuch der Geisteskrankheiten, Spez. Bd. 3. 1881. — WESTPHAL: Zit. nach WOHLWILL. — WEYGANDT, W.: (1) Das Problem der Erblichkeit bei jugendlichem Schwachsinn und bei Epilepsie. Z. Neur. **152**, 644 (1935). (2) Der jugendliche Schwachsinn, seine Erkennung, Behandlung und Ausmerzung. Stuttgart: Ferdinand Enke 1936. (3) Seelische Spätreife und ihre gesetzliche Auswirkung. Münch. med. Wschr. **1937 I**,

456. — WICKE, R.: Ein Beitrag zur Frage der familiären diffusen Sklerosen einschließlich der PELIZAEUS-MERZBACHERschen Krankheit und ihrer Beziehungen zur amaurotischen Idiotie. Z. Neur. **162**, 741 (1938). — WIEMER: Zit. nach CURTIUS. — WILDER: (1) Duplicate twins and double mousters. Amer. J. Anat. **3**, 387 (1904). (2) Zur körperlichen Identität bei Zwillingen. Anat. Anz. **32**, 193 (1908). (3) Palmes and soles. Amer. J. Anat. **1**, Nr 4. (4) Physical correspondence in two sets of duplicate twins. J. Hered. **10**, 410 (1919). — WILSON, S. A. K. and J. M. WOLFSOHN: Organic nervous disease in identical twins. Arch. of Neur. **21**, 477 (1929). — WOHLWILL, F.: (1) Zur Frage der sogenannten Encephalitis congenita. 1. Teil. Z. Neur. **68**, 384. (2) Zur Frage der sogenannten Encephalitis congenita. 2. Teil. Z. Neur. **73**, 360 (1921). (3) Traumatische Geburtsschädigungen des Gehirns. Münch. med. Wschr. **1922 II**, 256. (4) Zur Frage der Encephalitis congenita. Verh. dtsch. path. Ges., 19. Tagg **1923**, 297. (5) Die Bedeutung des Geburtstraumas für die Entstehung von Gehirnerkrankungen. Klin. Wschr. **1926 I**, 805, 853. (6) Encephalitis congenita. Zbl. Neur. **30**, 78. (7) Über akute pseudolaminäre Ausfälle in der Großhirnrinde bei Krampfkranken. Mschr. Psychiatr. **80**, 139 (1931). (8) Cerebrale Kinderlähmung. O. BUMKE u. O. FOERSTERS Handbuch der Neurologie, S. 35. Berlin: Julius Springer 1936. — WOHLWILL, F. u. H. E. BOCK: (1) Über Entzündungen der Placenta und fetale Sepsis. Arch. Gynäk. **135**, 271 (1928). (2) Weitere Untersuchungen über Entzündungen der Placenta und fetale Sepsis. Beitr. path. Anat. **85**, 469 (1930). — WOLFSLAST: Zit. nach LENZ. Menschliche Erblehre, 4. Aufl., S. 511 (persönl. Mitt.). — WOLPERT, J.: Klinischer Beitrag zur progressiven familiären zerebralen Diplegie. Z. Neur. **34**, 343 (1916). — WOODS, F. A.: (1) Twins prove the importance of chromosomes. J. Hered. **10**, 423 (1919). (2) A definition of heredity — "Nature vs. Nurture" not a good expression. J. Hered. **10**, 426 (1919). — WUILLANNER, TH.: De l'épilepsie dans l'hémiplégie spasmodique infantile. Thèse de Paris **1882**, No 274.

YAMAOKA, Y.: Studien über das Keuchhustengehirn. Z. Kinderheilk. **47**, 543 (1929). — YLPPÖ, A.: (1) Pathologisch-anatomische Studien bei Frühgeborenen. Makroskopische und mikroskopische Untersuchungen mit Hinweisen auf die Klinik und mit besonderer Berücksichtigung der Hämorrhagien. Z. Kinderheilk. **20**, 212 (1919). (2) Pathologisch-anatomische Studien bei Frühgeborenen. Festschr. Kais. Augusta Victoria-Hauses 1919, S. 211. (3) Zur Physiologie, Klinik und zum Schicksal der Frühgeborenen. Z. Kinderheilk. **24**, 1 (1919). (4) Das Wachstum der Frühgeborenen von der Geburt bis zum Schulalter. Untersuchungen über Massen-, Längen-, Thorax- und Schädelwachstum bei 700 Frühgeborenen. Z. Kinderheilk. **24**, 111 (1919). (5) Einige Kapitel aus der Pathologie der frühgeborenen Kinder. Klin. Wschr. **1922 I**, 1241. (6) Zum Entstehungsmechanismus der Blutungen bei Frühgeburten und Neugeborenen. Z. Kinderheilk. **38**, 32 (1924). (7) Das Schädeltrauma bei der Geburt. Mschr. Kinderheilk. **34**, 502 (1926). (8) Pathologie der Frühgeborenen, einschließlich der „debilen" und „lebensschwachen" Kinder. PFAUNDLER-SCHLOSSMANNS Handbuch der Kinderheilkunde, Bd. I. 1931.

ZAHN: Zit. nach OPPENHEIM. — ZAPPERT: (1) Über Dauerschäden des Nervensystems nach Geburtsverletzungen des Gehirns. Mschr. Kinderheilk. **34**, 559 (1926). (2) Kinderlähmungen. Wien u. Berlin: Julius Springer 1933. (Bücher der ärztlichen Praxis 37.) — ZIEHEN: Cerebrale Kinderlähmung. Handbuch der Nervenkrankheiten des Kindesalters, Berlin 1912. Zit. n. WOHLWILL (8). — ZIPPERLEN, V.: Untersuchungen an 27 ein- und 25 zweieiigen Zwillingen. Inaug.-Diss. Tübingen 1926 (Manuskript). — ZMUDZINSKI: Über Temperatur- und Gewichtsverhältnisse der Neugeborenen in den ersten Lebenstagen. Inaug.-Diss. Berlin 1910.

Namenverzeichnis.

Sachverzeichnis.

Druck der Universitätsdruckerei H. Stürtz A.G., Würzburg.

VERLAG VON JULIUS SPRINGER / BERLIN

Grundzüge einer Konstitutions-Anatomie. Von Professor Dr. **Walter Brandt,** Abteilungsvorsteher am Anatomischen Institut der Universität Köln. Mit 135 Abbildungen. IV, 382 Seiten. 1931. RM 28.—; gebunden RM 29.80

Allgemeine Konstitutionslehre in naturwissenschaftlicher und medizinischer Betrachtung. Von **O. Naegeli,** o. ö. Professor der Inneren Medizin an der Universität und Direktor der Medizinischen Universitätsklinik Zürich. Zweite Auflage. Mit 32 zum Teil farbigen Abbildungen. VII, 190 Seiten. 1934. RM 15.—; gebunden RM 16.20

Anthropometrie. Anleitung zu selbständigen anthropologischen Erhebungen. Von **Rudolf Martin** †. Zweite, vermehrte Auflage. Mit 22 Abbildungen. IV, 51 Seiten. 1929. RM 4.32

Körpermaß-Studien an Kindern. Von **M. v. Pfaundler,** München. (Sonderabdruck aus der „Zeitschrift für Kinderheilkunde", Band XIV, Heft 1/2.) Mit 5 Textfiguren und 8 Tafeln. V, 148 Seiten. 1916. RM 4.32

Praktische Übungen zur Vererbungslehre für Studierende, Ärzte und Lehrer. Von Professor Dr. **Günther Just,** Berlin-Dahlem. Zweite, vermehrte und verbesserte Auflage.

Erster Teil: **Allgemeine Vererbungslehre.** Mit 55 Abbildungen. VI, 137 Seiten. 1935. RM 6.—; gebunden RM 6.90

Zweiter Teil: **Menschliche Erblehre.** In Vorbereitung.

Einführung in die allgemeine und spezielle Vererbungspathologie des Menschen. Ein Lehrbuch für Studierende und Ärzte. Von Professor Dr. **Hermann Werner Siemens,** München. Zweite, umgearbeitete und stark vermehrte Auflage. Mit 94 Abbildungen und Stammbäumen im Text. IX, 286 Seiten. 1923. RM 10.80

Die Zwillingspathologie. Ihre Bedeutung, ihre Methodik, ihre bisherigen Ergebnisse. Von Professor Dr. **Hermann Werner Siemens,** München. Mit 14 Abbildungen. IV, 103 Seiten. 1924. RM 3.37

Zeitschrift für menschliche Vererbungs- und Konstitutionslehre. Unter Mitwirkung von W. Albrecht-Tübingen, C. B. Davenport-Cold Spring Harbor, E. Kretschmer-Marburg, O. Kroh-Tübingen, H. Lundborg-Uppsala, M. von Pfaundler-München, H. Reiter-Berlin, R. Rössle-Berlin, H. W. Siemens-Leiden, O. Freiherr v. Verschuer-Frankfurt a. M., A. Vogt-Zürich. Herausgegeben von **G. Just**-Berlin-Dahlem und **K. H. Bauer**-Breslau. Jährlich erscheinen etwa 1⅓ Bände. Maximalpreis für 1939 RM 200.—

Zu beziehen durch jede Buchhandlung

VERLAG VON JULIUS SPRINGER / BERLIN

Erblichkeit und Nervenleiden. Von Dr. **F. Kehrer,** o. ö. Professor, Direktor der Psychiatrischen und Nervenklinik Münster i. W. **I. Ursachen und Erblichkeitskreis von Chorea, Myoklonie und Athetose.** („Monographien aus dem Gesamtgebiete der Neurologie und Psychiatrie", 50. Band.) Mit 6 Abbildungen und 54 Stammbäumen. IV, 136 Seiten. 1928. RM 16.20

Die Nachkommenschaft bei endogenen Psychosen. Genealogisch-charakterologische Untersuchungen von Dr. **Hermann Hoffmann,** a. o. Professor für Psychiatrie und Neurologie an der Universität Tübingen. („Monographien aus dem Gesamtgebiete der Neurologie und Psychiatrie", 26. Band.) Mit 43 Textabbildungen. VI, 234 Seiten. 1921. RM 16.20

Die Veranlagung zu seelischen Störungen. Von Dr. **Ferdinand Kehrer,** o. ö. Professor, Direktor der Psychiatrischen und Nervenklinik Münster i. W., und Dr. **Ernst Kretschmer,** ord. Professor für Psychiatrie und Neurologie in Marburg. („Monographien aus dem Gesamtgebiete der Neurologie und Psychiatrie", 40. Band.) Mit 5 Textabbildungen und 1 Tafel. IV, 206 Seiten. 1924. RM 10.80

Vererbung und Seelenleben. Einführung in die psychiatrische Konstitutions- und Vererbungslehre. Von Dr. **Hermann Hoffmann,** a. o. Professor für Psychiatrie und Neurologie an der Universität Tübingen. Mit 104 Abbildungen und 2 Tabellen. VI, 258 Seiten. 1922. RM 7.65

Körperbau und Charakter. Untersuchungen zum Konstitutionsproblem und zur Lehre von den Temperamenten. Von Dr. **Ernst Kretschmer,** ord. Professor für Psychiatrie und Neurologie in Marburg. Elfte und zwölfte, verbesserte und vermehrte Auflage. Mit 45 Abbildungen. X, 243 Seiten. 1936. Gebunden RM 13.60

Erbanlage und Verbrechen. Charakterologische und psychiatrische Sippenuntersuchungen. Von **Friedrich Stumpfl,** Kaiser-Wilhelm-Institut für Genealogie und Demographie der Deutschen Forschungsanstalt für Psychiatrie in München. (Studien über Vererbung und Entstehung geistiger Störungen. Herausgegeben von E. Rüdin, München. V.) („Monographien aus dem Gesamtgebiete der Neurologie und Psychiatrie", 61. Band.) Mit 18 Abbildungen. VI, 302 Seiten. 1935. RM 28.—

Lebensschicksale krimineller Zwillinge. Von Dr. med. **Heinrich Kranz,** Assistent der Psychiatrischen und Nervenklinik, Breslau. VI, 251 Seiten. 1936. RM 24.—

Über Gewalttätigkeits-Verbrecher und ihre Nachkommen. Von Dr. med. habil. **Konrad Ernst,** Dozent für Psychiatrie und Neurologie, Oberarzt der Universitätsklinik für Gemüts- und Nervenkrankheiten in Tübingen. („Monographien aus dem Gesamtgebiete der Neurologie und Psychiatrie", Band 65.) Mit 10 Abbildungen. IV, 143 Seiten. 1938. RM 19.70

Zu beziehen durch jede Buchhandlung.